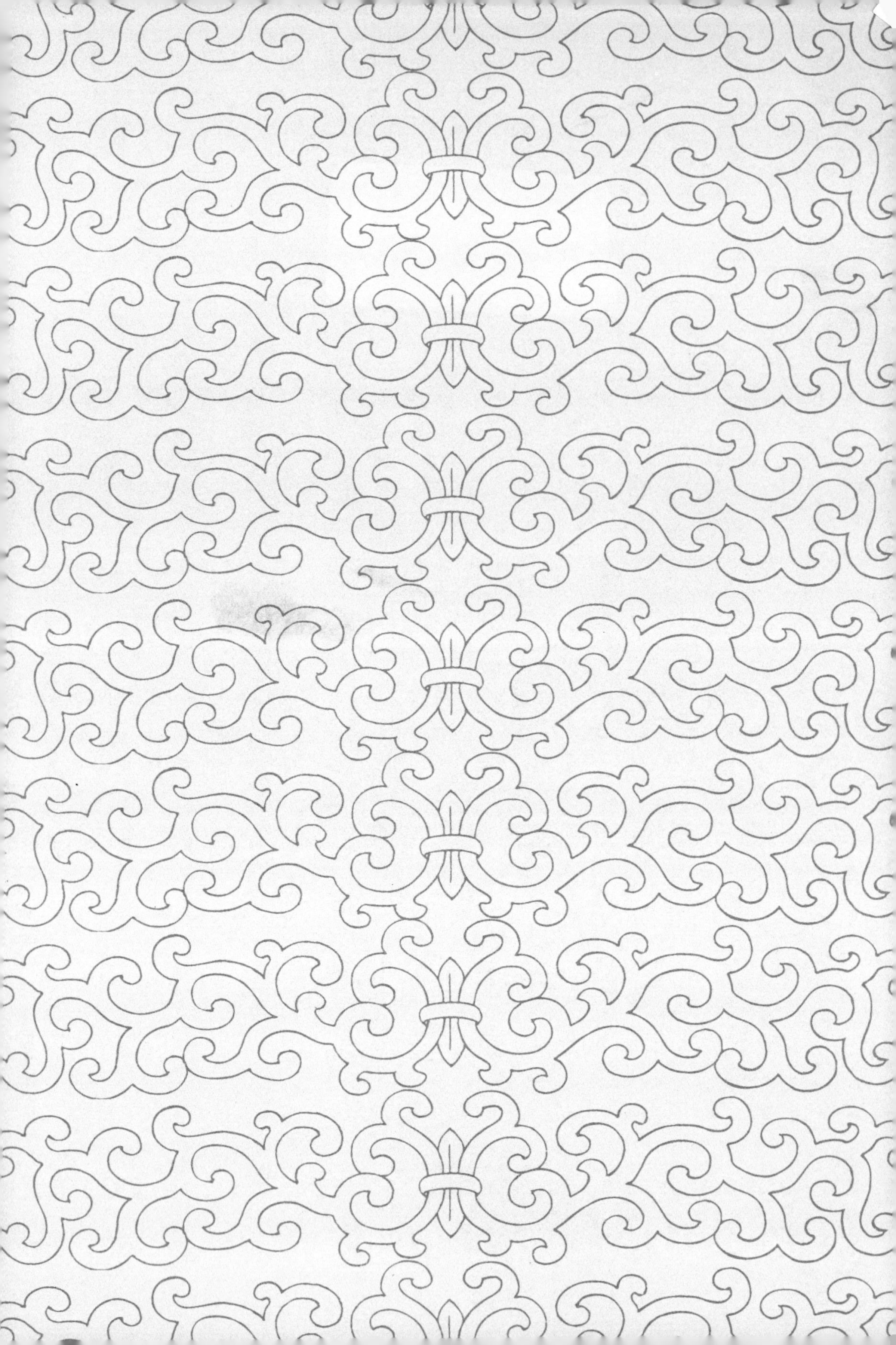

明·嘉靖二十九年顧從德翻刻宋本

醫道傳承叢書

干祖望　名譽總主編
王心遠　總主編

第二輯　醫道準繩

重廣補注黄帝内經素問

〔唐〕王　冰　次注
〔北宋〕林　億　高保衡等　奉敕　校正
〔北宋〕孫　兆　重改誤
李　雲　邱　浩　蕭紅艷　重校

學苑出版社

圖書在版編目(CIP)數據

重廣補注黄帝内經素問/(唐)王冰次注;(北宋)林億等奉敕校正;(北宋)孫兆重改誤;李雲,邱浩,蕭紅艷重校. —北京:學苑出版社,2013.12(2020.5重印)
(醫道傳承/王心遠主編. 醫道準繩)
ISBN 978-7-5077-4462-0

Ⅰ.①重… Ⅱ.①王…②林…③孫…④李…⑤邱…⑥蕭… Ⅲ.①《素問》-注釋 Ⅳ.①R221.1

中國版本圖書館CIP數據核字(2013)第310335號

責任編輯:付國英
出版發行:學苑出版社
社　　址:北京市豐臺區南方莊2號院1號樓
郵政編碼:100079
網　　址:www.book001.com
電子信箱:xueyuanpress@163.com
電　　話:010-67603091(總編室)、010-67601101(銷售部)
經　　銷:新華書店
印 刷 廠:北京市京宇印刷廠
開本尺寸:787×1092　1/16
印　　張:35.75
字　　數:510千字
版　　次:2014年3月第1版
印　　次:2020年5月第5次印刷
定　　價:116.00圓

醫道傳承叢書

總目錄

《醫道傳承叢書》序

醫之道奚起乎？造物以正氣生人，而不能無夭劄疫癘之患，故復假諸物性之相輔相制者，以爲補救；而寄權於醫，夭可使壽，弱可使強，病可使痊，困可使起，醫實代天生人，參其功而平其憾者也。

夫醫教者，源自伏羲，流於神農，注於黃帝，行於萬世，合於無窮，本乎大道，法乎自然之理。孔安國序《書》曰：伏羲、神農、黃帝之書，謂之三墳，言大道也。前聖有作，後必有繼而述之者，則其教乃得著於世矣。惟張仲景先師，上承農、軒之理，又廣《湯液》爲《傷寒卒病論》十數卷，然後醫方大備，率皆倡明正學，以垂醫統。茲先聖後聖，若合符節。仲師，醫中之聖人也。理不本於《內經》，法未熟乎仲景，縱有偶中，亦非不易矩矱。儒者不能捨至聖之書而求道，醫者豈能外仲師之書以治療。間色亂正，靡音忘倦。醫書充棟汗牛，可以博覽之，以廣見識，知其所長，擇而從之。

醫，大道也！農皇肇起，軒岐繼作，醫聖垂範，薪火不絕。懷志悲憫，不揣鄙陋，集爲是編，百衲成文，聖賢遺訓，吾志在焉！凡人知見，終不能免，途窮思返，斬絕意識，直截皈禪，通身汗下，險矣！險矣！尚敢言哉？

《醫道傳承叢書》編委會

《醫道傳承叢書》前言

《醫道傳承叢書》是學習中醫的教程。中醫學有自身的醫學道統、醫宗心要，數千年授受不絕，有一定的學習方法和次第。初學者若無良師指點，則如盲人摸象，學海無舟。編者遵師所教，總結數代老師心傳，根據前輩提煉出的必讀書目，請教中醫文獻老前輩，選擇最佳版本，聘請專人精心校讎，依學習步驟，次第成輯。叢書以學習傳統中醫的啟蒙讀本爲開端，繼之以必學經典、各家臨證要籍，最終歸於《易經》，引導讀者進入『醫易大道』的高深境界。

叢書編校過程中，得到中醫界老前輩的全面指導。長期以來，編者通過各種方式求教於他們，師徒授受、臨證帶教、授課講座、耳提面命、電話指導。他們對本叢書的編輯、刊印給予了悉心指導，提出了寶貴的修改意見。三十餘位老先生一致認同：『成爲真正的、確有資格的中醫，一定要學好中國傳統文化！首先做人，再言學醫。應以啟蒙讀本如脈訣、藥性、湯頭爲開端，基本功要紮實；經典是根基，繼之以必學的中醫四大經典；各家臨證要籍、醫案等開拓眼界，充實、完善自己師承的醫學理論體系。趁著年輕，基礎醫書、經典醫書背熟了，終生受益！』『始終不可脫離臨床，早臨證、多臨證、勤臨證、反復臨證，不斷總結。中醫的生命力在臨床。』幾位老中醫強調：行有餘力，可深入研讀《易經》、《道德經》等。

百歲高齡的國醫大師干祖望老師談到：要成爲合格的中醫接班人，需具備『三萬』：『讀萬卷書，行萬里路，肉萬人骨。』並且諄諄告誡中醫學子：『首先必讀陳修園的《醫學三字經》。這本一定要讀！一定讀，非讀不可！對！熟記這一本，基礎紮實了，再讀《内經》、《本草》、《傷寒》，可以重點做讀書筆記。經典讀熟了，要讀「溫病」的書，我臨床上使用「溫病」的方子療效更好。』作爲《醫道傳承叢書》名譽總主編，他的理念思路代表了老一代的傳統學醫路徑。

國醫大師鄧鐵濤老先生強調了中醫的繼承就是對中華優秀傳統文化的繼承，中醫學是根植于中華文化、不同於西方現代醫學，臨床上確有療效，獨立自成體系的醫學。仁心仁術，溫故知新，繼承不離本，創新不離宗。

老先生們指出：『夫生者，天地之大德也；醫者，贊天地之生者也。』（《類經圖翼·序》）中醫生生之道的本質就是循生生之理，用生生之術，助生生之氣，達生生之境。還指出：中醫學術博大精深，是爲民造福的寶庫。學好中醫一要有悟性，二要有仁心，三要具備傳統文化的功底。只有深入中醫經典，用中醫自身理論指導臨床，才會有好的中醫療效。只有牢固立足中醫傳統，按照中醫學術自身規律發展，中醫才會有蓬勃的生命力。否則，就會名存實亡。

在此，叢書編委會全體成員向諸位老前輩表示誠摯的謝意。

本叢書在編輯、聘請顧問過程中得到北京中醫藥大學圖書館古籍室邱浩老師鼎力支持、大力協助，在此特致鳴謝！感謝書法家羅衛國先生爲本叢書題簽（先生系國學大師羅振玉曾孫，愛新覺羅·溥儀外孫，大連市文化促進會副會長，大連墨緣堂文化藝術中心負責人）。

古人廣藏書、精校書是爲了苦讀書、得真道。讀醫書的最終目的，在於領悟古人醫學神韻，將之施用於臨床，提高療效，造福蒼生。人命關天，醫書尤其要求文字準確。本套叢書選擇善本精校，豎版、繁體字排印，力求獻給讀者原典範本，圍繞臨證實踐，展示傳統中醫學教程的原貌，以求次第引導學習者迅速趣入中醫學正途。學習中醫者手此一編，必能登堂入室，一探玄奥；已通醫術的朋友，亦可置諸案頭，溫故知新，自然終生受益。限於條件，內容有待逐漸豐富，疏漏之処，歡迎大家批評指正。

學習方法和各輯簡介

良師益友，多方請益。勤求古訓，博采眾方。慎思明辨，取法乎上。學而時習，學以致用。大慈惻隱，濟世救人。（道生堂學規）。

古人學醫的基本形式爲半日侍診，半日讀書。行醫後還要堅持白天臨証，晚間讀書，終生學習。《朱子讀書法》說：『於中撮其樞要，厘爲六條：曰循序漸進，曰熟讀精思，曰虛心涵泳，曰切己體察，曰著緊用力，曰居敬持志。……大抵觀書，先須熟讀，使其言皆若出於吾之口。繼以精思，使其意皆若出於吾之心。然後可以有得爾。』讀書先要誦讀，最好大聲地念，抑揚頓挫地念，能夠吟誦更好。做到眼到、口到、心到，和古人進入心息相通的境界，方可謂讀書入門。叢書大部分採用白文本，不帶註釋，更有利於初學者誦讀原文；特別是四大經典，初學者不宜先看註釋，以防先入爲主。書讀百遍，其義自見。在成誦甚至背熟後，文意不明，才可參看各家註釋，或請教師長。

在讀書教程方面，一般分三個學習階段，即基礎課程、經典課程、臨證各家。

第一輯：醫道門徑

本輯對應基礎課程，初學者若不從基礎入手，則難明古經奥旨。

《醫學三字經》是清代以來公認的醫學正統入門書，其内容深入淺出，純正精粹。《瀕湖脈學》是傳統脈訣代表，脈學心法完備、扼要。《藥性賦・藥性歌括》，其中《藥性賦》是傳統本草概説，兼取《藥性歌括》，更適於臨證應用。《醫方集解》之外，又補充了《長沙方歌括》、《金匱方歌括》、《時方歌括》，歌訣便於背誦記憶。經方法度森嚴，劑量及煎服法都很重要！包含了經方劑量、煎服法的歌括，初學者要注意掌握。

第二輯：醫道準繩

本輯對應經典課程。《黄帝内經》（包括《素問》、《靈樞》）、《神農本草經》、《傷寒論》、《金匱要略》、《難經》，爲中醫必學經典，乃醫道之根本、萬古不易之準繩。醫道淵深，玄遠難明，故本輯特編附翼：《太素》《甲乙經》《難經集注》《脈經》等，詳爲校注，供進一步研習中醫四大經典之用。

第三輯：醫道圓機

本輯首選清代葉、薛、吳、王溫病四大家著作，以爲圓機活法之代表，尤切當今實用。歷代各家著作，日後將擇期陸續刊印。明末清初大醫尊經崇原，遂有清代溫病學説興起。各家學説、臨證各科均爲經典的靈活運用，在學習了經典之後，才能融會貫通，悟出圓機活法。

第四輯：醫道溯源

本輯對應醫道根源、醫家修身課程。

《易經》乃中華文化之淵藪，『醫易相通，理無二致，可以醫而不知易乎？』（《類經附翼》）

《黄帝內經》夙尚『恬淡虛無，真氣從之；精神內守，病安從來』之旨；《道德經》一本『道法自然』、『清靜爲天下正』之宗，宗旨一貫，爲學醫者修身之書。

《漢書・五行志》：『《易》曰：「天垂象，見吉凶，聖人象之；河出圖，雒出書，聖人則之。」劉歆以爲虙羲氏繼天而王，受《河圖》，則而畫之，八卦是也；禹治洪水，賜《雒書》，法而陳之，《洪範》是也。』《尚書・洪範》爲『五行』理論之源頭。

隋代蕭吉《五行大義》集隋以前『五行』理論之大成，是研究『五行』理論必讀之書。

繁體字的意義

傳承醫道的中醫原典，採用繁體字則接近古貌，故更爲準確。

以《黄帝內經・靈樞・九針十二原》爲例：

繁體字版：『知機之道者，不可掛以髮；不知機道，叩之不發。』

簡體字版：『知机之道者，不可挂以发；不知机道，叩之不发。』

《靈樞經》在這裏談到用針守機之重要。邪正之氣各有盛衰之時，其來不可迎，其往不可及。宜補宜瀉，須靜守空中之微，待其良機。當刺之時，如發弩機之速，不可差之毫髮，於邪正往來之際而補瀉之；稍差毫髮則其機頓失。粗工不知機道，敲經按穴，發針失時，補瀉失宜，則血氣盡傷而邪氣不除。簡體字把『髮』、『發』統寫爲『发』字，給理解經文造成了障礙。

繁體字版：『方刺之時，必在懸陽，及與兩衛，神屬勿去，知病存亾。』

簡體字版：『方刺之时，必在悬阳，及与两卫，神属勿去，知病存亡。』

『衡』，《甲乙經·卷五第四》《太素·卷二十一》均作『衡』。『陽』『衡』『亾』皆在段玉裁《六書音韻表》古韻第十部陽韻；作『衡』則於韻不協。『衡』作『眉毛』解，《靈樞·论勇第五十》曰：『勇士者，目深以固，長衡直揚。』『兩衡』即『兩眉』，經文的意思是：『准備針刺之時，一定要仔細觀察患者的鼻子與眉毛附近的神彩；全神貫注不離開，由此可以知道疾病的傳變、愈否。』於醫理爲通；『衡』又作『眉上』解，《戰國策·中山策》鮑彪注：『衡，眉上。』『兩衡』指『兩眉之上』，於醫理亦通。作『兩衡』則於上下文句醫理難明。故『衡』乃『衡』形近鈔誤之字，若刊印爲簡化字『卫』，則難以知曉其當初爲『衡』形近致誤。

《醫道傳承叢書》編委會　壬辰正月

校注說明

《黄帝内經素問》是古代中醫理論的奠基之作，也是今人學習與研究祖國醫學的必讀經典。鑒於善本古籍存世稀少，我們特以明代顧從德翻刻宋本《重廣補注黄帝内經素問》爲底本，參照金、元以來多種《素問》善本及其他古代醫學文獻加以校核，希望向讀者奉獻一部内容相對準確，切近古籍原貌的讀誦本。現將本次工作要點歸納如下：

一、底本

明代嘉靖二十九年庚戌（一五五〇）顧從德翻刻《重廣補注黄帝内經素問》二十四卷本（日本經絡學會一九九二年十一月影印本）。

二、主校本

金代無名氏刊刻《黄帝内經素問》殘卷（北京圖書館出版社二〇〇四年十二月再造古籍本。簡稱『金刻本』）。

元代讀書堂刊刻《新刊黄帝内經素問》二十四卷本（北京圖書館出版社二〇〇六年十二月再造古籍本。簡稱『讀書堂本』）。

元代後至元五年（一三三九）胡氏古林書堂刊刻《新刊補註釋文黄帝内經素問》十二卷本（北京圖書館出版社二〇〇六年十二月再造古籍本。簡稱『古林堂本』）。

古鈔本《重雕補註釋文黄帝内經素問》二十四卷本（日本ォリュント出版社一九九二年三月影印

本。簡稱『古鈔本』）。

明代趙府居敬堂刊刻《補註釋文黄帝内經素問》十二卷本（日本ォリュント出版社一九九三年一月影印本。簡稱『趙府本』）。

三、參校本

《黄帝内經素問》二十四卷本（北京大学图书馆影印《文淵閣四庫全書》本，中醫古籍出版社一九八六年一月出版。簡稱『四庫本』）。

《黄帝内經素問》二十四卷本（人民衛生出版社一九六三年六月排印本。簡稱『人衛本』）。

顧觀光《素問校勘記》（浙江科學技術出版社二〇〇三年一月《近代中醫珍本集》排印本）。

《黄帝内經太素》（日本東洋醫學研究會一九八一年十月影印日本仁和寺古鈔卷子本。簡稱『太素』）。

蕭延平校注《黄帝内經太素》（人民衛生出版社一九五五年七月影印蘭陵堂本，簡稱『蘭陵堂本《太素》』）。

晉・皇甫謐《黄帝三部鍼灸甲乙經》（中國科學技術出版社二〇〇〇年十二月影印吳勉學刊刻《醫學六經》本。簡稱『甲乙』）。

晉・皇甫謐《黄帝三部鍼灸甲乙經》（日本東洋醫學研究會一九八一年十月影印明・藍格鈔本。簡稱『明鈔本《甲乙》』）。

晉・王叔和《脉經》（清・光緒十九年楊守敬鄰蘇園刻本）。

明・張介賓《類經》（中國醫藥科技出版社二〇一一年八月排印本）。

唐·孫思邈《備急千金要方》（人民衛生出版社一九五五年五月重刊日本江戶醫學影北宋本。簡稱『千金』）。

唐·王燾《外臺秘要》（人民衛生出版社一九五五年影印明經餘居刻本。簡稱『外臺』）。

《新刊補註銅人腧穴鍼灸圖經》（人民衛生出版社一九五五年十一月影印清代影刻金大定本。簡稱『銅人』）

晉·王叔和《新編金匱方論》，元代後至元六年庚辰（一三四〇）鄧珍校刻本（北京圖書館出版社二〇〇五年十二月再造古籍本。簡稱『金匱』）。

其他偶引前賢著作，不在此列舉，詳見相關脚注。

四、本書採用繁體字，豎排版，使用現代標點符號，並根據文義適當劃分段落。《素問》經文作宋體大字，王冰注文以宋體小字雙行排印。雖然宋儒校注大多冠以『新校正云』、『臣億等按』諸語，但仍與王冰注文難以區分。爲解決這一問題，凡正文中宋儒校語皆以楷體小字排印，並於文首加『〇』；遇校文前後皆有王冰注文時，則於首尾俱加『〇』，以示區別。

五、對底本中訛衍倒奪之文，或修改，或删補，或存疑待考，皆在脚注中予以説明。爲避免繁冗，有些出現頻率較高，錯誤明顯者，如：商(啇)、穀(縠)等，在首次出現時出注説明，餘則徑改。此外，底本『已』、『己』、『巳』一律作『巳』；『戌』皆作『戍』；『刺』多作『剌』，皆據文義徑改，不再出注。又，底本『尻』與『尻』每互用。據李今庸先生《古醫書研究》考證：『尻』，音居，指骶骨；『尻』，音考，指臀部。凡底本誤用者，或改正，或指出其誤，皆出注説明。

六、本次校訂《素問》重點在準確再現古籍原貌，對字詞、文義一般不作解釋；各校本中出現的錯字、異文，凡與校訂底本訛誤無關者，亦不再列舉。

七、底本《目録》簡略，與正文標題多有不同。例如《目録》諸條大都無『篇第』字樣；又如，正文《五藏生成篇第十》，在《目録》中作『五藏生成論』。凡屬此類，皆據正文徑改。此外，原書《目録》不標頁碼，爲便於檢索，皆在各篇名之下補加頁碼。

八、對原書通假字、避諱字、異体字、俗体字作如下處理：

1　通假字

原則上對通假字一般不作改動，如大(太)、太(大)、以(已)、已(以)、隔(膈)、鬲(膈)、齊(臍)、憜(惰)、憜(墮)、歷(曆)等。但有些通假字在特定語言環境下當視爲錯字，如經文『高梁之變。』王冰注：『梁，粱也。』下『梁』字顯系『粱』之訛字，故予改正，並出注説明。個別通假字與本字互用，不改則易生誤解，如『稾』與『稾(槁)』，亦酌改爲本字，首次出現時在脚注中説明。

2　避諱字

由於歷史原因，《素問》原書在唐宋時期曾出現大量避諱字，明代翻刻時有些已經回改，但回改不盡者仍然很多。例如『世』避作『丗』；『泄』避作『泄』或『洩』；『葉』避作『𦯀』；『驚』避作『𩣡』，以及『恒』、『玄』、『敬』、『徵』、『癥』、『竟』、『恇』、『炅』、『貞』、『殷』缺末筆等。考慮到避諱字除對考證古籍年代有一定價值外，對今人讀書徒增困擾，故除『洩』字之外，凡字形局部改變或缺筆者，皆徑改爲規範字。

3　異体字

底本異體字甚多，本次校訂大多徑改爲規範字。改動者如下：

柰（奈）昬（昏）針（鍼）閒（間）荅（答）麤（粗）麄（粗）眞（真）賛（贊）无（無）靣（面）頣（頤）衞（衛）胷（胸）脅（脇）躰（體）体（體）与（與）坏（坯）祕（秘）䰟（魂）䰣（魄）髙（高）䙾（腰）槀（槁）呌（叫）絃（弦）膓（腸）痒（癢）玆（茲）汙（污）汚（污）獘（弊）鵞（鵝）甞（嘗）痼（痼）癎（癇）牕（窗）攅（攢）氷（冰）朞（期）恊（協）寔（實）槩（概）佀（似）臋（臀）筭（算）踈（疏）咎（咎）寍（寧）舩（船）灾（災）煖（暖）飡（飧）踈（疏）等。

按，底本與金刻本『註釋』之『註』與『注』互用，以後者居多。例如，底本卷一首尾標題作『重廣補註黃帝内經素問』，標題下署『啓玄子次註』，但卷二至卷二十四三處『註』字皆作『注』。以上現象在讀書堂本、古林堂本、趙府本中則相反，在標題及正文中使用『註』者居多。今檢《說文》無『註』字，此字大約出現於漢以後，以與流注之『注』相區別。因目前掌握資料有限，尚難斷定北宋本原貌，從多數爲原則，故全書『註』均統一改爲『注』。

4 俗体字

俗體字並非官方文字，盛行於六朝之際，本作爲私人信件、記帳之用，因其簡便，逐漸出現於鈔本、刻本古籍中。《素問》歷代傳本中亦存在大量俗體字，多與規範字互用。鑒於俗體字頗礙閱讀，本次校訂除個別字在原書卷末『釋音』中有所訓釋，不便改動之外（如《痿論》『緫』字），餘皆徑改爲規範字。改動之字如下：

竒（奇）㫖（旨）𤰞（卑）隂（陰）愽（博）隔（隔）徃（往）痹（痺）乗（乘）脫（脫）鼻（鼻）冝（宜）俗（俗）黒（黑）聦（聰）聡（聰）冐（冒）衂（衄）効（效）圎（圓）従（從）鄉（鄉）竅（竅）兊（兑）関（關）開（關）揔（總）渇（渴）挙（舉）尒（尔）経（經）莭（節）潛（潛）斈（學）万（萬）惧（懼）

賔（賓）虽（蟲）湿（濕）宝（寶）营（營）蛰（蟄）听（聽）胷（胸）热（熱）乱（亂）圣（聖）帰（歸）辞（辭）笑（笑）凢（凡）蔵（藏）塩（鹽）瞋（瞋）湏（須）負（員）窻（窗）窓（窗）瘥（癃）澁（澀）齀（鼽）譛（譖）逥（迴）胳（絡）筯（筋）睘（罥）兎（兔）悪（惡）冩（寫）睆（睆）陥（陷）頯（頯）义（叉）畱（留）峕（苦）噦（噦）犲（豺）曜（曜）尭（堯）豊（豐）霿（霧）变（變）悮（誤）踈（疏）盖（蓋）等。

按，『却』爲『卻』俗體，在《素問》中出現頻率較高，因今『却』字通行，『卻』反而罕見，故作爲特例，不作改動。

又，底本『搏』字每作『摶』，此雖系『搏』字俗體，但根據王冰注文及林億等『新校正』，該字實爲『摶』之俗訛。爲避免繁冗，皆徑改作『摶』。至於《素問》中多處『摶』字在其他文獻中作『搏』、『揣』等，則另於脚注中予以説明。

九、關於唐宋醫家以他書補入《素問》的内容。

《素問》原書九卷，共八十一篇，但是早在六朝間即已佚失第七卷（共九篇），故齊梁間全元起撰《素問訓解》時僅有八卷（七十二篇）。唐代王冰所注《素問》比全氏訓解本多七篇（即《天元紀大論》、《五運行大論》、《六微旨大論》、《氣交變大論》、《五常政大論》、《六元正紀大論》、《至真要大論》），林億等『新校正』明確指出，此七篇皆出自《陰陽大論》一書。王冰注本所補雖非《素問》原文，但亦屬古代醫籍，自唐迄今，與《素問》並傳，對中醫學發展產生過較大影響，故本次點校一併保留，供讀者參考。

北宋元符二年（一〇九九），朝散郎太醫學司業劉温舒撰《素問運氣論奥》三卷，卷末附刻《黄帝内經素問遺篇》一卷，其内容爲《刺法論篇第七十二》、《本病論篇第七十三》二篇。紀昀《四庫全書總目提要》評之曰：『《刺法論》已亡在王冰作注之前，温舒生在北宋之末，何從得此？其注亦不知出自何人，殆不免有所依託，未可盡信。』儘管如此，《黃帝内經素問遺篇》亦爲前代醫籍，對研究北宋醫學不失爲重要資料，因此本次校勘亦附於卷末。因顧從德所刻《素問》未收入《素問遺篇》，故以元代後至元五年胡氏古林書堂所刊劉温舒《新刊素問入式運氣論奧》卷末附刻之《素問遺篇》爲底本（選用北京圖書館出版社二〇〇六年十月再造古籍本）。參校本選用北京大學圖書館影印《文淵閣四庫全書》本《素問遺篇》（中醫古籍出版社一九八六年一月影印本）及金刻本、讀書堂本、趙府本《素問》卷末所附《素問遺篇》。人衛本《黃帝内經素問》卷末亦附《素問遺篇》，雖已刪除原注，但該本對正文脫誤多有校補，故亦作爲參校本之一。

本叢書以簡明爲宗旨，故對古今注家研究成果不多作介紹，僅將顧觀光《素問校勘記》及劉衡如先生《黃帝内經素問》（人民衛生出版社一九六三年六月排印本）中的見解擇要引用，深入詳釋，尚待來日。

對《黃帝内經素問》的校勘歷時二載，其間雖殫精竭慮，終因我們學養有限，錯漏之處，自知不免，敬請學界諸賢不吝指教。

重廣補注黄帝内經素問序

臣聞安不忘危，存不忘亡者，往聖之先務；求民之瘼，恤民之隱者，上主之深仁。在昔黄帝之御極也，以理身緒餘治天下，坐於明堂之上，臨觀八極，考建五常。以謂人之生也，負陰而抱陽，食味而被色，外有寒暑之相盪，内有喜怒之交侵，夭昏札瘥，國家代有。將欲斂時五福，以敷錫厥庶民，乃與岐伯上窮天紀，下極地理，遠取諸物，近取諸身，更相問難，垂法以福萬世。於是雷公之倫，授①業傳之，而《内經》作矣。歷代寶之，未有失墜。蒼周之興，秦和述六氣之論，具明於左史。厥後越人得其一二，演而述《難經》。西漢倉公傳其舊學，東漢仲景撰其遺論，晉皇甫謐刺②而爲《甲乙》，及隋楊上善纂而爲《太素》。時則有全元起者，始爲之訓解，闕第七一通。迄唐寶應中，太僕王冰篤好之，得先師所藏之卷，大爲次注，猶是三皇遺文，爛然可觀。惜乎唐令列之醫學，付之執技之流，而薦紳先生罕言之，去聖已遠，其術晻昧，是以文注紛錯，義理混淆。殊不知三墳之餘，帝王之高致，聖賢之能事，唐堯之授四時，虞舜之齊七政，神禹修六府以興帝功，文王推六子以叙卦氣，伊尹調五味以致君，箕子陳五行以佐世，其致一也。奈何以至精至微之道，傳之以至下至淺之人？其不廢絶，爲已幸矣！

頃在嘉祐中，仁宗念聖祖之遺事將墜于地，迺詔通知其學者，俾之是正。臣等承乏典校，伏念旬

① 授：讀書堂本作『受』，義勝。
② 刺：讀書堂本作『次』，義勝。

歲。遂乃搜訪中外，裒集衆本，寖尋其義，正其訛舛，十得其三四，餘不能具。竊謂未足以稱明詔，副聖意，而又採漢唐書録古醫經之存於世者，得數十家，叙而考正焉。貫穿錯綜，磅礴會通，或端本以尋支，或泝流而討源，定其可知，次以舊目，正繆誤者六千餘字，增注義者二千餘條，一言去取，必有稽考，舛文疑義，於是詳明。以之治身，可以消患於未兆；施於有政，可以廣生於無窮。恭惟皇帝撫大同之運，擁無疆之休，述先志以奉成，興微學而永正，則和氣可召，災害不生，陶一世之民，同躋于壽域矣。

國子博士臣高保衡、光禄卿直秘閣臣林億等謹上

重廣補注黃帝内經素問序

啓玄子王冰　撰　新校正云：按唐《人物志》，冰仕唐爲太僕令，年八十餘以壽終。

夫釋縛脱艱，全真導氣，拯黎元於仁壽，濟羸劣以獲安者，非三聖道則不能致之矣。孔安國序《尚書》曰：伏羲、神農、黄帝之書，謂之三墳，言大道也。班固《漢書·藝文志》曰：《黄帝内經》十八卷。《素問》即其經之九卷也，兼《靈樞》九卷，迺其數焉。〇新校正云：詳王氏此説，蓋本皇甫士安《甲乙經》之序。彼云：『《七略》、《藝文志》，《黄帝内經》十八卷，今有《鍼經》九卷、《素問》九卷，共十八卷，即《内經》也。』故王氏遵而用之。又，《素問》外九卷，漢張仲景及西晉王叔和《脉經》只爲①之《九卷》，皇甫士安名爲《鍼經》，亦專名《九卷》。楊玄操云：『《黄帝内經》二帙，帙各九卷。』按《隋書·經籍志》謂之《九靈》，王冰名爲《靈樞》。雖復年移代革，而授學猶存，懼非其人而時有所隱，故第七一卷，師氏藏之，今之奉行，惟八卷爾。然而其文簡，其意博，其理奥，其趣深。天地之象分，陰陽之候列，變化之由表，死生之兆彰。不謀而遐邇自同，勿約而幽明斯契。稽其言有徵，驗之事不忒。誠可謂至道之宗，奉生之始矣。

假若天機迅發，妙識玄通，蒇謀雖屬乎生知，標格亦資於詁訓，未嘗有行不由逕，出不由户者也。然刻意研精，探微索隱，或識契真要，則目牛無全。故動則有成，猶鬼神幽贊，而命世奇傑，時時間出焉。則周有秦公，〇新校正云：按别本一作『和緩』。漢有淳于公，魏有張公、華公，皆得斯妙道者也。咸日新其用，大濟

① 爲：通『謂』。

蒸人，華葉遞榮，聲實相副。蓋教之著矣，亦天之假也。

冰弱齡慕道，夙好養生，幸遇真經，式爲龜鏡。而世本紕繆，篇目重疊，前後不倫，文義懸隔，施行不易，披會亦難。歲月既淹，襲以成弊。或一篇重出，而別立二名；或兩論併吞，而都爲一目；或問答未已，別樹篇題；或脱簡不書，而云世闕。重《經合①》而冠『鍼服』；併《方宜》而爲《欬篇》；隔《虚實》而爲《逆從》；合《經絡》而爲《論要》；節《皮部》爲《經絡》；退《至教》以先《鍼》。諸如此流，不可勝數。且將升岱嶽，非逕奚爲？欲詣扶桑，無舟莫適。乃精勤博訪，而并有其人。歷十二年，方臻理要，詢謀得失，深遂夙心。時於先生郭子齋堂，受得先師張公秘本，文字昭晰，義理環周，一以參詳，群疑冰釋。恐散於末學，絶彼師資，因而撰注，用傳不朽。兼舊藏之卷，合八十一篇，二十四卷，勒成一部。○新校正云：詳《素問》第七卷，亡已久矣。按皇甫士安，晉人也，序《甲乙經》云：『亦有亡失。』《隋書·經籍志》載梁《七録》亦云：『止存八卷。』全元起，隋人，所注本乃無第七。王冰，唐寶應中人，上至晉皇甫謐甘露中，已六百餘年，而冰自爲得舊藏之卷，今竊疑之。仍觀《天元紀大論》、《五運行論》、《六微旨論》、《氣交變論》、《五常政論》、《六元正紀論》、《至真要論》七篇，居今《素問》四卷，篇卷浩大，不與《素問》前後篇卷等。又且所載之事，與《素問》餘篇略不相通。竊疑此七篇乃《陰陽大論》之文，王氏取以補所亡之卷，猶《周官》亡《冬官》，以《考工記》補之之類也。又按，漢張仲景《傷寒論·序》云：『撰用《素問》、《九卷》、《八十一難經》、《陰陽大論》。』是《素問》與《陰陽大論》兩書甚明，乃王氏并《陰陽大論》於《素問》中也。要之，《陰陽大論》亦古醫經，終非《素問》第七矣。冀乎究尾明首，尋注會經，開發童蒙，宣揚至理而已。

其中簡脱文斷，義不相接者，搜求經論所有，遷移以補其處；篇目墜缺，指事不明者，量其意趣，加字以昭其義；篇論吞并，義不相涉，闕漏名目者，區分事類，別目以冠篇首；君臣請問，禮儀乖失

---

① 經合：原作『合經』。《離合真邪論》新校正曰：『全元起本在第一卷，名《經合》。』是『合經』二字誤倒。人衛本改作『經合』，今從之。

者，考校尊卑，增益以光其意；錯簡碎文，前後重疊者，詳其指趣，削去繁雜，以存其要；辭理秘密，難粗論述者，別撰《玄珠》，以陳其道。○新校正云：詳王氏《玄珠》，世無傳者，今有《玄珠》十卷、《昭明隱旨》三卷，蓋後人附託之文也。雖非王氏之書，亦於《素問》第十九卷至二十二四卷頗有發明。其《隱旨》三卷，與今世所謂《天元玉冊》者正相表裏，而與王冰之義多不同。凡所加字，皆朱書其文，使今古必分，字不雜糅。庶厥昭彰聖旨，敷暢玄言，有如列宿高懸，奎張不亂，深泉淨瀅，鱗介咸分。君臣無夭枉之期，夷夏有延齡之望。俾工徒勿誤，學者惟明，至道流行，徽音累屬，千載之後，方知大聖之慈惠無窮。

時大唐寶應元年歲次壬寅序

將仕郎守殿中丞孫兆　重改誤

朝奉郎守國子博士同校正醫書上騎都尉賜緋魚袋　高保衡

朝奉郎守尚書屯田郎中同校正醫書騎都尉賜緋魚袋　孫　奇

朝散大夫守光禄卿直秘閣判登聞檢院上護軍　林　億

黃帝内經素問①目錄

① 素問：此二字底本無，點校者據正文内容加。

第二十四卷……四七九

顧從德跋[①]……四九一

黄帝内經素問遺篇[②]……四九三

① 顧從德跋：此標題底本無，點校者據正文内容加。
② 黄帝内經素問遺篇：本篇内容底本無，此篇題及以下標題爲點校者據所補内容加。

重廣補注黃帝内經素問卷第一

新校正云：按王氏不解所以名《素問》之義，及《素問》之名起於何代。按《隋書·經籍志》始有「素問」之名。《甲乙經·序》，晉皇甫謐之文已云「《素問》論病精辨」。王叔和，西晉人，撰《脉經》云：「出《素問》、《鍼經》。」漢張仲景撰《傷寒卒病論集》，云：「撰用《素問》。」是則「素問」之名著於《隋志》，上見於漢代也。自仲景已前，無文可見，莫得而知。據今世所存之書，則《素問》之名起漢世也。所以名「素問」之義，全元起有説云：「素者，本也。問者，黃帝問岐伯也。方陳性情之源，五行之本，故曰「素問」。」元起雖有此解，義未甚明。按《乾鑿度》云：「夫有形者生於無形，故有太易，有太初，有太始，有太素。太易者，未見氣也。太初者，氣之始也。太始者，形之始也。太素者，質之始也。氣、形、質具，而痾瘵由是萌生。」故黃帝問此太素，質之始也。「素問」之名，義或由此。

啓玄子　次注　林億　孫奇　高保衡等奉敕　校正　孫兆　重改誤

上古天真論
四氣調神大論
生氣通天論
金匱真言論

上古天真論篇第一

新校正云：按全元起注本在第九卷，王氏重次篇第，移冠篇首。今注逐篇必具全元起本之卷第者，欲存《素問》舊第目，見今之篇次皆王氏之所移也。

昔在黃帝，生而神靈，弱而能言，幼而徇齊，長而敦敏，成而登天。有熊國君少典之子，姓公孫。徇，疾也。敦，信也。敏，達也。習用干戈①，以征不享，平定天下，殄滅蚩尤。以土德王，都軒轅之丘，故號之曰軒轅黄帝。後鑄鼎於鼎湖山，鼎成而白日升天，羣臣葬衣冠於橋山，墓今猶在。迺問於天師曰：余聞上古之人，春秋皆度百歲，而動作不衰。今時之人，年半百而動作皆衰者，時世異耶？人將失之耶？天師，岐伯也。

岐伯對曰：上古之人，其知道者，法於陰陽，和於術數，上古，謂玄古也。知道，謂知修養之道也。夫陰陽者，天地之常道；術數者，保生之大倫。故修養者必謹先之。《老子》曰：『萬物負陰而抱陽，沖氣以爲和。』《四氣調神大論》曰：『陰陽四時者，萬物之終始，死生之本，逆之則災害生，從之則苛疾不起，是謂得道。』此之謂也。食飲有節，起居有常，不妄作勞，食飲者，充虛之滋味；起居者，動止之綱紀。故修養者謹而行之。《痺論》曰：『飲食自倍，腸胃乃傷。』《生氣通天論》曰：『起居如驚，神氣乃浮。』是惡妄動也。《廣成子》曰：『必静必清，無勞汝形，無摇汝精，乃可以長生。』故聖人先之也。○新校正云：按全元起注本云：『飲食有常節，起居有常度，不妄不作。』《太素》同。楊上善云：『以理而取聲色芳味，不妄視聽也。循理而動，不爲分外之事。』故能形與神俱，而盡終其天年，度百歲乃去。形與神俱，同臻壽分，謹於修養，以奉天真，故盡得終其天年。去，謂去離於形骸也。《靈樞經》曰：『人百歲，五藏皆虚，神氣皆去，形骸獨居而終矣。』以其知道，故年②長壽延年。度百歲，謂至一百二十歲也。《尚書·洪範》曰：『一曰壽，百二十歲也。』今時之人不然也，動之死地，離於道也。以酒爲漿，溺於飲也。以妄爲常，寡於信也。醉以入房，過於色也。以欲竭其精，以耗散其真，樂色曰欲，輕用曰耗。樂色不節則精竭，輕用不止則真散。是以聖人愛精重施，髓滿骨堅。《老子》曰：『弱其志，强其骨。』河上公曰：『有欲者亡身。』《曲禮》曰：『欲不可縱。』○新校正云：按《甲乙經》『耗』作『好』。不知持滿，不時御神，言輕用而縱欲也。《老子》曰：『持而盈之，不如其已。』言愛精保神，如持盈滿之器，不慎而動，則傾竭天真。《真誥》曰：『常不能慎事，自致百痾，豈可怨咎於神明乎？』此之謂也。○新校正云：按别本『時』作『解』。務快其心，逆於生樂，快於心欲之用，則逆養生之樂矣。《老子》曰：『甚愛必大費。』此之類歟？夫甚愛而不能救，議道而以爲未然者，伐生之大患也。起居無節，故半百而衰也。亦耗散而致是也。夫道者不可斯須離，離③

---

① 干戈：『干』，原誤作『于』，據讀書堂本、趙府本改。
② 年：人衛本據守山閣本改作『能』。
③ 離：原脱，人衛本據守山閣本補，今從之。

於道則壽不能終盡於天年矣。《老子》曰：『物壯則老，謂之不道，不道早亡。』此之謂離道也。

夫上古聖人之教下也，皆謂之虚邪賊風，避之有時，邪乘虚入，是謂虚邪。竊害中和，謂之賊風。避之有時，謂八節之日，及太一入從，之於中宮①，朝八風之日也。《靈樞經》曰：『邪氣不得其虚，不能獨傷人。』明②人虚乃邪勝之也。〇新校正云：按全元起注本云：『上古聖人之教也，下皆爲之。』《太素》、《千金》同。楊上善云：『上古聖人使人行者，身先行之，爲不言之教。不言之教勝有言之教，故下百姓倣行者衆，故曰下皆爲之。』太一入從於中宮朝八風義，具《天元玉册》中。恬惔虚無，真氣從之，精神内守，病安從來。恬惔虚無，靜也。法道清淨，精氣内持，故其氣邪③不能爲害。是以志閑而少欲，心安而不懼，形勞而不倦，内機息，故少欲。外紛靜，故心安。然情欲兩亡，是非一貫，起居皆適，故不倦也。氣從以順，各從其欲，皆得所願。志不貪，故所欲皆順。心易足，故所願必從。以不異求，故無難得也。《老子》曰：『知足不辱，知止不殆，可以長久。』故美其食，順精粗也。〇新校正云：按別本『美』一作『甘』。任其服，隨美惡也。樂其俗，去傾慕也。高下不相慕，其民故曰朴。至無求也，是所謂心足也。《老子》曰：『禍莫大於不知足，咎莫大於欲得，故知足之足常足矣。』蓋非謂物足者爲知足，心足者乃爲知足矣。不恣於欲，是則朴同。故聖人云：『我無欲，而民自朴。』〇新校正云：按別本④『曰』作『日』。是以嗜欲不能勞其目，淫邪不能惑其心，目不妄視，故嗜欲不能勞；心與玄同，故淫邪不能惑。《老子》曰：『不見可欲，使心不亂。』又曰：『聖人爲腹，不爲目也。』愚智賢不肖，不懼於物，故合於道。情計兩亡，不爲謀府，冥心一觀，勝負俱捐，故心志保安，合同於道。《庚桑楚》曰：『全汝形，抱汝生，無使汝思慮營營。』〇新校正云：按全元起注本云：『合於道數。』所以能年皆度百歲而動作不衰者，以其德全不危也。不涉於危，故德全也。《莊子》曰：『執道者德全，德全者形全，形全者聖人之道也。』又曰：『無爲而性命不全者，未之有也。』

---

① 太一入從，之於中宮：疑『從』、『之』二字誤。《靈樞·九宮八風》作『太一入徙，立於中宮』，義勝。下文『從』字亦當作『徙』。

② 明：讀書堂本作『謂』，義勝。

③ 氣邪：讀書堂本、趙府本作『虚邪』。人衛本改作『氣從，邪』。

④ 別本：此下原衍『云』字，據讀書堂本、趙府本刪。

帝曰：人年老而無子者，材力盡邪？將天數然也？材，謂材幹，可以立身者。

岐伯曰：女子七歲，腎氣盛，齒更髮長；老陽之數極於九，少陽之數次於七。女子爲少陰之氣，故以少陽數偶之，明陰陽氣和，乃能生成其形體，故七歲腎氣盛，齒更髮長。二七而天癸至，任脉通，太衝脉盛，月事以時下，故有子；癸，謂壬癸，北方水干名也。任脉、衝脉，皆奇經脉也。腎氣全盛，衝任流通，經血漸盈，應時而下，天真之氣降，與之從事，故云天癸也。然衝爲血海，任主胞胎，二者相資，故能有子。所以謂之月事者，平和之氣，常以三旬而一見也。故愆期者謂之有病。○新校正云：按全元起注本及《太素》、《甲乙經》俱作「伏衝」，下「太衝」同。三七腎氣平均，故真牙生而長極；真牙，謂牙之最後生者。腎氣平而真牙生者，表牙齒爲骨之餘也。四七筋骨堅，髮長極，身體盛壯；女子天癸之數，七七而終。年居四七，材力之半，故身體盛壯，長極於斯。五七陽明脉衰，面始焦，髮始墮；陽明之脉氣營於面，故其衰也，髮墮面焦。《靈樞經》曰：「足陽明之脉，起於鼻，交頞中，下循鼻外，入上齒中，還出俠口環脣，下交承漿，却循頤後下廉，出大迎，循頰車，上耳前，過客主人，循髮際，至額顱。」「手陽明之脉，上頸貫頰，入下齒縫中，還出俠口。」故面焦髮墮也。六七三陽脉衰於上，面皆焦，髮始白；三陽之脉盡上於頭，故三陽衰則面皆焦，髮始白。所以衰者，婦人之生也，有餘於氣，不足於血，以其經月數泄脱之故。七七任脉虚，太衝脉衰少，天癸竭，地道不通，故形壞而無子也。經水絶止，是爲地道不通。衝任衰微，故云形壞無子。

丈夫八歲，腎氣實，髮長齒更；老陰之數極於十，少陰之數次於八，男子爲少陽之氣，故以少陰數合之。《易·繫辭》曰：「天九地十。」則其數也。二八腎氣盛，天癸至，精氣溢寫，陰陽和，故能有子；男女有陰陽之質不同，天癸則精血之形亦異。陰靜海滿而去血，陽動應合而泄精，二者通和，故能有子。《易·繫辭》曰：「男女構精，萬物化生。」此之謂也。三八腎氣平均，筋骨勁強，故真牙生而長極；以其好用故爾。四八筋骨隆盛，肌肉滿壯；丈夫天癸，八八而終，年居四八，亦材之半也。五八腎氣衰，髮墮齒槁；腎主於骨，齒爲骨餘。腎氣既衰，精無所養，故令髮墮，齒復乾枯。六八陽氣衰竭於上，面焦，髮鬢頒白；陽氣，亦陽明之氣也。《靈樞經》曰：「足陽明之脉，起於鼻，交頞中，下循鼻外，入上齒中，還出俠口環脣，下交承漿，却循頤後下廉，出大迎，循頰車，上耳前，過客主人，循髮際，至額顱。』故衰於上則面焦髮鬢白也。七八肝氣衰，筋不能動，天癸竭，精少，腎藏衰，形體皆極；肝氣養筋，肝衰故筋不能動。腎氣養骨，腎衰故形體疲極。天癸已竭，故精少也。匪惟材力衰謝，固當天數使然。八八則齒髮去。陽氣竭，精氣衰，故齒髮不堅，離形骸矣。去，落也。腎者主水，受五藏六府之精而藏之，故五藏盛乃能寫。五藏六府，精氣淫溢，而滲灌於腎，腎藏乃受而藏之。何以明之？《靈樞經》曰：『五藏主藏精，藏精者不可傷。』由是則五藏各有精，隨用而灌注於腎，此乃腎爲都會關司之所，非腎一藏而獨有精。故曰五藏盛乃能寫也。今五藏皆衰，筋骨解墮，天癸盡矣。故髮鬢白，身體重，行步不正而無子耳。所謂物壯則老，謂之天道者也。

帝曰：有其年已老而有子者，何也？言似非天癸之數也。

岐伯曰：此其天壽過度，氣脉常通，而腎氣有餘也。所稟天真之氣，本自有餘也。此雖有子，男不過盡八八，女不過盡七七，而天地之精氣皆竭矣。雖老而生子，子壽亦不能過天癸之數。

帝曰：夫道者年皆百數，能有子乎？

岐伯曰：夫道者能却老而全形，身年雖壽，能生子也。是所謂得道之人也。道成之證，如下章云。

黄帝曰：余聞上古有真人者，提挈天地，把握陰陽，真人，謂成道之人也。夫真人之身，隱見莫測，其爲小也，入於無間；其爲大也，徧於空境；其變化也，出入天地，内外莫見，迹順至真，以表道成之證。凡如此者，故能提挈天地，把握陰陽也。呼吸精氣，獨立守神，肌肉若一，真人心合於氣，氣合於神，神合於無，故呼吸精氣，獨立守神，肌膚若冰雪，綽約如處子。○新校正云：按全元起注本云：『身肌宗一。』《太素》同。楊上善云：『真人身之肌體，與太極同質，故云宗一。』故能壽敝天地，無有終時，體同於道，壽與道同，故能無有終時，而壽盡天地也。敝，盡也。此其道生。惟至道生，乃能如是。中古之時，有至人者，淳德全道，全其至道，故曰至人。然至人以此淳朴之德，全彼妙用之道。○新校正云：詳楊上善云：『積精全神，能至於德，故稱至人。』和於陰陽，調於四時，和，謂同和；調，謂調適。言至人動靜，必適中於四時生長收藏之令，參同於陰陽寒暑升降之宜。去世離俗，積精全神，心遠世紛，身離俗染，故能積精而復全神。游行天地之間，視聽八達①之外，神全故也。《庚桑楚》曰：『神全之人，不慮而通，不謀而當，精照無外，志凝宇宙，若天地然。』又曰：『體合於心，心合於氣，氣合於神，神合於無，其有介然之有，唯然之音，雖遠際八荒之外，近在眉睫之内，來于我者，吾必盡知之。』夫如是者神全，故所以能矣。此蓋益其壽命而強者也，亦歸於真人。同歸於道也。其次有聖人者，處天地之和，從八風之理，與天地合德，與日月合明，與四時合其序，與鬼神合其吉凶，故曰聖人。所以處天地之淳和，順八風之正理者，欲其養正，避彼虚邪。適嗜欲於世俗之間，無恚嗔之心，聖人志深於道，故適於嗜欲，心全廣愛，故不有恚嗔，是以常德不離，歿身不殆。行不欲離於世，被服章，○新校正云：詳『被服章』三字疑衍，此三字上下文不屬。舉不欲觀於俗，聖人舉事行止，雖常在時俗之間，然其見爲，則與時俗有異尔。何者？貴法道之清靜也。《老子》曰：『我獨異於人，而貴求食於母。』母，亦諭道也。外不勞形於事，内無思想之患，聖人爲無爲，事無事，是以内無思想，外不勞形。以恬愉爲務，以自得爲功，恬，靜也。愉，悦也。法道清靜，適性而動，故悦而自得也。形體不敝，精神不散，亦可以百數。外不勞形，内無思想，故形體不敝。精神保全，神守不離，故年登百數。此蓋全性之所致爾。《庚桑楚》曰：『聖人之於聲色滋味也，利於性則取之，害於性則捐之，此全性之道也。』敝，疲敝也。其次有賢人者，法則天地，象似日月，次聖人者，謂之賢人。然自強不息，精了百端，不慮而通，發謀必當，志同於天地，心燭於洞幽，故云法則天地，象似日月也。辯列星辰，逆從陰陽，分別四時，星，衆星也。辰，北辰也。辯列者，謂定内外星官座位之所於天三百六十五度遠近之分次也。逆從陰陽者，謂以六甲等法，逆順數而推步吉凶之徵兆也。《陰陽書》曰：『人中甲子，從甲子起，以乙丑爲次，順數之。地下甲子，從甲戌起，以癸酉爲次，逆數之。』此之謂逆從也。分別四時者，謂分其氣序也。春温、夏暑熱、秋清涼、冬冰冽，此四時之氣序也。將從上古，合同於道，亦可使益壽而有極時。將從上古，合同於道，謂如上古知道之人，法於陰陽，和於術數，食飲有節，起居有常，不妄作勞也。上古知道之人，年度百歲而去，故可使益壽而有極時也。

---

①　達：讀書堂本、趙府本作『遠』，與注文引《庚桑楚》之文合，疑底本誤。

四氣調神大論篇第二

新校正云：按全元起本在第九卷①。

春三月，此謂發陳，春陽上升，氣潛發散，生育庶物，陳其姿容，故曰發陳也。所謂春三月者，皆因節候而命之。夏秋冬亦然。天地俱生，萬物以榮，天氣温，地氣發，温發相合，故萬物滋榮。夜臥早起，廣步於庭，温氣生，寒氣散，故夜臥早起，廣步於庭。被髮緩形，以使志生。法象也。春氣發生於萬物之首，故被髮緩形，以使志意發生也。生而勿殺，予而勿奪，賞而勿罰，春氣發生，施無求報，故養生者必順於時也。此春氣之應，養生之道也。所謂因時之序也。然立春之節，初五日東風解凍，次五日蟄蟲始振，後五日魚上冰。次雨水氣，初五日獺祭魚，次五日鴻鴈來，後五日草木萌動。次仲春驚蟄之節，初五日小桃華，○新校正云：詳『小桃華』，《月令》作『桃始華』。○次五日倉庚鳴，後五日鷹化爲鳩。次春分氣，初五日玄鳥至，次五日雷乃發聲，芍藥榮，後五日始電②。次季春清明之節，初五日桐始華，次五日田鼠化爲鴽，牡丹華，後五日虹始見。次穀③雨氣，初五日萍始生，次五日鳴鳩拂其羽，後五日戴勝降于桑。凡此六氣一十八候，皆春陽布發生之令，故養生者必謹奉天時也。○新校正云：詳『芍藥榮』、『牡丹華』，今《月令》無。逆之則傷肝，夏爲寒變，奉長者少。逆，謂反行秋令也。肝象木，王於春，故行秋令則肝氣傷。夏火王而木廢，故病生於夏。然四時之氣，春生夏長，逆春傷肝，故少氣以奉於夏長之令也。

夏三月，此謂蕃秀，陽自春生，至夏洪盛，物生以長，故蕃秀也。蕃，茂也，盛也。秀，華也，美也。天地氣交，萬物華實，舉夏至也。《脉要精微論》曰：『夏至四十五日，陰氣微上，陽氣微下。』由是則天地氣交也。然陽氣施化，陰氣結成，成化相合，故萬物華實也。《陰陽應象大論》曰：『陽化氣，陰成形。』夜臥早起，無厭於日，使志無怒，使華英成秀，使氣得泄，若所愛在外，緩陽氣則物化，寬志意則氣泄。物化則華英成秀，氣泄則膚腠宣通。時令發陽，故所愛亦順陽而在外也。此夏氣之應，養長之道也。立夏之節，初五日螻蟈鳴，次五日蚯蚓出，後

---

① 第九卷：底本此下原衍『一』字，據讀書堂本、古林堂本、趙府本删，與各卷標題下新校正合。按，多種顧從德《素問》影印本此處均無『一』字，未詳底本原貌。

② 始電：讀書堂本作『雷始電』。

③ 穀：原書此字俱誤作『榖』，今皆改正，不再列舉。

五日赤箭生。〇新校正云：按《月令》作『王瓜生』。〇次小滿氣，初五日吳葵華，〇新校正云：按《月令》作『苦菜秀』。〇次五日靡草死，後五日小暑至。次仲夏芒種之節，初五日螗蜋生，次五日鵙始鳴，後五日反舌無聲。次夏至氣，初五日鹿角解，次五日蜩始鳴，後五日半夏生，木堇榮。次季夏小暑之節，初五日温風至，次五日蟋蟀居壁，後五日鷹乃學習。次大暑氣，初五日腐草化爲螢，次五日土潤溽暑，後五日大雨時行。凡此六氣一十八候，皆夏氣揚蕃秀之令，故養生者必敬順天時也。〇新校正云：詳『木堇榮』，今《月令》無。逆之則傷心，秋爲痎瘧，奉收者少，冬至重病。逆，謂反行冬令也。痎，痎瘦之瘧也。心象火，王於夏，故行冬令則心氣傷。秋金王而火廢，故病發於秋而爲痎瘧也。然四時之氣，秋收冬藏，逆夏傷心，故少氣以奉於秋收之令也。冬水勝火，故重病於冬至之時也。

秋三月，此謂容平，萬物夏長，華實已成，容狀至秋，平而定也。天氣以急，地氣以明，天氣以急，風聲切也。地氣以明，物色變也。早臥早起，與雞俱興，懼中寒露，故早臥。欲使安寧，故早起。使志安寧，以緩秋刑，志氣躁則不慎其動，不慎其動則助秋刑急，順殺伐生。故使志安寧，緩秋刑也。收斂神氣，使秋氣平，神蕩則欲熾，欲熾則傷和氣。和氣既傷，則秋氣不平調也。故收斂神氣，使秋氣平也。無外其志，使肺氣清，亦順秋氣之收斂也。此秋氣之應，養收之道也。立秋之節，初五日涼風至，次五日白露降，後五日寒蟬鳴。次處暑氣，初五日鷹乃祭鳥，次五日天地始肅，後五日禾乃登。次仲秋白露之節，初五日盲風至，鴻鴈來，次五日玄鳥歸，後五日羣鳥養羞。次秋分氣，初五日雷乃收聲，次五日蟄蟲坯户，景天華，後五日水始涸。次季秋寒露之節，初五日鴻鴈來賓，次五日雀入大水爲蛤，後五日菊有黃華。次霜降氣，初五日豺乃祭獸，次五日草木黃落，後五日蟄蟲咸俯。凡此六氣一十八候，皆秋氣正收斂之令，故養生者必謹奉天時也。〇新校正云：詳『景天華』三字，今《月令》無。逆之則傷肺，冬爲飧泄，奉藏者少。逆，謂反行夏①令也。肺象金，王於秋，故行夏令則氣傷。冬水王而金廢，故病發於冬。飧泄者，食不化而泄出也。逆秋傷肺，故少氣以奉於冬藏之令也。

冬三月，此謂閉藏，草木凋，蟄蟲去，地户閉塞，陽氣伏藏。水冰地坼，無擾乎陽，陽氣下沈，水冰地坼，故宜周密，不欲煩勞。擾，謂煩也，勞也。早臥晚起，必待日光，避於寒也。使志若伏若匿，若有私意，若已有得，皆謂不欲妄出於外，觸冒寒氣也。故下文云：去寒就温，無泄皮膚，使

① 夏：《素問校勘記》曰：『夏當作春。』下文『夏』字同。

氣亟奪，去寒就温，言居深室也。《靈樞經》曰①：「冬日在骨，蟄蟲周密，君子居室。」無泄皮膚，謂勿汗也。汗則陽氣發泄，陽氣發泄則數爲寒氣所迫奪之。亟，數也。此冬氣之應，養藏之道也。立冬之節，初五日水始冰，次五日地始凍，後五日雉入大水爲蜃。次小雪氣，初五日虹藏不見，次五日天氣上騰，地氣下降，後五日閉塞而成冬。次仲冬大雪之節，初五日冰益壯，地始拆②，鶡鳥不鳴，次五日虎始交，後五日芸始生，荔挺出。次冬至氣，初五日蚯蚓結，次五日麋角解，後五日水泉動。次季冬小寒之節，初五日鴈北鄉③，次五日鷙鳥厲疾，後五日水澤腹堅。凡此六氣一十八候，皆冬氣正養藏之令，故養生者必謹奉天時也。逆之則傷腎，春爲痿厥，奉生者少。逆，謂反行夏令也。腎象水，王於冬，故行夏令則腎氣傷。春木王而水廢，故病發於春也。逆冬傷腎，故少氣以奉於春生之令也。

天氣，清淨光明者也，言天明不竭，以清淨故致；人之④壽延長，亦由順動而得。故言天氣以示於人也。藏德不止，○新校正云：按別本「止」一作「上」。故不下也。四時成序，七曜周行，天不形言，是藏德也。德隱則應用不屈，故不下也。《老子》曰：「上德不德，是以有德也。」言天至尊高，德猶見隱也，況全生之道，而不順天乎？天明則日月不明，邪害空竅，天所以藏德者，爲其欲隱大明。故大明見則小明滅，故大明之德不可不藏，天若自明，則日月之明隱矣。所諭者何？言人之真氣亦不可泄露，當清淨法道，以保天真。苟離於道，則虛邪入於空竅。陽氣者閉塞，地氣者冒明，陽謂天氣，亦風熱也。地氣謂濕，亦雲霧也。風熱之害人，則九竅閉塞；霧濕之爲病，則掩翳精明。取類者，在天則日月不光，在人則兩目藏曜也。《靈樞經》曰：「天有日月，人有眼目。」《易》曰：「喪明于易。」豈非失養正⑤之道邪？雲霧不精，則上應白露不下，霧者雲之類，露者雨之類。夫陽盛則地不上應，陰虛則天不下交，故雲霧不化精微之氣，上應於天而爲白露不下之咎矣。《陰陽應象大論》曰：「地氣上爲雲，天氣下爲雨，雨出地氣，雲出天氣。」明二氣交合，乃成雨露。《方盛衰論》曰：「至陰虛，天氣絶；至陽盛，地氣不足。」明氣不相召，亦不能交合也。交通不表，萬物命故不施，不施則名木多死。夫雲霧不化其精微，雨露不霑於原澤，是爲天氣不降，地氣不騰。變化之道既虧，生育之源斯泯，故

①《靈樞經》曰：下文出自《素問・脉要精微論》，不見於今本《靈樞》，疑王冰注誤。
②拆：同「坼」。
③鴈北鄉：人衛本於此下補入「次五日鵲始巢，後五日雉雊。次大寒氣，初五日雞乳」二十字。
④人之：讀書堂本、趙府本作「之人」，「之」字屬上讀，似是。
⑤養正：讀書堂本、趙府本作「養生」。

萬物之命無稾而生。然其死者，則名木先應，故云名木多死也。名，謂名果珍木。表，謂表陳其狀也。《易·繫辭》曰：「天地絪緼，萬物化醇。」然不表交通，則爲否也。《易》曰：「天地不交，否。」惡氣不發，風雨不節，白露不下，則菀槁①不榮。惡，謂害氣也。發，謂散發也。節，謂節度也。菀，謂蘊積也。槁，謂枯槁也。言害氣伏藏而不散發，風雨無度，折傷復多，槁木蘊積，春不榮也。豈惟其物獨遇是而有之哉？人離於道亦有之矣。故下文曰：賊風數至，暴雨數起，天地四時不相保，與道相失，則未央絕滅。不順四時之和，數犯八風之害，與道相失，則天真之氣未期久遠而致滅亡。央，久也，遠也。唯聖人從之，故身無奇病，萬物不失，生氣不竭。道非遠於人，人心遠於道。惟聖人心合於道，故壽命無窮。從，猶順也，謂順四時之令也。然四時之令，不可逆之，逆之則五藏内傷而他疾起。

逆春氣則少陽不生，肝氣内變。生，謂動出也。陽氣不出，内鬱於肝，則肝氣混糅，變而傷矣。逆夏氣則太陽不長，心氣内洞。長，謂外茂也。洞，謂中空也。陽不外茂，内薄於心，燠熱内消，故心中空也。逆秋氣則太陰不收，肺氣焦滿。收，謂收斂。焦，謂上焦也。太陰行氣，主化上焦，故肺氣不收，上焦滿也。○新校正云：按「焦滿」，全元起本作「進滿」；《甲乙》、《太素》作「焦漏②」。逆冬氣則少陰不藏，腎氣獨沈。沈，謂沈伏也。少陰之氣内通於腎，故少陰不伏，腎氣獨沈。○新校正云：詳「獨沈」，《太素》作「沈濁」。

夫四時陰陽者，萬物之根本也，時序運行，陰陽變化，天地合氣，生育萬物，故萬物之根悉歸於此。所以聖人春夏養陽，秋冬養陰，以從其根，陽氣根於陰，陰氣根於陽。無陰則陽無以生，無陽則陰無以化。全陰則陽氣不極，全陽則陰氣不窮。春食涼，夏食寒，以養於陽；秋食温，冬食熱，以養於陰。滋苗者必固其根，伐下者必枯其上，故以斯調節，從順其根。二氣常存，蓋由根固，百刻曉暮，食亦宜然。故與萬物沈浮於生長之門。聖人所以身無奇病，生氣不竭者，以順其根也。逆其根則伐其本，壞其真矣。是則失四時陰陽之道也。故陰陽四時者，萬物之終始也，死生之本也，逆之則災害生，從之則苛疾不起，是謂得道。謂得養生之道。苛者，重也。道者，聖人行之，

① 槁：原作「稾」，與「槁（稾）」通，今改爲本字。下同，不再列舉。
② 焦漏：原誤作「焦滿」，據讀書堂本、《太素·卷二·順養》改。

愚者佩①之。聖人心合於道，故勤而行之。愚者性守於迷，故佩服而已。《老子》曰：『道者同於道，德者同於德，失者同於失。』同於道者，道亦得之；同於德者，德亦得之；同於失者，失亦得之。愚者未同於道德，則可謂失道者也。從陰陽則生，逆之則死；從之則治，逆之則亂。反順爲逆，是謂内格。格，拒也。謂内性格拒於天道也。

是故聖人不治已病治未病，不治已亂治未亂，此之謂也。知之至也。夫病已成而後藥之，亂已成而後治之，譬猶渴而穿井，鬭而鑄錐②，不亦晚乎！知不及時也。備禦虛邪，事符握虎，噬而後藥，雖悔何爲。

生氣通天論篇第三

新校正云：按全元起注本在第四卷。

黄帝曰：夫自古通天者生之本，本於陰陽。天地之間，六合之内，其氣九州九竅、五藏、十二節，皆通乎天氣。六合，謂四方上下也。九州，謂冀、兖、青、徐、楊、荆、豫、梁、雍也。外布九州而内應九竅，故云九州九竅也。五藏，謂五神藏也。五神藏者，肝藏魂，心藏神，脾藏意，肺藏魄，腎藏志，而此成形矣。十二節者，十二氣也。天之十二節氣，人之十二經脉而外應之。咸同天紀，故云皆通乎天氣也。十二經脉者，謂手三陰三陽，足三陰三陽也。○新校正云：詳『通天者生之本』，《六節藏象》注甚詳。又按鄭康成云：『九竅者，謂陽竅七，陰竅二也。』其生五，其氣三，數犯此者，則邪氣傷人，此壽命之本也。言人生之所運爲，則内依五氣以立，然其鎮塞天地之内，則氣應三元以成。三，謂天氣、地氣、運氣也。犯，謂邪氣觸犯於生氣也。邪氣數犯，則生氣傾危，故寶養天真，以爲壽命之本也。《庚桑楚》曰：『聖人之制萬物也，以全其天，天全則神全矣。』《靈樞經》曰：『血氣者人之神，不可不謹養。』此之謂也。

---

① 佩：與『背』通。王冰以『佩帶』之『佩』作解，不可從。胡澍《素問校義》曰：『「佩」讀爲「倍」。』

② 錐：讀書堂本、趙府本作『兵』。

蒼天之氣，清淨則志意治，順之則陽氣固，春爲蒼天，發生之主也。陽氣者，天氣也。《陰陽應象大論》曰：『清陽爲天。』則其義也。本天全神全之理，全①則形亦全矣。雖有賊邪，弗能害也，此因時之序。以因天四時之氣序，故賊邪之氣弗能害也。故聖人傳精神，服天氣，而通神明。夫精神可傳，惟聖人得道者乃能爾。久服天真之氣，則妙用自通於神明也。失之則内閉九竅，外壅肌肉，衛氣散解，失，謂逆蒼天清淨之理也。然衛氣者，合天之陽氣也。上篇曰：『陽氣者閉塞。』謂陽氣之病人，則竅寫閉塞也。《靈樞經》曰：『衛氣者，所以温分肉而充皮膚，肥腠理而司開闔。』故失其度則内閉九竅，外壅肌肉。以衛不營運，故言散解也。此謂自傷，氣之削也。夫逆蒼天之氣，違清淨之理，使正真之氣如削去之者，非天降之，人自爲之爾。

陽氣者若天與日，失其所則折壽而不彰，此明前陽氣之用也。諭人之有陽，若天之有日。天失其所則日不明，人失其所則陽不固。日不明則天境②暝昧，陽不固則人壽夭折。故天運當以日光明，言人③之生，固宜藉其陽氣也。是故陽因而上，衛外者也。此所以明陽氣運行之部分，輔衛人身之正用也。

因於寒，欲如運樞，起居如驚，神氣乃浮。欲如運樞，謂内動也。起居如驚，謂暴卒也。言因天之寒，當深居周密，如樞紐之内動；不當煩擾筋骨，使陽氣發泄於皮膚，而傷於寒毒也。若起居暴卒，馳騁荒佚，則神氣浮越，無所綏寧矣。《脉要精微論》曰：『冬日在骨，蟄蟲周密，君子居室。』《四氣調神大論》曰：『冬三月，此謂閉藏，水冰地坼，無擾乎陽。』又曰：『使志若伏若匿，若有私意，若已有得，去寒就温，無泄皮膚，使氣亟奪。』此之謂也。〇新校正云：按全元起本作『連樞』。元起云：『陽氣定如連樞者，動繫也。』因於暑，汗，煩則喘喝，靜則多言，此則不能靜慎，傷於寒毒，至夏而變暑病也。煩，謂煩躁。靜，謂安靜。喝，謂大呵出聲也。言病因於暑，則當汗泄。不爲發表，邪熱内攻，中外俱熱，故煩躁、喘、數大呵而出其聲也。若不煩躁，内熱外涼，瘀熱攻中，故多言而不次也。『喝』一爲『嗚』。體若燔炭，汗出而散。此重明可汗之理也。爲體若燔炭之炎熱者，何以救之？必以汗出，乃熱氣施散。『燔』一爲『燥』，非也。因於濕，首如裹，濕熱不攘，大筋緛短，小筋弛長，緛短爲拘，弛長爲痿。表熱爲病，當汗泄之。

---

①全：人衛本此上補『神』字。
②境：讀書堂本作『暗』。
③人：讀書堂本、趙府本作『火』。

反濕其首，若濕物裹之，望除其熱。熱氣不釋，兼濕內攻，大筋受熱則縮而短，小筋得濕則引而長，縮短故拘攣而不伸，引長故痿弱而無力。攘，除也；緛，縮也；弛，引也。**因於氣，爲腫，四維相代，陽氣乃竭。**素常氣疾，濕熱加之，氣濕熱爭，故爲腫也。然邪氣漸盛，正氣浸微，筋骨血肉，互相代負，故云四維相代也。致邪代正，氣不宣通，衛無所從，便至衰竭，故言陽氣乃竭也。衛者，陽氣也。

陽氣者，煩勞則張，精絶辟積，於夏使人煎厥。此又誡起居暴卒，煩擾陽和也。然煩擾陽和，勞疲筋骨，動傷神氣，耗竭天真，則筋脉䐜脹，精氣竭絶，既傷腎氣，又損膀胱，故當於夏時使人煎厥。以煎迫而氣逆，因以煎厥爲名。厥，謂氣逆也。煎厥之狀，當如下說。〇新校正云：按《脉解》云：『所謂少氣善怒者，陽氣不治。陽氣不治則陽氣不得出，肝氣當治而未得，故善怒。善怒者，名曰煎厥。』**目盲不可以視，耳閉不可以聽，潰潰乎若壞都，汩汩乎不可止。**既且傷腎，又竭膀胱，腎經內屬於耳中，膀胱脉生於目眥，故目盲所視，耳閉厥聽，大矣哉，斯乃房之患也。既盲目視，又閉耳聰，則志意心神，筋骨腸胃，潰潰乎若壞都，汩汩乎煩悶而不可止也。

陽氣者，大怒則形氣絶，而血菀於上，使人薄厥。此又誡喜怒不節，過用病生也。然怒則傷腎，甚則氣絶，大怒則氣逆而陽不下行，陽逆故血積於心胸之內矣。上，謂心胸也。然陰陽相薄，氣血奔并，因薄厥生，故名薄厥。《舉痛論》曰：『怒則氣逆，甚則嘔血。』《靈樞經》曰：『盛怒而不止則傷志。』《陰陽應象大論》曰：『喜怒傷氣。』由此則怒甚氣逆，血積於心胸之內矣。菀，積也。**有傷於筋，縱，其若不容，**怒而過用，氣或迫筋，筋絡內傷，機關縱緩，形容痿廢，若不維持。**汗出偏沮，使人偏枯。**夫人之身常偏汗出而濕潤①者，久久偏枯，半身不隨。〇新校正云：按『沮』，《千金》作『祖』；全元起本作『恒』。**汗出見濕，乃生痤疿。**陽氣發泄，寒水制之，熱怫內餘，鬱於皮裹。甚爲痤癤，微作疿瘡。疿，風癮也。**高粱之變，足生大丁，受如持虛。**高，膏也。粱，粱②也。不忍之人，汗出淋洗，則結爲痤疿；膏粱之人，內多滯熱，皮厚肉密，故內變爲丁矣。外濕既侵，中熱相感，如持虛器，受此邪毒，故曰受如持虛。所以丁生於足者，四支爲諸陽之本也。以其甚費於下，邪毒襲虛故爾。〇新校正云：按丁生之處，不常於足。蓋謂膏粱之變，饒生大丁，非偏著足也。

---

① 濕潤：讀書堂本、趙府本作『潤濕』。
② 粱：原誤作『梁』，據讀書堂本、趙府本改。下二『粱』字同。

勞汗當風，寒薄爲皶，鬱乃痤。時月寒涼，形勞汗發，淒風外薄，膚腠居寒，脂液遂凝，稸於玄府，依空滲涸，皶刺長於皮中，形如米，或如鍼，久者上黑，長一分餘，色白黄而瘦①於玄府中，俗曰粉刺，解表已。玄府，謂汗空也。痤，謂色赤瞋憤，内蘊血膿，形小而大如酸棗，或如按②豆。此皆陽氣内鬱所爲，待耎而攻之，大甚焫出之。

陽氣者，精則養神，柔則養筋。此又明陽氣之運養也。然陽氣者，内化精微，養於神氣，外爲柔耎，以固於筋。動靜失宜，則生諸疾。開闔不得，寒氣從之，乃生大僂。開，謂皮腠發泄。闔，謂玄府閉封。然開闔失宜，爲寒所襲，内深筋絡，結固虚寒，則筋絡拘緛，形容僂俯矣。《靈樞經》曰：「寒則筋急。」此其類也。陷脉爲瘻，留連肉腠。陷脉，謂寒氣陷缺其脉也。積寒留舍，經血稽凝，久瘀内③攻，結於肉理，故發爲瘍瘻，肉腠相連。俞氣化薄，傳爲善畏，及爲驚駭。言若寒中於背俞之氣，變化入深而薄於藏府者，則善爲恐畏，及發爲驚駭也。營氣不從，逆於肉理，乃生癰腫。營逆則血鬱，血鬱則熱聚爲膿，故爲癰腫也。《正理論》云：「熱之所過，則爲癰腫。」魄汗未盡，形弱而氣爍，穴俞以閉，發爲風瘧。汗出未止，形弱氣消，風寒薄之，穴俞隨閉，熱藏不出，以至於秋，秋陽復收，兩熱相合，故令振慄，寒熱相移，以所起爲風，故名風瘧也。《金匱真言論》曰：「夏暑汗不出者，秋成風瘧。」蓋論從風而爲是也。故下文曰：故風者，百病之始也，清靜則肉腠閉拒，雖有大風苛毒，弗之能害，此因時之序也。夫嗜欲不能勞其目，淫邪不能惑其心，不妄作勞，是爲清靜。以其清靜，故能肉腠閉，皮膚密，真正内拒，虚邪不侵。然大風苛毒，不必常求於人，蓋由人之冒犯爾。故清淨則肉腠閉，陽氣拒，大風苛毒，弗能害之。清靜者，但因循四時氣序，養生調節之宜，不妄作勞，起居有度，則生氣不竭，永保康寧。

故病久則傳化，上下不并，良醫弗爲。并，謂氣交通也。然病之深久，變化相傳，上下不通，陰陽否隔，雖醫良法妙，亦何以爲之！《陰陽應象大論》曰：「夫善用鍼者，從陰引陽，從陽引陰，以右治左，以左治右。」若是氣相格拒，故良醫弗可爲也。故陽畜積病死，而陽氣當隔，隔者當寫，不亟正治，粗乃敗之。言三陽蓄積，怫結不通，不急寫之，亦病而死。何

---

① 瘦：讀書堂本、趙府本作「癋」。按，作「瘦」、「癋」義皆未安，疑或爲「癔」之誤。「癔」音億，《集韻·霽韻》：「癔，匿也。」
② 按：人衛本注：「疑「豌」。」
③ 内：原作「肉」，形誤。據讀書堂本、趙府本改。

者？蓄積不已，亦上下不并矣。何以驗之？隔塞不便，則其證也。若不急寫，粗工輕侮，必見敗亡也。《陰陽別論》曰：『三陽結，謂之隔。』又曰：『剛與剛，陽氣破散，陰氣乃消亡。淖則剛柔不和，經氣乃絕。』

故陽氣者，一日而主外，晝則陽氣在外，周身行二十五度。《靈樞經》曰：『目開則氣上行於頭。』『衛氣行於陽二十五度也。』平旦人氣生，日中而陽氣隆，日西而陽氣已虛，氣門乃閉。隆，猶高也，盛也。夫氣之有者，皆自少而之壯，積暖以成炎，炎極又涼，物之理也。故陽氣平曉生，日中盛，日西而已減虛也。氣門，謂玄府也，所以發泄經脉營衛之氣，故謂之氣門也。是故暮而收拒，無擾筋骨，無見霧露，反此三時，形乃困薄。皆所以順陽氣也。陽出則出，陽藏則藏，暮陽氣衰，內行陰分，故宜收斂以拒虛邪。擾筋骨則逆陽精耗，見霧露則寒濕具侵，故順此三時，乃天真久遠也。

岐伯曰：○新校正云：詳篇首云『帝曰』，此『岐伯曰』非相對問也。陰者，藏精而起亟也；陽者，衛外而爲固也。言在人之用也。亟，數也。陰不勝其陽，則脉流薄疾，并乃狂。薄疾，謂極虛而急數也。并，謂盛實也。狂，謂狂走，或妄攀登也。陽并於四支則狂。《陽明脉解》曰：『四支者，諸陽之本也。陽盛則四支實，實則能登高而歌也。熱盛於身，故棄衣欲走也。』夫如是者，皆爲陰不勝其陽也。陽不勝其陰，則五藏氣爭，九竅不通。九竅者，內屬於藏，外設爲官，故五藏氣爭，則九竅不通也。言九竅，謂前陰後陰不通，兼言上七竅也。若兼則目爲肝之官，口爲脾之官，耳爲腎之官，舌爲心之官，舌非通竅也。《金匱真言論》曰：『南方赤色，入通於心，開竅於耳』、『北方黑色，入通於腎，開竅於二陰』故也。是以聖人陳陰陽，筋脉和同，骨髓堅固，氣血皆從。從，順也。言循陰陽法，近養生道，則筋脉骨髓各得其宜，故氣血皆能順時和氣也。如是則內外調和，邪不能害，耳目聰明，氣立如故。邪氣不剋，故真氣獨立而如常。若失聖人之道，則致疾於身，故下文引曰：

風客淫氣，精乃亡，邪傷肝也。自此已下四科，並謂失聖人之道也。風氣應肝，故風淫精亡則傷肝也。《陰陽應象大論》曰：『風氣通於肝也。』風薄則熱起，熱盛則水乾，水乾則腎氣不營，故精乃無也。亡，無也。○新校正云：按全元起云：『淫氣者，陰陽之亂氣。因其相亂，而風客之則傷精，傷精則邪入於肝也。』因而飽食，筋脉横解，腸澼爲痔。甚飽則腸胃横滿，腸胃滿則筋脉解而不屬，故腸澼而爲痔也。《痺論》

曰：『飲食自倍，腸胃乃傷。』此傷之信也。因而大飲，則氣逆。飲多則肺布葉舉，故氣逆而上奔也。因而強力，腎氣乃傷，高骨乃壞。強力，謂強力入房也。高骨，謂腰高之骨也。然強力入房則精耗，精耗則腎傷，腎傷則髓氣內枯，故高骨壞而不用也。聖人交會，則不如此，當如下句云：

凡陰陽之要，陽密乃固，陰陽交會之要者，正在於陽氣閉密而不妄泄爾。密不妄泄，乃生氣強固而能久長，此聖人之道也。兩者不和，若春無秋，若冬無夏，兩，謂陰陽。和，謂和合，則交會也。若，如也。言絶陰陽和合之道者，如天四時有春無秋，有冬無夏也。所以然者，絶廢於生成也。故聖人不絶和合之道，但貴於閉密以守固，天真法也。因而和之，是謂聖度。因陽氣盛發，中外相應，賈勇有餘，乃相交合，則聖人交會之制度也。故陽強不能密，陰氣乃絶；陽自強而不能閉密，則陰泄寫而精氣竭絶矣。陰平陽秘，精神乃治；陰氣和平，陽氣閉密，則精神之用，日益治也。陰陽離決，精氣乃絶。若陰不和平，陽不閉密，強用施寫，損耗天真，二氣分離，經絡決憊，則精氣不化，乃絶流通也。

因於露風，乃生寒熱。因於露體，觸冒風邪，風氣外侵，陽氣內拒，風陽相薄，故寒熱由生。是以春傷於風，邪氣留連，乃爲洞泄；風氣通肝，春肝木王，木勝脾土，故洞泄生也。○新校正云：按《陰陽應象大論》曰：『春傷於風，夏生飧泄。』夏傷於暑，秋爲痎瘧；夏熱已甚，秋陽復收，陽熱相攻，則爲痎瘧。痎，老也，亦曰瘦也。秋傷於濕，上逆而欬，濕，謂地濕氣也。秋濕既勝，冬水復王，水來乘肺，故欬逆病生。○新校正云：按《陰陽應象大論》云：『秋傷於濕，冬生欬嗽。』發爲痿厥；濕氣內攻於藏府則欬逆，外散於筋脉則痿弱也。《陰陽應象大論》曰：『地之濕氣，感則害皮肉筋脉。』故濕氣之資，發爲痿厥。厥，謂逆氣也。冬傷於寒，春必温病。冬寒且凝，春陽氣發，寒不爲釋，陽怫于中，寒怫相持①，故爲温病。○新校正云：按此與《陰陽應象大論》重，彼注甚詳。四時之氣，更傷五藏。寒暑温涼，遞相勝負，故四時之氣，更傷五藏之和也。

陰之所生，本在五味。陰之五宮，傷在五味。所謂陰者，五神藏也。宮者，五神之舍也。言五藏所生，本資於五味，五味宣化，各湊於本宮，雖因五味以生，亦因五味以損，正爲好而過

---

① 持：原作『特』，形誤。據讀書堂本、趙府本改。

節，乃見傷也。故下文曰：是故味過於酸，肝氣以津，脾氣乃絶；酸多食之令人癃，小便不利則肝多津液，津液内溢則肝葉舉，肝葉舉則脾經之氣絶而不行。何者？木制土也。味過於鹹，大骨氣勞，短肌，心氣抑；鹹多食之，令人肌膚縮短，又令心氣抑滯而不行。何者？鹹走血也。大骨氣勞，鹹歸腎也。味過於甘，心氣喘滿，色黑，腎氣不衡；甘多食之，令人心悶。甘性滯緩，故令氣喘滿而腎不平。何者？土抑水也。衡，平也。味過於苦，脾氣不濡，胃氣乃厚；苦性堅燥，又養脾胃，故脾氣不濡，胃氣強厚。味過於辛，筋脉沮弛，精神乃央。沮，潤也。弛，緩也。央，久也。辛性潤澤，散養於筋，故令筋緩脉潤，精神長久。何者？辛補肝也。《藏氣法時論》曰：『肝欲散，急食辛以散之，用辛補之。』○新校正云：按此論味過所傷，難作精神長久之解。『央』乃『殃』也，古文通用，如『膏粱①』之作『高梁』，『草滋』之作『草兹』之類，蓋古文簡略，字多假借用者也。是故，謹和五味，骨正筋柔，氣血以流，湊理以密，如是則骨氣②以精，謹道如法，長有天命。是所謂修養天真之至道也。

金匱真言論篇第四

新校正云：按全元起注本在第四卷。

黄帝問曰：天有八風，經有五風，何謂？經謂經脉，所以流通營衛血氣者也。

岐伯對曰：八風發邪，以爲經風，觸五藏，邪氣發病。原其所起，則謂八風發邪。經脉受之，則循經而觸於五藏。以邪干正，故發病也。所謂得四時之勝者，春勝長夏，長夏勝冬，冬勝夏，夏勝秋，秋勝春，所謂四時之勝也。春木、夏火、長夏土、秋金、冬水，皆以所剋殺而爲勝也。言五

① 粱：原誤作『梁』，據讀書堂本、趙府本改。

② 骨氣：讀書堂本作『氣骨』。

時之相勝者，不謂八風中人則病，各謂隨其不勝則發病也。勝，謂制尅之也。

東風生於春，病在肝，俞在頸項；春氣發榮於萬物之上，故俞在頸項。《曆忌》曰①：『甲乙不治頸。』此之謂也。南風生於夏，病在心，俞在胸脇；心少陰脉，循胸出脇，故俞在焉。西風生於秋，病在肺，俞在肩背；肺處上焦，背爲胸府，肩背相次，故俞在焉。北風生於冬，病在腎，俞在腰股；腰爲腎府，股接次之，以氣相連，故兼言之也。中央爲土，病在脾，俞在脊。以脊應土，言居中爾。故春氣者病在頭，春氣，謂肝氣也。各隨其藏氣之所應。○新校正云：按《周禮》云：『春時有痟首疾。』夏氣者病在藏，心之應也。秋氣者病在肩背，肺之應也。冬氣者病在四支。四支氣少，寒毒善傷，隨所受邪，則爲病處。故春善病鼽衄，以氣在頭也。《禮記·月令》曰：『季秋行夏令，則民多鼽嚏。』仲夏善病胸脇，心之脉循胸脇故也。長夏善病洞泄寒中，土主於中，是爲倉廩，糟粕水穀，故爲洞泄寒中也。秋善病風瘧，以涼折暑，乃爲是病。《生氣通天論》曰：『魄汗未盡，形弱而氣爍，穴俞以閉，發爲風瘧。』此謂以涼折暑之義也。《禮記·月令》曰：『孟秋行夏令，則民多瘧疾也。』冬善病痺厥。血象於水，寒則水凝，以氣薄流，故爲痺厥。故冬不按蹻，春不鼽衄，按，謂按摩。蹻，謂如蹻捷者之舉動手足，是所謂導引也。然擾動筋骨則陽氣不藏，春陽氣上升，重熱熏肺，肺通於鼻，病則形之，故冬不按蹻，春不鼽衄。鼽，謂鼻中水出。衄，謂鼻中血出。春不病頸項，仲夏不病胸脇，長夏不病洞泄寒中，秋不病風瘧，冬不病痺厥，飧泄而汗出也。此上五句，並爲冬不按蹻之所致也。○新校正云：詳『飧泄而汗出也』六字，上文②疑剩。夫精者，身之本也。故藏於精者，春不病温。此正謂冬不按蹻，則精氣伏藏，以陽不妄升，故春無温病。夏暑汗不出者，秋成風瘧。此正謂以風涼之氣折暑汗也。○新校正云：詳此下義，與上文不相接。此平人脉法也。謂平病人之脉法也。

故曰：陰中有陰，陽中有陽。言其初起與其王也。平旦至日中，天之陽，陽中之陽也；日中至黃昏，天之陽，

① 曰：原作『日』，形誤。據讀書堂本、古林堂本、趙府本改。
② 上文：人衛本此上補『據』字。

陽中之陰也。日中陽盛，故曰陽中之陽；黄昏陰盛，故曰陽中之陰；陽氣主晝，故平旦至黄昏皆爲天之陽，而中復有陰陽之殊耳。合夜至雞鳴，天之陰，陰中之陰也；雞鳴至平旦，天之陰，陰中之陽也。雞鳴陽氣未出，故曰①天之陰。平旦陽氣已升，故曰陰中之陽。故人亦應之。夫言人之陰陽，則外爲陽，内爲陰。言人身之陰陽，則背爲陽，腹爲陰。言人身之藏府中陰陽，則藏者爲陰，府者爲陽。藏，謂五神藏。府，謂六化府。肝、心、脾、肺、腎，五藏皆爲陰；膽、胃、大腸、小腸、膀胱、三焦，六府皆爲陽。《靈樞經》曰：「三焦者，上合於手心主。」又曰：「足三焦者，太陽之别名也。」《正理論》曰：「三焦者有名無形，上合於手心主，下合右腎，主謁道諸氣，名爲使者也。」所以欲知陰中之陰，陽中之陽者何也？爲冬病在陰，夏病在陽，春病在陰，秋病在陽，皆視其所在，爲施鍼石也。故背爲陽，陽中之陽，心也；心爲陽藏，位處上焦，以陽居陽，故爲陽中之陽也。《靈樞經》曰：「心爲牡藏。」牡，陽也。背爲陽，陽中之陰，肺也；肺爲陰藏，位處上焦，以陰居陽，故謂陽中之陰也。《靈樞經》曰：「肺爲牝藏。」牝，陰也。腹爲陰，陰中之陰，腎也；腎爲陰藏，位處下焦，以陰居陰，故謂陰中之陰也。《靈樞經》曰：「腎爲牝藏。」牝，陰也。腹爲陰，陰中之陽，肝也；肝爲陽藏，位處中焦，以陽居陰，故謂陰中之陽也。《靈樞經》曰：「肝爲牡藏。」牡，陽也。腹爲陰，陰中之至陰，脾也。脾爲陰藏，位處中焦，以太陰居陰，故謂陰中之至陰也。《靈樞經》曰：「脾爲牝藏」。牝，陰也。此皆陰陽表裏内外雌雄相輸應也，故以應天之陰陽也。以其氣象參合，故能上應於天。

帝曰：五藏應四時，各有收受乎？

岐伯曰：有。東方青色，入通於肝，開竅於目，藏精於肝，精，謂精氣也。木精之氣，其神魂。陽升之方，以目爲用，故開竅於目。其病發驚

① 故曰：原作「故也」，據人衛本改，與下文「故曰陰中之陽」合。

駭，象木屈伸有摇動也。○新校正云：詳東方云『病發驚駭』，餘方各闕者，按《五常政大論》『委和之紀，其發驚駭』，疑此文爲衍。其味酸，其類草木，性柔脆而曲直。其畜雞，以雞爲畜，取巽言之。《易》曰：『巽爲雞。』其穀麥，五穀之長者麥，故東方用之。《本草》曰：『麥爲五穀之長。』○新校正云：按《五常政大論》云：『其畜犬，其穀麻。』其應四時，上爲歲星，木之精氣，上爲歲星，十二年一周天。是以春氣在頭也，萬物發榮於上，故春氣在頭。○新校正云：詳東方言『春氣在頭』，不言『故病在頭』，餘方言『故病在某』，不言『某氣在某』者，互文也。其音角，角，木聲也。孟春之月，律中太蔟，林鍾所生，三分益一，管率長八寸。仲春之月，律中夾鍾，夷則所生，三分益一，管率長七寸五分。○新校正云：按鄭康成云：『七寸二千一百八十七分寸之千七十五。』○季春之月，律中姑洗，南吕所生，三分益一，管率長七寸又二十分寸之一。○新校正：按鄭康成云：『九分寸之一』。○凡是三管，皆木氣應之。其數八，木生數三，成數八。《尚書·洪範》曰：『三曰木。』是以知病之在筋也，木之堅柔，類筋氣故。其臭臊。凡氣因木變則爲臊。○新校正云：詳『臊』，《月令》作『羶』。

南方赤色，入通於心，開竅於耳，藏精於心，火精之氣，其神神。舌爲心之官，當言於舌，舌用非竅，故云耳也。《繆刺論》曰：『手少陰之絡，會於耳中。』義取此也。故病在五藏，以夏氣在藏也。其味苦，其類火，性炎上而燔灼。其畜羊，以羊爲畜，言其未也。以土同王，故通而言之。○新校正云：按《五常政大論》云：『其畜馬。』其穀黍。黍色赤。其應四時，上爲熒惑星，火之精氣，上爲熒惑星，七百四十日一周天。是以知病之在脉也，火之躁動，類於脉氣。其音徵，徵，火聲也。孟夏之月，律中仲吕，無射所生，三分益一，管率長六寸七分。○新校正云：按鄭康成云：『六寸萬九千六百八十三分寸之萬二千九百七十四。』○仲夏之月，律中蕤賓，應鍾所生，三分益一，管率長六寸三分。○新校正云：按鄭康成云：『六寸八十一分寸之二十六。』○季夏之月，律中林鍾，黄鍾所生，三分減一，管率長六寸。凡是三管，皆火氣應之。其數七，火生數二，成數七。《尚書·洪範》曰：『二曰火。』其臭焦。凡氣因火變，則爲焦。

中央黄色，入通於脾，開竅於口，藏精於脾，土精之氣，其神意。脾爲化穀，口主迎糧，故開竅於口。故病在舌本，脾脉上連於舌本，故病氣居之。其味甘，其類土，性安靜而化造。其畜牛，土王四季，故畜取丑牛，又以牛色黄也。其穀稷。色黄而味甘也。其應四時，上爲鎮星，土之精氣，上爲鎮星，二十八年一周天。是以知病之在肉也，土之柔厚，類肉氣故。其音宮，宮，土聲也。《律書》以黄鍾爲濁宮，林鍾爲清宮，蓋以林鍾當六月管也。五音以宮爲主，律吕初起於黄鍾爲濁宮，林鍾爲清宮也。其數五，土數五。《尚書·

洪範》曰：『五曰土。』其臭香。凡氣因土變，則爲香。

西方白色，入通於肺，開竅於鼻，藏精於肺，金精之氣，其神魄。肺藏氣，鼻通息，故開竅於鼻。故病在背，以肺在胸中，背爲胸中之府也。其味辛，其類金，性音聲而堅勁。其畜馬，畜馬者，取乾也。《易》曰：『乾爲馬。』○新校正云：按《五常政大論》云：『其畜雞』。其穀稻。稻堅白。其應四時，上爲太白星，金之精氣，上爲太白星，三百六十五日一周天。是以知病之在皮毛也，金之堅密，類皮毛也。其音商，商①，金聲也。孟秋之月，律中夷則，大呂所生，三分減一，管率長五寸七分。仲秋之月，律中南呂，太簇②所生，三分減一，管率長五寸三分。季秋之月，律中無③射，夾鍾所生，三分減一，管率長五寸。凡是三管，皆金氣應之。其數九，金生數四，成數九。《尚書·洪範》曰：『四曰金。』其臭腥。凡氣因金變，則爲腥羶之氣也。

北方黑色，入通於腎，開竅於二陰，藏精於腎，水精之氣，其神志。腎藏精，陰泄注，故開竅於二陰也。故病在谿，谿，謂肉之小會也。《氣穴論》曰：『肉之大會爲谷，肉之小會爲谿。』其味鹹，其類水，性潤下而滲灌。其畜彘，彘，豕也。其穀豆，豆，黑色。其應四時，上爲辰星，水之精氣，上爲辰星，三百六十五日一周天。是以知病之在骨也，腎主幽暗，骨體內藏，以類相同，故病居骨也。其音羽，羽，水聲也。孟冬之月，律中應鍾，姑④洗所生，三分減一，管率長四寸七分半。仲冬之月，律中黃鍾，仲呂所生，三分益一，管率長九寸。季冬之月，律中太呂，蕤賓所生，三分益一，管率長八寸四分。凡是三管，皆水氣應之。其數六，水生數一，成數六。《尚書·洪範》曰：『一曰水。』其臭腐。凡氣因水變，則爲腐朽之氣也。

故善爲脉者，謹察五藏六府，一逆一從，陰陽、表裏、雌雄之紀，藏之心意，合心於精，心合精微，則深知通變。

① 商：原作『商』，形誤。據趙府本改，與經文合。
② 簇：同『蔟』。
③ 無：原作『元』，爲『无（無）』形誤，據讀書堂本、趙府本改。
④ 姑：原作『沽』，形誤。據讀書堂本、趙府本改。

非其人勿教，非其真勿授，是謂得道。隨其所能而與之，是謂得師資教授之道也。《靈樞經》曰：『明目者可使視色；耳聰①者可使聽音；捷疾辭語者可使論語②；徐而安靜，手巧而心審諦者，可使行鍼艾，理血氣而調諸逆順，察陰陽而兼諸方論③；緩節柔筋而心和調者，可使導引行氣；痛④毒言語輕人者，可使唾癰呪病；爪苦手毒，爲事善傷者，可使按積抑痺。由是則各得其能，方乃可行，其名乃彰。』故曰：非其人勿教，非其真勿授也。

重廣補注黃帝内經素問卷第一

【釋音⑤】

序

迺其 上音乃　蕆 勑輦切　糅 女救切，雜也　瀅 音瑩

上古天真論

徇 徐閏切，病⑥也　痺 必至切　更齒 上古行切。下『齒更』同　恬憺 上啼廉切，下音淡　頞 於葛切　俠口 胡夾切，下同　額顱 落胡切

滲灌 上所禁切　解墮 上上聲　壽敝 毗祭切　眉睫 音接　恚嗔 上於桂切　愉 音俞

① 耳聰：讀書堂本、趙府本作『聰耳』，與《靈樞·官能》合。
② 論語：今《靈樞·官能》作『傳論』。
③ 方論：讀書堂本、趙府本及《靈樞》皆無『方』字。
④ 痛：今本《靈樞》作『疾』。
⑤ 釋音：此二字原無，據卷二十四卷末補，以下各卷同。
⑥ 病：據正文王冰注，當作『疾』。

四氣調神大論

予而上音與　獺他達切　鴽音如，鶉也　蕃秀上音煩　螻蟈上音樓；下古獲切。蛙也　蚯蚓上音丘，下以志切　鵙古闃切，搏勞鳥也　蜩音條

溽暑上音辱　痎音皆，瘦瘧也　欲熾尺志切　坯戸上步回切　始涸胡各切　豺音柴　亟奪上去吏切　鶡苦割切

荔挺上力計切；下大頂切　北鄉音向　雊古豆切，雉鳴　爲否符鄙切。下『不交否』同　燠熱上於六切

生氣通天論

分上聲　暴卒倉没切　荒佚音逸　躁則到切　喝呼葛切　瘀衣倨切　裹攘汝陽切　緛音輭，縮也　潰潰古没切。煩悶不止也

背在計切，又前計切　奔併①下去聲　偏沮子魚切。潤也　痤昨禾切　疿方味切　怫符弗切　皶織加切　稸許竹切　瘈尺制切

焫而劣切　大僂力主切　瘻力鬬切。癰瘻　瘍音陽。下並同　俞音庶　否隔符鄙切。塞也　粗千胡切　淖奴教切。下並同　腸澼普擊切

決憊蒲拜切　癃音隆

金匱真言論

鼽音求　按蹻音脚　燔灼上音煩　彘直利切

① 併：《生气通天论》正文作『并』。

重廣補注黃帝内經素問卷第二

啓玄子　次注　林億　孫奇　高保衡等奉敕　校正　孫兆　重改誤

陰陽應象大論篇第五

新校正云：按全元起本在第九卷。

黃帝曰：陰陽者，天地之道也，謂變化生成之道也。《老子》曰：『萬物負陰而抱陽，沖氣以爲和。』《易·繫辭》曰：『一陰一陽之謂道。』此之謂也。萬物之綱紀，滋生之用也。陽與之正氣以生，陰爲之主持以立，故爲萬物之綱紀也。《陰陽離合論》曰：『陽與之正，陰爲之主。』則謂此也。變化之父母，異類之用也。何者？然，鷹化爲鳩，田鼠化爲鴽，腐草化爲螢，雀入大水爲蛤，雉入大水爲蜃，如此皆異類，因變化而成有也。生殺之本始，寒暑之用也。萬物假陽氣温而生，因陰氣寒而死，故知生殺本始，是陰陽之所運爲也。神明之府也。府，宮府也。言所以生殺變化之多端者。何哉？以神明居其中也。下文曰：『天地之動靜，神明爲之綱紀。』故《易·繫辭》曰：『陰陽不測之謂神。』亦謂居其中也。○新校正云：詳『陰陽』至『神明之府』，與《天元紀大論》同，注頗異。治病必求於本。陰陽與萬類生殺變化，猶然在於人身，同相參合，故治病之道，必先求之。

故積陽爲天，積陰爲地。言陰陽爲天地之道者何？以此。陰靜陽躁，言應物類運用之標格也。陽生陰長，陽殺陰藏。明前天地殺生之殊用也。神農曰：『天以陽生陰長，地以陽殺陰藏。』○新校正云：詳陰長陽殺之義，或者疑之。按《周易》八卦布四方之義，則可見矣。坤者陰也，位西南隅，時在六月七月之交，萬物之所盛長也，安謂陰無長之理？乾者陽也，位戌亥之分，時在九月十月之交，萬物之所收殺也，孰謂陽無殺之理？以是明之，陰長陽殺之理可見矣。此語又見《天元紀大論》，其説自異。

陽化氣，陰成形。明前萬物滋生之綱紀也。寒極生熱，熱極生寒。明前之大體也。寒氣生濁，熱氣生清。言正氣也。清氣在下，則生飧泄；濁氣在上，則生䐜脹。熱氣在下則穀不化，故飧泄；寒氣在上則氣不散，故䐜脹。何者？以陰靜而陽躁也。此陰陽反作，病之逆從也。反，謂反覆。作，謂作務。反覆作務，則病如是。

故清陽爲天，濁陰爲地；地氣上爲雲，天氣下爲雨；雨出地氣，雲出天氣。陰凝上結，則合以成雲；陽散下流，則注而爲雨。雨從雲以施化，故言雨出地；雲憑氣以交合，故言雲出天。天地之理且然，人身清濁亦如是也。故清陽出上竅，濁陰出下竅；氣本乎天者親上，氣本乎地者親下，各從其類也。上竅，謂耳、目、鼻、口。下竅，謂前陰、後陰。清陽發腠理，濁陰走五藏；腠理，謂滲泄之門，故清陽可以散發；五藏爲包藏之所，故濁陰可以走之。清陽實四支，濁陰歸六府。四支外動，故清陽實之；六府内化，故濁陰歸之。

水爲陰，火爲陽。水寒而靜，故爲陰；火熱而躁，故爲陽。陽爲氣，陰爲味。氣惟散布，故陽爲之；味曰從形，故陰爲之。味歸形，形歸氣，氣歸精，精歸化。形食味，故味歸形；氣養①形，故形歸氣；精食氣，故氣歸精；化生精，故精歸化。故下文曰：精食氣，形食味，氣化則精生，味和則形長，故云食之也。化生精，氣生形。精微之液，惟血化而成；形質之有，資氣行營②立。故斯二者各奉生乎。味傷形，氣傷精，過其節也。精化爲氣，氣傷於味。精承化養則食氣，精若化生則不食氣，精血内結，鬱爲穢腐攻胃，則五味倨然不得入也。女人重身，精化百日，皆傷於味也。

陰味出下竅，陽氣出上竅。味有質，故下流於便寫之竅；氣無形，故上出於呼吸之門。味厚者爲陰，薄爲陰之陽。氣厚者爲陽，薄爲陽

①養：人衛本改作「生」。
②營：《素問校勘記》曰：「營，疑「而」。」

之陰。陽爲氣，氣厚者爲純陽；陰爲味，味厚者爲純陰。故味薄者爲陰中之陽，氣薄者爲陽中之陰。味厚則泄，薄則通。氣薄則發泄，厚則發熱。陰氣潤下，故味厚則泄利；陽氣炎上，故氣厚則發熱。味薄爲陰少，故通泄；氣薄爲陽少，故汗出。發泄，謂汗出也。壯火之氣衰，少火之氣壯，火之壯者，壯已必衰；火之少者，少已則壯。壯火食氣，氣食少火。壯火散氣，少火生氣。氣生壯火，故云壯火食氣；少火滋氣，故云氣食少火。以壯火食氣，故氣得壯火則耗散；以少火益氣，故氣得少火則生長。人之陽氣，壯少亦然。氣味辛甘發散爲陽，酸苦涌泄爲陰。非惟氣味分正陰陽，然辛甘酸苦之中，復有陰陽之殊氣爾。何者？辛散甘緩，故發散爲陽；酸收苦泄，故涌泄爲陰。

陰勝則陽病，陽勝則陰病。勝則不病，不勝則病。陽勝則熱，陰勝則寒。是則太過而致也。○新校正云：按《甲乙經》作『陰病則熱，陽病則寒。』文異意同。重寒則熱，重熱則寒。物極則反，亦猶壯火之氣衰，少火之氣壯也。寒傷形，熱傷氣。寒則衛氣不利，故傷形；熱則榮氣內消，故傷氣。雖陰成形，陽化氣，一過其節，則形氣被傷。氣傷痛，形傷腫。氣傷則熱結於肉分，故痛；形傷則寒薄於皮腠，故腫。故先痛而後腫者，氣傷形也；先腫而後痛者，形傷氣也。先氣證而病形，故曰氣傷形；先形證而病氣，故曰形傷氣。

風勝則動，風勝則庶物皆摇，故爲動。○新校正云：按《左傳》曰：『風淫末疾。』即此義也。熱勝則腫，熱勝則陽氣內鬱，故洪腫暴作，甚則榮氣逆於肉理，聚爲癰膿之腫。燥勝則乾，燥勝則津液竭涸，故皮膚乾燥。寒勝則浮，寒勝則陰氣結於玄府，玄府閉密，陽氣內攻，故爲浮。濕勝則濡寫。濕勝則內攻於脾胃，脾胃受濕則水穀不分，水穀相和故大腸傳道而注寫也。以濕內盛而寫，故謂之濡寫。○新校正云：按《左傳》曰：『雨淫腹疾。』則其義也。『風勝則動』至此五句，與《天元紀大論》文重，彼注頗詳矣。

天有四時五行，以生長收藏，以生寒暑燥濕風。春生、夏長、秋收、冬藏，謂四時之生長收藏。冬水寒，夏火暑，秋金燥，春木風，長夏土濕，謂五行之寒暑濕燥風也。然四時之氣，土雖寄王，原其所主，則濕屬中央，故云五行以生寒暑燥濕風五氣也。人有五藏，化五氣，以生喜怒悲憂恐。五藏，謂肝心脾肺腎。五氣，謂喜怒悲憂恐。然是五氣更傷五藏之和氣矣。○新校正云：

按《天元紀大論》『悲』作『思』。又本篇下文，肝在志爲怒，心在志爲喜，脾在志爲思，肺在志爲憂，腎在志爲恐，《玉機真藏論》作『悲』，諸論不同。皇甫士安《甲乙經·精神五藏篇》具有其説。蓋言悲者，以悲能勝怒，取五志迭相勝而爲言也。舉思者，以思爲脾之志也。各舉一①，則義俱不足；兩見之，則互相成義也。

故喜怒傷氣，寒暑傷形。喜怒之所生，皆生於氣，故云喜怒傷氣。寒暑之所勝，皆勝於形，故云寒暑傷形。近取舉凡，則如斯矣；細而言者，則熱傷於氣，寒傷於形。暴怒傷陰，暴喜傷陽。怒則氣上，喜則氣下，故暴卒氣上則傷陰，暴卒氣下則傷陽。厥氣上行，滿脉去形。厥，氣逆也。逆氣上行，滿於經絡，則神氣浮越，去離形骸矣。喜怒不節，寒暑過度，生乃不固。《靈樞經》曰：『智者之養生也，必順四時而適寒暑，和喜怒而安居處。』然喜怒不恒，寒暑過度，天真之氣，何可久長？故重陰必陽，重陽必陰。言傷寒傷暑亦如是。故曰：冬傷於寒，春必温病②；夫傷於四時之氣，皆能爲病，以傷寒爲毒者，最爲殺厲之氣，中而即病，故曰傷寒。不即病者，寒毒藏於肌膚，至春變爲温病，至夏變爲暑病。故養生者必慎傷於邪也。春傷於風，夏生飧泄；風中於表，則内應於肝，肝氣乘脾，故飧泄。○新校正云：按《生氣通天論》云：『春傷於風，邪氣留連，乃爲洞泄。』夏傷於暑，秋必痎瘧；夏暑已甚，秋熱復壯③，兩熱相攻，故爲痎瘧。痎，瘦也。秋傷於濕，冬生欬嗽。秋濕既多，冬水復王，水濕相得，肺氣又衰，故冬寒甚則爲嗽。○新校正云：按《生氣通天論》云：『秋傷於濕，上逆而欬，發爲痿厥。』

帝曰：余聞上古聖人，論理人形，列别藏府，端絡經脉，會通六合，各從其經，氣穴所發，各有處名，谿谷屬骨，皆有所起，分部逆從，各有條理，四時陰陽，盡有經紀，外内之應，皆有表裏，其信然乎？六合，謂十二經脉之合也。《靈樞經》曰：『太陰陽明爲一合，少陰太陽爲一合，厥陰少陽爲一合。』手足之脉各三，則爲六合也。手厥陰，則心包胳脉也。《氣穴論》曰：『肉之大會爲谷，肉之小會爲谿，肉分之間，谿谷之會，以行榮衛，以會大氣。』屬骨者，爲骨相連屬處。表裏者，諸陽經脉皆爲表，諸陰經脉皆爲裏。○新校正云：詳『帝曰』至『信其然乎』，全元起本及《太素》在『上古聖人之教也』上。

岐伯對曰：東方生風，陽氣上騰，散爲風也。風者，天之號令，風爲教始，故生自東方。風生木，風鼓木榮，則風生木也。木生酸，凡物之味酸者，皆木氣之所生也。《尚書·洪範》曰：『曲

---

① 一：讀書堂本作『之』。
② 温病：讀書堂本、趙府本作『病温』。
③ 壯：讀書堂本、趙府本作『收』。

直作酸。』**酸生肝，**生，謂生長也。凡味之酸者，皆先生長於肝。**肝生筋，**肝之精氣，生養筋也。**筋生心，**《陰陽書》曰：『木生火。』然肝之木氣，内養筋已，乃生心也①。**肝主目。**目見曰明，類齊同也。**其在天爲玄，**玄，謂玄冥。言天色高遠，尚未盛明也。**在人爲道，**道，謂道化。以道而化，人則歸從。**在地爲化。**化，謂造化也。庶類時育，皆造化者也。**化生五味，**萬物生，五味具，皆變化爲母，而使生成也。**道生智，**智從正化而有，故曰道生智。**玄生神，**玄冥之内，神處其中，故曰玄生神。**神在天爲風，**飛揚鼓坼，風之用也。然發而周遠，無所不通，信乎神化而能爾。**在地爲木，**柔軟曲直，木之性也。〇新校正云：詳『其在天』至『爲木』，與《天元紀大論》同，注頗異。**在體爲筋，**束絡連綴，而爲力也。**在藏爲肝。**其神，魂也。《道經義》曰：『魂居肝，魂静則至道不亂。』**在色爲蒼，**蒼，謂薄青色，象木色也。**在音爲角，**角，謂木音，調而直也。《樂記》曰：『角亂則憂，其民怨。』**在聲爲呼，**呼，謂叫呼，亦謂之嘯。**在變動爲握，**握，所以牽就也。〇新校正云：按楊上善云：『握憂噦欬慄五者，改志而有，名曰變動也。』**在竅爲目，**目，所以司見形色。**在味爲酸，**酸，可用收斂也。**在志爲怒。**怒，所以禁非也。**怒傷肝，**雖志爲怒，甚則自傷。**悲勝怒；**悲則肺金并於肝木，故勝怒也。《宣明五藏篇②》曰：『精氣并於肺則悲。』〇新校正云：詳五志云怒喜思憂恐，『悲』當云『憂』，今變『憂』爲『悲』者，蓋以恚憂而不解則傷意，悲哀而動中則傷魂，故不云『憂』也。**風傷筋，**風勝則筋絡拘急。〇新校正云：按《五運行大論》曰：『風傷肝。』**燥勝風；**燥爲金氣，故勝木風。**酸傷筋；**過節也。**辛勝酸。**辛，金味，故勝木酸。

南方生熱，陽氣炎爍，故生熱。**熱生火，**鑽燧改火，惟熱是生。**火生苦，**凡物之味苦者，皆火氣之所生也。《尚書·洪範》曰：『炎上作苦。』**苦生心，**凡味之苦者，皆先生長於心。**心生血，**心之精氣，生養血也。**血生脾，**《陰陽書》曰：『火生土。』然心火之氣，内養血已，乃生脾土。〇新校正云：按《太素》『血』作『脈』。**心主舌。**心别是非，舌以言事，故主舌。**其在天爲熱，**暄暑熾燠，熱之用也。**在地爲火，**炎上翕赩③，火之性也。**在體爲脈，**通行榮衛而養血也。**在藏爲心，**其神心④也。《道經義》曰：『神處心。』神守則血氣流通。**在色爲赤，**象火色。**在音爲徵，**

① 也：讀書堂本、趙府本作『火』。
② 宣明五藏篇：據正文標題，『藏』當作『氣』。下同。
③ 赩：音細，《玉篇·色部》：『赩，大赤色。』
④ 心：據《金匱真言論》『藏精於心』句王冰注：『火精之氣其神神』，疑『心』爲『神』誤。讀書堂本、趙府本皆作『神』，可從。

徵，謂火音，和而美也。《樂記》曰：『徵亂則哀，其事勤。』在聲爲笑，笑，喜聲也。在變動爲憂，憂可以成務。○新校正云：按楊上善云：『心之憂在心變動，肺之憂在肺之志。』是則肺主於秋，憂爲正也。心主於夏，變而生憂也。在竅爲舌，舌，所以司辨五味也。《金匱真言論》曰：『南方赤色，入通於心，開竅於耳。』尋其爲竅，則舌義便乖，以其主味，故云舌也。在味爲苦，苦，可用燥泄也。在志爲喜。喜，所以和樂也。喜傷心，雖志爲喜，甚則自傷。恐勝喜；恐則腎水并於心火，故勝喜也。《宣明五藏篇》曰：『精氣并於腎則恐。』熱傷氣，熱勝則喘息促急。寒勝熱；寒爲水氣，故勝火熱。苦傷氣，以火生也。○新校正云：詳此篇論所傷之旨，其例有三：東方云風傷筋、酸傷筋；中央云濕傷肉、甘傷肉，是自傷者也；南方云熱傷氣、苦傷氣；北方云寒傷血、鹹傷血，是傷己所勝；西方云熱傷皮毛，是被勝傷己。辛傷皮毛，是自傷者也。凡此五方所傷，有此三例不同。《太素》則俱云自傷。鹹勝苦。鹹，水味，故勝火苦。

中央生濕，陽氣盛薄，陰氣固升，升薄相合，故生濕也。《易義》曰：『陽上薄陰，陰能固之，然後蒸而爲雨。』明濕生於固陰之氣也。○新校正云：按楊上善云：『六月四陽二陰合蒸，以生濕氣也。』濕生土，土濕則固，明濕生也。○新校正云：按楊上善云：『四陽二陰，合而爲濕，蒸腐萬物成土也。』土生甘，凡物之味甘者，皆土氣之所生也。《尚書·洪範》曰：『稼穡作甘。』甘生脾，凡味之甘者，皆先生長於脾。脾生肉，脾之精氣，生養肉也。肉生肺，《陰陽書》曰：『土生金。』然脾土之氣，內養肉已，乃生肺金。脾主口。脾受水穀，口納五味，故主口。其在天爲濕，霧露雲雨，濕之用也。在地爲土，安靜稼穡，土之德也。在體爲肉，覆裹筋骨，充其形也。在藏爲脾，其神，意也。《道經義》曰：『意託脾，意寧則智無散越。』在色爲黃，象土色也。在音爲宮，宮，謂土音，大而和也。《樂記》曰：『宮亂則荒，其君驕。』在聲爲歌，歌，嘆聲也。在變動爲噦，噦，謂噦噫，胃寒所生。○新校正云：詳王謂噦爲噦噫，噫非噦也。按楊上善云：『噦，氣忤也。』在竅爲口，口，所以司納水穀。在味爲甘，甘，可用寬緩也。在志爲思。思，所以知遠也。思傷脾，雖志爲思，甚則自傷。怒勝思；怒則不思，勝可知矣。濕傷肉，脾主肉而惡濕，故濕勝則肉傷。風勝濕；風爲木氣，故勝土濕。甘傷肉，亦過節也。○新校正云：按《五運行大論》云：『甘傷脾。』酸勝甘。酸，木味，故勝土甘。

西方生燥，天氣急切，故生燥。燥生金，金燥有聲，則生金也。金生辛，凡物之味辛者，皆金氣之所生也。《尚書·洪範》曰：『從革作辛。』辛生肺，凡味之辛者，皆先生長於肺。肺生皮毛，肺之精氣，生養皮毛。皮毛生腎，《陰陽書》曰：『金生水。』然肺金之氣，養皮毛已，乃生腎水。肺主鼻。肺藏氣，鼻通息，故主鼻。其在天爲燥，輕急勁強，燥之用也。在地爲金，堅勁從革，金之性也。在體爲皮毛，包藏膚腠，扞其邪也。在藏爲肺，其神，魄也。《道經義》曰：『魄在肺，魄安則德修壽延。』在色爲白，象金色。在音爲商，商謂金聲，輕而勁也。《樂記》曰：『商亂則陂，其宫壞。』在聲爲哭，哭，哀聲也。在變動爲欬，欬，謂欬嗽，所以利咽喉也。在竅爲鼻，鼻，所以司嗅呼吸。在味爲辛，辛，可用散潤也。在志爲憂。憂，深慮也。憂傷肺，雖志爲憂，過則損也。喜勝憂；喜則心火并於肺金，故勝憂也。《宣明五氣篇》曰：『精氣并於心則喜。』熱傷皮毛，熱從火生，耗津液故。寒勝熱；陰制陽也。○新校正云：按《太素》作『燥傷皮毛，熱勝燥。』又按，王注《五運行大論》云：『火有二別，故此再舉熱傷之形證。』辛傷皮毛，過而招損。苦勝辛。苦，火味，故勝金辛。

北方生寒，陰氣凝冽，故生寒也。寒生水，寒氣盛，凝變爲水。水生鹹，凡物之味鹹者，皆水氣之所生也。《尚書·洪範》曰：『潤下作鹹。』鹹生腎，凡味之鹹者，皆生長於腎。腎生骨髓，腎之精氣，生養骨髓。髓生肝，《陰陽書》曰：『水生木。』然腎水之氣，養骨髓已，乃生肝木。腎主耳。腎屬北方，位居幽暗，聲入故主耳。其在天爲寒，凝清慘列①，寒之用也。在地爲水，清潔潤下，水之用也。在體爲骨，端直貞幹，以立身也。在藏爲腎，其神，志也。《道經義》曰：『志藏腎。』志營則骨髓滿實。在色爲黑，象水色。在音爲羽，羽謂水音，沈而深也。《樂記》曰：『羽亂則危，其財匱。』在聲爲呻，呻，吟聲也。在變動爲慄，慄，謂戰慄。甚寒大恐，而悉有之。在竅爲耳，耳，所以司聽五音。○新校正云：按《金匱真言論》云：『開竅於二陰。』蓋以心寄竅於耳，故與此不同。在味爲鹹，鹹，可用柔耎也。在志爲恐。恐，所以懼惡也。恐傷腎，恐而不已，則内感於腎，故傷也。《靈樞經》曰：『恐懼而不解則傷精。』明感腎也。思勝恐；思深慮遠，則見事源，故勝恐也。寒傷血，寒則血凝，傷可知也。○新校正云：按《太素》『血』作『骨』。燥勝寒；燥從熱生，故勝寒也。○新校正云：按《太素》『燥』作『濕』。鹹傷血，食鹹而渴，傷血可知。○新校正云：按《太素》『血』作『骨』。甘勝鹹。甘，土味，故勝水鹹。○新校正云：詳自前『岐伯對曰』至此，與《五運行論》同，兩注頗異，當並用之。

① 凝清慘列：讀書堂本、趙府本作『藏清慘冽』。

故曰：天地者，萬物之上下也；觀其覆載，而萬物之上下可見矣。陰陽者，血氣之男女也；陰主血，陽主氣。陰生女，陽生男。左右者，陰陽之道路也；陰陽間氣，左右循環，故左右爲陰陽之道路也。〇新校正云：詳間氣之説，具《六微旨大論》中。楊上善云：『陰氣右行，陽氣左行①。』水火者，陰陽之徵兆也；觀水火之氣，則陰陽徵兆可明矣。陰陽者，萬物之能始②也。謂能爲變化之③生成之元始。〇新校正云：詳『天地者』至『萬物之能始』與《天元紀大論》同，注頗異。彼無『陰陽者血氣之男女』一句，又以『金木者生成之終始』代『陰陽者萬物之能始』。故曰：陰在内，陽之守也；陽在外，陰之使也。陰静，故爲陽之鎮守；陽動，故爲陰之役使。

帝曰：法陰陽奈何？

岐伯曰：陽勝則身熱，腠理閉，喘粗爲之俛仰，汗不出而熱，齒乾以煩寃④，腹滿死，能⑤冬不能夏。陽勝故能冬，熱甚故不能夏。陰勝則身寒汗出，身常清⑥，數慄而寒，寒則厥，厥則腹滿死，厥，謂氣逆。能夏不能冬。陰勝，故能夏；寒甚，故不能冬。此陰陽更勝之變，病之形能⑦也。

帝曰：調此二者奈何？調，謂順天癸性，而治身之血氣精氣也。

---

① 左行：讀書堂本、趙府本此下有『謂此也』三字。
② 能始：『能』與『胎』通。『能始』即『本始』。
③ 變化之：『之』字衍，當據讀書堂本、趙府本删。
④ 寃：音免，與『悶』、『懣』、『悗』等字互通。後世傳本多訛作『寃』，李今庸先生《中醫書研究》以專文考辨其誤，可從。
⑤ 能：通『耐』。下同。
⑥ 清：通『凊』，寒也。
⑦ 形能：『能』與『態』通。

岐伯曰：能知七損八益①，則二者可調。不知用此，則早衰之節也。用，謂房色也。女子以七七爲天癸之終，丈夫以八八爲天癸之極。然知八可益，知七可損，則各隨氣分，脩養天真，終其天年，以度百歲。《上古天真論》曰：『女子二七天癸至，月事以時下。』『丈夫二八天癸至，精氣溢寫。』然陰七可損，則海滿而血自下；陽八宜益，交會而泄精。由此則七損八益，理可知矣。年四十，而陰氣自半也，起居衰矣。內耗，故陰減；中乾，故氣力始衰。《靈樞經》曰：『人年四十，腠理始疏，榮華稍落，髮斑白。』由此之節言之，亦起居衰之次也。年五十，體重，耳目不聰明矣。衰之漸也。年六十，陰痿，氣大衰，九竅不利，下虛上實，涕泣俱出矣。衰之甚矣。故曰：知之則強，不知則老，知，謂知七損八益，全形保性之道也。故同出而名異耳。同，謂同於好欲；異，謂異其老壯之名。智者察同，愚者察異，智者察同欲之間，而能性道；愚者見形容別異，方乃效之。自性則道益有餘，故效則治生不足。故下文曰：愚者不足，智者有餘，先行故有餘，後學故不足。有餘則耳目聰明，身體輕強，老者復壯，壯者益治。夫保性全形，蓋由知道之所致也。故曰：道者不可斯須離，可離非道。此之謂也。是以聖人爲無爲之事，樂恬憺之能，從欲快志於虛無之守，故壽命無窮，與天地終，此聖人之治身也。聖人不爲無益以害有益，不爲害性而順性，故壽命長遠，與天地終。《庚桑楚》曰：『聖人之於聲色嗞味②也，利於性則取之，害於性則損之。』此全性之道也。《書》曰：『不作無益害有益也。』

天不足西北，故西北方陰也，而人右耳目不如左明也。在上，故法天。地不滿東南，故東南方陽也，而人左手足不如右強也。在下，故法地。

帝曰：何以然？

---

① 七損八益：古代房室養生術語。王冰以男女天癸之數作解，恐非。詳解參見《馬王堆漢墓帛書・天下至道談》及《醫心方》引《玉房秘訣》。

② 嗞味：『嗞』與『滋』同。讀書堂本、趙府本作『滋』。

岐伯曰：東方陽也，陽者其精并於上，并於上則上明而下虚，故使耳目聰明而手足不便也。西方陰也，陰者其精并於下，并於下則下盛而上虚，故其耳目不聰明而手足便也。故俱感於邪，其在上則右甚，在下則左甚，此天地陰陽所不能全也，故邪居之。夫陰陽之應天地，猶水之在器也，器圓則水圓，器曲則水曲。人之血氣亦如是，故隨不足則邪氣留居之。

故天有精，地有形，天有八紀，地有五里，陽爲天，降精氣以施化；陰爲地，布和氣以成形。五行爲生育之井里，八風爲變化之綱紀。八紀，謂八節之紀。五里，謂五行化育之里。故能爲萬物之父母。陽天化氣，陰地成形，五里運行，八風鼓拆①，收藏生長，無替時宜。夫如是，故能爲萬物變化之父母也。清陽上天，濁陰歸地，所以能爲萬物之父母者何？以有是之升降也。是故天地之動静，神明爲之綱紀。清陽上天，濁陰歸地。然其動静，誰所主司？蓋由神明之綱紀爾。上文曰『神明之府』，此之謂也。故能以生長收藏，終而復始。神明之運爲，乃能如是。惟賢人上配天以養頭，下象地以養足，中傍人事以養五藏。頭圓，故配天；足方，故象地。人事更易，五藏遞遷，故從而養也。天氣通於肺，居高故。地氣通於嗌，次下故。風氣通於肝，風生木故。雷氣通於心，雷象火之有聲故。谷②氣通於脾，谷空虚，脾受納故。雨氣通於腎。腎主水故。〇新校正云：按《千金方》云：『風氣應於肝，雷氣動於心，穀氣感於脾，雨氣潤於腎。』六經爲川，流注不息故。腸胃爲海，以皆受納也。《靈樞經》曰：『胃爲水穀之海。』九竅爲水注之氣。清明者，象水之内明；流注者，象水之流注。以天地爲之陰陽，以人事配象，則近指天地以爲陰陽。陽之汗，以天地之雨名之；夫人汗泄於皮腠者，是陽氣之發泄爾。然其取類於天地之間，則雲騰雨降而相似也，故曰陽之汗以天地之雨名之。陽之氣，以天地之疾風名之。陽氣散發，疾風飛揚，故以應之。舊經無『名之』二字，尋前類例，故加之。暴氣象雷，暴氣鼓擊，鳴轉有聲故。逆氣象陽。逆氣陵上，陽氣亦然。故治不法天之紀，不用地之理，則災害至矣。背天之紀，違地之理，則六經反作，五氣更傷。真氣既傷，則災害之至

① 拆：原誤作『折』，據讀書堂本改，與《六微旨大論》王冰注合。按，『拆』通『坼』，與『掣』同。

② 谷：《太素·卷三·壽限》作『穀』。

可知矣。○新校正云：按上文天有八紀，地有五里，此文注中『理』字當作『里』。

故邪風之至，疾如風雨。至，謂至於身形。故善治者治皮毛，止於萌也。其次治肌膚，救其已生。其次治筋脈，攻其已病。其次治六府，治其已甚。其次治五藏。治五藏者，半死半生也。治其已成。神農曰：『病勢已成，可得半愈。』然初成者獲愈，固久者伐形，故治五藏者半生半死也。故天之邪氣，感則害人五藏；四時之氣，八正之風，皆天邪也。《金匱真言論》曰：『八風發邪，以爲經風，觸五藏，邪氣發病。』故天之邪氣，感則害人五藏。水穀之寒熱，感則害於六府；熱傷胃及膀胱，寒傷腸及膽氣。地之濕氣，感則害皮肉筋脈。濕氣勝，則榮衛之氣不行，故感則害於皮肉筋脈。

故善用鍼者，從陰引陽，從陽引陰，以右治左，以左治右，以我知彼，以表知裏，以觀過與不及之理，見微得過，用之不殆。深明故也。

善診者，察色按脈，先別陰陽。別於陽者，則知病處；別於陰者，則知死生之期。審清濁，而知部分；謂察色之青赤黃白黑也。部分，謂藏府之位，可占候處。視喘息，聽音聲，而知所苦；謂聽聲之宮商角徵羽也。視喘息，謂候呼吸之長短也。觀權衡規矩，而知病所主，權，謂秤權；衡，謂星衡；規，謂圓形；矩，謂方象。然權也者，所以察中外；衡也者，所以定高卑；規也者，所以表柔虛；矩也者，所以明強盛。《脈要精微論》曰：『以春應中規。』言陽氣柔軟；以『夏應中矩。』言陽氣盛強；以『秋應中衡。』言陰升陽降，氣有高下；以『冬應中權。』言陽氣居下也。故善診之用，必備見焉。所主者，謂應四時之氣所主，生病之在高下中外也。按尺寸，觀浮沈滑濇，而知病所生以治；浮沈滑濇，皆脈象也。浮脈者，浮於手下也；沈脈者，按之乃得也；滑脈者，往來易；濇脈者，往來難。故審尺寸，觀浮沈，而知病之所生，以治之也。○新校正云：按《甲乙經》作『知病所在，以治則無過。』下『無過』二字續此爲句。無過以診，則不失矣。有過無過，皆以診知，則所主治，無誤失也。

故曰：病之始起也，可刺而已；以輕微也。其盛，可待衰而已。病盛取之，毀傷真氣。故其盛者，必可待衰。故因其輕而揚之，輕者，發揚則邪去。因其重而減之，重者，節減去之。因其衰而彰之。因病氣衰，攻令邪去，則真氣堅固，血色彰明。形不足者，温之以氣；精不足者，補之以味。氣，謂衛氣。味，謂五藏之味也。《靈樞經》曰：『衛氣者，所以温分肉而充皮膚，肥腠理而司開闔。』故衛氣温則形分足矣。《上古天真論》曰：『腎者主水，受五藏六府之精而藏之，故五藏盛乃能寫。』由此，則精不足者，補五藏之味也。其高者，因而越之；越，謂越揚也。其下者，引而竭之；引，謂泄引也。中滿者，寫之於内；内，謂腹内。其有邪者，漬形以爲汗；邪，謂風邪之氣。風中於表，則汗而發之。其在皮者，汗而發之；在外，故汗發泄也。其慓悍者，按而收之；慓，疾也。悍，利也。氣候疾利，則按之以收斂也。其實者，散而寫之。陽實則發散，陰實則宣寫。故下文云①：審其陰陽，以别柔剛，陰曰柔，陽曰剛。陽病治陰，陰病治陽。所謂從陰引陽，從陽引陰，以右治左，以左治右者也。定其血氣，各守其鄉，鄉，謂本經之氣位。血實宜决之，决，謂决破其氣。氣虚宜掣引之。掣，讀爲導。導引則氣行條暢。○新校正云：按《甲乙經》『掣』作『掣』。

陰陽離合論篇第六

新校正云：按全元起本在第三卷。

黄帝問曰：余聞天爲陽，地爲陰，日爲陽，月爲陰，大小月三百六十日成一歲，人亦應之。以四時五行運用於内，故人亦應之。○新校正云：詳『天爲陽』至『成一歲』，與《六節藏象篇》重。今三陰三陽，不應陰陽，其故何也？

岐伯對曰：陰陽者，數之可十，推之可百，數之可千，推之可萬，萬之大不可勝數，然其要一也。一，謂離合也。雖不可勝數，然其要妙，以離合推步，悉可知之。天覆地載，萬物方生，未出地者，命曰陰處，名曰陰中之陰；處陰之中，故曰陰處。形未動出，亦

---

①　故下文云：原脱『云』字，據讀書堂本、趙府本補。

是爲陰，以陰居陰，故曰陰中之陰。則出地者，命曰陰中之陽。形動出者，是則爲陽，以陽居陰，故曰陰中之陽。陽予之正，陰爲之主。陽施正氣，萬物方生；陰爲主持，群形乃立。故生因春，長因夏，收因秋，藏因冬，失常則天地四塞。春夏爲陽，故生長也；秋冬爲陰，故收藏也。若失其常道，則春不生，夏不長，秋不收，冬不藏。夫如是，則四時之氣閉塞，陰陽之氣無所運行矣。陰陽之變，其在人者，亦數之可數。天地陰陽，雖不可勝數，在於人形之用者，則數可知之。

帝曰：願聞三陰三陽之離合也。

岐伯曰：聖人南面而立，前曰廣明，後曰太衝，廣，大也。南方丙丁，火位主之，陽氣盛明，故曰大明也。嚮明治物，故聖人南面而立。《易》曰：『相見乎離。』蓋謂此也。然在人身中，則心藏在南，故謂前曰廣明；衝脉在北，故謂後曰太衝。然太衝者腎脉，與衝脉合而盛大，故曰太衝。是以下文云：太衝之地，名曰少陰，此正明兩脉相合而爲表裏也。少陰之上，名曰太陽。腎藏爲陰，膀胱府爲陽，陰氣在下，陽氣在上，此爲一合之經氣也。《靈樞經》曰：『足少陰之脉者，腎脉也，起於小指之下，邪趣足心。』又曰：『足太陽之脉者，膀胱脉也，循京骨至小指外側。』由此，故少陰之上名太陽也。是以下文曰：太陽根起於至陰，結於命門，名曰陰中之陽。至陰，穴名，在足小指外側。命門者，藏精光照之所，則兩目也。太陽之脉起於目，而下至於足，故根於指端，結於目也。《靈樞經》曰：『命門者，目也。』此與《靈樞》義合。以太陽居少陰之地，故曰陰中之陽。○新校正云：按《素問》太陽言根結，餘經不言結。《甲乙》今具。中身而上，名曰廣明，廣明之下，名曰太陰。《靈樞經》曰：『天爲陽，地爲陰，腰以上爲天，腰以下爲地。』分身之旨，則中身之上屬於廣明，廣明之下屬太陰也。又心廣明藏，下則太陰脾藏也。太陰之前，名曰陽明。人身之中，胃爲陽明脉，行在脾脉之前；脾爲太陰脉，行於胃脉之後。《靈樞經》曰：『足太陰之脉者，脾脉也，起於大指之端，循指内側白肉際，過核骨後，上内踝前廉，上腨内，循胻骨之後。』『足陽明之脉者，胃脉也，下膝三寸而別，以下入中指外間。』由此，故太陰之前名陽明也。是以下文曰：陽明根起於厲兑，名曰陰中之陽。厲兑，穴名，在足大指次指之端。以陽明居太陰之前，故曰陰中之陽。厥陰之表，名曰少陽。人身之中，膽少陽脉行肝脉之分外，肝厥陰脉行膽脉之位内。《靈樞經》曰：『足厥陰之脉者，肝脉也，起於足大指聚毛之際，上循足跗上廉。』『足少陽之脉者，膽脉也，循足跗上，出小指次指之端。』由此，則厥陰之表名少陽也。故下文曰：少陽根起於竅陰，名曰陰中之少陽。竅陰，穴名，在足小指次指之端。以少陽居厥陰之表，故曰陰中之少陽。是故三陽之離合也，太陽爲開，陽明爲闔，少陽爲樞。離，謂別離應用；合，謂配合於陰。別離則正位於三陽，配合則表裏而爲藏府矣。開闔樞者，言三陽之氣，多少不等，動用殊也。夫開者，所以司動靜之基；闔者，所以執禁固之權；樞者，所以主動轉之微。由斯殊氣之用，故此三變之也。○新校正云：按《九墟》：『太陽爲關，陽明爲闔，少陽爲樞。故關折則肉節潰緩而暴病起矣。故候暴病者，取之太陽；闔折則氣無所止息，悸病起，故悸者皆取之陽明；樞折則骨摇而不能安於地，故骨摇者取之少陽。』《甲乙經》同。三經者，不得相失也，搏而勿浮①，命曰一陽。三經之至，搏擊於手，而無輕重之異，則正可謂一陽之氣，無復有三陽差降之爲用也。

帝曰：願聞三陰。

岐伯曰：外者爲陽，内者爲陰，言三陽爲外運之離合，三陰爲内用之離合也。然則中爲陰，其衝在下，名曰太陰，衝脉在脾之下，故言其衝在下也。太陰根起於隱白，名曰陰中之陰。隱白，穴名，在足大指端。以太陰居陰，故曰陰中之陰。太陰之後，名曰少陰。藏位及經脉之次也。太陰，脾也。少陰，腎也。脾藏之下近後，則腎之位也。《靈樞經》曰：『足太陰之脉，起於大指之端，循指内側，及上内踝前廉，上腨内，循骱骨後。』『足少陰之脉，起於小指之下，斜趣足心，出於然骨之下，循内踝之後，以上腨内。』由此，則太陰之下，名少陰也。少陰根起於涌泉，名曰陰中之少陰。涌泉，穴名，在足心下踡指宛宛中。少陰之前，名曰厥陰。亦藏位及經脉之次也。少陰，腎也。厥陰，肝也。腎藏之前近上，則肝之位也。《靈樞經》曰：『足少陰脉，循内踝之後，上腨内廉。』『足厥陰脉，循足跗上廉，去内踝一寸，上踝八寸，交出太陰之後，上膕内。』由此，故少陰之前，名厥陰也。厥陰根起於大敦，陰之絶陽，名曰陰之絶陰。大敦，穴名，在足大指之端，三毛之中也。兩陰相合，故曰陰之絶陽。厥，盡也，陰氣至此而盡，故名曰陰之絶陰。是故三陰之離合也，太陰爲開，厥陰爲闔，少陰爲樞。亦氣之不等也。○新校正云：按《九墟》云：『關折則倉廩無所輸，隔洞者②取之太陰；闔折則氣弛③而善悲，悲者取之厥陰；樞折則脉有所結而不通，不通者取之少陰。』《甲乙經》同。三

---

① 搏而勿浮：《太素·卷五·陰陽合》作『搏而勿傳』。
② 隔洞者：《靈樞·卷二·壽夭剛柔第六》作『膈洞，膈洞者』。
③ 弛：讀書堂本、趙府本作『施』，與『弛』通。《靈樞》作『絶』。

經者，不得相失也，摶①而勿沈，名曰一陰。沈，言殊見也。陽浮亦然。若經氣應至，無沈浮之異，則悉可謂一陰之氣，非復有三陰差降之殊用也。陰陽䨏䨏，積傳爲一周，氣裹形表而爲相成也。䨏䨏，言氣之往來也。積，謂積脉之動也。傳，謂陰陽之氣流傳也。夫脉氣往來，動而不止，積其所動，氣血循環，應水下二刻而一周於身，故曰積傳爲一周也。然榮衛之氣，因息遊布，周流形表，拒捍虚邪，中外主司，互相成立，故言氣裹形表而爲相成也。○新校正云：按別本『䨏䨏』作『衙衙』。

陰陽別論篇第七

新校正云：按全元起本在第四卷。

黄帝問曰：人有四經十二從，何謂？經，謂經脉。從，謂順從。

歧伯對曰：四經應四時，十二從應十二月，十二月應十二脉。春脉弦，夏脉洪，秋脉浮，冬脉沈，謂四時之經脉也。從，謂天氣順行十二辰之分，故應十二月也。十二月，謂春建寅卯辰，夏建巳午未，秋建申酉戌，冬建亥子丑之月也。十二脉，謂手三陰三陽，足三陰三陽之脉也。以氣數相應，故參合之。脉有陰陽，知陽者知陰，知陰者知陽。深知則備識其變易。凡陽有五，五五二十五陽。五陽，謂五藏之陽氣也。五藏應時，各形一脉，一脉之内，包總五藏之陽，五五相乘，故二十五陽也。○新校正云：按《玉機真藏論》云：『故病有五變，五五二十五變。』義與此通。所謂陰者，真藏也，見則爲敗，敗必死也。五藏爲陰，故曰陰者真藏也。然見者，謂肝脉至，中外急如循刀刃，責責然如按琴瑟弦；心脉至，堅而搏②，如循薏苡子累累然；肺脉至，大而虚，如以毛羽中人

① 摶：《太素·卷五·陰陽合》作『搏』。
② 搏：讀書堂本作『摶』。下『搏』字同。

膚；腎脉至，搏而絶，如以指彈石辟辟然；脾脉至，弱而乍數乍疏。夫如是脉見者，皆爲藏敗神去，故必死也。所謂陽者，胃脘之陽也。胃脘之陽，謂人迎之氣也，察其氣脉動靜、小大與脉口應否也。胃爲水穀之海，故候其氣而知病處。人迎在結喉兩傍，脉動應手，其脉之動，常左小而右大，左小常以候藏，右大常以候府。一云『胃胞之陽』，非也。別於陽者，知病處也；別於陰者，知死生之期。陽者衛外而爲固，然外邪所中，別於陽則知病處。陰者藏神而内守，若考真正成敗，別於陰則知病者死生之期。〇新校正云：按《玉機真藏論》云：『別於陽者，知病從來；別於陰者，知死生之期。』

三陽在頭，三陰在手，所謂一也。頭，謂人迎；手，謂氣口。兩者相應，俱往俱來，若引繩小大齊等者，名曰平人，故言『所謂一也』。氣口在手魚際之後一寸，人迎在結喉兩傍一寸五分，皆可以候藏府之氣。

別於陽者，知病忌時；別於陰者，知死生之期。識氣定期，故知病忌。審明成敗，故知死生之期。謹熟陰陽，無與衆謀。謹量氣候，精熟陰陽，病忌之準可知，生死之疑自決，正行無惑，何用衆謀議也。所謂陰陽者，去者爲陰，至者爲陽；靜者爲陰，動者爲陽；遲者爲陰，數者爲陽。言脉動之中也。凡持真脉之藏脉者，肝至懸絶急，十八日死；心至懸絶，九日死；肺至懸絶，十二日死；腎至懸絶，七日死；脾至懸絶，四日死。真脉之藏脉者，謂真藏之脉也。十八日者，金木成數之餘也。九日者，水火生成數之餘也。十二日者，金火生成數之餘也。七日者，水土生數之餘也。四日者，木生數之餘也。故《平人氣象論》曰『肝見庚辛死，心見壬癸死，肺見丙丁死，腎見戊己死，脾見甲乙死』者，以此。如是者，皆至所期不勝而死也。何者？以不勝剋賊之氣也。

曰：二陽之病發心脾，有不得隱曲，女子不月。二陽，謂陽明大腸及胃之脉也。隱曲，謂隱蔽委曲之事也。夫腸胃發病，心脾受之，心受之則血不流，脾受之則味不化。血不流故女子不月，味不化則男子少精。是以隱蔽委曲之事不能爲也。《陰陽應象大論》曰：『精不足者，補之以味。』由是則味不化而精氣少也。《奇病論》曰：『胞胎①者，繫於腎。』又《評熱病論》曰：『月事不來者，胞脉閉。胞脉者，屬於心而絡於胞中，今氣上迫肺，心氣不得下通，故月事不來。』則其義也。又《上古天真論》曰：『女子二七天癸至，任脉通，太衝脉盛，月事以時下。』『丈夫二八天癸至，精氣溢寫。』由此，則在女子爲不月，在男子爲少精。其傳爲風消，其傳爲息賁者，死

① 胎：《奇病論》作『絡』。

不治。言其深久者也。胃病深久，傳入於脾，故爲風熱以消削。大腸病甚，傳入於肺，爲喘息而上賁。然腸胃脾肺，兼及於心，三藏二府互相剋薄，故死不治。

曰：三陽爲病發寒熱，下爲癰腫，及爲痿厥腨痟。三陽，謂太陽小腸及膀胱之脉也。小腸之脉起於手，循臂繞肩髆，上頭。膀胱之脉，從頭別下背，貫臀入膕中循腨。故在上爲病則發寒熱，在下爲病則爲癰腫腨痟，及爲痿厥。痟，痠疼也。痿，無力也。厥，足冷，即氣逆也。其傳爲索澤，其傳爲頹疝。熱甚則精血枯涸，故皮膚潤澤之氣皆散盡也。然陽氣下墜，陰脉上爭，上爭則寒多，下墜則筋緩，故睾垂縱緩，内作頹疝。

曰：一陽發病，少氣善欬，善泄；一陽，謂少陽膽及三焦之脉也。膽氣乘胃，故善泄；三焦内病，故少氣；陽上熏肺①，故善欬。何故？心火内應也。其傳爲心掣，其傳爲隔。隔氣乘心，心熱，故陽氣内掣。三焦内結，中熱，故隔塞不便。二陽一陰發病，主驚駭背痛，善噫善欠，名曰風厥。一陰，謂厥陰心主及肝之脉也。心主之脉，起於胸中，出屬心。經云：『心病，膺背肩胛間痛。』又，『在氣爲噫。』故背痛善噫。心氣不足則腎氣乘之，肝主驚駭，故驚駭善欠。夫肝氣爲風，腎氣陵逆，既風又厥，故名風厥。二陰一陽發病，善脹，心滿善氣。二陰，謂少陰心腎之脉也。腎膽同逆，三焦不行，氣稸於上，故心滿；下虚上盛，故氣泄出也。三陽三陰發病，爲偏枯痿易②，四支不舉。三陰不足則發偏枯，三陽有餘則爲痿易。易，謂變易，常用而痿弱無力也。

鼓一陽曰鉤，鼓一陰曰毛，鼓陽勝急曰弦，鼓陽至而絶曰石，陰陽相過曰溜。言何以知陰陽之病脉邪？一陽鼓動，脉見鉤也。何以然？一陽謂三焦，心脉之府。然一陽鼓動者則鉤脉當之，鉤脉則心脉也，此言正見者也。一陰，厥陰肝木氣也。毛，肺金脉也。金來鼓木，其脉則毛，金氣内乘，木陽尚勝，急而内見，脉則爲弦也。若陽氣至而急，脉名曰弦，屬肝。陽氣至而或如断絶，脉名曰石，屬腎。陰陽之氣相過，無能勝負，則脉如水溜也。

---

① 陽上熏肺：『上』，原誤作『土』，據讀書堂本、趙府本改。
② 痿易：孫詒讓《札迻·卷十一》認爲：『易』與『施』、『弛』古人通用，當訓作『弛』。王冰以『變易』解之，恐誤。

陰爭於内，陽擾於外，魄汗未藏，四逆而起，起則熏肺，使人喘鳴。（若金鼓不已，陽氣大勝，兩氣相持，内爭外擾，則流汗不止，手足反寒，甚則陽氣内燔，流汗不藏，則熱攻於肺，故起則熏肺，使人喘鳴也。）陰之所生，和本曰和。（陰，謂五神藏也。言五藏之所以能生，而全天真和氣者，以各得自從其和性而安靜爾。苟乖所適，則爲他氣所乘，百端之病由斯而起，奉生之道可不慎哉。）是故剛與剛，陽氣破散，陰氣乃消亡。（剛，謂陽也。言陽氣内蒸，外爲流汗，灼而不已，則陽勝又陽，故盛不久存，而陽氣自散。陽已破敗，陰不獨存，故陽氣破散，陰氣亦消亡。此乃爭勝招敗矣。）淖則剛柔不和，經氣乃絶。（血淖者，陽常勝。視人之血淖者，宜謹和其氣，常使流通。若不能深思寡欲，使氣序乖衰①，陽爲重陽，内燔藏府，則死且可待，生其能久乎！）

死陰之屬，不過三日而死；（火乘金也。）生陽之屬，不過四日而死。（木乘火也。〇新校正云：按别本作「四日而生」，全元起注本作「四日而已」，俱通。詳上下文義，作「死」者非。）所謂生陽死陰者，肝之心，謂之生陽；（母來親子，故曰生陽，匪惟以木生火，亦自陽氣主生爾。）心之肺，謂之死陰；（陰主刑殺，火復乘金，金得火亡，故云死。）肺之腎，謂之重陰；（亦母子也。以俱爲陰氣，故曰重陰。）腎之脾，謂之辟陰，死不治。（上氣辟併，水乃可升。土辟水升，故云辟陰。）

結陽者，腫四支。（以四支爲諸陽之本故。）結陰者，便血一升，（陰主血故。）再結二升，三結三升。（二盛謂之再結，三盛謂之三結。）陰陽結斜②，多陰少陽曰石水，少腹腫。（所謂失法③。）二陽結謂之消，（二陽結，謂胃及大腸俱熱結也。腸胃藏熱，則喜消水穀。〇新校正云：詳此少「二陰結」。）三陽結謂之隔，（三陽結，謂小腸膀胱熱結也。小腸結熱則血脉燥，膀胱熱則津液涸，故膈塞而不便寫。）三陰結謂之水，（三陰結，謂脾肺之脉俱寒結也。脾肺寒結，則氣化爲水。）一陰一陽結謂之喉痺。（一陰，謂心主之脉；一陽，謂三焦之脉也。三焦、心主脉並絡喉，氣熱内結，故爲喉痺。）

---

① 乖衰：「衰」原作「衷」，據讀書堂本、古林堂本、趙府本改。
② 結斜：「斜」，原作「斜」，疑爲「糾」壞字，待考。讀書堂本、古林堂本、趙府本皆作「結斜」，今姑從之。
③ 失法：人衛本改作「重陰」。

陰搏①陽別，謂之有子。陰，謂尺中也。搏，謂搏觸於手也。尺脉搏擊，與寸口殊別，陽氣挺然，則爲有妊之兆。何者？陰中有別陽故。陰陽虛，腸辟死。辟，陰也。然胃氣不留，腸開勿禁，陰中不廪，是真氣竭絶，故死。○新校正云：按全元起本『辟』作『澼』。陽加於陰，謂之汗。陽在下，陰在上，陽氣上搏，陰能固之，則蒸而爲汗。陰虛陽搏，謂之崩。陰脉不足，陽脉盛搏，則内崩而血流下。三陰俱搏，二十日夜半死。脾肺成數之餘也。搏，謂伏鼓，異於常候也。陰氣盛極，故夜半死。二陰俱搏，十三日夕時死。心腎之成數也，陰氣未極，故死在夕時。一陰俱搏，十日死。肝心生成之數也。三陽俱搏且鼓，三日死。陽氣速急故。三陰三陽俱搏，心腹滿。發盡不得隱曲，五日死。兼陰氣也。隱曲，謂便寫也。二陽俱搏，其病温，死不治，不過十日死。腸胃之王數也。○新校正云：詳此闕『一陽搏』。

重廣補注黄帝内經素問卷第二

【釋音】

陰陽應象大論

䐜脹上昌真切，肉脹起也。　滲泄上所禁切　翕艴下許極切　噦噫上乙劣切，下烏界切　能冬上奴代切，下『能夏』、『形能』並同　放效上妃兩切②

并於上去聲　嗌伊者切　滑濇下音色　漬即賜切

---

① 搏：《太素·卷三·陰陽雜説》作『摶』。下文數『搏』字同。

② 妃兩切：『兩』，原誤作『雨』，形誤。據人衛本改。

陰陽離合論

予猶與也

陰陽别論

腨音喘，腓腸①也　痛音淵，疼也　淖音淘，水朝宗于海

① 腓腸：原脱「腓」字，據人衛本補。

重廣補注黃帝内經素問卷第三

啓玄子　次注　林億　孫奇　高保衡等奉敕　校正　孫兆　重改誤

靈蘭秘典論篇第八

新校正云：按全元起本名《十二藏相使》，在第三卷。

黃帝問曰：願聞十二藏之相使，貴賤何如？藏，藏也。言腹中之所藏者，非復有十二形神之藏也。

岐伯對曰：悉乎哉問也，請遂言之。心者，君主之官也，神明出焉。任治於物，故爲君主之官。清靜栖靈，故曰神明出焉。肺者，相傅之官，治節出焉。位高非君，故官爲相傅。主行榮衛，故治節由之。肝者，將軍之官，謀慮出焉。勇而能斷，故曰將軍。潛發未萌，故謀慮出焉。膽者，中正之官，決斷出焉。剛正果決，故官爲中正。直而不疑，故決斷出焉。膻中者，臣使之官，喜樂出焉。膻中者，在胸中兩乳間，爲氣之海。然心主爲君，以敷宣教令；膻中主氣，以氣布①陰陽。氣

① 氣布：《素問校勘記》曰：『「氣布」當作「分布」。』據下文『分布陰陽』，似是。

和志適，則喜樂由生；分布陰陽，故官爲臣使也。脾胃者，倉廩之官，五味出焉。包容五穀，是爲倉廩之官。營養四傍，故云五味出焉。大腸者，傳道之官，變化出焉。傳道，謂傳不潔之道。變化，謂變化物之形。故云傳道之官，變化出焉。小腸者，受盛之官，化物出焉。承奉胃司，受盛糟粕，受已復化，傳入大腸，故云受盛之官，化物出焉。腎者，作強之官，伎巧出焉。強於作用，故曰作強。造化形容，故云伎巧。在女則當其伎巧，在男則正曰作強。三焦者，決瀆之官，水道出焉。引導陰陽，開通閉塞，故官司決瀆，水道出焉。膀胱者，州都之官，津液藏焉，氣化則能出矣。位當孤府，故謂都官。居下内空，故藏津液。若得氣海之氣施化，則溲便注泄；氣海之氣不及，則閟隱不通，故曰氣化則能出矣。《靈樞經》曰：『腎上連肺，故將兩藏。』『膀胱是孤府。』則此之謂也。凡此十二官者，不得相失也。失則災害至，故不得相失。○新校正云：詳此乃十一官，脾胃二藏共一官故也。故主明則下安，以此養生則壽，歿世不殆，以爲天下則大昌。主，謂君主，心之官也。夫主賢明則刑賞一，刑賞一則吏奉法，吏奉法則民不獲罪於枉濫矣，故主明則天下安也。夫心内明則銓善惡，銓善惡則察安危，察安危則身不夭傷於非道矣。故以此養生則壽，没世不至於危殆矣。然施之於養生，没世不殆；施之於君主，天下獲安；以其爲天下主，則國祚昌盛矣。主不明則十二官危，使道閉塞而不通，形乃大傷，以此養生則殃，以爲天下者，其宗大危，戒之戒之。使道，謂神氣行使之道也。夫心不明則邪正一，邪正一則損益不分，損益不分則動之凶咎，陷身於羸瘠矣，故形乃大傷，以此養生則殃也。夫主不明則委於左右，委於左右則權勢妄行，權勢妄行則吏不得奉法，吏不得奉法則人民失所，而皆受枉曲矣。且人惟邦本，本固邦寧，本不獲安，國將何有？宗廟之立，安可不至於傾危乎！故曰戒之戒之者，言深慎也。至道在微，變化無窮，孰知其原？孰，誰也。言至道之用也，小之則微妙而細無不入，大之則廣遠而變化無窮，然其淵原，誰所知察？窘乎哉，消者瞿瞿，○新校正云：按《太素》作『肖者濯濯』。孰知其要？閔閔之當，孰者爲良？窘，要也。瞿瞿，勤勤也。人身之要者，道也。然以消息異同，求諸物理，而欲以此知變化之原本者，雖瞿瞿勤勤以求明悟，然其要妙誰得知乎？既未得知，轉成深遠，閔閔玄妙，復不知誰者爲善？知要妙哉，玄妙深遠，固不以理求而可得，近取諸身，則十二官粗可探尋，而爲治身之道爾。閔閔，深遠也。良，善也。○新校正云：詳此四句與《氣交變大論》文重，彼『消』字作『肖』。恍惚之數，生於毫氂①，恍惚者，謂似有似無也。

① 氂：音厘，後世作『釐』。

忽亦數也，似無似有，而毫氂之數生其中。《老子》曰：『恍恍惚惚，其中有物。』此之謂也。《算書》曰：『似有似無爲忽。』**毫氂之數，起於度量，千之萬之，可以益大，推之大之，其形乃制。**毫氂雖小，積而不已，命數乘之，則起至於尺度斗量之繩準。千之萬之，亦可增益而至載之大數。推引其大，則應通人形之制度也。

黃帝曰：善哉！余聞精光之道，大聖之業，而宣明大道，非齋戒擇吉日，不敢受也。深敬故也。韓康伯曰：『洗心曰齋，防患曰戒。』

黃帝乃擇吉日良兆，而藏靈蘭之室，以傳保焉。秘之至也。

六節藏象論篇第九

新校正云：按全元起注本在第三卷。

黃帝問曰：余聞天以六六之節，以成一歲，人以九九制會，〇新校正云：詳下文云：『地以九九制會。』**計人亦有三百六十五節，以爲天地久矣，不知其所謂也？**六六之節，謂六竟於六甲之日，以成一歲之節限。九九制會，謂九周於九野之數，以制人形之會通也。言人之三百六十五節，以應天之六六之節久矣。若復以九九爲紀法，則兩歲太半，乃曰一周，不知其法真原安謂也。〇新校正云：詳王注云：『兩歲太半，乃曰一周。』按九九制會，當云兩歲四分歲之一，乃曰一周也。

岐伯對曰：昭乎哉問也，請遂言之。夫六六之節，九九制會者，所以正天之度，氣之數也。六六之節，天之度也。九九制會，氣之數也。所謂氣數者，生成之氣也。周天之分，凡三百六十五度四分度之一。以十二節氣均之，則歲有三百六十日而終，兼之小月，日又不足其數矣，是以六十四氣而常置閏焉。何者？以其積差分故也。天地之生育，本阯於陰陽，人神之運爲，始終於九氣，然九之爲用，豈不大哉！《律書》曰：『黄鍾之律，管長九寸。冬至之日，氣應灰飛。』由此則萬物之生，咸因於九氣矣。古之九寸，即今之七寸三分，大小不同，以其先秬黍之制而有異也。○新校正云：按别本『三分』作『二分』。

天度者，所以制日月之行也。氣數者，所以紀化生之用也。

制，謂準度。紀，謂綱紀。準日月之行度者，所以明日月之行遲速也。紀化生之爲用者，所以彰氣至而斯應也。氣應無差，則生成之理不替。遲速以度，而大小之月生焉。故曰異長短，月移寒暑，收藏生長，無失時宜也。

天爲陽，地爲陰；日爲陽，月爲陰。行有分紀，周有道理，日行一度，月行十三度而有奇焉。故大小月三百六十五日而成歲，積氣餘而盈閏矣。

日行遲，故晝夜行天之一度，而三百六十五日一周天，而猶有度之奇分矣。月行速，故晝夜行天之十三度餘，而二十九日一周天也。言有奇者，謂十三度外，復行十九分度之七，故云月行十三度而有奇也。《禮義》及漢《律曆志》云：『二十八宿及諸星，皆從東而循天西行。日月及五星，皆從西而循天東行。』今太史説云：並循天而東行，從東而西轉也。諸曆家説：月一日至四日，月行最疾，日夜行十四度餘；自五日至八日，行次疾，日夜行十三度餘；自九日至十九日，其行遲，日夜行十二度餘；二十日至二十三日，行又小疾，日夜行十三度餘；二十四日至晦日，行又大疾，日夜行十四度餘。今太史説月行之率不如此矣，月行有十五日前疾，有十五日後遲者，有十五日前遲，有十五日後疾者，大率一月四分之，而皆有遲疾，遲速之度固無常準矣。雖爾，終以二十七日月行一周天，凡行三百六十一度。二十九日日行二十九度，月行三百八十七度，少七度而不及日也。至三十日，日復遷，計率至十三分日之八，月方及日矣，此大盡之月也。大率其計率至十三分日之半者，亦大盡法也。其計率至十三分日之五之六而及日者，小盡之月也。故云大小月三百六十五日而成歲也。正言之者，三百六十五日四分日之一乃一歲，法以奇不成日，故舉大以言之。若通以六小爲法，則歲止有三百五十四日，歲少十一日餘矣。取月所少之辰，加歲外餘之日，故從閏後三十二日①而盈閏焉。《尚書》曰：『期三百有六旬有六日，以閏月定四時成歲。』則其義也。積餘盈閏者，蓋以月之大小不盡天度故也。

立端於始，表正於中，推餘於終，而天度畢矣。

端，首也。始，初也。表，彰示也。正，斗建也。中，月半也。推，退位也。言立首氣於初節之日，示斗建於月半之辰，退餘閏於相望之後。是以閏之前，則氣不及月。閏之後，則月不及氣。故常月之制，建初立中；閏月之紀，無初無中。縱曆有之，皆他節氣也。故曆無云『某候閏某月節』、『閏某月中』也，推終之義，斷可知乎。故曰立端於始，表正於中，推餘於終也。由斯推日成閏，故能令天度畢焉。

---

① 日：金刻本、古鈔本作『月』。

帝曰：余已聞天度矣，願聞氣數何以合之？

岐伯曰：天以六六爲節，地以九九制會，○新校正云：詳篇首云：『人以九九制會。』天有十日，日六竟而周甲，甲六復而終歲，三百六十五日法也。十日，謂甲乙丙丁戊己庚辛壬癸之日也。十者，天地之至數也。《易·繫辭》曰：『天九地十。』則其義也。六十日而周甲子之數，甲子六周而復始，則終一歲之日，是三百六十日之歲法，非天度之數也。此蓋十二月各三十日者，若除小月，其日又差也。夫自古通天者，生之本，本於陰陽，其氣九州九竅，皆通乎天氣。通天，謂元氣，即天真也。然形假地生，命惟天賦，故奉生之氣，通繫於天，禀於陰陽，而爲根本也。《寳命全形論》曰：『人生於地，懸命於天，天地合氣，命之曰人。』《四氣調神大論》曰：『陰陽四時者，萬物之終始也，死生之本也。』又曰：『逆其根，則伐其本，壞其真矣。』此其義也。九州，謂冀、兖、青、徐、楊①、荆、豫、梁、雍也。然地列九州，人施九竅，精神往復，氣與參同，故曰九州九竅也。《靈樞經》曰：『地有九州，人有九竅。』則其義也。先言其氣者，謂天真之氣常繫屬於中也。天氣不絶，真靈内屬，行藏動靜，悉與天通，故曰皆通乎天氣也。故其生五，其氣三，形之所存，假五行而運用，徵其本始，從三氣以生成，故云『其生五，其氣三』也。氣之三者，亦副三元。故下文曰：○新校正云：詳『夫自古通天者』至此，與《生氣通天論》同，注頗異，當兩觀之。三而成天，三而成地，三而成人，非唯人獨由三氣以生，天地之道亦如是矣，故《易》乾坤諸卦皆必三矣。三而三之，合則爲九，九分爲九野，九野爲九藏。九野者，應九藏而爲義也。《爾雅》曰：『邑外爲郊，郊外爲甸，甸外爲牧，牧外爲林，林外爲坰，坰外爲野。』則此之謂也。○新校正云：按今《爾雅》云：『邑外謂之郊，郊外謂之牧，牧外謂之野，野外謂之林，林外謂之坰。』與王氏所引有異。故形藏四，神藏五，合爲九藏以應之也。形藏四者，一頭角，二耳目，三口齒，四胸中也。形分爲藏，故以名焉。神藏五者，一肝，二心，三脾，四肺，五腎也。神藏於内，故以名焉。所謂神藏者，肝藏魂，心藏神，脾藏意，肺藏魄，腎藏志也。故此二别爾。○新校正云：詳此乃《宣明五氣篇》文，與《生氣通天》注重，又與《三部九候論》注重。所以名神藏、形藏之説，具《三部九候論》注。

帝曰：余已聞六六九九之會也，夫子言積氣盈閏，願聞何謂氣？請夫子發蒙解惑焉。請宣揚旨要，啓所未聞，解疑惑者

① 楊：古鈔本作『揚』。按，『楊』與『揚』通，《廣雅·釋言》：『楊，揚也。』

之心，開蒙昧者之耳，令其曉達，咸使深明。

岐伯曰：此上帝所秘，先師傳之也。上帝，謂上古帝君也。先師，岐伯祖之師僦貸季，上古之理色脉者也。《移精變氣論》曰：『上古使僦貸季理色脉而通神明。』《八素經》序云：『天師對黃帝曰：我於僦貸季理色脉，已三世矣，言可知乎。』○新校正云：詳『素』一作『索』，或以『八』爲『太』。按今《太素》無此文。

帝曰：請遂問之。遂，盡也。

岐伯曰：五日謂之候，三候謂之氣，六氣謂之時，四時謂之歲，而各從其主治焉。日行天之五度，則五日也。三候，正十五日也。六氣凡九十日，正三月也，設其多之矣，故十八候爲六氣，六氣謂之時也。四時凡三百六十日，故曰四時謂之歲也。各從主治，謂一歲之日，各歸從五行之一氣而爲之主以王也。故下文曰：五運相襲，而皆治之，終期之日，周而復始，時立氣布，如環無端，候亦同法。故曰：不知年之所加，氣之盛衰，虛實之所起，不可以爲工矣。五運，謂五行之氣，應天之運而主化者也。襲，謂承襲，如嫡之承襲也。言五行之氣，父子相承，主統一周之日，常如是無已，周而復始也。時，謂立春之前當至時也。氣，謂當王之脉氣也。春前氣至，脉氣亦至，故曰時立氣布也。候，謂日行五度之候也。言一候之日，亦五氣相生而直之，差則病矣。《移精變氣論》曰：『上古使僦貸季，理色脉而通神明，合之金木水火土四時八風六合，不離其常。』此之謂也。工，謂工於脩養者也。言必明於此，乃可橫行天下矣。○新校正云：詳王注『時立氣布』，謂立春前當至時，當王之脉氣也。按此正謂歲立四時，時布六氣，如環之無端，故又曰『候亦同法』。

帝曰：五運之始，如環無端，其太過不及何如？

岐伯曰：五氣更立，各有所勝，盛虛之變，此其常也。言盛虛之變，見此乃天之常道爾。

帝曰：平氣何如？

岐伯曰：無過者也。不愆常候，則無過也。

帝曰：太過不及奈何？

岐伯曰：在經有也。言《玉機真藏論篇》已具言五氣平和太過不及之旨也。○新校正云：詳王注言《玉機真藏論》已具，按本篇言脉之太過不及，即不論運氣之太過不及與平氣，當云『《氣交變大論》、《五常政大論篇》已具言也』。

帝曰：何謂所勝？

岐伯曰：春勝長夏，長夏勝冬，冬勝夏，夏勝秋，秋勝春，所謂得五行時之勝，各以氣命其藏。春應木，木勝土；長夏應土，土勝水；冬應水，水勝火；夏應火，火勝金；秋應金，金勝木，常如是矣。四時之中，加之長夏，故謂得五行時之勝也。所謂長夏者，六月也，土生於火，長在夏中，既長而王，故云長夏也。以氣命藏者，春之木，内合肝；長夏土，内合脾；冬之水，内合腎；夏之火，内合心；秋之金，内合肺。故曰各以氣命其藏也。命，名也。

帝曰：何以知其勝？

岐伯曰：求其至也，皆歸始春，始春，謂立春之日也。春爲四時之長，故候氣皆歸於立春前之日也。未至而至，此謂太過，則薄所不勝，而乘所勝也，命曰氣淫。不分邪僻内生工不能禁。此上十字，文義不倫，應古人錯簡。次後『五治』下，乃其義也，今朱書之。至而不至，此謂不及，則所勝妄行，而所生受病，所不勝薄之也，命曰氣迫。所謂求其至者，氣至之時也。凡氣之至，皆謂立春前十五日，乃候之初也。未至而至，謂所直之氣，未應至而先期至也。先期而至，是氣有餘，故曰太過。至而不至，謂所直之氣，應至不至而後期至。後期而至，是氣不足，故曰不及。太過則薄所不勝，而乘所勝；不及則所勝妄行，而所生受病。所不勝薄之者，凡五行之氣，我剋者爲所勝，剋我者爲所不勝，生我者爲所生。假令肝木有餘，是肺金不足，金不制木，故木太過。木氣既餘，則反薄肺金，而乘於脾土矣。故曰太過則薄所不勝，而乘所勝也。此皆五藏之氣内相淫併爲疾，故命曰氣淫也。餘太過例同之。又如肝木氣少，不能制土，土氣無畏而遂妄行，木被土凌①，故云所勝妄行而所生受病也。肝木之氣不平，肺金之氣自薄，故曰所不勝薄之。然木氣不平，土金交薄，相迫爲疾，故曰氣迫也。餘不及例皆同。謹候其時，氣可與期，失時反候，五治不分，邪

①　木被土凌：『木』，當據金刻本改作『水』。《素問校勘記》曰：『「木」當作「水」。』

僻内生，工不能禁也。時，謂氣至時也。候其年則始於立春之日，候其氣則始於四氣定期，候其日則隨於候日，故曰謹候其時，氣可與期也。反，謂反背也。五治，謂五行所治，主統一歲之氣也。然不分五治，謬引八邪，天真氣運，尚未該通，人病之由，安能精達？故曰工不能禁也。

帝曰：有不襲乎？言五行之氣，有不相承襲者乎？

岐伯曰：蒼天之氣，不得無常也。氣之不襲，是謂非常，非常則變矣。變，謂變易天常也。

帝曰：非常而變奈何？

岐伯曰：變至則病，所勝則微，所不勝則甚，因而重感於邪，則死矣。故非其時則微，當其時則甚也。言蒼天布氣，尚不越於五行，人在氣中，豈不應於天道？夫人之氣亂，不順天常，故有病死之徵矣。《左傳》曰：『違天不祥。』此其類也。假令木直之年，有火氣至，後二歲病矣；土氣至，後三歲病矣；金氣至，後四歲病矣；水氣至，後五歲病矣。真氣不足，復重感邪，真氣内微，故重感於邪則死也。假令非主直年，而氣相干者，且爲微病，不必内傷於神藏，故非其時則微而且持也。若當所直之歲，則易中邪氣，故當其直時，則病疾甚也。諸氣當其王者，皆必受邪，故曰非其時則微，當其時則甚也。《通評虛實論》曰：『非其時則生，當其時則死。』當，謂正直之年也。

帝曰：善。余聞氣合而有形，因變以正名。天地之運，陰陽之化，其於萬物，孰少孰多，可得聞乎？○新校正云：詳從前『岐伯曰昭乎哉問也』至此，全元起注本及《太素》並無，疑王氏之所補也。

岐伯曰：悉哉問也！天至廣不可度，地至大不可量，大神靈問，請陳其方。言天地廣大，不可度量而得之。造化玄微，豈可以人心而偏悉？大神靈問，讚聖深明。舉大説凡，粗言綱紀，故曰請陳其方。草生五色，五色之變不可勝視，草生五味，五味之美不可勝極，言物生之衆，稟化各殊，目視口味，尚無能盡之，況於人心，乃能包括耶？嗜欲不同，各有所通。言色味之衆，雖不可偏盡所由，然人所嗜所欲，則自隨己心之所愛耳。故曰嗜欲不同，各有所通。天食人以五氣，地食人以五味。天以五氣食人者，臊氣湊肝，焦氣湊心，香氣湊脾，腥氣湊肺，腐氣湊腎也。地以五味食人者，酸味入肝，苦味入心，甘味入脾，辛味入肺，鹹味入腎也。清陽化氣而上爲天，濁陰成味而下爲地，故天食人以氣，地食人以味也。《陰陽應象大論》曰：『清陽爲天，濁陰爲地。』又曰：『陽爲氣，陰爲味。』五氣入鼻，藏於心肺，上使五色脩明，音聲能彰。五味入口，藏於腸胃，味有所藏，以養五氣，氣和而生，津液相成，神乃自生。心榮面色，肺主音聲，故氣藏於心肺，上使五色脩潔分明，音聲彰著。氣爲水母，故味藏於腸胃，内養五氣，五氣和化，津液方生，津液與氣相副化成，神氣乃能生而宣化也。

帝曰：藏象何如？象，謂所見於外，可閱者也。

岐伯曰：心者生之本，神之變也。其華在面，其充在血脉，爲陽中之太陽，通於夏氣。心者，君主之官，神明出焉。然君主者，萬物繫之以興亡，故曰心者生之本，神之變也。火氣炎上，故華在面也。心養血，其主脉，故充在血脉也。心王於夏①，氣合太陽，以太陽居夏火之中，故曰陽中之太陽，通於夏氣也。《金匱真言論》曰：『平旦至日中，天之陽，陽中之陽也。』○新校正云：詳『神之變』，全元起本并《太素》作『神之處』。肺者氣之本，魄之處也。其華在毛，其充在皮，爲陽中之太陰，通於秋氣。肺藏氣，其神魄，其養皮毛，故曰肺者氣之本，魄之處，華在毛，充在皮也。肺藏爲太陰之氣，主王於秋，晝日爲陽氣所行，位非陰處，以太陰居於陽分，故曰陽中之太陰，通於秋氣也。《金匱真言論》曰：『日中至黄昏，天之陽，陽中之陰也』。○新校正云：按『太陰』，《甲乙經》并《太素》作『少陰』。當作『少陰』，肺在十二經雖爲太陰，然在陽分之中當爲少陰也。腎者主蟄，封藏之本，精之處也，其華在髮，其充在骨，爲陰中之少陰，通於冬氣。地户封閉，蟄蟲深藏，腎又主水，受五藏六府之精而藏之，故曰腎者主蟄，封藏之本，精之處也。腦者髓之海，腎主骨髓，髮者腦之所養，故華在髮，充在骨也。以盛陰居冬陰之分，故曰陰中之少陰，通於冬氣也。《金匱真言論》曰：『合夜至雞鳴，天之陰，陰中之陰也』。○新校正云：按全元起本并《甲乙經》、《太素》『少陰』作『太陰』。當作『太陰』，腎在十二經雖爲少陰，然在陰分之中當爲太陰。肝者罷極之本，魂之居也，其華在爪，其

① 心王於夏：『王』，趙府本、人衛本作『主』。

充在筋，以生血氣，其味酸，其色蒼，〇新校正云：詳此六字當去。按《太素》：『心，其味苦，其色赤；肺，其味辛，其色白；腎，其味鹹，其色黑。』今惟肝脾二藏載其味其色，據《陰陽應象大論》，已著色味詳矣，此不當出之。今更不添心肺腎三藏之色味，只去肝脾二藏之色味可矣。其注中所引《陰陽應象大論》文四十一字，亦當去之。此爲陽中之少陽，通於春氣。夫人之運動者，皆筋力之所爲也，肝主筋，其神魂，故曰肝者罷極之本，魂之居也。爪者筋之餘，筋者肝之養，故華在爪，充在筋也。東方爲發生之始，故以生血氣也。《陰陽應象大論》曰：『東方生風，風生木，木生酸。』肝合木，故其味酸也。又曰：『神在藏爲肝，在色爲蒼。』故其色蒼也。以少陽居於陽位，而王於春，故曰陽中之少陽，通於春氣也。《金匱真言論》曰：『平旦至日中，天之陽，陽中之陽也』。〇新校正云：按全元起本并《甲乙經》、《太素》作『陰中之少陽』，當作『陰中之少陽』。詳王氏引《金匱真言論》云『平旦至日中，天之陽，陽中之陽也』以爲證，則王意以爲陽中之少陽也。再詳上文心藏爲陽中之太陽，王氏以引『平旦至日中』之説爲證，今肝藏又引爲證，反不引『雞鳴至平旦，天之陰，陰中之陽』爲證，則王注之失可見。當從全元起本及《甲乙經》、《太素》作『陰中之少陽』爲得。脾、胃、大腸、小腸、三焦、膀胱者，倉廩之本，營之居也，名曰器，能化糟粕，轉味而入出者也，皆可受盛，轉運不息，故爲倉廩之本，名曰器也。營起於中焦，中焦爲脾胃之位，故云營之居也。然水穀滋味入於脾胃，脾胃糟粕轉化其味，出於三焦膀胱，故曰轉味而入出者也。其華在脣四白，其充在肌，其味甘，其色黄，〇新校正云：詳此六字當去，并注中引《陰陽應象大論》文四十字亦當去，已解在前條。此至陰之類，通於土氣。口爲脾官，脾主肌肉，故曰華在脣四白，充在肌也。四白，謂脣四際之白色肉也。《陰陽應象大論》曰：『中央生濕，濕生土，土生甘。』脾合土，故其味甘也。又曰：『在藏爲脾，在色爲黄。』故其色黄也。脾藏土氣，土合至陰，故曰此至陰之類，通於土氣也。《金匱真言論》曰：『陰中之至陰，脾也。』凡十一藏，取決於膽也。上從心藏，下至於膽，爲十一也。然膽者中正剛斷無私偏，故十一藏取決於膽也。

故人迎一盛病在少陽，二盛病在太陽，三盛病在陽明，四盛已上爲格陽。陽脉法也。少陽，膽脉也。太陽，膀胱脉也。陽明，胃脉也。《靈樞經》曰：『一盛而躁在手少陽，二盛而躁在手太陽，三盛而躁在手陽明。』手少陽，三焦脉。手太陽，小腸脉。手陽明，大腸脉。一盛者，謂人迎之脉大於寸口一倍也。餘盛同法。四倍已上，陽盛之極，故格拒而食不得入也。《正理論》曰：『格則吐逆。』寸口一盛病在厥陰，二盛病在少陰，三盛病在太陰，四盛已上爲關陰。陰脉法也。厥陰，肝脉也。少陰，腎脉也。太陰，脾脉也。《靈樞經》曰：『一盛而躁在手厥陰，二盛而躁在手少陰，三盛而躁在手太陰。』手厥陰，心包脉也。手少陰，心脉也。手太陰，肺脉也。盛法同陽。四倍已上，陰盛之極，故關閉而溲不得通也。《正理論》曰：『閉則不得溺。』人迎與寸口俱盛四倍已上爲關格，關格之脉羸①，不能極於天地之精氣，則死矣。俱盛，謂俱大於平常之脉四倍也。物不可以久盛，極則衰敗，故不能極於天地之精氣則死矣。《靈樞經》曰：『陰陽俱盛，不得相營，故曰關格。關格者，不得盡期而死矣。』此之謂也。○新校正云：詳『羸』當作『贏』②，脉盛四倍已上，非『羸』也，乃盛極也。古文『贏』與『盈』通用。

五藏生成篇第十

新校正云：詳全元起本在第九卷。按此篇云《五藏生成篇》，而不云『論』者，蓋此篇直記五藏生成之事，而無問答論議之辭，故不云『論』。後不言論者，義皆倣此。

心之合脉也，火氣動躁，脉類齊同，心藏應火，故合脉也。其榮色也，火炎上而色亦，故榮美於面而赤色。○新校正云：詳王以赤色爲面榮美，未通。大抵發見於面之色，皆心之榮也，豈專爲赤哉？其主腎也。主，謂主與腎相畏也。火畏於水，水與爲官，故畏於腎。

肺之合皮也，金氣堅定，皮象亦然，肺藏應金，故合皮也。其榮毛也，毛附皮革，故外榮。其主心也。金畏於火，火與爲官，故主畏於心也。

肝之合筋也，木性曲直，筋體亦然，肝藏應木，故合筋也。其榮爪也，爪者筋之餘，故外榮也。其主肺也。木畏於金，金與爲官，故主畏於肺也。

脾之合肉也，土性柔厚，肉體亦然，脾藏應土，故合肉也。其榮脣也，口爲脾之官，故榮於脣。脣謂四際白色之處，非赤色也。其主肝也。土畏於木，木與爲官，故主畏於肝也。

腎之合骨也，水性流濕，精氣亦然，骨通精髓，故合骨也。其榮髮也，腦爲髓海，腎氣主之，故外榮髮也。其主脾也。水畏於土，土與爲官，故主畏於脾也。

---

① 羸：原作『贏』，據讀書堂本、趙府本改，與『新校正』合。
② 羸當作贏：原作『羸當作盈』，據人衛本改，與文義合。

是故，多食鹹則脉凝泣而變色，心合脉，其榮色。鹹益腎，勝於心，心不勝，故脉凝泣而顔色變易也。多食苦則皮槁而毛拔，肺合皮，其榮毛。苦益心，勝於肺，肺不勝，故皮枯槁而毛拔去也。多食辛則筋急而爪枯，肝合筋，其榮爪。辛益肺，勝於肝，肝不勝，故筋急而爪乾枯也。多食酸則肉胝䐢而脣揭，脾合肉，其榮脣。酸益肝，勝於脾，脾不勝，故肉胝䐢而脣皮揭舉也。多食甘則骨痛而髮落。腎合骨，其榮髮。甘益脾，勝於腎，腎不勝，故骨痛而髮墮落。此五味之所傷也。五味入口，輸於腸胃而内養五藏，各有所養，有所欲，欲則互有所傷。故下文曰：故心欲苦，合火故也。肺欲辛，合金故也。肝欲酸，合木故也。脾欲甘，合土故也。腎欲鹹，合水故也。此五味之所合也。各隨其欲而歸湊之。五藏之氣。〇新校正云：按全元起本云：『此五味之合，五藏之氣也。』連上文。《太素》同。

故色見青如草茲者死，茲，滋也，言如草初生之青色也。黄如枳實者死，色青黄也。黑如炲者死，炲，謂炲煤也。赤如衃血者死，衃血，謂敗惡凝聚之血，色赤黑也。白如枯骨者死，白而枯槁，如乾骨之白也。此五色之見死也。藏敗，故見死色也。《三部九候論》曰：『五藏已敗，其色必夭，夭必死矣。』此之謂也。

青如翠羽者生，赤如雞冠者生，黄如蟹腹者生，白如豕膏者生，黑如烏羽者生，此五色之見生也。此謂光潤也。色雖可愛，若見朦朧尤善矣。故下文曰：

生於心，如以縞裹朱；生於肺，如以縞裹紅；生於肝，如以縞裹紺；生於脾，如以縞裹栝樓實；生於腎，如以縞裹紫，是乃真見生色也。縞，白色。紺，薄青色。此五藏所生之外榮也。榮，美色也。

色味當五藏，白當肺，辛；赤當心，苦；青當肝，酸；黄當脾，甘；黑當腎，鹹。各當其所應而爲色味也。故白當皮，赤當脉，青當筋，黄當肉，黑當骨。各歸其所養之藏氣也。

諸脉者皆屬於目，脉者血之府。《宣明五氣篇》曰：『久視傷血。』由此明諸脉皆屬於目也。〇新校正云：按皇甫士安云：『《九卷》曰：「心藏脉，脉舍神。」神明通體，故云屬目。』諸髓者皆屬於腦，腦爲髓海，故諸髓屬之。諸筋者皆屬於節，筋，氣之堅結者，皆絡於骨節之間也。《宣明五氣篇》曰：『久行傷筋。』由此明諸筋皆屬於節也。諸血者皆屬於心，血居脉內，屬於心也。《八正神明論》曰：『血氣者，人之神。』然神者心之主，由此故諸血皆屬於心也。諸氣者皆屬於肺，肺藏主氣故也。此四支八谿之朝夕也。谿者，肉之小會名也。八谿，謂肘膝腕也。如是，氣血筋脉互有盛衰，故爲朝夕矣。

故人臥血歸於肝，肝藏血，心行之，人動則血運於諸經，人靜則血歸於肝藏。何者？肝主血海故也。肝受血而能視，言其用也。目爲肝之官，故肝受血而能視。足受血而能步，氣行乃血流，故足受血而能行步也。掌受血而能握，以當把握之用。指受血而能攝。以當攝受之用也。血氣者人之神，故所以受血者，皆能運用。臥出而風吹之，血凝於膚者爲痺，謂瘰痺也。凝於脉者爲泣，泣，謂血行不利。凝於足者爲厥，厥，謂足逆冷也。此三者，血行而不得反其空，故爲痺厥也。空者，血流之道，大經隧也。人有大谷十二分，大經所會，謂之大谷也。十二分者，謂十二經脉之部分。小谿三百五十四名，少十二俞，小絡所會，謂之小谿也。然以三百六十五小絡言之者，除十二俞外，則當三百五十三名，經言三百五十四者，傳寫行書，誤以三爲四也。○新校正云：按別本及全元起本、《太素》『俞』作『關』。此皆衛氣之所留止，邪氣之所客也，衛氣滿填以行，邪氣不得居止；衛氣虧缺留止，則爲邪氣所客。故言邪氣所客。鍼石緣而去之。緣，謂夤緣行去之貌。言邪氣所客，衛氣留止，鍼其谿谷，則邪氣夤緣隨脉而行去也。

診病之始，五決爲紀，五決，謂以五藏之脉爲決生死之綱紀也。欲知其始，先建其母。建，立也。母，謂應時之王氣也。先立應時王氣，而後乃求邪正之氣也。所謂五決者，五脉也。謂五藏脉也。是以頭痛巔疾，下虛上實，過在足少陰、巨陽，甚則入腎。足少陰，腎脉。巨陽，膀胱脉。膀胱之脉者，起於目內眥，上額交巔上；其支別者，從巔至耳上角；其直行者，從巔入絡腦，還出別下項，循肩髆內，俠脊抵腰中，入循膂絡腎，屬膀胱。然腎虛而不能引巨陽之氣，故頭痛而爲上巔之疾也。經病甚已，則入於藏矣。徇蒙招尤，目冥耳聾，下實上虛，過在足少陽、厥陰，甚則入肝。徇，疾也。蒙，不明也。言目暴疾而不明。招，謂掉也，搖掉不定也。尤，甚也。目疾不明，首掉尤甚，謂暴病也。目冥耳聾，謂漸病也。足少陽，膽脉；

厥陰，肝脉也。厥陰之脉，從少腹上俠胃，屬肝絡膽貫鬲，布脇肋，循喉嚨之後，入頏顙，上出額，與督脉會於巔；其支別者，從目系下頰裏。足少陽之脉，起於目鋭眥，上抵頭角，下耳後，循頸入缺盆；其支別者，從耳後入耳中；又支別者，別目鋭眥，下顴加頰車，下頸，合缺盆以下胸中，貫鬲絡肝屬膽。今氣不足，故爲是病。○新校正云：按王注『徇蒙』，言目暴疾而不明，義未甚顯。徇蒙者，蓋謂目臉①瞤動疾數而蒙暗也。又少陽之脉『下顴』，《甲乙經》作『下頔』。

腹滿䐜脹，支鬲胠脇，下厥上冒，過在足太陰、陽明。胠，謂脇上也。下厥上冒者，謂氣從下逆上而冒於目也。足太陰，脾脉。陽明，胃脉也。足太陰脉，自股内前廉入腹，屬脾絡胃上鬲。足陽明脉，起於鼻，交於頞，下循鼻外，下絡頤頷，從喉嚨入缺盆，屬胃絡脾；其直行者，從缺盆下乳内廉，下俠齊，入氣街中；其支別者，起胃下口，循腹裏，至氣街中而合以下髀。故爲是病。

欬嗽上氣，厥在胸中，過在手陽明、太陰。手陽明，大腸脉。太陰，肺脉也。手陽明脉，自肩髃前廉，上出於柱骨之會上，下入缺盆，絡肺下鬲，屬大腸。手太陰脉，起於中焦，下絡大腸，還循胃口，上鬲屬肺，從肺系横出掖下。故爲欬嗽上氣，厥在胸中也。○新校正云：按《甲乙經》『厥』作『病』。

心煩頭痛，病在鬲中，過在手巨陽、少陰。手巨陽，小腸脉。少陰，心脉也。巨陽之脉，從肩上入缺盆，絡心，循咽下鬲抵胃，屬小腸；其支別者，從缺盆循頸上頰，至目鋭眥②。手少陰之脉，起於心中，出屬心系，下鬲絡小腸。故心煩頭痛，病在鬲中也。○新校正云：按《甲乙經》云：『胸中痛，支滿，腰背相引而痛，過在手少陰、太陽也。』

夫脉之小大滑濇浮沈，可以指別；夫脉，小者細小，大者滿大，滑者往來流利，濇者往來蹇難，浮者浮於手下，沈者按之乃得也。如是，雖衆狀不同，然手巧心諦，而指可分別也。五藏之象，可以類推；象，謂氣象也。言五藏雖隱而不見，然其氣象性用，猶可以物類推之。何者？肝象木而曲直，心象火而炎上，脾象土而安靜，肺象金而剛決，腎象水而潤下。夫如是皆大舉宗兆，其中隨事變化，象法傍通者，可以同類而推之尔。五藏相音，可以意識；音，謂五音也。夫肝音角，心音徵，脾音宫，肺音商，腎音羽，此其常應也。然其互相勝負，聲見否臧，則耳聰心敏者，猶可以意識而知之。五色微診，可以目察。色，謂顔色也。夫肝色青，心色赤，脾色黄，肺色白，腎色黑，此其常色也。然其氣象交互，微見吉凶，則目明智遠者，可以占視而知之。能合脉色，可以萬全。色青者其脉弦，色赤者其脉鉤，色黄者其脉代，色白者其脉毛，色黑者其脉堅，此其常色脉也。然其參校異同，斷言成敗，則審而不惑，萬舉萬全。色脉之病，例如下説。

---

① 臉：同『瞼』。

② 眥：原作『眥（胔）』，形誤。據讀書堂本、趙府本改。

赤，脉之至也，喘而堅，診曰有積氣在中，時害於食，名曰心痹，喘，謂脉至如卒喘狀也。藏居高，病則脉爲喘狀，故心肺二藏而獨言之爾。喘爲心氣不足，堅則病氣有餘。心脉起於心胸之中，故積氣在中，時害於食也。積，謂病氣積聚。痹，謂藏氣不宣行也。得之外疾，思慮而心虛，故邪從之。思慮心虛，故外邪因之而居止矣。

白，脉之至也，喘而浮，上虛下實，驚，有積氣在胸中，喘而虛，名曰肺痹，寒熱，喘爲不足，浮者肺虛，肺不足是謂心虛①，上虛則下當滿實矣。以其不足，故善驚而氣積胸中矣。然脉喘而浮，是肺自不足；喘而虛者，是心氣上乘。肺受熱而氣不得營，故名肺痹，而外爲寒熱也。得之醉而使内也。酒味苦燥，内益於心，醉甚入房，故心氣上勝於肺矣。

青，脉之至也，長而左右彈，有積氣在心下支胠，名曰肝痹，脉長而彈，是爲弦緊，緊爲寒氣，中濕乃弦。肝主胠脇，近於心，故氣積心下又支胠也。《正理論·脉名例》曰：『緊脉者，如切繩狀。』言左右彈人手也。得之寒濕，與疝同法，腰痛足清頭痛。脉緊爲寒，脉長爲濕。疝之爲病，亦寒濕所生，故言與疝同法也。寒濕在下，故腰痛也。肝脉者，起於足，上行至頭，出額，與督脉會於巔，故病則足冷而頭痛也。清，亦冷也。

黄，脉之至也，大而虛，有積氣在腹中，有厥氣，名曰厥疝，脉大爲氣，脉虛爲虛，既氣又虛，故脾氣積於腹中也。若腎氣逆上，則是厥疝；腎氣不上，則但虛而脾氣積也。女子同法，得之疾使四支汗出當風。女子同法，言同其候也。風氣通於肝，故汗出當風，則脾氣積滿於腹中。

黑，脉之至也，上堅而大，有積氣在小腹與陰，名曰腎痹，上，謂寸口也。腎主下焦，故氣積聚於小腹與陰也。得之沐浴清水而臥。濕氣傷下，自歸於腎，況沐浴而臥，得無病乎。《靈樞經》曰：『身半以下，濕之中②也。』

凡相五色之奇脉，面黄目青，面黄目赤，面黄目白，面黄目黑者，皆不死也。奇脉，謂與色不相偶合也。凡色見黄，皆爲有胃氣，故

---

① 心虛：人衛本作『上虛』。
② 之中：《靈樞·邪氣藏府病形》作『中之』。

不死也。○新校正云：按《甲乙經》無『之奇脉』三字。面青目赤，面赤目白，面青目黑，面黑目白，面赤目青，皆死也。無黃色而皆死者，以無胃氣也。五藏以胃氣爲本，故無黃色，皆曰死焉。

五藏別論篇第十一

新校正云：按全元起本在第五卷。

黃帝問曰：余聞方士，或以腦髓爲藏，或以腸胃爲藏，或以爲府，敢問更相反，皆自謂是，不知其道，願聞其說。方士，謂明悟方術之士也。言互爲藏府之差異者，經中猶有之矣。《靈蘭秘典論》以腸胃爲十二藏相使之次，《六節藏象論》云『十一藏取決於膽』，《五藏生成篇》云『五藏之象，可以類推；五藏相音，可以意識』，此則互相矛楯爾。腦髓爲藏，應在別經。

岐伯對曰：腦、髓、骨、脉、膽、女子胞，此六者地氣之所生也，皆藏於陰而象於地，故藏而不寫，名曰奇恒之府。腦髓骨脉，雖名爲府，不正與神藏爲表裏。膽與肝合，而不同六府之傳寫。胞雖出納，納則受納精氣，出則化出形容。形容之出，謂化極而生，然出納之用，有殊於六府，故言藏而不寫，名曰奇恒之府也。夫胃、大腸、小腸、三焦、膀胱，此五者天氣之所生也，其氣象天，故寫而不藏，此受五藏濁氣，名曰傳化之府，此不能久留輸寫者也。言水穀入已，糟粕變化而泄出，不能久久留住於中，但當化已輸寫令去而已。傳寫諸化，故曰傳化之府也。魄門亦爲五藏使，水穀不得久藏。謂肛之門也。內通於肺，故曰魄門。受已化物，則爲五藏行使。然水穀亦不得久藏於中。所謂五藏者，藏精氣而不寫也，故滿而不能實。精氣爲滿，水穀爲實，但藏精氣，故滿而不能實。六府者，傳化物而不藏，故實而不能滿也。以不藏精氣，但受水穀故也。○新校正云：按全元起本及《甲乙經》、《太素》『精氣』作『精神』。所以然者，水穀入口，則胃實而腸虛；以未下也。食下，則腸實而胃虛。水穀下也。故曰實而不滿，滿而不實也。

帝曰：氣口何以獨爲五藏主？氣口，則寸口也，亦謂脉口。以寸口可候氣之盛衰，故云氣口。可以切脉之動静，故云脉口。皆同取於手魚際之後同身寸之一寸，是則寸口也。

岐伯曰：胃者，水穀之海，六府之大源也。人有四海，水穀之海則其一也。受水穀已，榮養四傍，以其當運化之源，故爲六府之大源也。五味入口，藏於胃，以養五藏氣，氣口亦太陰也。氣口在手魚際之後同身寸之一寸，氣口之所候，脉動者是手太陰脉氣所行，故言氣口亦太陰也。是以五藏六府之氣味，皆出於胃，變見於氣口。榮氣之道，内穀爲實。○新校正云：詳此注出《靈樞》，『實』作『寳』。○穀入於胃，氣傳與肺，精專者循肺氣行於氣口，故云變見於氣口也。○新校正云：按全元起本『出』作『入』。故五氣入鼻，藏於心肺，心肺有病，而鼻爲之不利也。凡治病必察其下，適其脉，觀其志意，與其病也。下，謂目下所見可否也。調適其脉之盈虛，觀量志意之邪正，及病深淺成敗之宜，乃守法以治之也。○新校正云：按《太素》作『必察其上下，適其脉候，觀其志意，與其病能。』拘於鬼神者，不可與言至德。志意邪則好祈禱，言至德則事必違，故不可與言至德也。惡於鍼石者，不可與言至巧。惡於鍼石，則巧不得施，故不可與言至巧。病不許治者，病必不治，治之無功矣。心不許人治之，是其必死。強爲治者，功亦不成。故曰治之無功矣。

重廣補注黃帝内經素問卷第三

【釋音】

靈蘭秘典論

膻徒旱切　廩力稔切　瘠音籍　瞿音劬

六節藏象論

僦即就切　溲所鳩切，小便也

五藏生成論

胝䐢上丁尼切，下側救切　炲音苔　衃芳杯切　⿸疒帬音頑，又音君　隧音遂　頏胡浪切　顙蘇朗切　系奚帝切　顴音權　胠去魚切

齵音虞

五藏別論

楯音巡　惡音污

重廣補注黄帝内經素問卷第四

啓玄子　次注　林億　孫奇　高保衡等奉敕　校正　孫兆　重改誤

異法方宜論篇第十二

新校正云：按全元起本在第九卷。

黄帝問曰：醫之治病也，一病而治各不同，皆愈何也？不同，謂鍼石、灸焫、毒藥、導引、按蹻也。

岐伯對曰：地勢使然也。謂法天地生長收藏及高下燥濕之勢。故東方之域，天地之所始生也，法春氣也。魚鹽之地，海濱傍水，魚鹽之地，海之利也。濱，水際也。隨業近之。其民食魚而嗜鹹，皆安其處，美其食，豐其利，故居安。恣其味，故食美。魚者使人熱中，鹽者勝

① 玉板論要篇：『板』，正文標題作『版』。

血，魚發瘡，則熱中之信。鹽發渴，則勝血之徵。故其民皆黑色疏理，其病皆爲癰瘍，血弱而熱，故喜爲癰瘍。其治宜砭石。砭石，謂以石爲鍼也。《山海經》曰：『高氏之山，有石如玉，可以爲鍼。』則砭石也。○新校正云：按『氏』一作『伐』。故砭石者，亦從東方來。東人今用之。

西方者，金玉之域，沙石之處，天地之所收引也，法秋氣也。引，謂牽引，使收斂也。其民陵居而多風，水土剛強，居室如陵，故曰陵居。金氣肅殺，故水土剛強也。○新校正云：詳大抵西方地高，民居高陵，故多風也，不必室如陵矣。其民不衣而褐薦，其民華食而脂肥，不衣絲綿，故曰不衣。褐，謂毛布也。薦，謂細草也。華，謂鮮美，酥酪骨肉之類也。以食鮮美，故人體脂肥。故邪不能傷其形體，其病生於内，水土剛強，飲食脂肥，膚腠閉封，血氣充實，故邪不能傷也。内，謂喜怒悲憂恐及飲食男女之過甚也。○新校正云：詳『悲』一作『思』。當作『思』，已具《陰陽應象大論》注中。其治宜毒藥。能攻其病，則謂之毒藥。以其血氣盛，肌肉堅，飲食華，水土強，故病宜毒藥，方制御之。藥，謂草木蟲魚鳥獸之類，皆能除病者也。故毒藥者，亦從西方來。西人方術，今奉之。

北方者，天地所閉藏之域也，其地高陵居，風寒冰冽，法冬氣也。其民樂野處而乳食，藏寒生滿病，水寒冰冽，故生病於藏寒也。○新校正云：按《甲乙經》無『滿』字。其治宜灸焫。火艾燒灼，謂之灸焫。故灸焫者，亦從北方來。北人正行其法。

南方者，天地所長養，陽之所盛處也，其地下，水土弱，霧露之所聚也，法夏氣也。地下則水流歸之，水多故土弱而霧露聚。其民嗜酸而食胕，言其所食不芬香。○新校正云：按全元起云：『食魚也。』故其民皆緻理而赤色，其病攣痺，酸味收斂，故人皆肉理密緻。陽盛之處，故色赤。濕氣内滿，熱氣内薄，故筋攣脉痺也。其治宜微鍼。微，細小也。細小之鍼，調脉衰盛也。故九鍼者，亦從南方來。南人盛崇之。

中央者，其地平以濕，天地所以生萬物也衆，法土德之用，故生物衆。然東方海，南方下，西方、北方高，中央之地平以濕，則地形斯異，生病殊焉。其民食雜而不勞，四方輻輳而萬物交歸，故人食紛雜而不勞也。故其病多痿厥寒熱，濕氣在下，故多病痿弱、氣逆及寒熱也。《陰陽應象大論》曰：『地之濕氣，感則害皮肉筋脈。』居近於濕故爾。其治宜導引按蹻。導引，謂摇筋骨，動支節。按，謂抑按皮肉。蹻，謂捷舉手足。故導引按蹻者，亦從中央出也。中人用爲養神調氣之正道也。

故聖人雜合以治，各得其所宜，隨方而用，各得其宜，唯聖人法，乃能然矣。故治所以異而病皆愈者，得病之情，知治之大體也。達性懷故然。

移精變氣論篇第十三

新校正云：按全元起本在第二卷。

黄帝問曰：余聞古之治病，惟其移精變氣，可祝由而已。今世治病，毒藥治其内，鍼石治其外，或愈或不愈，何也？移，謂移易。變，謂變改。皆使邪不傷正，精神復強而内守也。《生氣通天論》曰：『聖人傳精神，服天氣。』《上古天真論》曰：『精神内守，病安從來。』

岐伯對曰：往古人居禽獸之間，動作以避寒，陰居以避暑，内無眷慕之累，外無伸宦之形，○新校正云：按全元起本『伸』作『臾』。此恬憺之世，邪不能深入也。故毒藥不能治其内，鍼石不能治其外，故可移精祝由而已。古者巢居穴處，夕隱朝游，禽獸之間，斷可知矣。然動躁陽盛，故身熱足以禦寒；涼氣生寒，故陰居可以避暑矣。夫志捐思想，則内無眷慕之累；心亡願欲，故外無伸宦之形。靜保天真，自無邪勝。是以移精變氣，無假毒藥，祝説病由，不勞鍼石而已。○新校正云①：按全元起云：

① 云：原誤作『本』，據金刻本、讀書堂本、趙府本改。

『祝由南方神。』當今之世不然，情慕云爲，遠於道也。憂患緣其內，苦形傷其外，又失四時之從，逆寒暑之宜，賊風數至，虛邪朝夕，內至五藏骨髓，外傷空竅肌膚，所以小病必甚，大病必死，故祝由不能已也。

帝曰：善。余欲臨病人，觀死生，決嫌疑，欲知其要，如日月光，可得聞乎？

岐伯曰：色脉者，上帝之所貴也，先師之所傳也。上帝，謂上古之帝。先師，謂岐伯祖世之師僦貸季也。上古使僦貸季，理色脉而通神明，合之金木水火土，四時①八風六合，不離其常，先師以色白脉毛而合金應秋，以色青脉弦而合木應春，以色黑脉石而合水應冬，以色赤脉洪而合火應夏，以色黃脉代而合土應長夏及四季。然以是色脉，下合五行之休王，上副四時之往來，故六合之間，八風鼓坼，不離常候，盡可與期。何者？以見其變化而知之也。故下文曰：變化相移，以觀其妙，以知其要。欲知其要，則色脉是矣。言所以知四時五行之氣變化相移之要妙者何？以色脉故也。色以應日，脉以應月，常求其要，則其要也。言脉應月，色應日者，占候之期準也。常求色脉之差忒，是則平人之診要也。夫色之變化，以應四時之脉，此上帝之所貴，以合於神明也，所以遠死而近生。觀色脉之臧否，曉死生之徵兆，故能常遠於死而近於生也。生道以長，命曰聖王。上帝聞道，勤而行之，生道以長，惟聖王乃爾而常用也。中古之治病，至而治之，湯液十日，以去八風五痺之病，八風，謂八方之風。五痺，謂皮肉筋骨脉之痺也。《靈樞經》曰：『風從東方來，名曰嬰兒風，其傷人也，外在筋紐，內舍於肝。風從東南來者，名曰弱風，其傷人也，外在於肌，內舍於胃。風從南方來，名曰大弱風，其傷人也，外在於脉，內舍於心。風從西南來，名曰謀風，其傷人也，外在於肉，內舍於脾。風從西方來，名曰剛風，其傷人也，外在於皮，內舍於肺。風從西北來，名曰折風，其傷人也，外在於手太陽之脉，內舍於小腸。風從北方來，名曰大剛風，其傷人也，外在於骨，內舍於腎。風從東北來，名曰凶風，其傷人也，外在於掖脇，內舍於大腸。』又《痺論》曰：『以春甲乙傷於風者爲筋痺，以夏丙丁傷於風者爲脉痺，以秋庚辛傷於風者爲皮痺，以冬壬癸傷於邪者爲骨痺，以至陰遇此者爲肉痺。』是所謂八風五痺之病也。○新校正云：按此注引《痺論》，今經中《痺論》不如此，當云《風論》曰：『以春甲乙傷於風者爲肝風，以夏丙丁傷於風者爲心風，以季夏戊己傷於邪者爲脾風，以秋庚辛中於邪者爲肺風，以冬壬癸中於邪者爲腎風。』《痺論》曰：『風寒濕三氣雜至合而爲痺，以冬遇此者爲骨痺，以春遇此者爲筋痺，以夏遇此者

---

① 四時：《太素·卷十五·色脉診》此下有『陰陽』二字。

爲脉痹，以至陰遇此者爲肌痹，以秋遇此者爲皮痹。』十日不已，治以草蘇草荄之枝，本末爲助，標本已得，邪氣乃服。草蘇，謂藥煎也。草荄，謂草根也。枝，謂莖也。言以諸藥根苗，合成其煎，俾相佐助，而以服之。凡藥有用根者，有用莖者，有用枝者，有用華實者，有用根莖枝①華實者，湯液不去則盡用之，故云本末爲助也。標本已得，邪氣乃服者，言工人與病主療相應，則邪氣率服而隨時順也。《湯液醪醴論》曰：『病爲本，工爲標，標本不得，邪氣不服。』此之謂主療不相應也。或謂取《標本論》末云鍼也。〇新校正云：按全元起本又云：『得其標本，邪氣乃散矣。』暮世之治病也則不然，治不本四時，不知日月，不審逆從，四時之氣各有所在，不本其處而即妄攻，是反古也。《四時刺逆從論》曰：『春氣在經脉，夏氣在孫絡，長夏氣在肌肉，秋氣在皮膚，冬氣在骨髓。』工②當各隨所在而辟伏其邪爾。不知日月者，謂日有寒溫明暗，月有空滿虧盈也。《八正神明論》曰：『凡刺之法，必候日月星辰四時八正之氣，氣定乃刺之。是故天溫日明，則人血淖液而衛氣浮，故血易寫，氣易行。天寒日陰，則人血凝泣而衛氣沈。月始生，則血氣始精，衛氣始行。月郭滿，則血氣盛，肌肉堅。月郭空，則肌肉減，經絡虛，衛氣去，形獨居。是以因天時而調血氣也。是故天寒無刺，天溫無凝③，月生無寫，月滿無補，月郭空無治，是謂得時而調之。因天之序，盛虛之時，移光定位，正立而待之。故曰：月生而寫，是謂藏虛；月滿而補，血氣盈溢；絡有留血，命曰重實；月郭空而治，是謂亂經。陰陽相錯，真邪不別，沈以留止，外虛內亂，淫邪乃起。』此之謂也。不審逆從者，謂不審量其病可治與不可治也④。故下文曰：病形已成，乃欲微鍼治其外，湯液治其內，粗工兇兇，以爲可攻，故病未已，新病復起。言心意粗略，不精審也。粗，謂粗略也。兇兇，謂不料事宜之可否也。何以言之？假令飢人，形氣羸劣，食令極飽，能不霍乎！豈其與食而爲惡邪？蓋爲失時復過節也。非病逆，鍼石湯液失時過節，則其害反增矣。〇新校正云：按別本『霍』一作『害』。

帝曰：願聞要道。

岐伯曰：治之要極，無失色脉，用之不惑，治之大則。惑，謂惑亂。則，謂法則也。言色脉之應，昭然不欺，但順用而不亂紀綱，則治病審當之大法也。逆從

---

①枝：金刻本作『枝葉』。
②工：金刻本作『中』，屬上讀，與《四時刺逆從論》合。
③凝：《素問·八正神明論》作『疑』。
④也：原脱，據金刻本補。

到①行，標本不得，亡神失國。逆從到行，謂反順爲逆；標本不得，謂工病失宜。夫以反理到行，所爲非順，豈唯治人而神氣受害，若使之輔佐君主，亦令國祚不保康寧矣。去故就新，乃得真人。標本不得，工病失宜，則當去故逆理之人，就新明悟之士，乃得至真精曉之人，以全已也。

帝曰：余聞其要於夫子矣，夫子言不離色脉，此余之所知也。

岐伯曰：治之極於一。

帝曰：何謂一？

岐伯曰：一者因得之。因問而得之也。

帝曰：奈何？

岐伯曰：閉戶塞牖，繫之病者，數問其情，以從其意，問①其所欲，而察是非也。得神者昌，失神者亡。

帝曰：善。

湯液醪醴論篇第十四

新校正云：按全元起本在第五卷。

黃帝問曰：爲五穀湯液及醪醴奈何？液，謂清液。醪醴，謂酒之屬也。

① 到：通「倒」。注文二「到」字同。

① 問：金刻本作「伺」。

岐伯對曰：必以稻米，炊之稻薪，稻米者完，稻薪者堅。堅，謂資其堅勁。完，謂取其完全。完全則酒清泠，堅勁則氣迅疾而效速也。

帝曰：何以然？言何以能完堅邪？

岐伯曰：此得天地之和，高下之宜，故能至完。伐取得時，故能至堅也。夫稻者，生於陰水之精，首戴天陽之氣，二者和合，然乃化成，故云得天地之和而能至完。秋氣勁切，霜露凝結，稻以冬採，故云伐取得時而能至堅。

帝曰：上古聖人作湯液醪醴，爲而不用何也？

岐伯曰：自古聖人之作湯液醪醴者，以爲備耳。言聖人愍念生靈，先防萌漸，陳其法制，以備不虞耳。夫上古作湯液，故爲而弗服也。聖人不治已病治未病，故但爲備用而不服也。中古之世，道德稍衰，邪氣時至，服之萬全。雖道德稍衰，邪氣時至，以心猶近道，故服用萬全也。

帝曰：今之世不必已，何也？言不必如中古之世何也？

岐伯曰：當今之世，必齊毒藥攻其中，鑱石鍼艾治其外也。言法殊於往古也。

帝曰：形弊血盡而功不立者何？

岐伯曰：神不使也。

帝曰：何謂神不使？

岐伯曰：鍼石，道也。言神不能使鍼石之妙用也。何者？志意違背於師示故也。精神不進，志意不治，故病不可愈。動離於道，耗散天真故爾。○新校正云：按全元起本云：『精神進，志意定，故病可愈。』《太素》云：『精神越，志意散，故病不可愈。』今精壞神去，榮衛不可復收。何者？嗜欲無窮，而憂患不止，精氣弛壞，榮泣衛除，故神去之而病不愈也。精神者生之源，榮衛者氣之主，氣主不輔，生源復消，神不內居，病何能愈哉！

帝曰：夫病之始生也，極微極精，必先入結於皮膚。今良工皆稱曰：病成名曰逆，則鍼石不能治，良藥不能及也。今良工皆得其法，守其數，親戚兄弟遠近音聲日聞於耳，五色日見於目，而病不愈者，亦何暇不早乎？○新校正云：按別本「暇」一作「謂」。

岐伯曰：病爲本，工爲標，標本不得，邪氣不服，此之謂也。言醫與病不相得也。然工人或親戚兄弟該明，情疑勿用，工先備識，不謂知方，鍼艾之妙靡容，藥石之攻匪預，如是則道雖昭著，萬舉萬全，病不許治，欲奚爲療！《五藏別論》曰：「拘於鬼神者，不可與言至德。惡於鍼石者，不可與言至巧。病不許治者，病必不治，治之無功。」此皆謂工病不相得，邪氣不賓服也。豈惟鍼艾之有惡哉？藥石亦有之矣。○新校正云：按《移精變氣論》曰：「標本已得，邪氣乃服。」

帝曰：其有不從毫毛而生，五藏陽以竭也，○新校正云：按全元起本及《太素》「陽」作「傷」，義亦通。津液充郭，其魄獨居，孤精①於內，氣耗於外，形不可與衣相保，此四極急而動中，是氣拒於內，而形施於外，治之奈何？不從毫毛，言生於內也。陰氣內盛②，陽氣竭絕，不得入於腹中，故言五藏陽以竭也。津液者，水也。充，滿也。郭，皮也。陰稸於中，水氣脹滿，上攻於肺，肺氣孤危③。魄者肺神，腎爲水害，子不救母，故云其魄獨居也。夫陰精損削於內，陽氣耗減於外，則三焦閉溢，水道不通，水滿皮膚，身體否腫，故云形不可與衣相保也。凡此之類，皆四支脉數急，而內鼓動於肺中也。肺動者，謂氣急而欬也。言如是者，皆水氣格拒於腹膜之內，浮腫施張於身形之外，欲窮標本，其可得乎？四極，言四末，則四支也。《左傳》曰：「風淫末疾。」《靈樞經》曰：「陽受氣於四末。」○新校正云：詳「形施於外」，「施」字疑誤。

---

① 孤精：《素問校勘記》曰：「『孤精』二字誤倒，當依《聖濟總錄》乙轉。」

② 內盛：金刻本作「中盛」。

③ 肺氣孤危：金刻本作「一氣孤危」。

岐伯曰：平治於權衡，去宛陳莝，〇新校正云：按《太素》『莝』作『茎』。微動四極，温衣，繆刺其處，以復其形。開鬼門，潔淨府，精以時服，五陽已布，疏滌五藏，故精自生，形自盛，骨肉相保，巨氣乃平。平治權衡，謂察脉浮沈也。脉浮爲在表，脉沈爲在裏。在裏者泄之，在外者汗之。故下次①云『開鬼門，潔淨府』也。去宛陳莝，謂去積久之水物，猶如草莝之不可久留於身中也。全本作『草莝』。微動四極，謂微動四支，令陽氣漸以宣行，故又曰『温衣』也。經脉滿則絡脉溢，絡脉溢則繆刺之，以調其絡脉，使形容如舊而不腫，故云『繆刺其處，以復其形』也。開鬼門，是啓玄府遣氣也。五陽，是五藏之陽氣也。潔淨府，謂寫膀胱水去也。脉和，則五精之氣以時賓服於腎藏也。然五藏之陽，漸而宣布，五藏之外，氣穢②復除也。如是故精髓自生，形肉自盛，藏府既和，則骨肉之氣更相保抱，大經脉氣然乃平復爾。

帝曰：善。

玉版論要篇第十五

新校正云：按全元起本在第二卷。

黄帝問曰：余聞揆度、奇恒，所指不同，用之奈何？

岐伯對曰：揆度者，度病之淺深也。奇恒者，言奇病也。請言道之至數，五色脉變，揆度奇恒，道在於一。一，謂色脉之應也。知色脉之應，則可以揆度奇恒矣。〇新校正云：按全元起本『請』作『謂』。神轉不回，回則不轉，乃失其機，血氣者，神氣也。《八正神明論》曰：『血氣者，人之神，

① 下次：金刻本作『下文』，可從。
② 氣穢：金刻本作『氛穢』。

不可不謹養也。』夫血氣應順四時，遞遷囚王，循環五氣，無相奪倫，是則神轉不回也。回，謂却行也。然血氣隨王，不合却行，却行則反常，反常則回而不轉也。回而不轉，乃失生氣之機矣。何以明之？夫木衰則火王，火衰則土王，土衰則金王，金衰則水王，水衰則木王，終而復始循環，此之謂神轉不回也。若木衰水王，水衰金王，金衰土王，土衰火王，火衰木王，此之謂回而不轉也。然反天常軌，生之何有耶！至數之要，迫近以微，言五色五脉變化之要道，迫近於天常而又微妙。著之玉版，命曰合玉機。《玉機》，篇名也。言以此回轉之要旨，著之玉版，合同於《玉機論》文也。○新校正云：詳『道之至數』至此，與《玉機真藏論》文相重，注頗不同。

容色見上下左右，各在其要。容色者，他氣也。如肝木部内，見赤黄白黑色，皆謂他氣也。餘藏率如此例。所見皆在明堂上下左右要察候處，故云各在其要。○新校正云：按全元起本『容』作『客』。視色之法，具《甲乙經》中。其色見淺者，湯液主治，十日已。色淺則病輕，故十日乃已。其見深者，必齊主治，二十一日已。色深則病甚，必終齊乃已。其見大深者，醪酒主治，百日已。病深甚，故日多。色夭面脱，不治，色見大深，兼之夭惡，面肉又脱，不可治也。百日盡已。色不夭，面不脱，治之百日盡，可已。○新校正云：詳色夭面脱雖不治，然期當百日乃已盡也。脉短氣絶死，脉短已虚，加之漸絶，真氣將竭，故必死。病温虚甚死。甚虚而病温，温氣内涸其精血，故死。

色見上下左右，各在其要。上爲逆，下爲從。色見於下者，病生之氣也，故從。色見於上者，傷神之兆也，故逆。女子右爲逆，左爲從；男子左爲逆，右爲從。左爲陽，故男子右爲從而左爲逆；右爲陰，故女子右爲逆而左爲從。易，重陽死，重陰死。女子色見於左，男子色見於右，是變易也。男子色見於左，是曰重陽，女子色見於右，是曰重陰，氣極則反，是皆死也。陰陽反他，○新校正云：按《陰陽應象大論》云『陰陽反作』。治在權衡相奪，奇恒事也，揆度事也。權衡相奪，謂陰陽二氣不得高下之宜，是奇於恒常之事，當揆度其氣，隨宜而處療之。

搏脉痺躄，寒熱之交。脉繫搏於手而病瘰痺及攣躄者，皆寒熱之氣交合所爲，非邪氣虚實之所生也。脉孤爲消氣，虚泄①爲奪血。夫脉有表無裏，有裏無表，皆曰孤亡之氣

---

① 虚泄：《太素·卷十五·色脉診》作『虚爲洩』。

也。若有表有裏而氣不足者，皆曰虚衰之氣也。孤爲逆，虚爲從。孤無所依，故曰逆。虚衰可復，故曰從。行奇恒之法，以太陰始。凡揆度奇恒之法，先以氣口太陰之脉，定四時之正氣，然後度量奇恒之氣也。行所不勝曰逆，逆則死；木見金脉，金見火脉，火見水脉，水見土脉，土見木脉，如是皆行所不勝也，故曰逆。賊勝不已，故逆則死焉。行所勝曰從，從則活。木見水火土脉，火見金土木脉，土見金水火脉，金見土木水脉，水見金火木脉，如是者皆可勝之脉，故曰從。從則無所剋殺傷敗，故從則活也。八風四時之勝，終而復始，以不越於五行，故雖相勝，猶循環終而復始也。逆行一過，不復可數，論要畢矣。過，謂遍也。然逆行一過，遍於五氣者不復可數，爲平和矣。

診要經終論篇第十六

新校正云：按全元起本在第二卷。

黄帝問曰：診要何如？

岐伯對曰：正月二月，天氣始方，地氣始發，人氣在肝。方，正也。言天地氣正，發生其萬物也。木治東方，王七十二日，猶當三月節後一十二日，是木之用事。以月而取，則正月二月，人氣在肝。三月四月，天氣正方，地氣定發，人氣在脾。天氣正方，以陽氣明盛。地氣定發，爲萬物華而欲實也。然季終土寄而王，土又生於丙，故人氣在脾。五月六月，天氣盛，地氣高，人氣在頭。天陽赫盛，地焰高升，故言天氣盛，地氣高。火性炎上，故人氣在頭也。七月八月，陰氣始殺，人氣在肺。七月三陰爻①生，八月陰始肅殺，故云陰氣始殺也。然陰氣肅殺，類合於金，肺氣象金，故人氣在肺也。九月十月，陰氣始冰，地氣始閉，人氣在心。陰氣始凝，地氣始閉，隨陽而入，故人氣在心。十

---

① 陰爻：「爻」，原誤作「支」，據金刻本、人衛本改。

一月十二月，冰復，地氣合，人氣在腎。陽氣深復①，故氣在腎也。夫氣之變也，故發生於木，長茂於土，盛高而上，肅殺於金，避寒於火，伏藏於水，斯皆隨順陰陽氣之升沈也。《五藏生成論》曰：「五藏之象，可以類推。」此之謂氣類也。

故春刺散俞，及與分理，血出而止，散俞，謂間穴。分理，謂肌肉分理。○新校正云：按《四時刺逆從論》云：「春氣在經脈。」此散俞即經脈之俞也。又《水熱穴論》云：「春取絡脈分肉。」甚者傳氣，間者環也。辨②疾氣之間甚也。傳，謂相傳。環，謂循環也。相傳則傳所不勝，循環則周迴於五氣也。○新校正云：按《太素》「環也」作「環已」。夏刺絡俞，見血而止，盡氣閉環，痛病必下。盡氣，謂出血而盡鍼下取所病脈盛邪之氣也。邪氣盡已，穴俞閉密，則經脈循環，而痛病之氣必下去矣。以陽氣大盛，故爲是法刺之。○新校正云：按《四時刺逆從論》云：「夏氣在孫絡。」此絡俞即孫絡之俞也。又《水熱穴論》云：「夏取盛經分腠。」秋刺皮膚，循理，上下同法，神變而止。循理，謂循肌肉之分理也。上，謂手脈。下，謂足脈。神變，謂脈氣變易，與未刺時異也。脈者神之用，故爾言之。○新校正云：按《四時刺逆從論》云：「秋氣在皮膚。」義與此合。又《水熱穴論》云：「取俞以寫陰邪，取合以虛陽邪。」皇甫士安云：「是始秋之治變。」冬刺俞竅於分理，甚者直下，間者散下。直下，謂直爾下之。散下，謂散布下之。○新校正云：按《四時刺逆從論》云：「冬氣在骨髓。」此俞竅即骨髓之俞竅也。又《水熱穴論》云：「冬取井滎。」皇甫士安云：「是末冬③之治變也。」春夏秋冬，各有所刺，法其所在。

春刺夏分，脈亂氣微，入淫骨髓，病不能愈，令人不嗜食，又且少氣。心主脈，故脈亂氣微。水受氣於夏，腎主骨，故入淫於骨髓也。心火微則胃土不足，故不嗜食而少氣也。○新校正云：按《四時刺逆從論》云：「春刺絡脈，血氣外溢，令人少氣。」春刺秋分，筋攣，逆氣環爲欬嗽，病不愈，令人時驚，又且哭④。木受氣於秋，肝主筋，故刺秋分則筋攣也。若氣逆環周，則爲欬嗽。肝主驚，故時驚。肺主氣，故氣逆，又且哭也。○新校正云：按《四時刺逆從論》云：「春刺肌肉，血氣環逆，令人上氣也。」春刺冬分，邪氣著藏，

---

① 深復：金刻本作「深伏」，義勝。
② 辨：金刻本作「辯」。
③ 末冬：金刻本作「春冬」。
④ 哭：《甲乙·卷五·第一（上）》作「笑」，下注「一作哭」。

令人脹，病不愈，又且欲言語。冬主陽氣伏藏，故邪氣著藏。腎實則脹，故刺冬分則令人脹也。火受氣於冬，心主言，故欲言語也。○新校正云：按《四時刺逆從論》云：「春刺筋骨，血氣內著，令人腹脹。」

夏刺春分，病不愈，令人解墮。肝養筋，肝氣不足，故筋力解墮。○新校正云：按《四時刺逆從論》云：「夏刺經脈，血氣乃竭，令人解墮①。」夏刺秋分，病不愈，令人心中欲無言，惕惕如人將捕之。肝木爲語，傷秋分則肝木虛，故恐如人將捕之。肝不足，故欲無言而復恐也。○新校正云：按《四時刺逆從論》云：「夏刺肌肉，血氣內却，令人善恐。」《甲乙經》「欲②」作「悶」。夏刺冬分，病不愈，令人少氣，時欲怒。夏傷於腎，肝肺救③之，志內不足，故令人少氣，時欲怒也。○新校正云：按《四時刺逆從論》云：「夏刺筋骨，血氣上逆，令人善怒。」

秋刺春分，病不已，令人惕然欲有所爲，起而忘之。肝虛故也。刺不當也。○新校正云：按《四時刺逆從論》云：「秋刺經脈，血氣上逆，令人善忘。」秋刺夏分，病不已，令人益嗜臥，又且善㝱④。心氣少則脾氣孤，故令嗜臥。心主㝱，神爲之，故令⑤㝱。○新校正云：按《四時刺逆從論》云：「秋刺絡脈，氣不外行，令人臥，不欲⑥動。」秋刺冬分，病不已，令人洒洒時寒。陰氣上干，故時寒也。洒洒，寒貌。○新校正云：按《四時刺逆從論》云：「秋刺筋骨，血氣內散⑦，令人寒慄。」

冬刺春分，病不已，令人欲臥不能眠，眠而有見。肝氣少，故令欲臥不能眠。肝主目，故眠而如見有物之形狀也。○新校正云：按《四時刺逆從論》云：「冬刺經脈，血氣皆脫，令人目不明。」冬刺夏分，病不愈，氣上，發爲諸痺。泄脈氣故也。○新校正云：按《四時刺逆從論》云：「冬刺絡脈，血氣外泄，留爲大痺。」冬刺秋分，病不已，

---

① 墮：與「惰」通。按，金刻本作「㑊」，與《四時刺逆從論》合，疑底本字誤。
② 欲：原脫，參照《甲乙·卷五·第一(上)》補。
③ 救：原作「敎」，形誤。據金刻本改。
④ 㝱：同「夢」。
⑤ 故令：金刻本此下有「善」字，與經文合。
⑥ 欲：原作「能」；金刻本作「用」，皆誤。今據讀書堂本、趙府本改，與《四時刺逆從論》合。
⑦ 血氣內散：原脫「散」字，據金刻本、讀書堂本、趙府本補。

令人善渴。肺氣不足，故發渴。○新校正云：按《四時刺逆從論》云：『冬刺肌肉，陽氣竭絶，令人善忘①。』

凡刺胸腹者，必避五藏。心肺在鬲上，腎肝在鬲下，脾象土而居中，故刺胸腹必避之。五藏者，所以藏精神魂魄意志，損之則五神去，神去則死至，故不可不慎也。中心者環死，氣行如環之一周則死也。正謂周十二辰也。○新校正云：按《刺禁論》云：『一日死，其動爲噫。』《四時刺逆從論》同。此經闕刺中肝死日。《刺禁論》云：『中肝五日死，其動爲語。』《四時刺逆從論》同也。中脾者五日死，土數五也。○新校正云：按《刺禁論》云：『中脾十日死，其動爲吞。』《四時刺逆從論》同。中腎者七日死，水成數六，水數畢，當至七日而死。一云『十日死』，字之誤也。○新校正云：按《刺禁論》云：『中腎六日死，其動爲嚏。』《四時刺逆從論》云：『中腎六日死，其動爲嚏欠。』中肺者五日死，金生數四，金數畢，當至五日而死。一云『三日死』，亦字誤也。○新校正云：按《刺禁論》云：『中肺三日死，其動爲欬。』《四時刺逆從論》同。王注《四時刺逆從論》云：『此三論皆歧伯之言而不同者，傳之誤也。』中鬲者皆爲傷中，其病雖愈，不過一歲必死。五藏之氣，同主一年，鬲傷則五藏之氣互相剋伐，故不過一歲必死。刺避五藏者，知逆從也。所謂從者，鬲與脾腎之處，不知者反之。腎著於脊，脾藏居中，鬲連於脇際，知者爲順，不知者反傷其藏。刺胸腹者，必以布憿著之，乃從單布上刺，形定，則不誤中於五藏也。○新校正云：按別本『憿』一作『徼』，又作『撽』。刺之不愈，復刺。要以氣至爲效②也。《鍼經》曰：『刺之氣不至，無問其數；刺之氣至，去之勿復鍼。』此之謂也。刺鍼必肅，肅，謂靜肅，所以候氣之存亡。刺腫搖鍼，以出大膿血故。經刺勿搖，經氣不欲泄故。此刺之道也。

帝曰：願聞十二經脉之終奈何？終，謂盡也。

歧伯曰：太陽之脉，其終也戴眼反折瘈瘲，其色白，絶汗乃出，出則死矣。戴眼，謂睛不轉而仰視也。然足太陽脉，起於目内眥，上額交巔上，從巔入絡腦，還出別下項，循肩髆内，俠脊抵腰中；其支別者，下循足至小指外側。手太陽脉，起於手小指之端，循臂上肩入缺盆；其支別者，上頰至目内眥，抵足太陽；○新校正云：按《甲乙經》作『斜絡於顴。』○又其支別者，從缺盆循頸上頰至目外眥。○新校正

---

① 善忘：原作『善渴』，據金刻本改，與《四時刺逆從論》合。
② 效：金刻本作『故』。

云：按《甲乙經》『外』作『兑』。〇故戴眼反折瘈瘲色白，絶汗乃出也。絶汗，謂汗暴出如珠而不流，旋復乾也。太陽極則汗出，故出則死。少陽終者，耳聾，百節皆縱，目睘①絶系，絶系一日半死，其死也色先青白，乃死矣。足少陽脉，起於目鋭眥，上抵頭角，下耳後；其支別者，從耳後入耳中，出走耳前。手少陽脉，其支別者，從耳後亦入耳中，出走耳前。故終則耳聾目睘絶系也。少陽主骨，故氣終則百節縱緩。色青白者，金木相薄也，故見死矣。睘，謂直視如驚貌。陽明終者，口目動作，善驚妄言，色黃，其上下經盛，不仁，則終矣。足陽明脉，起於鼻，交頞中，下循鼻外，入上齒縫中，還出，俠口環脣，下交承漿，却循頤後下廉，出大迎，循頰車，上耳前，過客主人，循髮際至額顱；其支別者，從大迎前下人迎，循喉嚨入缺盆下鬲。手陽明脉，起於手，循臂至肩，上出於柱骨之會上，下入缺盆絡肺；其支別者，從缺盆上頸貫頰，下入齒中，還出俠口交人中，左之右，右之左，上俠鼻鼽，抵足陽明。〇新校正云：按《甲乙經》『鼽』作『孔』。無『抵足陽明』四字。〇故終則口目動作也。口目動作，謂目睒睒而鼓頷也。胃病則惡人與火，聞木音則愓然而驚，又罵詈，罵詈②而不避親疏，故善驚妄言也。黃者，土色。上，謂手脉。下，謂足脉也。經盛，謂面目頸頷足跗腕脛皆躁盛而動也。不仁，謂不知善惡。如是者，皆氣竭之徵也，故終矣。少陰終者，面黑齒長而垢，腹脹閉，上下不通而終矣。手少陰氣絶則血不流，足少陰氣絶則骨不耎，骨硬則斷上宣，故齒長而積垢污。血壞則皮色死，故面色如漆而不赤也。足少陰脉，從腎上貫肝鬲入肺中。手少陰脉，起於心中，出屬心系，下鬲絡小腹。故其終則腹脹閉，上下不通也。〇新校正云：詳王注云：『骨不耎，骨硬。』按《難經》及《甲乙經》云：『骨不濡則肉弗能著。』當作『骨不濡』。手少陰脉『絡小腹』，《甲乙經》作『脉絡小腸』。太陰終者，腹脹閉不得息，善噫善嘔，嘔則逆，逆則面赤，足太陰脉行從股内前廉入腹，屬脾絡胃，上鬲。手太陰脉，起於中焦，下絡大腸，還循胃口，上鬲屬肺。故終則如是也。《靈樞經》曰：『足太陰之脉動，則病食則嘔，腹脹善噫也。』嘔則氣逆，故面赤。〇新校正云：按《靈樞經》作『善噫，噫則嘔，嘔則逆。』不逆則上下不通，不通則面黑皮毛焦而終矣。嘔則上通，故但面赤。不嘔則下已閉，上復不通，心氣外燔，故皮毛焦而終矣。何者？足太陰脉支別者，復從胃別上鬲，注心中。由是則皮毛焦，乃心氣外燔而生也。厥陰終者，中熱嗌乾，善溺心煩，甚則舌卷卵上縮而終矣。足厥陰絡，循脛上睾，結於莖。其正經入毛中，下過陰器，上抵小腹，俠胃，上循喉嚨之後入頏顙。手厥陰脉，起於胸中，出屬心包。故終則中熱嗌乾善溺心煩矣。《靈樞經》曰：『肝者，筋之合也。筋者，聚於陰器而脉絡於舌本。』故甚則舌卷卵上縮也。又以厥陰之脉過陰器故爾。〇新校正云：按《甲乙經》

---

① 睘：原作『瞏』，爲俗體字，今改爲規範字。下同。按，『睘』，音窮，目驚視。《說文·目部》：『睘，目驚視也。』

② 罵詈罵詈：人衛本改作『妄言，罵詈』。

『皋』作『睾』；『過』作『環』。此十二經之所敗也。手三陰三陽，足三陰三陽，則十二經也。敗，謂氣終盡而敗壞也。○新校正云：詳十二經又出《靈樞經》，與《素問》重①。

重廣補注黃帝内經素問卷第四

【釋音】

異法方宜論

蹻巨嬌切　砭普廉切　緻直利切　標必堯切

移精變氣論

荄古哀切，草根也

湯液醪醴論音勞

莝音剉，斬也　滌音迪　穢音畏

玉版論

度徒各切　躄必益切

診要經終論

憿古堯切　瘲音縱　睘音瓊　睒音閃　跗音閉②

① 重：原脫。據金刻本、讀書堂本、趙府本補。

② 音閉：『閉』，疑涉上『閃』字而誤。金刻本作『方無切，足上也』。

重廣補注黄帝内經素問卷第五

啓玄子　次注　林億　孫奇　高保衡等奉敕　校正　孫兆　重改誤

脉要精微論篇第十七

新校正云：按全元起本在第六卷。

黄帝問曰：診法何如？

岐伯對曰：診法常以平旦，陰氣未動，陽氣未散，飲食未進，經脉未盛，絡脉調勻，氣血未亂，故乃可診有過之脉。動，謂動而降卑。散，謂散布而出也。過，謂異於常候也。○新校正云：按《脉經》及《千金方》『有過之脉』作『過此非也』。王注『陰氣未動』謂『動而降卑』，按《金匱真言論》云：『平旦至日中，天之陽，陽中之陽也。』則『平旦』爲一日之中純陽之時，陰氣未動耳，何有『降卑』之義？切脉動靜而視精明，察五色，觀五藏有餘不足，六府強弱，形之盛衰，以此參伍，決死生之分。切，謂以指切近於脉也。精明，穴名也。在明堂左右兩目内眥也，以近於目，故曰精明。言以形氣盛衰，脉之多少，視精明之間氣色，觀藏府不足有餘，參其類伍，以決死生之分。

夫脉者，血之府也，府，聚也。言血之多少皆聚見於經脉之中也。故《刺志論》曰：『脉實血實，脉虚血虚，此其常也，反此者病。』由是故也。長則氣治，短則氣病，數則煩心，大則病進，夫脉長爲氣和，故治；短爲不足，故病；數急爲熱，故煩心；大爲邪盛，故病進也。長脉者往來長，短脉者往來短，數脉者往來急速，大脉者往來滿大也。上盛則氣高，○新校正云：按全元起本『高』作『鬲』。

下盛則氣脹，代則氣衰，細則氣少，○新校正云：按《太素》『細』作『滑』。濇則心痛①，上，謂寸口。下，謂尺中。盛，謂盛滿。代脉者，動而中止，不能自還。細脉者，動如莠蓬。濇脉者，往來時不利而蹇濇也。渾渾革②至如涌泉，病進而色弊，渾渾，言脉氣濁亂也。革至者，謂脉來弦而大，實而長也。如涌泉者，言脉汩汩但出而不返也。緜緜其去如弦絶，死。緜緜，言微微似有，而不甚應手也。如弦絶者，言脉卒斷，如弦之絶去也。若病候日進而色弊惡，如此之脉，皆必死也。○新校正云：按《甲乙經》及《脉經》作『渾渾革革，至如涌泉，病進而危③，弊弊綽綽，其去如弦絶者死。』

夫精明五色者，氣之華也，五氣之精華者，上見爲五色，變化於精明之間也。《六節藏象論》曰：『天食人以五氣，五氣入鼻，藏於心肺，上使五色脩明。』此則明察五色也。赤，欲如白裹朱，不欲如赭；白，欲如鵝羽，不欲如鹽；○新校正云：按《甲乙經》作『白，欲如白璧之澤，不欲如堊。』《太素》兩出之。青，欲如蒼璧之澤，不欲如藍；黄，欲如羅裹雄黄，不欲如黄土；黑，欲如重漆色，不欲如地蒼。○新校正云：按《甲乙經》作『炭色』。五色精微象見矣，其壽不久也。赭色、鹽色、藍色、黄土色、地蒼色見者，皆精微之敗象，故其壽不久。

夫精明者，所以視萬物，別白黑，審短長。以長爲短，以白爲黑，如是則精衰矣。誠其誤也。夫如是者，皆精明衰乃誤也。

五藏者，中之守也，身形之中，五神安守之所也。此則明觀五藏也。○新校正云：按《甲乙經》及《太素》『守』作『府』。中盛藏滿，氣勝傷恐者，聲如從室中言，是中氣之濕也。中，謂腹中。盛，謂氣盛。藏，謂肺藏。氣勝，謂勝於呼吸而喘息變易也。夫腹中氣盛，肺藏充滿，氣勝息變，善傷於恐，言聲不發，如在室中者，皆腹中有濕氣乃爾也。言而微，終日乃復言者，此奪氣也。若言音微細，聲斷不續，甚奪其氣乃如是也。衣被不斂，言語善惡不避親疏者，此神明之亂也。倉廩不藏者，

---

① 心痛：金刻本作『氣痛』。
② 革：音急，疾速也。《禮記·檀弓（上）》：『夫子之病革矣。』鄭玄注：『革，急也。』
③ 危：原作『色』，據金刻本改，與《脉經·卷一·第十三》、明鈔本《甲乙·卷四·第一（中）》合。

是門戶不要①也。倉廩，謂脾胃。門戶，謂魄門。《靈蘭秘典論》曰：『脾胃者，倉廩之官也。』《五藏別論》曰：『魄門亦爲五藏使，水穀不得久藏也。』魄門，則肛門也。要，謂禁要。水泉不止者，是膀胱不藏也。水泉，謂前陰之流注也。得守者生，失守者死。夫如是倉廩不藏，氣勝傷恐，衣被不斂，水泉不止者，皆神氣得居而守則生，失其所守則死也。夫何以知神氣之不守耶？衣被不斂，言語善惡不避親疏，則亂之證也。亂甚則不守於藏也。

夫五藏者，身之強也，藏安則神守，神守則身強，故曰身之強也。頭者精明之府，頭傾視深，精神將奪矣。背者胸中之府，背曲肩隨，府將壞矣。腰者腎之府，轉搖不能，腎將憊矣。膝者筋之府，屈伸不能，行則僂附，○新校正云：按別本『附』一作『俯』，《太素》作『跗』。筋將憊矣。骨者髓之府，不能久立，行則振掉，骨將憊矣。皆以所居所由而爲之府也。得強則生，失強則死。強，謂中氣強固以鎮守也。

岐伯曰：○新校正云：詳此『岐伯曰』前無問。反四時者，有餘爲精，不足爲消。應太過，不足爲精；應不足，有餘爲消。陰陽不相應，病名曰關格。廣陳其脉應也。夫反四時者，諸不足皆爲血氣消損，諸有餘皆爲邪氣勝精也。陰陽之氣不相應合，不得相營，故曰關格也。

帝曰：脉其四時動奈何？知病之所在奈何？知病之所變奈何？知病乍在内奈何？知病乍在外奈何？請問此五者，可得聞乎？言欲順四時及陰陽相應之狀候也。

岐伯曰：○新校正云：詳此對與問不甚相應。脉四時動、病之所在、病之所變，按文頗對。病在内、在外之説，後文殊不相當。請言其與天運轉大也。指可見陰陽之運轉，以明陰陽之不可見也。萬

① 要：通『約』。

物之外，六合之内，天地之變，陰陽之應，彼春之暖，爲夏之暑，彼秋之忿，爲冬之怒，四變之動，脉與之上下。六合，謂四方上下也。春暖爲夏暑，言陽生而至盛；秋忿而冬怒，言陰少而之壯也。○新校正云：按全元起注本「暖」作「緩」。「忿」一爲「急」，言秋氣勁急也。以春應中規，春脉耎弱，輕虚而滑，如規之象，中外皆然，故以春應中規。夏應中矩，夏脉洪大，兼之滑數，如矩之象，可正平之，故以夏應中矩。秋應中衡，秋脉浮毛，輕濇而散，如秤衡之象，高下必平，故以秋應中衡。冬應中權。冬脉如石，兼沈而滑，如秤權之象，下遠於衡，故以冬應中權也。以秋中衡、冬中權者，言脉之高下異處如此爾。此則隨陰陽之氣，故有斯四應不同也。是故冬至四十五日，陽氣微上，陰氣微下；夏至四十五日，陰氣微上，陽氣微下。陰陽有時，與脉爲期，期而相失，知①脉所分，分之有期，故知死時。察陰陽升降之準②，則知經脉遞遷之象；審氣候遞遷之失，則知氣血③分合之期。分期不差，故知人死之時節。微妙在脉，不可不察，察之有紀，從陰陽始，推陰陽升降，精微妙用，皆在經脉之氣候，是以不可不察，故始以陰陽爲察候之綱紀。始之有經，從五行生，生之有度，四時爲宜，言始所以知有經脉之察候司應者，何哉？蓋從五行衰王而爲準度也。徵求太過不及之形診，皆以應四時者爲生氣所宜也。○新校正云：按《太素》「宜」作「數」。補寫勿失，與天地如一，有餘者寫之，不足者補之，是則應天地之常道也。然天地之道，損有餘而補不足，是法天地之道也。寫補之宜，工切審之，其治氣亦然。得一之情，以知死生。曉天地之道，補寫不差，既得一情，亦可知生死之準的。是故聲合五音，色合五行，脉合陰陽。聲表宮商角徵羽，故合五音。色見青黃赤白黑，故合五行。脉彰寒暑之休王，故合陰陽之氣也。

是知陰盛則夢涉大水恐懼，陰爲水，故夢涉水而恐懼也。《陰陽應象大論》曰：「水爲陰。」陽盛則夢大火燔灼，陽爲火，故夢大火而燔灼也。《陰陽應象大論》曰：「火爲陽。」

---

① 知：金刻本作「如」。
② 準：金刻本作「進」。
③ 氣血：金刻本作「氣立」。

陰陽俱盛則夢相殺毀傷，亦類交爭之氣象也。上盛則夢飛，下盛則夢墮，氣上則夢上，故飛。氣下則夢下，故墮。甚飽則夢予，內有餘故。甚飢則夢取；內不足故。肝氣盛則夢怒，肝在志爲怒。肺氣盛則夢哭，肺聲哀，故爲哭。○新校正云：詳「是知陰盛則夢涉大水恐懼」至此，乃《靈樞》之文，誤置於斯，仍少心脾腎氣盛所夢，今具《甲乙經》中。短蟲多則夢聚衆，身中短蟲多，則夢聚衆。長蟲多則夢相擊毀傷。長蟲動則內不安，內不安則神躁擾，故夢是矣。○新校正云：詳此二句，亦不當出此，應他經脫簡文也。

是故持脉有道，虛靜爲保①。前明脉應，此舉持脉所由也。然持脉之道，必虛其心，靜其志，乃保定盈虛而不失。○新校正云：按《甲乙經》「保」作「寶」。春日浮，如魚之遊在波；雖出，猶未全浮。夏日在膚，泛泛乎萬物有餘；泛泛，平貌。陽氣大盛，脉氣亦象萬物之有餘，易取而洪大也。秋日下膚，蟄蟲將去；隨陽氣之漸降，故曰下膚。何以明陽氣之漸降？蟄蟲將欲藏去②也。冬日在骨，蟄蟲周密，君子居室。在骨，言脉深沈也。蟄蟲周密，言陽氣伏藏。君子居室，此人事也。故曰：知內者按而紀之，知內者，謂知脉氣也，故按而爲之綱紀。知外者終而始之。知外者，謂知色象，故以五色終而復始。此六者，持脉之大法。見是六者，然後可以知脉之遷變也。○新校正云：詳此前對帝問「脉其四時動奈何」之事。

心脉搏③堅而長，當病舌卷不能言，搏，謂搏擊於手也。諸脉搏堅而長者，皆爲勞心而藏脉氣虛極也。心手少陰脉，從心系上俠咽喉，故令舌卷短而不能言也。其耎而散者，當消環自已。諸脉耎散，皆爲氣實血虛也。消，謂消散。環，謂環周。言其經氣如環之周，當其火王，自消散也。○新校正云：按《甲乙經》「環」作「渴」。肺脉搏堅而長，當病唾血；肺虛極則絡逆，絡逆則血泄，故唾出也。其耎而散者，當病灌汗，至令不復散發也。汗泄玄府，津液奔湊，寒水灌洗，皮密汗藏，因灌汗藏，故言灌汗至令不復散發也。灌，謂灌洗。盛暑多爲此也。○新校正云：詳下文諸藏各言色，而心肺二藏不言色者，疑闕文也。肝脉搏堅而長，色不青，當病墜若搏，因血在脇下，令人喘逆，諸脉見本經之氣而色不應者，皆非病從內生，是外病來勝

① 保：通「寶」。《說文通訓定聲·孚部》：「保，又爲寶。《史記·周紀》：展九鼎保玉。」

② 去：同「弆」。按：「弆」，音舉，密藏之義。《集韻·語韻》：「弆，藏也。或作『去』。」

③ 搏：《太素·卷十五·五藏脉診》、《甲乙·卷四·第一（中）》皆作「揣」。按，「揣」與「搏」通，聚合之義。下文經、注數「搏」字同。

也。夫肝藏之脉，端直以長，故言曰『色不青，當病墜若搏』也。肝主兩脇，故曰『因血在脇下』也。肝厥陰脉，布脇肋，循喉嚨之後；其支別者，復從肝別貫鬲，上注肺。今血在脇下，則血氣上熏於肺，故令人喘逆也。其耎而散色澤者，當病溢飲，溢飲者渴暴多飲，而易入肌皮腸胃之外也。面色浮澤，是爲中濕，血虚中濕，水液不消，故言當病溢飲也。以水飲滿溢，故滲溢易而入肌皮腸胃之外也。○新校正云：按《甲乙經》『易』作『溢』。胃脉搏堅而長，其色赤，當病折髀，胃虚色赤，火氣牧①之，心象於火，故色赤也。胃陽明脉，從氣衝下髀抵伏兔。故病則髀如折也。其耎而散者，當病食痺。痺，痛也。胃陽明脉，其支別者，從大迎前下人迎，循喉嚨入缺盆，下鬲屬胃絡脾。故食則痛悶而氣不散也。○新校正云：詳謂『痺』爲『痛』，義則未通。脾脉搏堅而長，其色黄，當病少氣，脾虚則肺無所養，肺主氣，故少氣也。其耎而散，色不澤者，當病足䯒腫若水狀也。色氣浮澤，爲水之候，色不潤澤，故言若水狀也。脾太陰脉，自上内踝前廉，上踹②内，循胻骨後，交出厥陰之前，上循膝股内前廉入腹。故病足胻腫也。腎脉搏堅而長，其色黄而赤者，當病折腰，色氣黄赤，是心脾干腎，腎受客陽③，故腰如折也。腰爲腎府，故病發於中。其耎而散者，當病少血，至令不復也。腎主水，以生化津液，今腎氣不化，故當病少血，至令不復也。

帝曰：○新校正云：詳『帝曰』至『以其勝治之愈』，全元起本在《湯液篇》。診得心脉而急，此爲何病？病形何如？

岐伯曰：病名心疝，少腹當有形也。心爲牡藏，其氣應陽，今脉反寒，故爲疝也。諸脉勁急者，皆爲寒。形，謂病形也。

帝曰：何以言之？

岐伯曰：心爲牡藏，小腸爲之使，故曰少腹當有形也。少腹，小腸④也。《靈蘭秘典論》曰：『小腸者，受盛之官。』以其受盛，故形居于内也。

---

①牧：統轄之義。《方言·卷十二》：『牧，司也。』金刻本、讀書堂本、古林堂本、趙府本皆作『救』。
②踹：《素問校勘記》曰：『「踹」當作「腨」。踹，足跟也；腨，足肚也。二字迴別。』
③陽：人衛本作『傷』。
④小腸：金刻本作『小腹』。按，王冰下文以小腸爲說，底本似是。

帝曰：診得胃脉，病形何如？

岐伯曰：胃脉實則脹，虚則泄。脉實者氣有餘，故脹滿。脉虚者氣不足，故泄利。○新校正云：詳此前對帝問『知病之所在』。

帝曰：病成而變何謂？

岐伯曰：風成爲寒熱，《生氣通天論》曰：『因於露風，乃生寒熱。』故風成爲寒熱也。癉成爲消中，癉，謂濕熱也。熱積於内，故變爲消中也。消中之證，善食而瘦。○新校正云：詳王注以『善食而瘦』爲消中，按本經『多食數溲』爲之消中，『善食而瘦』乃是食㑊之證。當云『善食而溲數』。厥成爲巔疾，厥，謂氣逆也。氣逆上而不已，則變爲上巔之疾也。久風爲飧泄，久風不變，但在胃中，則食不化而泄利也。以肝氣内合而乘胃，故爲是病焉。《陰陽應象大論》曰：『風氣通於肝。』故内應於肝也。脉風成①爲癘，經《風論》曰：『風寒客於脉而不去，名曰癘風。』又曰：『癘者，有榮氣熱附②，其氣不清，故使其鼻柱壞而色敗，皮膚瘍潰。』然此則癩也。夫如是者，皆脉風成結變而爲也。病之變化，不可勝數。○新校正云：詳此前對帝問『知病之所變奈何』。

帝曰：諸癰腫筋攣骨痛，此皆安生？安，何也。言何以生之。

岐伯曰：此寒氣之腫，八風之變也。八風，八方之風也。然癰腫者，傷東南、西南風之變也。筋攣骨痛者，傷東風、北風之變也。《靈樞經》曰：『風從東方來，名曰嬰兒風，其傷人也，外在筋紐。風從東南來，名曰弱風，其傷人也，外在於肌。風從西南來，名曰謀風，其傷人也，外在於肉。風從北方來，名曰大剛風，其傷人也，外在於骨。』由此四風之變而三病乃生，故下問對是也。

帝曰：治之奈何？

岐伯曰：此四時之病，以其勝治之愈也。勝，謂勝剋也。如金勝木，木勝土，土勝水，水勝火，火勝金，此則相勝也。

---

① 脉風成：本書《風論》王注引本篇作『脉風盛』；《太素·卷十六·雜診》作『賊風成』。

② 附：金刻本作『胕』。

帝曰：有故病五藏發動，因傷脉色，各何以知其久暴至之病乎？重以色氣，明前五藏堅長之脉，有自病、故病及因傷候也。

岐伯曰：悉乎哉問也！徵其脉小色不奪者，新病也。氣乏而神猶強也。徵其脉不奪，其色奪者，此久病也。神持而邪凌其氣也。徵其脉與五色俱奪者，此久病也。神與氣俱衰也。徵其脉與五色俱不奪者，新病也。神與氣俱強也。肝與腎脉並至，其色蒼赤，當病毀傷不見血，已見血，濕若中水也。肝色蒼，心色赤，赤色見當脉洪，腎脉見當色黑。今腎脉來，反見心色，故當因傷而血不見也。若已見血，則是濕氣及水在腹中也。何者？以心腎脉色，中外之候不相應也。

尺内兩傍，則季脇也，尺内，謂尺澤之内也。兩傍，各謂尺之外側也。季脇近腎，尺主之，故尺内兩傍則季脇也。尺外以候腎，尺裏以候腹中①。尺外，謂尺之外側。尺裏，謂尺之内側也。次尺外下兩傍則季脇之分，季脇之上腎之分，季脇之内則腹之分也。附上，左外以候肝，内以候鬲；肝主賁。賁，鬲也。右外以候胃，内以候脾。脾居中，故以内候之。胃爲市，故以外候之。上附上，右外以候肺，内以候胸中；肺葉垂外，故以外候之。胸中主氣管，故以内候之。左外以候心，内以候膻中。心，主鬲中也。膻中，則氣海也，嗌也。○新校正云：詳王氏以膻中爲嗌也，疑誤。前以候前，後以候後，上『前』，謂左寸口。下『前』，謂胸之前膺及氣海也。上『後』，謂右寸口。下『後』，謂胸之後背及氣管也。上竟上者，胸喉中事也；下竟下者，少腹腰股膝脛足中事也。上竟上，至魚際也。下竟下，謂盡尺之脉動處也。少腹，胞。氣海在膀胱。腰股膝脛足中之氣動靜，皆分其近遠及連接處所名目以候之，知其善惡也。

---

① 腹中：《素問校勘記》曰：『「中」字应下属。』

粗大者，陰不足，陽有餘，爲熱中也。粗大，謂脈洪大也。脈洪爲熱，故曰熱中。來疾去徐，上實下虛，爲厥巔疾；來徐去疾，上虛下實，爲惡風也。亦脈狀也。故中惡風者，陽氣受也。以上虛，故陽氣受也。有脈俱沈細數者，少陰厥也；尺中之有脈沈細數者，是腎少陰氣逆也。何者？尺脈不當見數，有數故言厥也。俱沈細數者，言左右尺中也。沈細數散者，寒熱也，陽干於陰，陰氣不足，故寒熱也。《正理論》曰：『數爲陽。』浮而散者，爲眴仆。脈浮爲虛，散爲不足，氣虛而血不足，故爲頭眩而仆倒也。諸浮不躁者皆在陽，則爲熱；其有躁者在手。言大法也。但浮不躁，則病在足陽脈之中；躁者，病在手陽脈之中也。故又曰『其有躁者在手』也。陽爲火氣，故爲熱。諸細而沈者皆在陰，則爲骨痛；其有靜者在足。細沈而躁，則病生於手陰脈之中；靜者，病生於足陰脈之中也。故又曰『其有靜者在足』也。陰主骨，故骨痛。數動一代者，病在陽之脈也，泄及便膿血。代，止也。數動一代，是陽氣之生病，故言病在陽之脈。所以然者，以泄利及膿血，脈乃爾。諸過者切之，濇者陽氣有餘也，滑者陰氣有餘也。陽有餘則血少，故脈濇。陰有餘則氣多，故脈滑也。○新校正云：詳『氣多』疑誤，當是『血多』也。陽氣有餘爲身熱無汗，陰氣有餘爲多汗身寒，血少氣多，斯可知也。陰陽有餘則無汗而寒。陽餘無汗，陰餘身寒。若陰陽有餘，則當無汗而寒也。推而外之，內而不外，有心腹積也。脈附臂筋，取之不審，推筋令遠，使脈外行內而不出外者，心腹中有積乃爾。推而內之，外而不內，身有熱也。脈遠臂筋，推之令近，遠而不近，是陽氣有餘，故身有熱也。推而上之，上而不下，腰足清也。推筋按之，尋之而上，脈上涌盛，是陽氣有餘，故腰足冷也。○新校正云：按《甲乙經》『上而不下』作『下而不上』。推而下之，下而不上，頭項痛也。推筋按之，尋之而下，脈沈下掣，是陽氣有餘①，故頭項痛也。○新校正云：按《甲乙經》『下而不上』作『上而不下』。按之至骨，脈氣少者，腰脊痛而身有痺也。陰氣大過故爾。

① 是陽氣有餘：『陽』，人衛本據守山閣本改作『陰』。

平人氣象論篇第十八

新校正云：按全元起本在第一卷。

黄帝問曰：平人何如？平人，謂氣候平調之人也。

岐伯對曰：人一呼脉再動，一吸脉亦再動，呼吸定息脉五動，閏以太息，命曰平人。平人者，不病也。經脉一周於身，凡長十六丈二尺。呼吸脉各再動，定息脉又一動，則五動也，計二百七十定息，氣可環周。然盡五十營，以一萬三千五百定息，則氣都行八百一十丈。如是則應天常度，脉氣無不及太過，氣象平調，故曰平人也。常以不病調病人，醫不病，故爲病人平息以調之爲法。人一呼脉一動，一吸脉一動，曰少氣。呼吸脉各一動，準候減平人之半，計二百七十定息，氣凡行八丈一尺，以一萬三千五百定息，氣都行四百五丈，少氣之理，從此可知。人一呼脉三動，一吸脉三動而躁，尺熱曰病温，尺不熱脉滑曰病風，脉濇曰痺。呼吸脉各三動，準過平人之半，計二百七十息，氣凡行二十四丈三尺，病生之兆，由斯著矣。夫尺者，陰分位也；寸者，陽分位也。然陰陽俱熱，是則爲温，陽獨躁盛，則風中陽也。《脉要精微論》曰：「中惡風者，陽氣受也。」滑爲陽盛，故病爲風。濇爲無血，故爲𤸷痺也。躁，謂煩躁。○新校正云：按《甲乙經》無「脉濇曰痺」一句，下文亦重。人一呼脉四動以上曰死，脉絶不至曰死，乍疏乍數曰死。呼吸脉各四動，準候過平人之倍，計二百七十息，氣凡行三十二丈四尺，況其以上耶？《脉法》曰：「脉四至曰脱精，五至曰死。」然四至以上，亦近五至也，故死矣。然脉絶不至，天真之氣已無；乍數乍疏，胃穀之精亦㱇①，故皆死之候。是以下文曰：○新校正云：按别本「㱇」一作「敗」。平人之常氣稟於胃，胃者平人之常氣也，常平之氣，胃海致之。《靈樞經》曰：「胃爲水穀之海也。」《正理論》曰：「穀入於胃，脉道乃行。」人無胃氣曰逆，逆者死。逆，謂反平人之候也。○新校正云：按《甲乙經》云：「人常稟氣於胃，脉以胃氣爲本，無胃氣曰逆，逆者死。」

---

① 㱇：音四，死也。《玉篇·歹部》：「㱇，死也。」

春胃微弦曰平，言微似弦，不謂微而弦也。鉤及耎弱、毛、石義並同。弦多胃少曰肝病，但弦無胃曰死，謂急而益勁，如新張弓弦也。胃而有毛曰秋病，毛，秋脉，金氣也。毛甚曰今病。木受金邪，故今病。藏真散於肝，肝藏筋膜之氣也。象陽氣之散發，故藏真散也。《藏氣法時論》曰：『肝欲散，急食辛以散之。』取其順氣。夏胃微鉤曰平，鉤多胃少曰心病，但鉤無胃曰死，謂前曲後居，如操帶鉤也。胃而有石曰冬病，石，冬脉，水氣也。石甚曰今病。火被水侵，故今病。藏真通於心，心藏血脉之氣也。象陽氣之炎盛也。《藏氣法時論》曰：『心欲耎，急食鹹以耎之。』取其順氣。長夏胃微耎弱曰平，弱多胃少曰脾病，但代無胃曰死，謂動而中止，不能自還也。耎弱有石曰冬病，石，冬脉，水氣也。次其勝剋，石當爲弦，長夏土絶，故云石也。弱甚曰今病。弱甚爲土氣不足，故今病。○新校正云：按《甲乙經》『弱』作『石』。藏真濡於脾，脾藏肌肉之氣也。以含藏水穀，故藏真濡也。秋胃微毛曰平，毛多胃少曰肺病，但毛無胃曰死，謂如物之浮，如風吹毛也。毛而有弦曰春病，弦，春脉，木氣也。次其乘剋，弦當爲鉤，金氣逼肝則脉弦來見，故不鉤而反弦也。弦甚曰今病。木氣逆來乘金，則今病。藏真高於肺，以行榮衛陰陽也。肺處上焦，故藏真高也。《靈樞經》曰：『榮氣之道，内穀爲寶，穀入於胃，氣傳與肺，流溢於中，而散於外，精專者行於經隧。』以其自肺宣布，故云以行榮衛陰陽也。○新校正云：按别本『寶』一作『實』。冬胃微石曰平，石多胃少曰腎病，但石無胃曰死，謂如奪索，辟辟如彈石也。石而有鉤曰夏病，鉤，夏脉，火兼土氣也。次其乘剋，鉤當云弱，土王長夏，不見正形，故石而有鉤，兼其土也。鉤甚曰今病。水受火土之邪，故今病。藏真下於腎，腎藏骨髓之氣也。腎居下焦，故云藏真下也。腎化骨髓，故藏骨髓之氣也。

胃之大絡，名曰虚里，貫鬲絡肺，出於左乳下，其動應衣，脉宗氣也。宗，尊也，主也，謂十二經脉之尊主也。貫鬲絡肺出於左乳下者，自鬲而出於乳下，乃絡肺也。盛喘數絶者，則病在中；絶，謂暫斷絶也。結而横，有積矣，絶不至曰死。皆左乳下脉動狀也。中，謂腹中也①。乳之下其動應

① 中謂腹中也：《素問校勘記》曰：『此五字當在上節注末。』

衣，宗氣泄也。泄，謂發泄。○新校正云：按全元起本無此十一字。《甲乙經》亦無。詳上下文義，多此十一字，當去。

欲知寸口太過與不及，寸口之脉中手短者，曰頭痛。寸口脉中手長者，曰足脛痛。短爲陽氣不及，故病於頭。長爲陰氣太過，故病於足。寸口脉中手促上擊者，曰肩背痛。陽盛於上，故肩背痛。寸口脉沉而堅者，曰病在中。寸口脉浮而盛者，曰病在外。沉堅爲陰，故病在中。浮盛爲陽，故病在外也。寸口脉沉而弱，曰寒熱及疝瘕少腹痛。沉爲寒，弱爲熱，故曰寒熱也。又沉爲陰盛，弱爲陽餘，餘盛相薄，正當寒熱，不當爲疝瘕而少腹痛，應古之錯簡爾。○新校正云：按《甲乙經》無此十五字，況下文已有『寸口脉沉而喘曰寒熱。脉急者曰疝瘕少腹痛』，此文衍，當去。寸口脉沉而横，曰脇下有積，腹中有横積痛。亦陰氣內結也。寸口脉沉而喘，曰寒熱。喘爲陽吸，沉爲陰爭，爭吸相薄，故寒熱也。脉盛滑堅者，曰病在外。脉小實而堅者，病在内①。盛滑爲陽，小實爲陰，陰病病在内，陽病病在外也。脉小弱以濇，謂之久病。小爲氣虚，濇爲無血。血氣虚弱，故云久遠之病也。脉滑浮而疾者，謂之新病。滑浮爲陽足，脉疾爲氣全，陽足氣全，故云新淺之病也。脉急者，曰疝瘕少腹痛。此覆前疝瘕少腹痛之脉也。言沉弱不必爲疝瘕，沉急乃與診相應。脉滑曰風。脉濇曰痺。滑爲陽，陽受病則爲風。濇爲陰，陰受病則爲痺。緩而滑曰熱中。盛而緊曰脹。緩，謂縱緩之狀，非動之遲緩也。陽盛於中，故脉滑緩。寒氣否滿，故脉盛緊也。盛緊，盛滿也。脉從陰陽，病易已；脉逆陰陽，病難已。脉病相應謂之從，脉病相反謂之逆。脉得四時之順，曰病無他；脉反四時及不間藏，曰難已。春得秋脉，夏得冬脉，秋得夏脉，冬得四季脉，皆謂反四時。氣不相應，故難已。臂多青脉，曰脱血。血少脉空，客寒因入，寒凝血汁，故脉色青也。尺脉緩濇，謂之解㑊。尺爲陰部，腹腎主之。緩爲熱中，濇爲無血，熱而無血，故解㑊，並不可名之。然寒不寒，熱不熱，弱不弱，壯不壯，儜②不可名，謂之解㑊也。《脉要精微論》曰：『尺外以候腎，尺裏以候腹中。』則腹腎主尺之義也。安臥脉盛，謂之脱血。臥久傷氣，氣傷則脉診應微，今脉盛而不微，則血去而氣無所主乃爾。盛，謂數急

① 病在内：金刻本『病』上有『曰』字，與前後文例合，疑底本脱文。

② 儜：原誤作『㑊』，據讀書堂本、古林堂本、趙府本改，與卷末釋文合。按，『儜』，音寧，《玉篇·人部》：『儜，困也，弱也。』

而大鼓也。尺濇脉滑，謂之多汗。謂尺膚濇而尺脉滑也。膚濇者榮血内涸，脉滑爲陽氣内餘，血涸而陽氣尚餘，多汗而脉乃如是也。尺寒脉細，謂之後泄。尺主下焦，診應腸腹，故膚寒脉細，泄利乃然。《脉法》曰：『陰微即下。』言尺氣虚少。脉尺粗常熱者，謂之熱中。謂下焦中也。肝見庚辛死，庚辛爲金，伐肝木地。心見壬癸死，壬癸爲水，滅心火也。脾見甲乙死。甲乙爲木，剋脾土也。肺見丙丁死，丙丁爲火，鑠肺金也。腎見戊己死，戊己爲土，刑腎水也。是謂真藏見皆死。此亦通明《三部九候論》中真藏脉見者，勝死也。尺粗而藏見亦然。

頸脉動喘疾欬，曰水。水氣上溢，則肺被熱熏，陽氣上逆，故頸脉盛鼓而欬喘也。頸脉，謂耳下及結喉傍人迎脉者也。目裹①微腫如臥蠶起之狀，曰水。《評熱病論》曰：『水者陰也，目下亦陰也。腹者至陰之所居也，故水在腹中者，必使目下腫也。』溺黄赤安臥者，黄疸②。疸，勞也。腎勞胞熱，故溺黄赤也。《正理論》曰：『謂之勞癉，以女勞得之也。』○新校正云：詳王注以疸爲勞，義非。若謂女勞得疸則可，若以疸爲勞，非矣。已食如飢者，胃疸。是則胃熱也。熱則消穀，故食已如飢也。面腫曰風。加之面腫，則胃風之診也。何者？胃陽明脉起於鼻，交頞中，下循鼻外故爾。足脛腫曰水。是謂下焦有水也。腎少陰脉出於足心，上循脛，過陰股，從腎上貫肝鬲。故下焦有水，足脛腫也。目黄者曰黄疸。陽怫於上，熱積胸中，陽氣上燔，故目黄也。《靈樞經》曰：『目黄者病在胸。』婦人手少陰○新校正云：按全元起本作『足少陰』。脉動甚者，姙子也。手少陰脉，謂掌後陷者中，當小指動而應手者也。《靈樞經》曰：『少陰無輸，心不病乎？岐伯云：其外經病而藏不病，故獨取其經於掌後鋭骨之端。』此之謂也。動，謂動脉也。動脉者，大如豆，厥厥動摇也。《正理論》曰：『脉陰陽相薄，名曰動也。』又《經脉别論》曰：『陰薄陽别，謂之有子。』○新校正云：按《經脉别論》中無此文。

脉有逆從四時，未有藏形，春夏而脉瘦，○新校正云：按《玉機真藏論》『瘦』作『沈濇』。秋冬而脉浮大，命曰逆四時也。春夏脉瘦，謂

① 目裹：原作『目裏』，形誤。據金刻本、讀書堂本、古林堂本、趙府本改。
② 疸：原作『疽』，形誤。據金刻本、讀書堂本、古林堂本、趙府本改。注文及新校正『若以疸爲勞』之『疸』字同。

沈細也。秋冬浮大，不應時也。大法，春夏當浮大而反沈細，秋冬當沈細而反浮大，故曰不應時也。風○新校正云：按《玉機真藏論》『風』作『病』。熱而脉靜，泄而脫血脉實①，○新校正云：按《玉機真藏論》作『泄而脉大，脫血而脉實』。病在中脉虚，病在外○新校正云：按《玉機真藏論》作『脉實堅，病在外』。脉濇堅者，○新校正云：按《玉機真藏論》作『脉不實堅者』。皆難治。風熱當脉躁而反靜，泄而脫血當脉虚而反實，邪氣在内當脉實而反虚，病氣在外當脉虚滑而反堅濇，故皆難治也。命曰反四時也。皆反四時之氣，乃如是矣。○新校正云：詳『命曰反四時也』，此六字應古錯簡，當去。自前『未有藏形春夏』至此五十三字，與後《玉機真藏論》文相重。

人以水穀爲本，故人絶水穀則死，脉無胃氣亦死。所謂無胃氣者，但得真藏脉，不得胃氣也。所謂脉不得胃氣者，肝不弦，腎不石也。不弦不石，皆謂不微似也。

太陽脉至，洪大以長；氣盛故能爾。○新校正云：按《扁鵲陰陽脉法》云：『太陽之脉，洪大以長，其來浮於筋上，動摇九分，三月四月甲子王。』呂廣云：『太陽王五月六月，其氣大盛，故其脉洪大而長也。』少陽脉至，乍數乍疏，乍短乍長；以氣有暢未暢者也。○新校正云：按《扁鵲陰陽脉②法》云：『少陽之脉，乍小乍大，乍長乍短，動摇六分，王十一月甲子夜半，正月二月甲子王。』呂廣云：『少陽王正月二月，其氣尚微，故其脉來進退無常。』陽明脉至，浮大而短。穀氣滿盛故也。○新校正云：詳無三陰脉，應古文闕也。按《難經》云：『太陰之至，緊大而長；少陰之至，緊細而微；厥陰之至，沈短以敦。』呂廣云：『陽明王三月四月，其氣始萌未盛，故其脉來浮大而短。』《扁鵲陰陽脉法》云：『少陰之脉緊細，動摇六分，王五月甲子日中，七月八月王③；太陰之脉，緊細以長，乘於筋上，動摇九分，九月十月甲子王；厥陰之脉，沈短以緊，動摇三分，十一月十二月甲子王。』

夫平心脉來，累累如連珠，如循琅玕，曰心平，言脉滿而盛，微似珠形之中手。琅玕，珠之類也。夏以胃氣爲本。脉有胃氣，則累累而微似連珠也。

---

① 脉實：《太素・卷十五・尺寸診》作『脉實者』，屬下讀。
② 脉：原脱，據金刻本補，與前後各節王冰注所引合。
③ 七月八月王：據前後文義，『王』前脱『甲子』二字。

病心脉來，喘喘連屬，其中微曲，曰心病。曲，謂中手而偃曲也。○新校正云：詳越人云：『啄連屬，其中微曲，曰腎病。』與《素問》異。死心脉來，前曲後居，如操帶鉤，曰心死。居，不動也。操，執持也。鉤，謂革帶之鉤。

平肺脉來，厭厭聶聶，如落榆莢，曰肺平，浮薄而虛者也。○新校正云：詳越人云：『厭厭聶聶，如循榆葉，曰春平脉。藹藹如車蓋，按之益大，曰秋平脉。』與《素問》之説不同。張仲景云：『秋脉藹藹如車蓋者，名曰陽結。春脉聶聶如吹榆莢者，名曰數。』恐越人之説誤也。秋以胃氣爲本。脉有胃氣，則微似榆莢之輕虛也。病肺脉來，不上不下，如循雞羽，曰肺病。謂中央堅而兩傍虛。死肺脉來，如物之浮，如風吹毛，曰肺死。如物之浮瞥瞥然，如風吹毛紛紛然也。○新校正云：詳越人云：『按之消索，如風吹毛①，曰死。』

平肝脉來，耎弱招招，如揭長竿末梢，曰肝平，如竿末梢，言長耎也。春以胃氣爲本。脉有胃氣，乃長耎如竿之末梢矣。病肝脉來，盈實而滑，如循長竿，曰肝病。長而不耎，故若循竿。死肝脉來，急益勁，如新張弓弦，曰肝死。勁，謂勁強，急之甚也。

平脾脉來，和柔相離，如雞踐地，曰脾平，言脉來動數相離，緩急和而調。長夏以胃氣爲本。胃少則脉實數。病脾脉來，實而盈數，如雞舉足，曰脾病。胃少，故脉實急矣。舉足，謂如雞走之舉足也。○新校正云：詳越人以爲心病。死脾脉來，鋭堅如烏之喙，○新校正云：按《千金方》作『如雞之喙』。如烏之距，如屋之漏，如水之流，曰脾死。烏喙烏距，言鋭堅也。水流屋漏，言其至也。水流，謂平至不鼓。屋漏，謂時動復住。

平腎脉來，喘喘累累如鉤，按之而堅，曰腎平，謂如心脉而鉤，按之小堅爾。○新校正云：按越人云：『其來上大下兑，濡滑如雀之啄，曰平。』呂廣云：『上大者足太陽，下兑者足少陰。陰陽得所，爲胃氣強，故謂之平。雀啄者，本大而末兑也。』冬以胃氣爲本。胃少則不按亦堅也。病腎脉來，如引葛，按之益堅，曰腎病。形如引葛，言不按且堅，明

① 如風吹毛：原書『毛』上衍一『吹』字，據金刻本、讀書堂本、古林堂本、趙府本删。

按之則尤甚也。死腎脉來，發如奪索，辟辟如彈石，曰腎死。發如奪索，猶蛇之走。辟辟如彈石，言促又堅也。

重廣補注黃帝内經素問卷第五

【釋音】

脉要精微論

莠音誘　汨古没切　癉都赧切　眴音荀，又音舜

平人氣象論

疝音山　瘕音賈　㑊音亦　儜女耕切　喙虚畏切

重廣補注黃帝内經素問卷第六

啓玄子　次注　林億　孫奇　高保衡等奉敕　校正　孫兆　重改誤

玉機真藏論篇第十九

新校正云：按全元起本在第六卷。

黃帝問曰：春脉如弦，何如而弦？

岐伯對曰：春脉者肝也，東方木也，萬物之所以始生也。故其氣來，耎弱輕虛而滑，端直以長，故曰弦，言端直而長，狀如弦也。〇新校正云：按越人云：『春脉弦者，東方木也，萬物始生，未有枝葉，故其脉來濡弱而長。』《四時經》『輕』作『寬』。反此者病。反爲反常平之候。

帝曰：何如而反？

岐伯曰：其氣來實而強，此謂太過，病在外；其氣來不實而微，此謂不及，病在中。氣餘則病形於外，氣少則病在於中也。〇新校正云：按呂廣云：『實強者，陽氣盛也。少陽當微弱，今更實強，謂之太過，陽處表，故令病在外。厥陰之氣養於筋，其脉弦，今更虛微，故曰不及，陰處中，故令病在内。』

帝曰：春脉太過與不及，其病皆何如？

岐伯曰：太過則令人善忘，忽忽眩冒而巔疾；其不及則令人胸痛引背，下則兩脇胠滿。忽忽，不爽也。眩，謂目眩，視如轉也。冒，謂冒悶也。胠，謂腋下，脇也。『忘』當爲『怒』，字之誤也。《靈樞經》曰：『肝氣實則怒。』肝厥陰脉，自足而上入毛中，又上貫鬲，布脇肋，循喉嚨之後，上入頏顙，上出額，與督脉會於巔。故病如是。○新校正云：按《氣交變大論》云：『木太過，甚則忽忽善怒，眩冒巔疾。』則『忘』當作『怒』。

帝曰：善。夏脉如鉤，何如而鉤？

岐伯曰：夏脉者心也，南方火也，萬物之所以盛長也，故其氣來盛去衰，故曰鉤，言其脉來盛去衰，如鉤之曲也。○新校正云：按越人云：『夏脉鉤者，南方火也，萬物之所盛，垂枝布葉，皆下曲如鉤，故其脉來疾去遲。』吕廣云：『陽盛故來疾，陰虚故去遲，脉從下上至寸口疾，還尺中遲也。』反此者病。

帝曰：何如而反？

岐伯曰：其氣來盛去亦盛，此謂太過，病在外；其脉來盛去盛，是陽之盛也。心氣有餘，是爲太過。其氣來不盛去反盛，此謂不及，病在中。○新校正云：詳越人肝心肺腎四藏脉，俱以強實爲太過，虚微爲不及，與《素問》不同。

帝曰：夏脉太過與不及，其病皆何如？

岐伯曰：太過則令人身熱而膚痛，爲浸淫；其不及則令人煩心，上見欬唾，下爲氣泄。心少陰脉，起於心中，出屬心系，下鬲絡小腸，又從心系却上肺。故心太過則身熱膚痛，而浸淫流布於形分；不及則心煩，上見欬唾，下爲氣泄。

帝曰：善。秋脉如浮，何如而浮？

岐伯曰：秋脉者肺也，西方金也，萬物之所以收成也，故其氣來，輕虚以浮，來急去散，故曰浮，脉來輕虚，故名浮也。來急，以陽未沈下。去散，以陰氣上升也。○新校正云：按越人云：『秋脉毛者，西方金也，萬物之所終，草木華葉，皆秋而落，其枝獨在，若毫毛也，故其脉來，輕虚以浮，故曰毛。』反此者病。

帝曰：何如而反？

岐伯曰：其氣來，毛而中央堅，兩傍虚，此謂太過，病在外；其氣來，毛而微，此謂不及，病在中。

帝曰：秋脉太過與不及，其病皆何如？

岐伯曰：太過則令人逆氣而背痛，慍慍然；其不及則令人喘，呼吸少氣而欬，上氣見血，下聞病音。肺太陰脉，起於中焦，下絡大腸，還循胃口，上鬲屬肺，從肺系横出腋下。復藏氣爲欬，主喘息，故氣盛則肩背痛氣逆，不及則喘息變易，呼吸少氣而欬，上氣見血也。下聞病音，謂喘息則肺中有聲也。

帝曰：善。冬脉如營，何如而營？脉沈而深，如營動也。○新校正云：詳「深」一作「濡」，又作「搏」。按本經下文云：「其氣來沈以搏」，則「深」字當爲「搏」。又按《甲乙經》「搏」字爲「濡」，當從《甲乙經》爲「濡」。何以言之？脉沈而濡，「濡」古「軟」字，乃冬脉之平調脉。若沈而搏擊於手，則冬脉之太過脉也。故言當從《甲乙經》「濡」字。

岐伯曰：冬脉者腎也，北方水也，萬物之所以合藏也，故其氣來沈以搏①，故曰營，言沈而搏擊於手也。○新校正云：按《甲乙經》「搏」當作「濡」。義如前説。又越人云：「冬脉石者，北方水也，萬物之所藏，盛冬之時，水凝如石，故其脉來沈濡而滑，故曰石也。」反此者病。

帝曰：何如而反？

岐伯曰：其氣來如彈石者，此謂太過，病在外；其去如數者，此謂不及，病在中。

帝曰：冬脉太過與不及，其病皆何如？

岐伯曰：太過則令人解㑊，○新校正云：按解㑊之義，具第五卷注。脊脉痛而少氣不欲言；其不及則令人心懸如病飢，眇

---

① 搏：《太素·卷十四·四時脉形》作「摶」。按，「摶」之義爲團，爲聚，故楊上善以「沉聚」解之。

中清，脊中痛，少腹滿，小便變。腎少陰脉，自股内後廉貫脊，屬腎絡膀胱；其直行者，從腎上貫肝鬲，入肺中，循喉嚨俠舌本；其支别者，從肺出絡心，注胸中。故病如是也。眇者，季脇之下，俠脊兩傍空軟處也。腎外當眇，故眇中清冷也。

帝曰：善。

帝曰：四時之序，逆從之變異也，脉春弦夏鉤秋浮冬營，爲逆順之變見異狀也。然脾脉獨何主？主，謂主時月。

岐伯曰：脾脉者土也，孤藏以灌四傍者也。納水穀，化津液，溉灌於肝心肺腎也。以不正主四時，故謂之孤藏。

帝曰：然則脾善惡，可得見之乎？

岐伯曰：善者不可得見，惡者可見。不正主時，寄王於四季，故善不可見，惡可見也。

帝曰：惡者何如可見？

岐伯曰：其來如水之流者，此謂太過，病在外；如烏之喙者，此謂不及，病在中。〇新校正云：按《平人氣象論》云：『如烏①之喙。』又别本『喙』作『啄』。

帝曰：夫子言脾爲孤藏，中央土以灌四傍，其太過與不及，其病皆何如？

岐伯曰：太過則令人四支不舉；以主四支，故病不舉。其不及，則令人九竅不通，名曰重強。脾之孤藏，以灌四傍，今病則五藏不和，故九竅不通也。《八十一難經》曰：『五藏不和則九竅不通。』重，謂藏氣重疊。強，謂氣不和順。

---

① 烏：原誤作『鳥』，據讀書堂本、趙府本改，與《平人氣象論》合。

帝瞿然而起，再拜而稽首曰：善。吾得脉之大要，天下至數，五色脉變，揆度奇恒，道在於一，瞿然，忙貌也。言以太過不及而一貫之，揆度奇恒皆通也。神轉不迴，迴則不轉，乃失其機。五氣循環，不愆時叙，是爲神氣流轉不迴。若却行衰王，反天之常氣，是則却迴而不轉，由是却迴不轉，乃失生氣之機矣。至數之要，迫近以微，得至數之要道，則應用切近以微妙也。迫，切也。著之玉版，藏之藏府，每旦讀之，名曰玉機。著之玉版，故以爲名，言是玉版，生氣之機。○新校正云：詳「至數」至「名曰玉機」與前《玉版論要》文相重，彼注頗詳。

五藏受氣於其所生，傳之於其所勝，氣舍於其所生，死於其所不勝。病之且死，必先傳行至其所不勝，病乃死。受氣所生者，謂受病氣於己之所生者也。傳所勝者，謂傳於己之所剋者也。氣舍所生者，謂舍於生己者也。死所不勝者，謂死於剋己者之分位也。所傳不順，故必死焉。此言氣之逆行也，故死。所爲逆者，次如下説。肝受氣於心，傳之於脾，氣舍於腎，至肺而死。心受氣於脾，傳之於肺，氣舍於肝，至腎而死。脾受氣於肺，傳之於腎，氣舍於心，至肝而死。肺受氣於腎，傳之於肝，氣舍於脾，至心而死。腎受氣於肝，傳之於心，氣舍於肺，至脾而死。此皆逆死也。一日一夜五分之，此所以占死生之早暮也。肝死於肺，位秋庚辛，餘四倣此。然朝主甲乙，晝主丙丁，四季上主戊己，晡主庚辛，夜主壬癸，由此則死生之早暮可知也。○新校正云：按《甲乙經》「生」作「者」字，云「占死者之早暮」。詳此經文，專爲言氣之逆行也，故死，即不言生之早暮。王氏改「者」作「生」，義不若《甲乙經》中《素問》本文。

黄帝曰：五藏相通，移皆有次，五藏有病，則各傳其所勝。以上文逆傳而死，故言是逆傳所勝之次也。○新校正云：詳「逆傳所勝之次」，「逆」當作「順」，上文既言「逆傳」，下文所言乃「順傳」之次也。不治，法三月若六月，若三日若六日，傳五藏而當死，是順傳所勝之次。三月者，謂一藏氣之遷移。六月者，謂至其所勝之位。三日者，三陽之數以合日也。六日者，謂兼三陰以數之爾。《熱論》曰：「傷寒一日巨陽受，二日陽明受，三日少陽受，四日太陰受，五日少陰受，六日厥陰受。」則其義也①。○新校正云：詳上文「是順傳所勝之次」七字，乃是次前注，誤在此經文之

① 則其義也：原脱「其」字，據讀書堂本、趙府本補。

下，不惟無義，兼校之全元起本《素問》及《甲乙經》，並無此七字，直去之，慮未達者致疑，今存于注。故曰：別於陽者，知病從來；別於陰者，知死生之期。主辨三陰三陽之候，則知中風邪氣之所不勝矣。故下曰：〇新校正云：詳舊此段注寫作經，今①改爲注。又按《陰陽別論》云：『別於陽者，知病處也；別於陰者，知死生之期。』又云：『別於陽者，知病忌時；別於陰者，知死生之期。』義同此。言知至其所困而死。困，謂至所不勝也。上文曰『死於其所不勝』。

是故風者百病之長也，言先百病而有之。〇新校正云：按《生氣通天論》云：『風者，百病之始。』今風寒客於人，使人毫毛畢直，皮膚閉而爲熱，客，謂客止於人形也。風擊皮膚，寒勝腠理，故毫毛畢直，玄府閉密而熱生也。當是之時，可汗而發也；邪在皮毛，故可汗泄也。《陰陽應象大論》曰：『善治者治皮毛。』此之謂也。或痺不仁腫痛，病生而變，故如是也。熱中血氣，則痛痺不仁，寒氣傷形，故爲腫痛。《陰陽應象大論》云：『寒傷形，熱傷氣，氣傷痛，形傷腫。』當是之時，可湯熨及火灸刺而去之。皆謂釋散寒邪，宣揚正氣。弗治，病入舍於肺，名曰肺痺，發欬上氣。邪入諸陰，則病而爲痺，故入於肺，名曰痺焉。《宣明五氣論》曰：『邪入於陽則狂，邪入於陰則痺。』肺在變動爲欬，故欬則氣上②，故上氣也。弗治，肺即傳而行之肝，病名曰肝痺，一名曰厥，脇痛出食，肺金伐木，氣不入肝，故曰『弗治行之肝』也。肝氣通膽，膽善爲怒，怒者氣逆，故一名厥也。肝厥陰脈，從少腹屬肝絡膽，上貫鬲，布脇肋，循喉嚨之後，上入頏顙。故脇痛而食入腹則出，故曰出食。當是之時，可按若刺耳。弗治，肝傳之脾，病名曰脾風，發癉，腹中熱，煩心出黃。肝氣應風，木勝脾土，土受風氣，故曰脾風。蓋爲風氣通肝而爲名也。脾之爲病，善發黃癉，故發癉也。脾太陰脈，入腹屬脾絡胃，上鬲俠咽，連舌本，散舌下；其支別者，復從胃別上鬲，注心中，故腹中熱而煩心，出黃色於便寫之所也。當此之時，可按可藥可浴。弗治，脾傳之腎，病名曰疝瘕，少腹寃③熱而痛，出白，一名曰蠱，

① 今：原誤作『合』，據讀書堂本、趙府本改。
② 故欬則氣上：人衛本於『故』下補『欬』字，作『故欬。欬則氣上』。
③ 寃：音免，與『悶』、『悗』、『懣』等字通。

腎少陰脉，自股內後廉貫脊屬腎絡膀胱。故少腹寃熱而痛，溲出白液也。寃熱內結，消鑠脂肉，如蠱之食，日內損削，故一名曰蠱。當此之時，可按可藥。弗治，腎傳之心，病筋脉相引而急，病名曰瘛，腎不足則水不生，水不生則筋燥急，故相引也。陰氣內弱，陽氣外燔，筋脉受熱而自跳掣，故名曰瘛。當此之時，可灸可藥。弗治，滿十日，法當死。至心而氣極，則如是矣。若復傳行，當如下說：腎因傳之心，心即復反傳而行之肺，發寒熱，法當三歲死，因腎傳心，心不受病，即而復反傳與肺金，肺已再傷，故寒熱也。三歲者，肺至腎一歲，腎至肝一歲，肝至心一歲，火又乘肺，故云三歲死。此病之次也。謂傳勝之次第。然其卒發者，不必治於傳，不必依傳之次，故不必以傳治之。或其傳化有不以次，不以次入者，憂恐悲喜怒，令不得以其次，故令人有大病矣。憂恐悲喜怒，發無常分，觸遇則發，故令病氣亦不次而生。因而喜大虛則腎氣乘矣，喜則心氣移於肺，心氣不守，故腎氣乘矣。《宣明五氣篇》曰：『精氣并於心則喜。』怒則肝氣乘矣，怒則氣逆，故肝氣乘脾。悲則肺氣乘矣，悲則肺氣移於肝，肝氣受邪，故肺氣乘矣。《宣明五氣篇》曰：『精氣并於肺則悲。』恐則脾氣乘矣，恐則腎氣移於心，腎氣不守，故脾氣乘矣。《宣明五氣篇》曰：『精氣并於腎則恐。』憂則心氣乘矣，憂則肝氣移於脾，肝氣不守，故心氣乘矣。《宣明五氣篇》曰：『精氣并於肝則憂。』此其道也。此其不次之常道。故病有五，五五二十五變，及其傳化。五藏相并而各五之，五而乘之，則二十五變也。然其變化，以勝相傳，傳而不次，變化多端。〇新校正云：按《陰陽別論》云：『凡陽有五，五五二十五陽。』義與此通。傳，乘之名也。言傳者何？相乘之異名爾。

大骨枯槁，大肉陷下，胸中氣滿，喘息不便，其氣動形，期六月死，真藏脉見，乃予之期日。皮膚乾著，骨間肉陷，謂大骨枯槁，大肉陷下也。諸附骨際及空窌處，亦同其類也。胸中氣滿，喘息不便，是肺無主也。肺司治節，氣息由之，其氣動形，爲無氣相接，故聳舉肩背，以遠求報氣矣。夫如是，皆形藏已敗，神藏亦傷，見是證者，期後一百八十日內死矣。候見真藏之脉，乃與死日之期爾。真藏脉診，下經備矣。此肺之藏也。

大骨枯槁，大肉陷下，胸中氣滿，喘息不便，內痛引肩項，期一月死，真藏見，乃予之期日。火精外出，陽氣上燔，金受火災，故内痛肩項。如是者，期後三十日内死。此心之藏也。

大骨枯槁，大肉陷下，胸中氣滿，喘息不便，内痛引肩項，身熱脱肉破䐃，真藏見，十月之内死。陰氣微弱，陽氣内燔，故身熱也。䐃者肉之標，脾主肉，故肉如脱盡，䐃如破敗也。見斯證者，期後三百日内死。䐃，謂肘膝後肉如塊者。此脾之藏也。

大骨枯槁，大肉陷下，肩髓内消，動作益衰，真藏來見，期一歲死，見其真藏，乃予之期日。肩髓内消，謂缺盆深也。衰於動作，謂交接漸微，以餘藏尚全，故期後三百六十五日内死。此腎之藏也。〇新校正云：按全元起本及《甲乙經》「真藏來見①」作「未見」，「來」當作「未」，字之誤也。

大骨枯槁，大肉陷下，胸中氣滿，腹内痛，心中不便，肩項身熱，破䐃脱肉，目匡陷，真藏見，目不見人，立死。其見人者，至其所不勝之時則死。木生其火，肝氣通心，脈抵少腹，上布脇肋，循喉嚨之後，上入頏顙，故腹痛心中不便，肩項身熱，破䐃脱肉也。肝主目，故目匡陷及不見人，立死也。不勝之時，謂於庚辛之月。此肝之藏也。

急虚身中卒至，五藏絶閉，脈道不通，氣不往來，譬於墮溺，不可爲期。言五藏相移，傳其不勝，則可待真藏脈見，乃與死日之期。卒急虚邪，中於身内，則五藏絶閉，脈道不通，氣不往來，譬於墮墜没溺，不可與爲死日之期也。其脈絶不來，若人一息五六至，其形肉不脱，真藏雖不見，猶死也。是則急虚卒至之脈。〇新校正云：按人一息脈五六至，何得爲死？必「息」字誤，「息」當作「呼」乃是。

真肝脈至，中外急，如循刀刃責責然，如按琴瑟弦，色青白不澤，毛折，乃死。真心脈至，堅而搏，如循薏苡子累累然，色赤黑不澤，毛折，乃死。真肺脈至，大而虚，如以毛羽中人膚，色白赤不

① 來見：底本與下文「未見」誤倒，據讀書堂本、趙府本乙正，與文義合。

澤，毛折，乃死。真腎脉至，搏而絕，如指彈石辟辟然，色黑黃不澤，毛折，乃死。真脾脈至，弱而乍數乍疏，色黃青不澤，毛折，乃死。諸真藏脈見者，皆死不治也。〇新校正云：按楊上善云：『無餘物和雜，故名真也。』五藏之氣，皆胃氣和之，不得獨用。如至剛不得獨用，獨用則折，和柔用之即固也。五藏之氣，和於胃氣，即得長生。若真獨見，必死。欲知五藏真見爲死，和胃爲生者，於寸口診即可知見者，如弦是肝脈也，微弦爲平和。微弦，謂二分胃氣一分弦氣俱動爲微弦。三分並是弦而無胃氣，爲見真藏。餘四藏準此。

黃帝曰：見真藏曰死，何也？

岐伯曰：五藏者皆稟氣於胃，胃者五藏之本也。胃爲水穀之海，故五藏稟焉。藏氣者，不能自致於手太陰，必因於胃氣，乃至於手太陰也，平人之常，稟氣於胃，胃氣者平人之常氣，故藏氣因胃乃能至於手太陰也。〇新校正云：詳『平人之常』至下『平人之常氣』，本《平人氣象論》文，王氏引注此經。按《甲乙經》云：『人常稟氣於胃，脈以胃氣爲本。』與此小異。然《甲乙》之義爲得。故五藏各以其時，自爲而至於手太陰也。自爲其狀，至於手太陰也。故邪氣勝者，精氣衰也。故病甚者，胃氣不能與之俱至於手太陰。故真藏之氣獨見，獨見者病勝藏也，故曰死。是所謂脈無胃氣也。《平人氣象論》曰：『人無胃氣曰逆，逆者死。』

帝曰：善。〇新校正云：詳自『黃帝問』至此一段，全元起本在第四卷《太陰陽明表裏篇》中，王冰移於此處。必言此者，欲明王氏之功於《素問》多矣。

黃帝曰：凡治病，察其形氣色澤，脈之盛衰，病之新故乃治之，無後其時。欲必先時而取之。形氣相得，謂之可治；氣盛形盛，氣虛形虛，是相得也。色澤以浮，謂之易已；氣色浮潤，血氣相營，故易已。脈從四時，謂之可治；脈春弦夏鈎秋浮冬營，謂順四時。從，順也。脈弱以滑，是有胃氣，命曰易治，取之以時。候可取之時而取之，則萬舉萬全，當以四時血氣所在而爲療爾。〇新校正云：詳『取之以時』，《甲乙經》作『治之趣之，無後其時。』與王氏之義兩通。形氣相失，謂之難治；形盛氣虛，氣盛形虛，皆相失也。色夭不澤，謂之難已；夭，謂不明而惡。不澤，謂枯燥也。脈實以堅，謂之益甚；脈實以堅，是邪氣盛，故益甚也。

脉逆四時，爲不可治。以氣逆故疾。上四句是謂四難，所以下文曰：必察四難，而明告之。此四，粗之所易語，工之所難爲。

所謂逆四時者，春得肺脉，夏得腎脉，秋得心脉，冬得脾脉，其至皆懸絶沈濇者，命曰逆四時。春得肺脉，秋來見也。夏得腎脉，冬來見也。秋得心脉，夏來見也。冬得脾脉，春來見也。懸絶，謂如懸物之絶去也。未有藏形，於春夏而脉沈濇，○新校正云：按《平人氣象論》云：『而脉瘦。』義與此同。秋冬而脉浮大，名曰逆四時也。未有，謂未有藏脉之形狀也。病熱脉靜，泄而脉大，脱血而脉實，病在中脉實堅，病在外脉不實堅者，皆難治。皆難治者，以其與證不相應也。○新校正云：按《平人氣象論》云：『病在中脉虚，病在外脉濇堅。』與此相反。此經誤，彼論爲得。自『未有藏形春夏』至此，與《平人氣象論》相重，注義備於彼。

黄帝曰：余聞虚實以决死生，願聞其情。

岐伯曰：五實死，五虚死。五實，謂五藏之實。五虚，謂五藏之虚。

帝曰：願聞五實五虚。

岐伯曰：脉盛，皮熱，腹脹，前後不通，悶瞀，此謂五實。實，謂邪氣盛實。然脉盛，心也；皮熱，肺也；腹脹，脾也；前後不通，腎也；悶瞀，肝也。脉細，皮寒，氣少，泄利前後，飲食不入，此謂五虚。虚，謂真氣不足也。然脉細，心也；皮寒，肺也；氣少，肝也；泄利前後，腎也；飲食不入，脾也。

帝曰：其時有生者，何也？

岐伯曰：漿粥入胃，泄注止，則虚者活；身汗得後利，則實者活。此其候也。全注：飲粥得入於胃，胃氣和調，其利漸止，胃氣得實，虚者得活。言實者得汗外通，後得便利，自然調平。

三部九候論篇第二十

新校正云：按全元起本在第一卷，篇名《决死生》。

黄帝問曰：余聞九鍼於夫子，衆多博大，不可勝數。余願聞要道，以屬子孫，傳之後世，著之骨髓，藏之肝肺，歃血而受，不敢妄泄，歃血，飲血也。令合天道，〇新校正云：按全元起本云『令合天地』。必有終始，上應天光星辰歷紀，下副四時五行，貴賤更立①，冬陰夏陽，以人應之奈何？願聞其方。天光，謂日月星也。歷紀，謂日月行歷於天二十八宿三百六十五度之分紀也。言以人形血氣榮衛周流，合時候之遷移，應日月之行道。然斗極旋運，黄赤道差。冬時日依黄道近南，故陰多；夏時日依黄道近北，故陽盛也。夫四時五行之氣，以王者爲貴，相者爲賤也。

岐伯對曰：妙乎哉問也！此天地之至數。道貫精微，故云妙問。至數，謂至極之數也。

帝曰：願聞天地之至數，合於人形血氣，通决死生，爲之奈何？

岐伯曰：天地之至數，始於一，終於九焉。九，奇數也。故天地之數，斯爲極矣。一者天，二者地，三者人，因而三之，三三者九，以應九野。《爾雅》曰：『邑外爲郊，郊外爲甸，甸外爲牧，牧外爲林，林外爲坰②，坰外爲野。』言其遠也。〇新校正云：詳王引《爾雅》爲證，與今《爾雅》或不同，已具前《六節藏象論》注中。故人有三部，部有三候，以决死生，以處百病，以調虛實，而除邪疾。所謂三部者，言身之上中下部，非寸關尺也。三部之内，經隧由之，故察候存亡，悉因於是，鍼之補寫，邪疾可除也。

帝曰：何謂三部？

① 立：原作『乊（互）』，據讀書堂本、趙府本改。顧觀光亦改作『立』，《素問校勘記》曰：『吳刻「立」作「互」，依藏本改。《寶命全形論》有「五勝更立」句。』

② 坰：原作『垌』，形誤。據讀書堂本、趙府本改，與卷末釋音合。下『坰』字同。

岐伯曰：有下部，有中部，有上部。部各有三候，三候者，有天有地有人也。必指而導之，乃以爲真。言必當諮受於師也。《徵四失論》曰：『受師不卒，妄作雜術，謬言爲道，更名自功，妄用砭石，後遺身咎。』此其誡也。《禮》曰：『疑事無質。』質，成也。上部天，兩額之動脈；在額兩傍，動應於手，足少陽脉氣所行也。上部地，兩頰之動脈；在鼻孔下兩傍，近於巨髎之分，動應於手，足陽明脉氣之所行。上部人，耳前之動脈。在耳前陷者中，動應於手，手少陽脉氣之所行也。中部天，手太陰也；謂肺脉也。在掌後寸口中，是謂經渠，動應於手。中部地，手陽明也；謂大腸脉也。在手大指次指歧骨間，合谷之分，動應於手也。中部人，手少陰也。謂心脉也。在掌後鋭骨之端，神門之分，動應於手也。《靈樞經·持鍼縱捨論②》『問曰：少陰無輸，心不病乎？對曰：其外經病而藏不病，故獨取其經於掌後鋭骨之端。』正謂此也。下部天，足厥陰也；謂肝脉也。在毛際外，羊矢下一寸半陷中，五里之分，卧而取之，動應於手也。女子取太衝，在足大指本節後二寸陷中是。下部地，足少陰也；謂腎脉也。在足内踝後跟骨上陷中，大谿之分，動應手。下部人，足太陰也。謂脾脉也。在魚腹上趨筋間，直五里下，箕門之分，寬鞏足單衣，沈取乃得之，而動應於手也。候胃氣者，當取足跗之上，衝陽之分，穴中脉動乃應手也。○新校正云：詳自『上部天』至此一段，舊在當篇之末，義不相接。此正論三部九候，宜處於斯，今依皇甫謐《甲乙經》編次例，自篇末移置此也。

帝曰：中部之候奈何？

岐伯曰：亦有天，亦有地，亦有人。天以候肺，手太陰脉當其處也。地以候胸中之氣，手陽明脉當其處也。經云：『腸胃同候。』故以候胸中也。

故下部之天以候肝，足厥陰脉行其中也。地以候腎，足少陰脉行其中也。人以候脾胃之氣。足太陰脉行其中也。脾藏與胃，以膜相連，故以候脾兼候胃也。

帝曰：上部以何候之？

岐伯曰：亦有天，亦有地，亦有人。天以候頭角之氣，位在頭角之分，故以候頭角之氣也。地以候口齒之氣，位近口齒，故以候之。人以候心。手少陰脉當其處也。

② 持鍼縱捨論：按，今《靈樞》無此篇，王冰下引内容見於《靈樞·邪客第七十一》，文字略有出入。

以候耳目之氣。以位當耳前，脉抵於目外眥，故以候之。三部者，各有天，各有地，各有人，三而成天，○新校正云：詳「三而成天」至「合爲九藏」，與《六節藏象論》文重，注義具彼篇。三而成地，三而成人。三而三之，合則爲九，九分爲九野，九野爲九藏。以是故應天地之至數。故神藏五，形藏四，合爲九藏。所謂神藏者，肝藏魂，心藏神，脾藏意，肺藏魄，腎藏志也。以其皆神氣居之，故云「神藏五」也。所謂「形藏」者，皆如器外張，虚而不屈，含藏於物，故云形藏也。所謂「形藏四」者，一頭角，二耳目，三口齒，四胸中也。○新校正云：詳注説「神藏」，《宣明五氣篇》文，又與《生氣通天論》注、《六節藏象論》注重。五藏已敗，其色必夭，夭必死矣。夭，謂死色，異常之候也。色者神之旗，藏者神之舍，故神去則藏敗，藏敗則色見異常之候，死也。

帝曰：以候奈何？

岐伯曰：必先度其形之肥瘦，以調其氣之虚實，實則寫之，虚則補之。度，謂量也。實寫虚補，此所謂順天之道也。《老子》曰：「天之道，損有餘，補不足也。」必先去其血脉，而後調之，無問其病，以平爲期。血脉滿堅，謂邪留止，故先刺去血，而後乃調之。不當詢問病者盈虚，要以脉氣平調爲之期準爾。

帝曰：決死生奈何？度形肥瘦，調氣盈虚，不問病人，以平爲準，死生之證以決之也。

岐伯曰：形盛脉細，少氣不足以息者危。形氣相反，故生氣至危。《玉機真藏論》曰：「形氣相得，謂之可治。」今脉氣不足，形盛有餘，證不相扶，故當危也。危者，言其近死，猶有生者也。《刺志論》曰：「氣實形實，氣虚形虚，此其常也，反此者病。」今脉細少氣，是爲氣弱；體壯盛，是爲形盛。形盛氣弱，故生氣傾危。○新校正云：按全元起注本及《甲乙經》、《脉經》「危」作「死」。形瘦脉大，胸中多氣者死。是則形氣不足，脉氣有餘也，故死。形瘦脉大，胸中氣多，形藏已傷，故云死也。凡如是類，皆形氣不相得也。形氣相得者生。參伍不調者病。參，謂參校。伍，謂類伍。參校類伍而有不調，謂不率其常，則病也。三部九候皆相失者死。失，謂氣候不相類也。相失之候，診凡有七，七診之狀，如下文云。上下左右之脉相應，如參舂者病甚。上下左右相失不可數者死。三部九候，上下左右，凡十八診也。如參舂者，謂大數而鼓，如參舂杵之上下也。《脉要精微論》曰：「大則病進。」故病甚也。不可數者，謂一息十至已上也。《脉法》曰：「人一呼而脉再至，一吸脉亦再至，曰平。三至曰離經，四至曰脱精，五至曰死，六至曰命盡。』今相失而不可數者，是過十至之外也。至五尚死，況至十者乎！中部之候雖獨調，與衆藏相失者死。中部之候相減者死。中部左右，凡六診也。上部下部已不相應，中部獨調，固非其久，減於上下，是亦氣衰，故皆死也。減，謂偏少也。〇臣億等詳：舊無『中部之候相減者死』八字，按全元起注本及《甲乙經》添之，且注有解減之說，而經闕其文，此脫在王注之後也。目内陷者死。言太陽也。太陽之脉，起於目内眥。目内陷者，太陽絶也，故死。所以言太陽者，太陽主諸陽之氣，故獨言之。

帝曰：何以知病之所在？

岐伯曰：察九候，獨小者病，獨大者病，獨疾者病，獨遲者病，獨熱者病，獨寒者病，獨陷下者病。相失之候，診凡有七者，此之謂也。然脉見七診，謂參伍不調，隨其獨異，以言其病爾。以左手足上，上去踝五寸按之，庶右手足當踝而彈之，手足皆取之，然手踝之上，手太陰脉；足踝之上，足太陰脉。足太陰脉主肉，應於下部；手太陰脉主氣，應於中部。是以下文云：『脫肉身不去者死。中部乍疏乍數者死。』〇臣億等按：《甲乙經》及全元起注本並云：『以左手足上去踝五寸而按之，右手當踝而彈之。』全元起注云：『内踝之上，陰交之出，通於膀胱，係於腎，腎爲命門，是以取之，以明吉凶。』今文少一『而』字，多一『庶』字及『足』字。王注以手足皆取爲解，殊爲穿鑿，當從全元起注舊本及《甲乙經》爲正。其應過五寸以上，蠕蠕然者不病；氣和故也。其應疾，中手渾渾然者病；渾渾，亂也。中手徐徐然者病；徐徐，緩也。其應上不能至五寸，彈之不應者死。氣絶，故不應也。是以脫肉身不去者死。穀氣外衰，則肉如脫盡。天真内竭，故身不能行。真穀並衰，故死之至矣。去，猶行去也。中部乍疏乍數者死。乍疏乍數，氣之喪亂也，故死。其脉代而鉤者，病在絡脉。鉤爲夏脉，又夏氣在絡，故病在絡脉也。絡脉受邪，則經脉滯否，故代止也。九候之相應也，上下若一，不得相失。上下若一，言遲速小大等也。一候後則病，二候後則病甚，三候後則病危。所謂後者，應不俱也。俱，猶同也，一也。察其府藏，以知死生之期，夫病入府則愈，入藏則死，故死生期準，察以知之矣。必先知經脉，然後知病脉，經脉，四時五藏之脉。真藏脉見者勝死。所謂真藏脉者，真肝脉至，中外急，如循刀刃責責然，如按琴瑟弦。真心脉至，堅而搏，如循意苡子累累然。真脾脉至，弱而乍數乍疏。真肺脉至，大而虚，如毛羽中人膚。真腎脉至，搏而絶，如指彈石辟辟然。凡此五者，皆謂得真藏脉而無胃氣也。《平人氣象論》曰：『胃者平人之常氣也，人無胃氣曰逆，逆者死。』此之謂也。勝死者，謂勝剋於己之時則死也。《平人氣象論》曰：『肝見庚辛死，心見壬癸死，脾見甲乙死，肺見丙丁死，腎見戊己死。』是謂勝死也。

足太陽氣絶者，其足不可屈伸，死必戴眼。足太陽脉，起於目内眥，上額交巔上，從巔入絡腦，還出別下項，循肩髆内，俠脊抵腰中；其支者，復從肩髆別下貫臀，過髀樞，下合膕中，貫腨循踵至足外側。太陽氣絶，死如是矣。○新校正云：按《診要經終論》載三陽三陰脉終之證，此獨犯①足太陽氣絶一證，餘應闕文也。又注『貫臀』，《甲乙經》作『貫胂』。王氏注《厥論》、《刺瘧論》各作『貫胂』。又注《刺腰論》作『貫臀』。詳《甲乙經》，注『臀』當作『胂』。

帝曰：冬陰夏陽奈何？言死時也。

岐伯曰：九候之脉，皆沈細懸絶者爲陰，主冬，故以夜半死。盛躁喘數者爲陽，主夏，故以日中死。位無常居，物極則反也。乾坤之義，陰極則龍戰于野，陽極則亢龍有悔，是以陰陽極脉，死於夜半、日中也。是故寒熱病者，以平旦死。亦物極則變也。平曉木王，木氣爲風，故木王之時，寒熱病死。《生氣通天論》曰：『因於露風，乃生寒熱。』由此則寒熱之病，風薄所爲也。熱中及熱病者，以日中死。陽之極也。病風者，以日夕死。卯酉衝也。病水者，以夜半死。水王故也。其脉乍疏乍數乍遲乍疾者，日乘四季死。辰戌丑未，土寄王之，脾氣内絶，故日乘四季而死也。形肉已脱，九候雖調，猶死。亦謂形氣不相得也。證前『脱肉身不去者』，九候雖平調，亦死也。七診雖見，九候皆從者不死。但九候順四時之令，雖七診互見，亦生矣。從，謂順從也。所言不死者，風氣之病及經月之病，似七診之病而非也，故言不死。風病之脉，診大而數。月經之病，脉小以微。雖候與七診之狀略同，而死生之證乃異，故不死也。若有七診之病，其脉候亦敗者死矣，言雖七診見九候從者不死，若病同七診之狀而脉應敗亂，縱九候皆順，猶不得生也。必發噦噫。胃精内竭，神不守心，故死之時，發斯噦噫。《宣明五氣篇》曰：『心爲噫，胃爲噦』也。必審問其所始病，與今之所方病。方，正也。言必當原其始而要終也。而後各切循其脉，視其經絡浮沈，以上下逆從循之，

① 犯：人衛本據守山閣本改作『紀』，可參。

其脉疾者不病，氣強盛故。其脉遲者病，氣不足故。脉不往來者死，精神去也。皮膚著者死。骨乾枯也。

帝曰：其可治者奈何？

岐伯曰：經病者治其經，求有過者。孫絡病者治其孫絡血，有血留止，刺而去之。〇新校正云：按《甲乙經》云：『絡病者，治其絡血。』無二『孫』字。血病身有痛者治其經絡。《靈樞經》曰：『經脉爲裏，支而横者爲絡，絡之别者爲孫絡。』由是孫絡，則經之别支而横也。〇新校正云：按《甲乙經》無『血病』二字。其病者在奇邪，奇邪之脉則繆刺之。奇，謂奇繆不偶之氣，而與經脉繆處也，由是故繆刺之。繆刺者，刺絡脉左取右，右取左也。留瘦不移，節而刺之。病氣淹留，形容減瘦，證不移易，則消息節級，養而刺之。此又重明前經『無問其病，以平爲期』者也。上實下虚，切而從之，索其結絡脉，刺出其血，以見通之。結，謂血結於絡中也。血去則經隧通矣。前經云：『先去血脉，而後調之。』明其結絡乃先去也。〇新校正云：詳經文『以見通之』，《甲乙經》作『以通其氣』。瞳子高者，太陽不足。戴眼者，太陽已絶。此決死生之要，不可不察也。此復明前『太陽氣欲絶』及『已絶』之候也。手指及手外踝上五指留鍼。錯簡文也。

重廣補注黄帝内經素問卷第六

【釋音】

玉機真藏論

溉古代切　窳音愈　䐃渠殞切　瞀莫候切

三部九候論

歃所甲切，飲血也　坰古營切　蠕而匀切

重廣補注黄帝内經素問卷第七

啓玄子　次注　林億　孫奇　高保衡等奉敕　校正　孫兆　重改誤

經脉别論篇第二十一

新校正云：按全元起本在第四卷中。

黄帝問曰：人之居處動静勇怯，脉亦爲之變乎？

岐伯對曰：凡人之驚恐恚勞動静，皆爲變也。變，謂變易常候。是以夜行則喘出於腎，腎王於夜，氣合幽冥，故夜行則喘息内從腎出也。淫氣病肺。夜行腎勞，因而喘息，氣淫不次，則病肺也。有所墮恐，喘出於肝，恐生於肝，墮損筋血，因而奔喘，故出於肝也。淫氣害脾。肝木妄淫，害脾土也。有所驚恐，喘出於肺，驚則心無所倚，神無所歸，氣亂胸中，故喘出於肺也。淫氣傷心。驚則神越，故氣淫反傷心矣。度水跌仆，喘出於腎與骨，濕氣通腎。骨，腎主之。故度水跌仆，喘出腎骨矣。跌，謂足跌。仆，謂身倒也。當是之時，勇者氣行則已，怯者則着而爲病也。氣有强弱，神有壯懦，故殊狀也。故曰：診病之道，觀人勇怯骨肉皮膚，能知其情，以爲診法也。通達性懷，得其情狀，乃爲深識，診契物宜也。故飲食飽甚，汗出於胃。飽甚胃滿，故汗出於胃也。驚而奪精，汗出於心。驚奪心精，神氣浮越，陽内薄之，故汗出於心也。持重遠行，汗出於腎。骨勞氣越，腎復過疲，故持重遠行，汗出於腎也。疾走恐懼，汗出於肝。暴役於筋，肝氣罷極，故疾走恐懼，汗出於肝也。摇體勞苦，汗出於脾。摇體勞苦，謂動作施力，非疾走遠行也。然動作用力，則穀精四布，脾化水穀，故汗出於脾也。故春秋冬夏，四時陰陽，生病起於過用，此爲常也。不適其性，而强云爲，過即病生，此其常理。五臟受氣，蓋有常分，用而過耗，是以病生。故下文曰：

食氣入胃，散精於肝，淫氣於筋。肝養筋，故胃散穀精之氣入於肝，則浸淫滋養於筋絡矣。食氣入胃，濁氣歸心，淫精於脉。濁氣，穀氣也。心居胃上，故穀氣歸心，淫溢精微入於脉也。何者？心主脉故。脉氣流經，經氣歸於肺，肺朝百脉，輸精於皮毛。言脉氣流運，乃爲大經，經氣歸宗，上朝於肺，肺爲華蓋，位復居高，治節由之，故受百脉之朝會也。《平人氣象論》曰：『藏真高於肺，以行榮衛陰陽。』由此故肺朝百脉，然乃布化精氣，輸於皮毛矣。毛脉合精，行氣於府。府，謂氣之所聚處也，是謂氣海，在兩乳間，名曰膻中也。府精神明，留於四臟，氣歸於權衡。膻中之布氣者分爲三隧：其下者走於氣街，上者走於息道，宗氣留於海，積於胸中，命曰氣海也。如是分化，乃四藏安定，三焦平均，中外上下各得其所也。權衡以平，氣口成寸，以決死生。三世脉法，皆以三寸爲寸關尺之分，故中外高下，氣緒均平，則氣口之脉而成寸也。夫氣口者，脉之大要會也，百脉盡朝，故以其分決死生也。飲入於胃，遊溢精氣，上輸於脾。水飲流下，至於中焦，水化精微，上爲雲霧，雲霧散變，乃注於脾。《靈樞經》曰：『上焦如霧，中焦如漚。』此之謂也。脾氣散精，上歸於肺，通調水道，下輸膀胱。水土合化，上滋肺金，金氣通腎，故調水道，轉注下焦，膀胱禀化，乃爲溲矣。《靈樞經》曰：『下焦如瀆。』此之謂也。水精四布，五經並行，合於四時五臟陰陽，揆度以爲常也。從是水精布，經氣行，筋骨成，血氣順，配合四時寒暑，證符五藏陰陽，揆度盈虚，用爲常道。度，量也。以，用也。○新校正云：按一本云『陰陽動静』。太陽藏獨至，厥喘虚氣逆，是陰不足，陽有餘也，陰，謂腎。陽，謂膀胱也。故下文曰：表裏當俱寫，取之下俞。陽獨至，謂陽氣盛至也。陽獨至爲陽有餘，陰不足則陽邪入，故表裏俱寫，取足六俞也。下俞，足俞也。○新校正云：詳『六』當爲『穴』字之誤也。按府有六俞，藏止五俞，今藏府俱寫，不當言六俞，六俞則不能兼藏，言『穴俞』則藏府兼舉。陽明藏獨至，是陽氣重并也，當寫陽補陰，取之下俞。陽氣重并，故寫陽補陰。少陽藏獨至，是厥氣也，蹻前卒大，取之下俞。蹻，謂陽蹻脉，在足外踝下。足少陽脉，行抵絶骨之端，下出外踝之前，循足跗。然蹻前卒大，則少陽之氣盛也，故取足俞少陽也。少陽獨至者，一陽之過也。一陽，少陽也。過，謂太過也。以其太過，故蹻前卒大焉。太陰藏搏者，用心省真，見太陰之脉伏鼓，則當用心省察之，若是真藏之脉，不當治也。五脉氣少，胃氣不平，三陰也，三陰，太陰脾之脉也。五藏脉少，胃氣不調，是亦太陰之過也。宜治其下俞，補陽寫陰。以陰氣太過故。一陽獨嘯，少陽厥也。嘯，謂耳中鳴，如嘯聲也。膽及三焦脉皆入耳，故氣逆上則耳中鳴。○新校正云：詳此上明三陽，此言三陰，今此再言少陽，而不及少陰者，疑此『一陽』乃『二陰』之誤也。又按全元起本此爲『少陰厥』，顯知此即『二陰』也。陽并於上，四脉爭張，氣歸於腎，心脾肝肺，四脉爭張，陽并於上者，是腎氣不足，故氣歸於腎也。宜治其經絡，寫陽補陰。陰氣足，則陽氣不復并於上矣。一陰至，厥陰之治也。真虛痟心，厥氣留薄，發爲白汗，調食和藥，治在下俞。『一』，或作『二』，誤也。厥陰，一陰也。上言『二陰至』，則當少陰治；下言『厥陰治』，則當一陰至也。然三墳之經，俗久淪墜，人少披習，字多傳寫誤。

帝曰：太陽藏何象？

岐伯曰：象三陽而浮也。

帝曰：少陽藏何象？

岐伯曰：象一陽也。一陽藏者，滑而不實也。

帝曰：陽明藏何象？

岐伯曰：象大浮也。○新校正云：按《太素》及全元起本云『象心之太浮也』。太陰藏搏，言伏鼓也。二陰搏至，腎沈不浮也。明前獨至之脉狀也。○新校正云：詳前脫『三陰』，此無『一陰』，闕文可知。

藏氣法時論篇第二十二

新校正云：按全元起本在第一卷，又於第六卷《脉要篇》末重出。

黄帝問曰：合人形以法四時五行而治，何如而從？何如而逆？得失之意，願聞其事。歧伯對曰：五行者，金木水火土也。更貴更賤，以知死生，以決成敗，而定五藏之氣，間甚之時，死生之期也。

帝曰：願卒聞之。

歧伯曰：肝主春，以應木也。足厥陰少陽主治。厥陰，肝脉。少陽，膽脉。肝與膽合，故治同。其日甲乙，甲乙爲木，東方干也。肝苦急，急食甘以緩之。甘性和緩。○新校正云：按全元起云：『肝苦急，是其氣有餘。』

心主夏，以應火也。手少陰太陽主治，少陰，心脉。太陽，小腸脉。心與小腸合，故治同。其日丙丁，丙丁爲火，南方干也。心苦緩，急食酸以收之。酸性收斂。○新校正云：按全元起本云：『心苦緩，是心氣虚。』

脾主長夏，長夏，謂六月也。夏爲土母，土長于中，以長而治，故云長夏。○新校正云：按全元起云：『脾王四季，六月是火王之處。蓋以脾主中央，六月是十二月之中，一年之半，故脾主六月也。』足太陰陽明主治，太陰，脾脉。陽明，胃脉。脾與胃合，故治同。其日戊己，戊己爲土，中央干也。脾苦濕，急食苦以燥之。苦性乾燥。

肺主秋，以應金也。手太陰陽明主治，太陰，肺脉。陽明，大腸脉。肺與大腸合，故治同。其日庚辛，庚辛爲金，西方干也。肺苦氣上逆，急食苦以泄之。苦性宣泄，故肺用之。○新校正云：按全元起云：『肺氣上逆，是其氣有餘。』

腎主冬，以應水也。足少陰太陽主治，少陰，腎脉。太陽，膀胱脉。腎與膀胱合，故治同。其日壬癸，壬癸爲水，北方干也。腎苦燥，急食辛以潤之。開腠理，致津液，通氣也。辛性津潤也。然腠理開，津液達，則肺氣下流，腎與肺通，故云通氣也。

病在肝，愈於夏，子制其鬼也。餘愈同。夏不愈，甚於秋，子休，鬼復王也。餘甚同。秋不死，持於冬，鬼休而母養，故氣執持於父母之鄉也。餘持同。起於春，自得其位，故復起。餘起同。禁當風。以風氣通於肝，故禁而勿犯。肝病者，愈在丙丁，丙丁應夏。丙丁不愈，加於庚辛，庚辛應秋。庚辛不死，持於壬癸，壬癸應冬。起於甲乙。應春木也。肝病者，平旦慧，下晡甚，夜半靜。木王之時，故爽慧也。金王之時，故加甚也。水王之時，故靜退也。餘慧甚同，其靜小異。肝欲散，急食辛以散之，以藏氣常散，故以辛發散也。《陰陽應象大論》曰：『辛甘發散爲陽也。』《平人氣象論》曰：『藏真散於肝。』言其常發散也。用辛補之，酸寫之。辛味散故補，酸味收故寫。〇新校正云：按全元起本云：『用酸補之，辛寫之。』自爲一義。

病在心，愈在長夏，長夏不愈，甚於冬，冬不死，持於春，起於夏，如肝例也。禁温食熱衣。熱則心躁，故禁止之。心病者，愈在戊己，戊己應長夏也。戊己不愈，加於壬癸，壬癸應冬。壬癸不死，持於甲乙，甲乙應春。起於丙丁。應夏火也。心病者，日中慧，夜半甚，平旦靜。亦休王之義也。心欲耎，急食鹹以耎之，以藏氣好耎，故以鹹柔耎也。《平人氣象論》曰：『藏真通於心。』言其常欲柔耎也。用鹹補之，甘寫之。鹹補，取其柔耎。甘寫，取其舒緩。

病在脾，愈在秋，秋不愈，甚於春，春不死，持於夏，起於長夏，禁温食飽食濕地濡衣。温濕及飽，并傷脾氣，故禁止之。脾病者，愈在庚辛，應秋氣也。庚辛不愈，加於甲乙，應春氣也。甲乙不死，持於丙丁，應夏氣也。起於戊己。應長夏也。脾病者，日昳慧，日出甚，○新校正云：按《甲乙經》「日出」作「平旦」。雖「日出」與「平旦」時等，按前文言木王之時皆云「平旦」，而不云「日出」，蓋「日出」於冬夏之期有早晚，不若「平旦」之爲得也。下晡靜。土王則爽慧，木剋則增甚，金扶則靜退，亦休王之義也。一本或云「日中持」者，謬也。爰五藏之病，皆以勝相加，至其所生而愈，至其所不勝而甚，至於所生而持，自得其位而起，由是故皆有間甚之時，死生之期也。脾欲緩，急食甘以緩之，甘性和緩，順其緩也。用苦寫之，甘補之。苦寫，取其堅燥。甘補，取其安緩。

病在肺，愈在冬，冬不愈，甚於夏，夏不死，持於長夏，起於秋，例如肝也。禁寒飲食寒衣。肺惡寒氣，故衣食禁之。《靈樞經》曰：「形寒寒飲則傷肺。」飲尚傷肺，其食甚焉。肺不獨惡寒，亦畏熱也。肺病者，愈在壬癸，應冬水也。壬癸不愈，加於丙丁，應夏火也。丙丁不死，持於戊己，長夏土也。起於庚辛。應秋金也。肺病者，下晡慧，日中甚，夜半靜。金王則慧，水王則靜，火王則甚。肺欲收，急食酸以收之，以酸性收斂故也。用酸補之，辛寫之。酸收斂，故補。辛發散，故寫。

病在腎，愈在春，春不愈，甚於長夏，長夏不死，持於秋，起於冬，例如肝也。禁犯焠㶼熱食温炙衣。腎性惡燥，故此禁之。○新校正云：按別本「焠」作「焠」。腎病者，愈在甲乙，應春木也。甲乙不愈，甚於戊己，長夏土也。戊己不死，持於庚辛，應秋金也。起於壬癸。應冬水也。腎病者，夜半慧，四季甚，下晡靜。水王則慧，土王則甚，金王則靜。腎欲堅，急食苦以堅之，以苦性堅燥也。用苦補之，鹹寫之。苦補，取其堅也。鹹寫，取其耎也。耎，濕土制也，故用寫之。

夫邪氣之客於身也，以勝相加，邪者，不正之目。風寒暑濕，飢飽勞逸，皆是邪也，非唯鬼毒疫癘也。至其所生而愈，謂至己所生也。至其所不勝而甚，謂至剋己之氣也。至於所生而持，謂至生己之氣也。自得其位而起。居所王處，謂自得其位也。必先定五藏之脉，乃可言間甚之時，死生之期也。五藏之脉者，謂肝弦、心鈎、肺浮、腎營、脾代，知是則可言死生間甚矣。《三部九候論》曰：『必先知經脉，然後知病脉。』此之謂也。

肝病者，兩脇下痛引少腹，令人善怒，肝厥陰脉，自足而上，環陰器，抵少腹，又上貫肝鬲，布脇肋，故兩脇下痛引少腹也。其氣實則善怒。《靈樞經》曰：『肝氣實則怒。』虛則目䀮䀮無所見，耳無所聞，善恐如人將捕之，肝厥陰脉，自脇肋循喉嚨入頏顙，連目系。膽少陽脉，其支者，從耳後入耳中，出走耳前，至目鋭眥後。故病如是也。恐，謂恐懼，魂不安也。取其經，厥陰與少陽，經，謂經脉也。非其絡病，故取其經也。取厥陰以治肝氣，取少陽以調氣逆也。故下文曰：氣逆，則頭痛耳聾不聰，頰腫。肝厥陰脉，自目系上出額，與督脉會於巔，故頭痛。膽少陽脉，支別者，從耳中出走耳前；又支別者，加頰車。又厥陰之脉，支別者，從目系下頰裏。故耳聾不聰頰腫也。是以上文兼取少陽也。取血者。脉中血滿，獨異於常，乃氣逆之診，隨其左右，有則刺之。

心病者，胸中痛，脇支滿，脇下痛，膺背肩甲間痛，兩臂内痛，心少陰脉，支別者，循胸出脇。又①手心主厥陰之脉，起於胸中；其支別者，亦循胸出脇，下掖三寸，上抵掖下，下循臑内，行太陰少陰之間，入肘中，下循臂行兩筋之間。又心少陰之脉，直行者，復從心系却上肺，上出掖下，下循臑内後廉，行太陰心主之後，下肘内，循臂内後廉，抵掌後鋭骨之端。又小腸太陽之脉，自臂臑上繞肩甲，交肩上。故病如是。虛則胸腹大，脇下與腰②相引而痛，手心主厥陰之脉，從胸中出屬心包，下鬲歷絡三焦；其支別者，循胸出脇。心少陰之脉，自心系下鬲絡小腸。故病如是也。取其經，少陰太陽，舌下血者。少陰之脉，從心系上俠咽喉，故取舌本下及經脉血也。其變病，刺郄中血者。其或嘔變，則刺少陰之郄血滿者也。手少陰之郄，在掌後脉中，去腕半寸，當小指之後。

脾病者，身重善肌肉痿，足不收，行善瘈，脚下痛，脾象土而主肉，故身重肉痿也。痿，謂萎無力也。脾太陰之脉，起於足大指之端，循指内側，上内踝前廉，上腨内。腎少陰之脉，起於足小指之下，斜趣足心，上腨内，出膕内廉。故病則足不收，行善瘈，脚下痛也。故下取少陰。〇新校正云：按《甲乙經》作『善飢，肌肉痿。』《千金方》云：『善飢，足痿不收。』《氣交變大論》云：『肌肉萎，足痿不收，行善瘈。』虛則腹滿腸鳴，飧泄食不化，脾太陰脉，從股内前廉入腹，屬脾絡胃，故病如是。《靈樞經》曰：『中氣不足，則腹爲之善滿，腸爲之善鳴。』取其經，太陰陽明少陰血者。少陰，腎脉也。以前病行善瘈

① 又：原誤作『入』，據讀書堂本、趙府本改。
② 腰：本書《氣交變大論》王注引本篇作『腰背』。

脚下痛，故取之而出血。血滿者出之。

肺病者，喘欬逆氣，肩背痛，〇新校正云：按《千金方》作『肩息背痛。』汗出，尻①陰股膝〇新校正云：按《甲乙經》、《脉經》作『膝攣』。髀腨胻足皆痛，肺藏氣而主喘息，在變動爲欬，故病則喘欬逆氣也。背爲胸中之府，肩接近之，故肩背痛也。肺養皮毛，邪盛則心液外泄，故汗出也。腎少陰之脉，從足下上循腨内，出膕内廉，上股内後廉，貫脊，屬腎絡膀胱。今肺病則腎脉受邪，故尻陰股膝髀②腨胻足皆痛，故下取少陰也。虛則少氣不能報息，耳聾嗌乾，氣虛少，故不足以報入息也。肺太陰之絡會於耳中，故聾也。腎少陰之脉，從腎上貫肝鬲，入肺中，循喉嚨俠舌本。今肺虛則腎氣不足以上潤於嗌，故嗌乾也。是以下文兼取少陰也。取其經，太陰足太陽之外厥陰内血者。足太陽之外厥陰内者，正謂腨内側内踝後之直上，則少陰脉也。視左右足脉少陰部分有血滿異於常者，即而取之。

腎病者，腹大脛腫，〇新校正云：按《甲乙經》云：『脛腫痛。』喘欬身重，寢汗出，憎風，腎少陰脉，起於足而上循腨，復從横骨中俠齊循腹裏上行而入肺，故腹大脛腫而喘欬也。腎病則骨不能用，故身重也。腎邪攻肺，心氣内微，心液爲汗，故寢汗出也。脛既腫矣，汗復津泄，陰凝玄府，陽爍上焦，内熱外寒，故憎風也。憎風，謂深惡之也。虛則胸中痛，大腹小腹痛，清厥意不樂，腎少陰脉，從肺出絡心，注胸中。然腎氣既虛，心無所制，心氣熏肺，故痛聚胸中也。足太陽脉，從項下行而至足，腎虛則太陽之氣不能盛行於足，故足冷而氣逆也。清，謂氣清冷。厥，謂氣逆也。以清冷氣逆，故大腹小腹痛。志不足則神躁擾，故不樂也。〇新校正云：按《甲乙經》『大腹小腹』作『大腸小腸』。取其經，少陰太陽血者。凡刺之道，虛則補之，實則寫之，不盛不虛，以經取之，是謂得道。經絡有血，刺而去之，是謂守法。猶當揣形定氣，先去血脉，而後乃平有餘不足焉。《三部九候論》曰：『必先度其形之肥瘦，以調其氣之虛實，實則寫之，虛則補之，必先去其血脉而後調之。』此之謂也。

肝色青，宜食甘，粳米牛肉棗葵皆甘。肝性喜急，故食甘物而取其寬緩也。〇新校正云：詳『肝色青』至篇末，全元起本在第六卷，王氏移於此。心色赤，宜食酸，小

① 尻：原作『尻』，據讀書堂本、古林堂本、趙府本改。注文『尻』字同。按，『尻』與『居』同。《說文·几部》：『尻，處也。』據李今庸先生考證，『尻』字引申爲『坐』，又指『骶骨』；『尻』音考，指臀部。此處指臀部，故當作『尻』。

② 髀：原作『脾』，形誤。據讀書堂本、趙府本改，與經文合。

豆。〇新校正云：按《甲乙經》、《太素》「小豆」作「麻」。犬肉李韭皆酸。心性喜緩，故食酸物而取其收斂也。肺色白，宜食苦，麥羊肉杏薤皆苦。肺喜氣逆，故食苦物而取其宣泄也。脾色黃，宜食鹹，大豆豕肉栗藿皆鹹。究斯宜食，乃調利關機之義也。腎爲胃關，脾與胃合，故假鹹柔耎以利其關，關利而胃氣乃行，胃行而脾氣方化，故應脾宜味與衆不同也。〇新校正云：按上文曰：「肝苦急，急食甘以緩之。心苦緩，急食酸以收之。脾苦濕，急食苦以燥之。肺苦氣上逆，急食苦以泄之。腎苦燥，急食辛以潤之。」此肝心肺腎食宜皆與前文合，獨脾食鹹，宜①不用苦，故王氏特注其義。腎色黑，宜食辛，黃黍雞肉桃葱皆辛。腎性喜燥，故食辛物而取其津潤也。辛散，酸收，甘緩，苦堅，鹹耎。皆自然之氣也。然辛味、苦味，匪唯堅散而已，辛亦能潤能散，苦亦能燥能泄，故上文曰：「脾苦濕，急食苦以燥之；肺苦氣上逆，急食苦以泄之。」則其謂苦之燥泄也。又曰：「腎苦燥，急食辛以潤之。」則其謂辛之濡潤也。

毒藥攻邪，藥，謂金、玉、土、石、草、木、菜、果、蟲、魚、鳥、獸之類，皆可以祛邪養正者也。然辟邪安正，惟毒乃能，以其能然，故通謂之毒藥也。〇新校正云：按《本草》云：「下藥爲佐使，主治病以應地，多毒，不可久服，欲除寒熱邪氣，破積聚愈疾者，本下經。」故云毒藥攻邪。五穀爲養，謂粳米、小豆、麥、大豆、黃黍也。五果爲助，謂桃、李、杏、栗、棗也。五畜爲益，謂牛、羊、豕、犬、雞也。五菜爲充，謂葵、藿、薤、葱、韭也。〇新校正云：按《五常政大論》曰：「大毒治病，十去其六；常毒治病，十去其七；小毒治病，十去其八；無毒治病，十去其九。穀肉果菜，食養盡之，無使過之，傷其正也。」氣味合而服之，以補精益氣。氣爲陽化，味曰陰施，氣味合和，則補益精氣矣。《陰陽應象大論》曰：「陽爲氣，陰爲味，味歸形，形歸氣，氣歸精，精歸化，精食氣，形食味。」又曰：「形不足者温之以氣，精不足者補之以味。」由是則補精益氣，其義可知。〇新校正云：按孫思邈云：「精以食氣，氣養精以榮色；形以食味，味養形以生力。精順五氣以爲靈也，若食氣相惡，則傷精也；形受味以成也，若食味不調，則損形也。是以聖人先用食禁以存性，後制藥以防命，氣味温補以存精形。」此之謂氣味合而服之，以補精益氣也。此五者，有辛酸甘苦鹹，各有所利，或散或收，或緩或急，或堅或耎，四時五藏，病隨五味所宜也。用五味而調五藏，配肝以甘，心以酸，脾以鹹，肺以苦，腎以辛者，各隨其宜，欲緩欲收欲耎欲泄欲散欲堅而爲用，非以相生相養而爲義也。

① 食鹹宜：《素問校勘記》曰：「『鹹宜』二字似倒。」

宣明五氣篇第二十三

新校正云：按全元起本在第一卷。

五味所入：酸入肝，肝合木而味酸也。辛入肺，肺合金而味辛也。苦入心，心合火而味苦也。鹹入腎，腎合水而味鹹也。甘入脾，脾合土而味甘也。○新校正云：按《至真要大論》云：『夫五味入胃，各歸所喜，故酸先入肝，苦先入心，甘先入脾，辛先入肺，鹹先入腎。』《太素》又云：『淡入胃。』是謂五入。

五氣所病：心爲噫，象火炎上，煙隨焰出，心不受穢，故噫出之。肺爲欬，象金堅勁，扣之有聲，邪擊於肺，故爲欬也。肝爲語，象木枝條，而形支別，語宣委曲，故出於肝。脾爲吞，象土包容，物歸於內，翕如皆受，故爲吞也。腎爲欠爲嚏，象水下流，上生雲霧，氣鬱於胃，故欠生焉。太陽之氣和利而滿於心，出於鼻則生嚏也。胃爲氣逆，爲噦爲恐，以爲水穀之海，腎與爲關，關閉不利，則氣逆而上行也。以包容水穀，性喜受寒，寒穀相薄，故爲噦也。寒盛則噦起，熱盛則恐生，何者？胃熱則腎氣微弱，故爲恐也。下文曰：精氣并於腎則恐也。大腸小腸爲泄，大腸爲傳道之府，小腸爲受盛之府，受盛之氣既虛，傳道之司不禁，故爲泄利也。下焦溢爲水，下焦爲分注之所，氣窒不寫，則溢而爲水。膀胱不利爲癃，不約爲遺溺，膀胱爲津液之府，水注由之。然足三焦脉實，約下焦而不通，則不得小便；足三焦脉虛，不約下焦，則遺溺也。《靈樞經》曰：『足三焦者，太陽之別也。並太陽之正，入絡膀胱，約下焦，實則閉癃，虛則遺溺。』膽爲怒，中正決斷，無私無偏，其性剛決，故爲怒也。《六節藏象論》曰：『凡十一藏，取決於膽也。』是謂五病。

五精所并：精氣并於心則喜，精氣，謂火之精氣也。肺虛而心精并之，則爲喜。《靈樞經》曰：『喜樂無極則傷魄。』魄爲肺神，明心火并於肺金也。并於肺則悲，肝虛而肺氣并之，則爲悲。《靈樞經》曰：『悲哀動中則傷魂。』魂爲肝神，明肺金并於肝木也。并於肝則憂，脾虛而肝氣并之，則爲憂。《靈樞經》曰：『愁憂不解則傷意。』意爲脾神，明肝木并於脾土也。并於脾則畏，一經云『飢』也。腎虛而脾氣并之，則爲畏。畏，謂畏懼也。《靈樞經》曰：『恐懼而不解則傷精。』精爲腎神，明脾土并於腎水也。并於腎則恐，心虛而腎氣并之，則爲恐。《靈樞經》曰：『怵惕思慮則傷神。』神爲心主，明腎水并於心火也。怵惕，驚懼也。此皆正氣不足，而勝氣并之，乃爲是矣。故下文曰：是謂五并，虛而相并者也。

五藏所惡：心惡熱，熱則脉潰濁。肺惡寒，寒則氣留滯。肝惡風，風則筋燥急。脾惡濕，濕則肉痿腫。腎惡燥，燥則精竭涸。○新校正云：按楊上善云：『若余①則云肺惡燥。今此肺惡寒，腎惡燥者，燥在於秋，寒之始也；寒在於冬，燥之終也。肺在於秋，以肺惡寒之甚，故言其終；腎在於冬，腎惡②不甚，故言其始也。』是謂五惡。

五藏化液：心爲汗，泄於皮腠也。肺爲涕，潤於鼻竅也。肝爲淚，注於眼目也。脾爲涎，溢於脣口也。腎爲唾，生於牙齒也。是謂五液。

五味所禁：辛走氣，氣病無多食辛；病，謂力少不自勝也。鹹走血，血病無多食鹹；苦走骨，骨病無多食苦；○新校正云：按皇甫士安云：『鹹先走腎，此云走血者，腎合三焦，血脉雖屬肝心，而爲中焦之道，故鹹入而走血也。』『苦走心，此云走骨者，水火相濟，骨氣通於心也。』甘走肉，肉病無多食甘；酸走筋，筋病無多食酸。是皆爲行其氣速，故不欲多食。多食則病甚，故病者無多食也。是謂五禁，無令多食。○新校正云：按《太素》五禁云：『肝病禁辛，心病禁鹹，脾病禁酸，肺病禁苦，腎病禁甘，名此爲五裁。』楊上善云：『口嗜而欲食之，不可多也，必自裁之，命曰五裁。』

五病所發：陰病發於骨，陽病發於血，陰病發於肉，骨肉陰靜，故陽氣從之。血脉陽動，故陰氣乘之。陽病發於冬，陰病發於夏。夏陽氣盛，故陰病發於夏。冬陰氣盛，故陽病發於冬。各隨其少也。是謂五發。

五邪所亂：邪入於陽則狂，邪入於陰則痺，邪居於陽脉之中，則四支熱盛，故爲狂。邪入於陰脉之內，則六經凝泣而不通，故爲痺。搏陽則爲巔疾，邪內搏於陽，則脉流薄疾，故爲上巔之疾。搏陰則爲瘖，邪內搏於陰，則脉不流，故令瘖不能言。○新校正云：按《難經》云：『重陽者狂，重陰者癲。』巢元方云：『邪入於陰則爲癲。』《脉經》云：『陰附陽則狂，陽附陰則癲。』孫思邈云：『邪入於陽則爲狂，邪入於陰則爲血痺，邪入於陽，傳則爲癲痓；邪入於陰，傳則爲痛瘖。』全元起云：『邪已入陰，復傳於陽，邪氣盛，腑藏受邪，使其氣不朝，榮氣不復周身，邪與正氣相擊，發動爲癲疾。邪已入陽，陽今復傳於陰，藏府受邪，故不能言，是勝正也。』諸家之論不同，今具載之。

① 余：字誤。當據《太素·卷六·藏府氣液》改作『尔』。

② 腎惡：《太素》作『以腎惡燥』，本書脫『以』、『燥』二字。

陽入之陰則靜，陰出之陽則怒。隨所之而爲疾也。之，往也。○新校正云：按全元起云：『陽入陰則爲靜，出則爲恐。』《千金方》云：『陽入於陰病靜，陰出於陽病怒。』是謂五亂。

五邪所見：春得秋脉，夏得冬脉，長夏得春脉，秋得夏脉，冬得長夏脉，名曰陰出之陽，病善怒不治，是謂五邪，皆同命，死不治。○新校正云：按『陰出之陽病善怒』，已見前條，此再言之，文義不倫，必古文錯簡也。

五藏所藏：心藏神，精氣之化成也。《靈樞經》曰：『兩精相薄謂之神。』肺藏魄，精氣之匡佐也。《靈樞經》曰：『並精而出入者，謂之魄。』肝藏魂，神氣之輔弼也。《靈樞經》曰：『隨神而往來者，謂之魂。』脾藏意，記而不忘者也。《靈樞經》曰：『心有所憶謂之意。』腎藏志，專意而不移者也。《靈樞經》曰：『意之所存謂之志。』腎受五臟六腑之精，元氣之本，生成之根，爲胃之關，是以志能則命通。○新校正云：按楊上善云：『腎有二枚，左爲腎，藏志；右爲命門，藏精也。』是謂五藏所藏。

五藏所主：心主脉，壅遏榮氣，應息而動也。肺主皮，包裹筋肉，閉①拒諸邪也。肝主筋，束絡機關，隨神而運也。脾主肉，覆藏②筋骨，通行衛氣也。腎主骨，張筋化髓，幹以立身也。是謂五主。

五勞所傷：久視傷血，勞於心也。久臥傷氣，勞於肺也。久坐傷肉，勞於脾也。久立傷骨，勞於腎也。久行傷筋，勞於肝也。是謂五勞所傷。

五脉應象：肝脉弦，耎虚而滑，端直以長也。心脉鉤，如鉤之偃，來盛去衰也。脾脉代，耎而弱也。肺脉毛，輕浮而虚，如毛羽也。腎脉石，沈堅而搏，如石之投也。是謂五藏之脉。

---

① 閉：原誤作『間』，據讀書堂本、古林堂本、趙府本改。

② 藏：原作『臟』，形誤。據讀書堂本、趙府本改。

血氣形志篇第二十四

新校正云：按全元起本，此篇併在前篇，王氏分出，爲別篇。

夫人之常數，太陽常多血少氣，少陽常少血多氣，陽明常多氣多血，少陰常少血多氣，厥陰常多血少氣，太陰常多氣少血，此天之常數。血氣多少，此天之常數。故用鍼之道，常寫其多也。○新校正云：按《甲乙經·十二經水篇》云：『陽明多血多氣，刺深六分，留十呼。太陽多血多氣，刺深五分，留七呼。少陽少血多氣，刺深四分，留五呼。太陰多血少氣，刺深三分，留四呼。少陰少血多氣，刺深二分，留三呼。厥陰多血少氣，刺深一分，留二呼。』太陽太陰血氣多少與《素問》不同。又《陰陽二十五人形性血氣不同篇》與《素問》同。蓋皇甫疑而兩存之也。

足太陽與少陰爲表裏，少陽與厥陰爲表裏，陽明與太陰爲表裏，是爲足陰陽也。手太陽與少陰爲表裏，少陽與心主爲表裏，陽明與太陰爲表裏，是爲手之陰陽也。今知手足陰陽所苦，凡治病必先去其血，乃去其所苦，伺之所欲，然後寫有餘，補不足。先去其血，謂見血脉盛滿獨異於常者乃去之，不謂常刺則先去其血也。

欲知背俞，先度其兩乳間，中折之，更以他草度去半已，即以兩隅相拄也，乃舉以度其背，令其一隅居上，齊脊大椎，兩隅在下，當其下隅者，肺之俞也。度，謂度量也。言以草量其乳間，四分去一，使斜與橫等，折爲三隅，以上隅齊脊大椎，則兩隅下當肺俞也。復下一度，心之俞也。謂以上隅齊脊三椎也。復下一度，左角肝之俞也，右角脾之俞也。復下一度，腎之俞也。是謂五藏之俞，灸刺之度也。《靈樞經》及《中誥》咸云：『肺俞在三椎之傍，心俞在五椎之傍，肝俞在九椎之傍，脾俞在十一椎之傍，腎俞在十四椎之傍。』尋此經草量之法，則合度之人，其初度兩隅之下約當肺俞，再度兩隅之下約當心俞，三度兩隅之下約當七椎，七椎之傍乃鬲俞之位。此經云：『左角肝之俞，右角脾之俞』，殊與《中誥》等經不同。又四度則兩隅之下約當九椎，九椎之傍乃肝俞也。經云『腎俞』，未究其源。

形樂志苦，病生於脉，治之以灸刺；形，謂身形。志，謂心志。細而言之，則七神殊守；通而論之，則約形志以爲中外爾。然形樂，謂不甚勞役。志苦，謂結慮深思。不甚勞役，則筋骨平調；結慮深思，則榮衛乖否，氣血不順，故病生於脉焉。夫盛寫虚補，是灸刺之道，猶當去其血絡而後調之，故上文曰：『凡治病必先去其血，乃去其所苦，伺之所欲，然後寫有餘，補不足。』則其義也。形樂志樂，病生於肉，治之以鍼石；志樂，謂悦懌忘憂也。然筋骨不勞，心神悦懌，則肉理相比，氣道滿填，衛氣怫結，故病生於肉也。夫衛氣留滿，以鍼寫之；結聚膿血，石而破之。石，謂石鍼，則砭石也。今亦以鈹鍼代之。形苦志樂，病生於筋，治之以熨引；形苦，謂修業就役也。然脩業以爲，就役而作，一過其用，則致勞傷。勞用以傷，故病生於筋。熨，調藥熨。引，謂導引。形苦志苦，病生於咽嗌，治之以百藥；修業就役，結慮深思，憂則肝氣并於脾，肝與膽合，嗌爲之使，故病生於嗌也。《宣明五氣篇》曰：『精氣并於肝則憂。』《奇病論》曰：『肝者中之將也，取決於膽，咽爲之使也。』○新校正云：按《甲乙經》『咽嗌』作『困竭』；『百藥』作『甘藥』。形數驚恐，經絡不通，病生於不仁，治之以按摩醪藥。驚則脉氣併，恐則神不收。脉併神游，故經絡不通，而爲不仁之病矣。夫按摩者，所以開通閉塞，導引陰陽。醪藥者，所以養正袪邪，調中理氣。故方之爲用，宜以此焉。醪藥，謂酒藥也。不仁，謂不應其用，則瘬痺矣。是謂五形志也。

刺陽明出血氣，刺太陽出血惡氣，刺少陽出氣惡血，刺太陰出氣惡血，刺少陰出氣惡血，刺厥陰出血惡氣也。明前三陽三陰血氣多少之刺約也。○新校正云：按《太素》云：『刺陽明出血氣，刺太陰出血氣。』楊上善注云：『陽明太陰雖爲表裏，其血氣俱盛，故並寫血氣。』如是則太陰與陽明等，俱爲多血多氣。前文太陰一云『多血少氣』，二云『多氣少血』，莫可的知。詳《太素》血氣並寫之旨，則二說俱未爲得，自與陽明同爾。又，此『刺陽明』一節，宜續前『寫有餘，補不足』下，不當隔在草度法五形志後。

重廣補注黄帝内經素問卷第七

【釋音】

玉機真藏論

漑古代切　窳音愈　䐃①渠殞切　瞀莫候切

三部九候論

歃所甲切，歃血也　埛古螢切　蠕而勻切

經脉別論

跌仆音赴　罷極上音疲　如漚下音甌

藏氣法時論

慧音惠　焠七内切　㶣烏開切　䀮䀮音荒　臑内人朱切

宣明五氣論

翕音吸　啑②音帝　窒陟栗切　凝泣澀　瘖讀作音

血氣形志論

相柱③知庾切　錍音鈹

---

① 䐃：此字左旁原誤作『目』，據正文改正。
② 啑：據正文當作『嚏』。
③ 柱：據正文當作『拄』。

重廣補注黄帝内經素問卷第八

啓玄子　次注　林億　孫奇　高保衡等奉敕　校正　孫兆　重改誤

寶命全形論篇第二十五

新校正云：按全元起注本在第六卷，名《刺禁》。

黄帝問曰：天覆地載，萬物悉備，莫貴於人。人以天地之氣生，四時之法成。天以德流，地以氣化，德氣相合而乃生焉。《易》曰：『天地絪緼，萬物化醇。』此之謂也。則假以温涼寒暑，生長收藏，四時運行而方成立。君王衆庶，盡欲全形，貴賤雖殊，然其寶命一矣，故好生惡死者，貴賤之常情也。形之疾病，莫知其情，留淫日深，著於骨髓，心私慮之。○新校正云：按《太素》『慮』作『患』。余欲鍼除其疾病，爲之奈何？虚邪之中人微，先見于色，不知于身，有形無形，故莫知其情狀也。留而不去，淫衍日深，邪氣襲虛，故著於骨髓。帝矜不度，故請行其鍼。○新校正云：按別本『不度』作『不庶』。

岐伯對曰：夫鹽之味鹹者，其氣令器津泄；鹹，謂鹽之味苦，浸淫而潤物者也。夫鹹爲苦而生，鹹從水而有，水也潤下而苦泄，故能令器中水津液潤滲泄焉。凡虛中而受物者皆謂之器，其於體外則謂陰囊，其於身中所同則謂膀胱矣。然以病配於五藏，則心氣伏於腎中而不去，乃爲是矣。何者？腎象水而味鹹，心合火而味苦，苦流汗液，鹹走胞囊，火爲水持，故陰囊之外津潤如汗而滲泄不止也。凡鹹之爲氣，天陰則潤，在土則浮，在人則囊濕而皮膚剝起。**弦絶者，其音嘶敗；**陰囊津泄而脉弦絶者，診當言音嘶嗄，敗易舊聲爾。何者？肝氣傷也，肝氣傷則金本缺，金本缺則肺氣不全，肺主音聲，故言音嘶嗄。**木敷者，其葉發①。**敷，布也。言木氣散布，外榮於所部者，其病當發於肺葉之中也。何者？以木氣發散故也。《平人氣象論》曰：『藏真散於肝。』肝又合木也。**病深者，其聲噦。**噦，謂聲濁惡也。肺藏惡血，故如是。**人有此三者，是謂壞府，**府，謂胸也，以肺處胸中故也。壞，謂損壞其府而取病也。《抱朴子》云：『仲景開胸，以納赤餅。』由此則胸可啓之而取病矣。三者，謂脉弦絶，肺葉發，聲濁噦。**毒藥無治，短鍼無取。此皆絶皮傷肉，血氣爭黑。**病内潰於肺中，故毒藥無治。外不在於經絡，故短鍼無取。是以絶皮傷肉，乃可攻之。以惡血久與肺氣交爭，故當血見而色黑也。○新校正云：詳岐伯之對，與黃帝所問不相當。別按《太素》云：『夫鹽之味鹹者，其氣令器津泄；弦絶者，其音嘶敗；木陳者，其葉落，病深者，其聲噦。人有此三者，是謂壞府，毒藥無治，短鍼無取。此皆絶皮傷肉，血氣爭異②。』三字③與此經不同，而注意大異。楊上善注云：『言欲知病微④者，須知其候。鹽之在於器中，津液泄於外，見津而知鹽之有鹹也。聲嘶，知琴瑟之弦將絶；葉落者，知陳木之已盡。舉此三物衰壞之微，以比聲噦，識病深之候。』『人有聲噦同三譬者，是爲府壞之候。中府壞者，病之深也。其病既深，故鍼藥不能取，以其皮肉血氣各不相得故也。』再詳上善作此等注義，方與黃帝上下問答義相貫穿。王氏解『鹽鹹器津』，義雖淵微，至於注『弦絶音嘶』、『木敷葉發』，殊不與帝問相協，考之不若楊義之得多也。

---

① 木敷者，其葉發：于鬯《香草續校書·内經素問》認爲：『敷』與『陳』通，久舊之義；『發』與『廢』通，『葉發』即葉落之義。

② 異：原誤作『黑』，據讀書堂本、古林堂本、古鈔本、趙府本改，與《太素·卷十九·知鍼石》合。

③ 三字：指《太素》與《素問》不同之『陳』、『落』、『異』三字。

④ 微：當據《太素·卷十九·知鍼石》改作『徵』。下『微』字同。

帝曰：余念其痛，心爲之亂惑，反甚其病，不可更代。百姓聞之，以爲殘賊。爲之奈何？殘，謂殘害。賊，謂損劫。言恐涉於不仁，致慊於黎庶也。

岐伯曰：夫人生於地，懸命於天，天地合氣，命之曰人。形假物成，故生於地。命惟天賦，故懸於天。德氣同歸，故謂之人也。《靈樞經》曰：「天之在我者德，地之在我者氣，德流氣薄而生者也。」然德者道之用，氣者生之母也。人能應四時者，天地爲之父母。人能應四時和氣而養生者，天地恒畜養之，故爲父母。《四氣調神大論》曰：「夫四時陰陽者，萬物之根本也，所以聖人春夏養陽，秋冬養陰，以從其根，故與萬物沈浮於生長之門也。」知萬物者，謂之天子。知萬物之根本者，天地常育養之，故謂曰天之子。天有陰陽，人有十二節；節，謂節氣。外所以應十二月，内所以主十二經脉也。天有寒暑，人有虛實。寒暑有盛衰之紀，虛實表多少之殊，故人以虛實應天寒暑也。能經天地陰陽之化者，不失四時；知十二節之理者，聖智不能欺也。經，常也。言能常應順天地陰陽之道而脩養者，則合四時生長之宜。能知十二節氣之所遷至者，雖聖智亦不欺侮而奉行之也。能存八動之變，五勝更立；能達虛實之數者，獨出獨入，呿吟至微，秋毫在目。存，謂心存。達，謂明達。呿，謂欠呿。吟，謂吟嘆。秋毫在目，言細必察也。八動，謂八節之風變動。五勝，謂五行之氣相勝。立，謂當其王時。變，謂氣至而變易。知是三者，則應效明著，速猶影響，皆神之獨出獨入，亦非鬼靈能召遣也。〇新校正云：按楊上善云：「呿，謂露齒出氣。」

帝曰：人生有形，不離陰陽，天地合氣，別爲九野，分爲四時，月有小大，日有短長，萬物並至，不可勝量。虛實呿吟，敢問其方？請說用鍼之意。

岐伯曰：木得金而伐，火得水而滅，土得木而達，金得火而缺，水得土而絶，萬物盡然，不可勝竭。達，通也。言物類雖不可竭盡而數，要之皆如五行之氣，而有勝負之性分爾。故鍼有懸布天下者五，黔首共餘食，莫知之也。言鍼之道，有若高懸示人，彰布於天下者五矣。而百姓共知餘食，咸棄蔑之，不務於本，而崇乎末，莫知真要深在其中。所謂五者，次如下句。〇新校正云：按全元起本「餘食」作「飽食」。注云：「人愚不解陰陽，不知鍼之妙，飽食終日，莫能知其妙益。」又《太素》作「飲食」。楊上善注云：「黔首共服用此道，然不能得其意。」

一曰治神，專精其心，不妄動亂也。所以云手如握虎，神無營於衆物，蓋欲調治精神，專其心也。○新校正云：按楊上善云：『存生之道，知此五者以爲攝養，可得長生也。魂神意魄志，以爲神主①，故皆名神。欲爲鍼者，先須治神。故人無悲哀動中，則魂不傷，肝得無病，秋無難也；無怵惕思慮，則神不傷，心得無病，冬無難也；無愁憂不解，則意不傷，脾得無病，春無難也；無喜樂不極，則魄不傷，肺得無病，夏無難也；無盛怒者，則志不傷，腎得無病，季夏無難也。是以五過不起於心，則神清性明；五神各安其藏，則壽延遐算也。』二曰知養身，知養己身之法，亦如養人之道矣。《陰陽應象大論》曰：『用鍼者，以我知彼，用之不殆。』此之謂也。○新校正云：按《太素》『身』作『形』。楊上善云：『飲食男女，節之以限，風寒暑濕，攝之以時，有異單豹外凋之害，即内養形也。實慈恕以愛人，和塵勞而不迹，有殊張毅高門之傷，即外養形也。内外之養周備，則不求生而久生，無期壽而長壽，此則鍼布養形之極也。玄元皇帝曰：太上養神，其次養形。』詳王氏之注，專治神養身於用鍼之際，其說甚狹，不若上善之説爲優。若必以此五者解爲用鍼之際，則下文『知毒藥爲真』，王氏亦不專用鍼爲解也。三曰知毒藥爲真，毒藥攻邪，順宜而用，正真之道，其在茲乎？四曰制砭石小大，古者以砭石爲鍼，故不舉九鍼，但言砭石爾。當制其大小者，隨病所宜而用之。○新校正云：按全元起云：『砭石者，是古外治之法，有三名：一鍼石，二砭石，三鑱石，其實一也。古來未能鑄鐵，故用石爲鍼，故名之鍼石。言工必砥礪鋒利，制其小大之形，與病相當。黄帝造九鍼以代鑱石。上古之治者，各隨方所宜，東方之人多癰腫聚結，故砭石生於東方。』五曰知府藏血氣之診。諸陽爲府，諸陰爲藏，故《血氣形志篇》曰：『太陽多血少氣，少陽少血多氣，陽明多氣多血，少陰少血多氣，厥陰多血少氣，太陰多氣少血。是以刺陽明出血氣，刺太陽出血惡氣，刺少陽出氣惡血，刺太陰出氣惡血，刺少陰出氣惡血，刺厥陰出血惡氣也。』精知多少，則補寫萬全。五法俱立，各有所先。事宜則應者先用。今末世之刺也，虚者實之，滿者泄之，此皆衆工所共知也。若夫法天則地，隨應而動，和之者若響，隨之者若影。道無鬼神，獨來獨往。隨應而動，言其效也。若影若響，言其近也。夫如影之隨形，響之應聲，豈復有鬼神之召遣耶？蓋由隨應而動之自得爾。

帝曰：願聞其道。

岐伯曰：凡刺之真，必先治神，專其精神，寂無動亂，刺之真要，其在斯焉。五藏已定，九候已備，後乃存鍼。先定五藏之脉，備循九候之診，而有太過不及者，然後乃存意於用鍼之法。衆脉不見，衆凶弗聞，外内相得，無以形先，衆脉，謂七診之脉。衆凶，謂五藏相乘。外内相得，言形氣相得也。無以形先，言不以己形之衰盛寒温，料病

① 以爲神主：《太素·卷十九·知鍼石》作『以神爲主』，義勝。

人之形氣使同於己也。故下文曰：可玩往來，乃施於人。玩，謂玩弄，言精熟也。《標本病傳論》曰：『謹熟陰陽，無與衆謀。』此其類也。○新校正云：按此文出《陰陽別論》，此云《標本病傳論》者，誤也。人有虛實，五虛勿近，五實勿遠，至其當發，間不容瞚。人之虛實，非其遠近而有之，蓋由血氣一時之盈縮爾。然其未發，則如雲垂而視之可久；至其發也，則如電滅而指所不及。遲速之殊，有如此矣。○新校正云：按《甲乙經》『瞚』作『睻』。全元起本及《太素》作『眴』。手動若務，鍼耀而勻，手動用鍼，心如專務於一事也。《鍼經》曰：『一其形，聽其動靜，而知邪正。』此之謂也。鍼耀而勻，謂鍼形光淨而上下勻平。靜意視義，觀適之變，是謂冥冥，莫知其形。冥冥，言血氣變化之不可見也。故靜意視息，以義斟酌，觀所調適經脉之變易爾。雖且鍼下，用意精微而測量之，猶不知變易形容誰爲其象也。○新校正云：按《八正神明論》云：『觀其冥冥者，言形氣榮衛之不形於外，而工獨知之，以日之寒温，月之虛盛，四時氣之浮沈，參伍相合而調之，工常先見之，然而不形於外，故曰觀於冥冥焉。』見其烏烏，見其稷稷，從見其飛，不知其誰。烏烏，嘆其氣至。稷稷，嗟其已應。言所鍼得失，如從空中見飛鳥之往來，豈復知其所使之元主耶！是但見經脉盈虛而爲信，亦不知其誰之所召遣爾。伏如橫弩，起如發機。血氣之未應鍼，則伏如橫弩之安靜；其應鍼也，則起如機發之迅疾。

帝曰：何如而虛，何如而實？言血氣既伏如橫弩，起如發機，然其虛實豈留呼而可爲準定耶？虛實之形，何如而約之？

岐伯曰：刺虛者須其實，刺實者須其虛。言要以氣至有效而爲約，不必守息數而爲定法也。經氣已至，慎守勿失，無變法而失經氣也。深淺在志，遠近若一，如臨深淵，手如握虎，神無營於衆物。言精心專一也。所鍼經脉，雖深淺不同，然其補寫，皆如一俞①之專意，故手如握虎，神不外營焉。○新校正云：按《鍼解論》云：『刺實須其虛者，留鍼陰氣隆至，乃去鍼也。刺虛須其實者，陽氣隆至，鍼下熱，乃去鍼也。經氣已至，慎守勿失者，勿變更也。深淺在志者，知病之內外也。遠近如一者，深淺其候等也。如臨深淵者，不敢墮也。手如握虎者，欲其壯也。神無營於衆物者，靜志觀病人，無左右視也。』

① 俞：古鈔本《素問》作『喻』。

八正神明論篇第二十六

新校正云：按全元起本在第二卷。又與《太素·知官能篇》大意同，文勢小異。

黄帝問曰：用鍼之服，心有法則焉，今何法何則？服，事也。法，象也。則，準也，約也。

岐伯對曰：法天則地，合以天光。謂合日月星辰之行度。

帝曰：願卒聞之。

岐伯曰：凡刺之法，必候日月星辰四時八正之氣，氣定乃刺之。候日月者，謂候日之寒温，月之空滿也。星辰者，謂先知二十八宿之分，應水漏刻者也。略而言之，常以日加之①於宿上，則知人氣在太陽否，日行一舍，人氣在三陽與陰分矣。細而言之，從房至畢十四宿，水下五十刻，半日之度也。從昴至心亦十四宿，水下五十刻，終日之度也。是故從房至畢者爲陽，從昴至心者爲陰，陽主晝，陰主夜也。凡日行一舍，故水下三刻與七分刻之四也。《靈樞經》曰：『水下一刻，人氣在太陽；水下二刻，人氣在少陽；水下三刻，人氣在陽明；水下四刻，人氣在陰分。』水下不止，氣行亦爾。又曰：『日行一舍，人氣行於身一周與十分身之八；日行二舍，人氣行於身三周與十分身之六；日行三舍，人氣行於身五周與十分身之四；日行四舍，人氣行於身七周與十分身之二；日行五舍，人氣行於身九周。』然日行二十八舍，人氣亦行於身五十周與十分身之四。由是故必候日月星辰也。四時八正之氣者，謂四時正氣八節之風來朝於太一者也。謹候其氣之所在而刺之，氣定乃刺之者，謂八節之風氣靜定，乃可以刺經脉，調虛實也。故《曆忌》云：『八節前後各五日，不可刺灸，凶。』是則謂氣未定，故不可灸刺也。○新校正云：按八節風朝太一，具《天元玉冊》中。是故，天温日明，則人血淖液而衛氣浮，故血易寫，氣易行；天寒日陰，則人血凝泣而衛氣沈。泣，謂如水中居雪也。月始生，則血氣始精，衛氣始行；月郭滿，則血氣實，肌肉堅；月郭空，則肌肉減，經絡虛，衛氣去，形獨居。是以因天時而調血氣

---

① 加之：《素問校勘記》曰：『「加之」二字誤倒，當依《靈樞·衛氣行篇》乙轉。』

也。是以天寒無刺，血凝泣而衛氣沈也。天温無疑，血淖液而氣易行也。月生無寫，月滿無補，月郭空無治，是謂得時而調之。謂得天時也。因天之序，盛虛之時，移光定位，正立而待之。候日遷移，定氣所在，南面正立，待氣至而調之也。故曰①月生而寫，是謂藏虛；血氣弱也。○新校正云：按全元起本『藏』作『減』。『藏』當作『減』。月滿而補，血氣揚溢，絡有留血，命曰重實；『絡』一爲『經』，誤。血氣盛也。『留』一爲『流』，非也。月郭空而治，是謂亂經。陰陽相錯，真邪不別，沈以留止，外虛内亂，淫邪乃起。氣失紀，故淫邪起。

帝曰：星辰八正何候？

岐伯曰：星辰者，所以制日月之行也。制，謂制度。定星辰則可知日月行之制度矣。略而言之，周天二十八宿，宿②三十六分，人氣行一周天，凡一千八分。周身十六丈二尺，以應二十八宿，合漏水百刻，都行八百一十丈，以分晝夜也。故人十息，氣行六尺，日行二分。二百七十息，氣行十六丈二尺，一周於身，水下二刻，日行二十分。五百四十息，氣行再周於身，水下四刻，日行四十分。二千七百息，氣行十周於身，水下二十刻，日行五宿二十分。一萬三千五百息，氣行五十周於身，水下百刻，日行二十八宿也。細而言之，則常以一十周加之一分又十分分之六，乃奇分盡矣。是故星辰所以制日月之行度也。○新校正云：詳『周天二十八宿』至『日行二十八宿也』，本《靈樞》文，今具《甲乙經》中。八正者，所以候八風之虛邪以時至者也。八正，謂八節之正氣也。八風者，東方嬰兒風，南方大弱風，西方剛風，北方大剛風，東北方凶風，東南方弱風，西南方謀風，西北方折風也。虛邪，謂乘人之虛而爲病者也。以時至，謂天應太一移居，以八節之前後，風朝中宮而至者也。○新校正云：詳『太一移居』、『風朝中宮』義，具《天元玉冊》。四時者，所以分春秋冬夏之氣所在，以時調之也③，八正之虛邪，而避之勿犯也。四時之氣所在者，謂春氣在經脉，夏氣在孫絡，秋氣在皮膚，冬氣在骨髓也。然觸冒虛邪，動傷真氣，避而勿犯，乃不病焉。《靈樞經》曰：『聖人避邪，如避矢石。』蓋以其能傷真氣也。以身之

① 故曰：原作『故日』，據《太素·卷二十四·天忌》改，與《素問·卷四·移精變氣論》王冰注引此文合。
② 宿：原脫，人衛本據守山閣本補『宿』字，與文義合，今從之。
③ 也：人衛本注：『疑「候」。』按，若作『候』字，則屬下讀。

虛，而逢天之虛，兩虛相感，其氣至骨，入則傷五藏，以虛感虛，同氣而相應也。工候救之，弗能傷也，候知而止，故弗能傷之。救，止也。故曰：天忌不可不知也。人忌於天，故云天忌。犯之則病，故不可不知也。

帝曰：善。其法星辰者，余聞之矣，願聞法往古者。

岐伯曰：法往古者，先知《鍼經》也。驗於來今者，先知日之寒温，月之虛盛，以候氣之浮沈，而調之於身，觀其立有驗也。候氣不差，故立有驗。觀其冥冥者①，言形氣榮衛之不形於外，而工獨知之，明前篇『靜意視』義，觀適之變，是謂冥冥莫知其形也。雖形氣榮衛不形見於外，而工以心神明悟，獨得知其衰盛焉，善惡悉可明之。○新校正云：按『前篇』乃《寶命全形論》。以日之寒温，月之虛盛，四時氣之浮沈，參伍相合而調之，工常先見之，然而不形於外，故曰觀於冥冥焉。工所以常先見者，何哉？以守法而神通明也。通於無窮者，可以傳於後世也，法著故可傳後世，後世不絕則應用通於無窮矣。是故工之所以異也，以獨見知，故工所以異於人也。然而不形見於外，故俱不能見也。工異於粗者，以粗俱不能見也。視之無形，嘗之無味，故謂冥冥，若神髣髴。言形氣榮衛不形於外，以不可見，故視無形，嘗無味。伏如横弩，起如發機，窈窈冥冥，莫知元主，謂如神運髣髴焉。若，如也。

虛邪者，八正之虛邪氣也。八正之虛邪，謂八節之虛邪也。以從虛之鄉來，襲虛而入爲病，故謂之八正虛邪。正邪者，身形若用力汗出，腠理開，逢虛風，其中人也微，故莫知其情，莫見其形。正邪者，不從虛之鄉來也。以中人微，故莫知其情意，莫見其形狀。上工救其萌芽，必先見三部九候之氣，盡調不敗而救之，故曰上工。下工救其已成，救其已敗。救其已成者，言不知三部九候之相失，因病而敗之也。義備《離合真邪論》中。知其所在者，知診三部九候之病脉處而治之，故曰守其門戶焉，莫知其

---

① 觀其冥冥者：據下文『故曰觀於冥冥焉』，『其』當作『於』。《素問校勘記》曰：『《靈樞・官能篇》亦作「於」。』

情而見邪形也。三部九候，爲候邪之門戶也。守門戶，故見邪形。以中人微，故莫知其情狀也。

帝曰：余聞補寫，未得其意。

岐伯曰：寫必用方，方者，以氣方盛也，以月方滿也，以日方温也，以身方定也，以息方吸而内鍼，乃復候其方吸而轉鍼，乃復候其方呼而徐引鍼，故曰寫必用方，其氣而①行焉。方，猶正也。寫邪氣出，則真氣流行矣。補必用員，員者行也，行者移也，行，謂宣不行之氣，令必宣行。移，謂移未復之脉，俾其平復。刺必中其榮，復以吸排鍼也。鍼入至血，謂之中榮。故員與方，非鍼也。所言方員者，非謂鍼形，正謂行移之義也。故養神者，必知形之肥瘦，榮衛血氣之盛衰。血氣者，人之神，不可不謹養。神安則壽延，神去則形弊，故不可不謹養也。

帝曰：妙乎哉論也！合人形於陰陽四時，虛實之應，冥冥之期，其非夫子，孰能通之！然夫子數言形與神，何謂形？何謂神？願卒聞之。神，謂神智通悟。形，謂形診可觀。

岐伯曰：請言形，形乎形，目冥冥，問其所病，○新校正云：按《甲乙經》作「捫其所痛」，義亦通。索之於經，慧然在前，按之不得，不知其情，故曰形。外隱其無形，故目冥冥而不見。内藏其有象，故以診而可索於經也。慧然在前，按之不得，言三部九候之中，卒然逢之，不可爲之期準也。《離合真邪論》曰：「在陰與陽，不可爲度，從而察之，三部九候，卒然逢之，早遏其路。」此其義也。

帝曰：何謂神？

岐伯曰：請言神，神乎神，耳不聞，目明心開而志先，慧然獨悟，口弗能言，俱視獨見，適若昏，

① 而：人衛本改作「乃」。

昭然獨明，若風吹雲，故曰神。耳不聞，言神用之微密也。目明心開而志先者，言心之通如昏昧開卷，目之見如氛翳闢明，神雖内融，志已先往矣。慧然，謂清爽也。悟，猶了達也。慧然獨悟，口弗能言者，謂心中清爽而了達，口不能宣吐以寫心也。俱視獨見，適若昏者，歎見之異速也，言與衆俱視，我忽獨見，適猶若昏昧爾。既獨見了，心眼昭然，獨能明察，若雲隨風卷，日麗天明，至哉神乎！妙用如是，不可得而言也。三部九候爲之原，九鍼之論不必存也。以三部九候經脉爲之本原，則可通神悟之妙用，若以九鍼之論僉議，則其旨惟博，其知彌遠矣。故曰三部九候爲之原，九鍼之論不必存也。

離合真邪論篇第二十七

新校正云：按全元起本在第一卷，名《經合》。第二卷重出，名《真邪論》。

黃帝問曰：余聞《九鍼》九篇，夫子乃因而九之，九九八十一篇，余盡通其意矣。經言氣之盛衰，左右傾移，以上調下，以左調右，有餘不足，補寫於滎輸①，余知之矣。此皆榮衛之傾移，虚實之所生，非邪氣從外入於經也。余願聞邪氣之在經也，其病人何如？取之奈何？

岐伯對曰：夫聖人之起度數，必應於天地，故天有宿度，地有經水，人有經脉。宿，謂二十八宿。度，謂天之三百六十五度也。經水者，謂海水、瀆水②、渭水、湖水、沔水、汝水、江水、淮水、漯水、河水、漳水、濟水也。以其内合經脉，故名之經水焉。經脉者，謂手足三陰三陽之脉。所以言者，以内外參合，人氣應通，故言之也。○新校正云：按《甲乙經》云：『足陽明外合於海水，内屬於胃；足太陽外合於瀆水，内屬膀胱；足少陽外合於渭水，内屬於膽；足太陰外合於湖水，内屬於脾；足厥陰外合於沔水，内屬於肝；足少陰外合於汝水，内屬於腎；手陽明外合於江水，内屬於大腸；手太陽外合於淮水，内屬於小腸；手少陽外合於漯水，内屬於三焦；手太陰外合於河水，内屬於肺；手心主外合於漳水，内屬於心包；手少陰外合於濟水，内屬於心。』天地温和，則經水安靜；天寒地凍，則經水凝泣；天暑地熱，則經水

---

① 滎輸：「滎」原作「榮」，形誤。據《太素·卷二十四·真邪補寫》改。
② 瀆水：《靈樞·經水》、《甲乙·卷第·第七》、《太素·卷五·十二水》皆作「清水」。

沸溢；卒風暴起，則經水波涌而隴起。人經脉亦應之。夫邪之入於脉也，寒則血凝泣，暑則氣淖澤，虚邪因而入客，亦如經水之得風也。經之動脉，其至也亦時隴起，其行於脉中循循然，循循然，順動貌。言隨順經脉之動息，因循呼吸之往來，但形狀或異耳。『循循』一爲『輴輴』。其至寸口中手也，時大時小，大則邪至，小則平，其行無常處，大，謂大常平之形診。小者，非細小之謂也，以其比大，則謂之小，若無大以比，則自是平常之經氣爾。然邪氣者，因其陰氣則入陰經，因其陽氣則入陽脉，故其行無常處也。在陰與陽，不可爲度，以隨經脉之流運也。從而察之，三部九候，卒然逢之，早遏其路。逢，謂逢遇。遏，謂遏絶。三部之中，九候之位，卒然逢遇，當按而止之，即而寫之，逕路既絶，則大邪之氣無能爲也。所謂寫者，如下文云：吸則内鍼，無令氣忤，靜以久留，無令邪布，吸則轉鍼，以得氣爲故，候呼引鍼，呼盡乃去，大氣皆出，故命曰寫。按經之旨，先補真氣，乃寫其邪也。何以言之？下文補法：呼盡内鍼，靜以久留。此段寫法：吸則内鍼，又靜以久留。然呼盡則次其吸，吸至則不兼呼，内鍼之候既同，久留之理復一，則先補之義，昭然可知。《鍼經》云：『寫曰迎之，迎之意，必持而内之，放而出之，排陽出鍼，疾氣得泄。補曰隨之，隨之意，若忘之，若行若悔，如蚊虻止，如留如還。』則補之必久留也。所以先補者，真氣不足，鍼乃寫之，則經脉不滿，邪氣無所排遣，故先補真氣令足，後乃寫出其邪矣。引，謂引出。去，謂離穴。候呼而引至其門，呼盡而乃離穴戶，則經氣審以平定，邪氣無所勾留，故大邪之氣，隨鍼而出也。呼，謂氣出。吸，謂氣入。轉，謂轉動也。大氣，謂大邪之氣，錯亂陰陽者也。

帝曰：不足者補之奈何？

岐伯曰：必先捫而循之，切而散之，推而按之，彈而怒之，抓而下之，通而取之，外引其門，以閉其神，捫循，謂手摸。切，謂指按也。捫而循之，欲氣舒緩。切而散之，使經脉宣散。推而按之，排蹙其皮也。彈而怒之，使脉氣䐜滿也。抓而下之，置鍼準也。通而取之，以常法也。外引其門，以閉其神，則推而按之者也。謂蹙按穴外之皮，令當應鍼之處，鍼已放去，則不破之皮，蓋其所刺之門，門不開則神氣内守，故云『以閉其神』也。《調經論①》曰：『外引其皮，令當其門戶。』又曰：『推闔其門，令神氣存。』此之謂也。〇新校正云：按王引《調經論》文，今詳非本論之文，傍見《甲乙經·鍼道篇》。『又曰』已下，乃當篇之文也。

① 調經論：原誤作『經調論』，據讀書堂本、趙府本乙正。按，王冰下文所引出自今本《靈樞·官能篇》。

呼盡内鍼，靜以久留，以氣至爲故，呼盡内鍼，亦同吸也。言必以氣至而爲去鍼之故，不以息之多數而便去鍼也。《鍼經》曰：『刺之而氣不至，無問其數；刺之氣至，去之勿復鍼。』此之謂也。無問息數以爲遲速之約，要當以氣至而鍼去，不當以鍼下氣未至而鍼出乃更爲也。如待所貴，不知日暮，諭人事於候氣也。暮，晚也。其氣以至，適而自護，適，調適也。護，慎守也。言氣已平調，則當慎守，勿令改變，使疾更生也。《鍼經》曰：『經氣已至，慎守勿失。』此其義也。所謂慎守，當如下説。○新校正云：詳王引《鍼經》之言，乃《素問·寶命全形論》文，兼見于《鍼解論》耳。候吸引鍼，氣不得出，各在其處，推闔其門，令神氣存，大氣留止，故命曰補。正言也。外門已閉，神氣復存，候吸引鍼，大氣不泄，補之爲義，斷可知焉。然此大氣，謂大經之氣流行榮衛者。

帝曰：候氣奈何？謂候可取之氣也。

岐伯曰：夫邪去絡入於經也，舍於血脉之中，《繆刺論》曰：『邪之客於形也，必先舍於皮毛，留而不去，入舍於孫脉，留而不去，入舍於絡脉，留而不去，入舍於經脉。』故云『去絡入於經』也。其寒温未相得，如涌波之起也，時來時去，故不常在。以周遊於十六丈二尺經脉之分，故不常在所候之處。故曰方其來也，必按而止之，止而取之，無逢其衝而寫之。衝，謂應水刻數之平氣也。《靈樞經》曰：『水下一刻，人氣在太陽；水下二刻，人氣在少陽；水下三刻，人氣在陽明；水下四刻，人氣在陰分。』然氣在太陽，則太陽獨盛；氣在少陽，則少陽獨盛。夫見獨盛者，便謂邪來，以鍼寫之，則反傷真氣。故下文曰：真氣者，經氣也，經氣太虚，故曰其來不可逢，此之謂也。經氣應刻，乃謂爲邪，工若寫之，則深誤也，故曰『其來不可逢』。故曰候邪不審，大氣已過，寫之則真氣脱，脱則不復，邪氣復至，而病益蓄，不悟其邪，反誅無罪，則真氣泄脱，邪氣復侵，經氣大虚，故病彌蓄積。故曰其往不可追，此之謂也。已隨經脉之流去，不可復追召使還。不可挂以髮者，待邪之至時而發鍼寫矣。言輕微而有，尚且知之，況若涌波，不知其至也。若先若後者，血氣已盡，其病不可下，言不可取而取，失時也。○新校正云：按全元起本作『血氣已虚』。『盡』字當作『虚』字，此字之誤也。故曰知其可取如發機，不知其取如扣椎；故曰知機道者不可挂以髮，不知機者扣之不發。此之謂也。機者動之微，言貴知其微也。

帝曰：補寫奈何？

岐伯曰：此攻邪也，疾出以去盛血，而復其真氣，視有血者乃取之。此邪新客，溶溶未有定處也，推之則前，引之則止，逆而刺之，温血也。言邪之新客，未有定居，推鍼補之，則隨補而前進，若引鍼致之，則隨引而留止也。若不出盛血而反温之，則邪氣内勝，反增其害。故下文曰：刺出其血，其病立已。

帝曰：善。然真邪以合，波隴不起，候之奈何？

岐伯曰：審捫循三部九候之盛虚而調之，盛者寫之，虚者補之，不盛不虚，以經取之，則其法也。察其左右上下相失及相減者，審其病藏以期之。氣之在陰，則候其氣之在於陰分而刺之；氣之在陽，則候其氣之在於陽分而刺之。是謂逢時。《靈樞經》曰：『水下一刻，人氣在太陽；水下四刻，人氣在陰分也。積刻不已，氣亦隨在，周而復始。』故審其病藏，以期其氣而刺之。不知三部者，陰陽不別，天地不分。地以候地，天以候天，人以候人，調之中府，以定三部。故曰：刺不知三部九候病脉之處，雖有大過且至，工不能禁也。禁，謂禁止也。然候邪之處尚未能知，豈復能禁止其邪氣耶！誅罰無過，命曰大惑，反亂大經，真不可復，用實爲虚，以邪爲真，用鍼無義，反爲氣賊，奪人正氣，以從爲逆，榮衛散亂，真氣已失，邪獨内著，絶人長命，予人天殃①，不知三部九候，故不能久長。識非精辨，學未該明，且亂大經，又爲氣賊，動爲殘害，安可久乎②？因不知合之四時五行，因加相勝，釋邪攻正，絶人長命。非惟昧三部九候之爲弊，若不知四時五行之氣序，亦足以殞絶其生靈也。邪之新客來也，未有定處，推之則前，引之則止，逢而寫之，其病立已。再言之者，其法必然。

---

① 天殃：讀書堂本、古林堂本、趙府本皆作『夭殃』。

② 乎：原作『平』，形誤。據讀書堂本、古林堂本、趙府本改。

通評虛實論篇第二十八

新校正云：按全元起本在第四卷。

黃帝問曰：何謂虛實？

岐伯對曰：邪氣盛則實，精氣奪則虛。奪，謂精氣減少，如奪去也。

帝曰：虛實何如？言五藏虛實之大體也。

岐伯曰：氣虛者肺虛也，氣逆者足寒也，非其時則生，當其時則死。非時，謂年直之前後也。當時，謂正直之年也。餘藏皆如此。五藏同。

帝曰：何謂重實？

岐伯曰：所謂重實者，言大熱病，氣熱脉滿，是謂重實。

帝曰：經絡俱實何如？何以治之？

岐伯曰：經絡皆實，是寸脉急而尺緩也，皆當治之，故曰滑則從，濇則逆也。脉急，謂脉口也。夫虛實者，皆從其物類始，故五藏骨肉滑利，可以長久也。物之生則滑利，物之死則枯濇，故濇爲逆，滑爲從。從，謂順也。

帝曰：絡氣不足，經氣有餘，何如？

岐伯曰：絡氣不足，經氣有餘者，脉口熱而尺寒也。秋冬爲逆，春夏爲從，治主病者。春夏陽氣高，故脉口熱，尺中寒，爲順也。十二經十五絡，各隨左右而有太過不足，工當尋其至應以施鍼艾，故云治主其病者也。

帝曰：經虛絡滿何如？

岐伯曰：經虛絡滿者，尺熱滿，脉口寒濇也，此春夏死，秋冬生也。秋冬陽氣下，故尺中熱，脉口寒，爲順也。

帝曰：治此者奈何？

岐伯曰：絡滿經虛，灸陰刺陽；經滿絡虛，刺陰灸陽。以陰分主絡，陽分主經故爾。

帝曰：何謂重虛？此反問前重實也。

岐伯曰：脉氣上虛尺虛，是謂重虛。言尺寸脉俱虛。〇新校正云：按《甲乙經》作「脉虛氣虛尺虛，是謂重虛」，此少一「虛」字，多一「上」字。王注言「尺寸脉俱虛」，則不兼氣虛也。詳前「熱病氣熱脉滿」爲重實，此「脉虛氣虛尺虛」爲重虛，是脉與氣俱實爲重實，俱虛爲重虛，不但尺寸俱虛爲重虛也。

帝曰：何以治之？

岐伯曰：所謂氣虛者，言無常也。尺虛者，行步恇然。寸虛則脉動無常，尺虛則行步恇然不足。〇新校正云：按楊上善云：「氣虛者，膻中氣不定①也。」王謂「寸虛則脉動無常」，非也。脉虛者，不象陰也。不象太陰之候也。何以言之？氣口者脉之要會，手太陰之動也。如此者，滑則生，濇則死也。

帝曰：寒氣暴上，脉滿而實何如？言氣熱脉滿，已謂重實，滑則從，濇則逆。今氣寒脉滿，亦可謂重實乎？其於滑濇生死逆從何如？

岐伯曰：實而滑則生，實而逆則死。逆，謂濇也。〇新校正云：詳王氏以逆爲濇，大非。古文簡略，辭多互文，上言滑而下言逆，舉滑則從可知，言逆則濇可見，非謂逆爲濇也。

---

① 不定：當據《太素·卷十六·虛實脉診》改作「不足」。

帝曰：脉實滿，手足寒，頭熱，何如？

岐伯曰：春秋則生，冬夏則死。大略言之，夏手足寒，非病也，是夏行冬令，夏得則冬死。冬脉實滿頭熱，亦非病也，是冬行夏令，冬得則夏亡。反冬夏以言之，則皆不死。春秋得之，是病故生。死皆在時之孟月也。脉浮而濇，濇而身有熱者死。○新校正云：按《甲乙經》移續於此，舊在後『帝曰形度骨度脉度筋度何以知其度也』下，對問義不相類，王氏頗知其錯簡，而不知皇甫士安嘗移附此也。今去後條，移從於此。

帝曰：其形盡滿何如？

岐伯曰：其形盡滿者，脉急大堅，尺濇而不應也，形盡滿，謂四形藏盡滿也。○新校正云：按《甲乙經》、《太素》『濇』作『滿』。如是者，故從則生，逆則死。

帝曰：何謂從則生，逆則死？

岐伯曰：所謂從者，手足温也；所謂逆者，手足寒也。

帝曰：乳子而病熱，脉懸小者何如？懸，謂如懸物之動也。

岐伯曰：手足温則生，寒則死。○新校正云：按《太素》無『手』字。楊上善云：『足温氣下，故生；足寒氣不下者，逆而致死。』

帝曰：乳子中風熱，喘鳴肩息者，脉何如？

岐伯曰：喘鳴肩息者，脉實大也，緩則生，急則死。緩，謂如縱緩；急，謂如弦張之急。非往來之緩急也。《正理傷寒論》曰：『緩則中風。』故乳子中風，脉緩則生，急則死。

帝曰：腸澼便血何如？

岐伯曰：身熱則死，寒則生。熱爲血敗，故死；寒爲榮氣在，故生也。

帝曰：腸澼下白沫何如？

岐伯曰：脉沈則生，脉浮則死。陰病而見陽脉，與證相反，故死。

帝曰：腸澼下膿血何如？

岐伯曰：脉懸絶則死，滑大則生。

帝曰：腸澼之屬，身不熱，脉不懸絶，何如？

岐伯曰：滑大者曰生，懸濇者曰死，以藏期之。肝見庚辛死，心見壬癸死，肺見丙丁死，腎見戊己死，脾見甲乙死，是謂以藏期之。

帝曰：癲疾何如？

岐伯曰：脉搏大滑，久自已；脉小堅急，死不治。脉小堅急爲陰，陽病而見陰脉，故死不治。○新校正云：按巢元方云：『脉沈小急實，死不治；小牢急，亦不可治。』

帝曰：癲疾之脉，虛實何如？

岐伯曰：虛則可治，實則死。以反證故。

帝曰：消癉虛實何如？

岐伯曰：脉實大，病久可治；脉懸小堅，病久不可治。久病血氣衰，脉不當實大，故不可治。○新校正云：詳經言『實大病久可治』，注意以爲『不可治』。按《甲乙經》、《太素》、全元起本並云『可治』。又按巢元方云：『脉數大者生，細小浮者死。』又云：『沈小者生，實牢大者死。』

帝曰：形度、骨度、脉度、筋度，何以知其度也？形度，具《三備經》。筋度、脉度、骨度，並具在《靈樞經》中。此問亦合在彼經篇首，錯簡也。一經以此問爲《逆從論》首，非也。

帝曰：春亟治經絡，夏亟治經俞，秋亟治六府，冬則閉塞。閉塞者用藥，而少鍼石也。亟，猶急也。閉塞，謂氣之門戶閉塞也。所謂少鍼石者，非癰疽之謂也，冬月雖氣門閉塞，然癰疽氣烈，內作大膿，不急寫之，則爛筋腐骨，故雖冬月，亦宜鍼石以開除之。癰疽不得頃時回。所以癰疽之病冬月猶得用鍼石者何？此病頃時回轉之間，過而不寫，則内爛筋骨，穿通藏府。癰不知所，按之不應手，乍來乍已，刺手太陰傍三痏與纓脉各二。但覺似有癰疽之候，不的知發在何處，故按之不應手也。乍來乍已，言不定痛於一處也。手太陰傍，足陽明脉，謂胃部氣戶等六穴之分也。纓脉，亦足陽明脉也，近纓之脉，故曰纓脉。纓，謂冠帶也。以有左右，故云各二。掖癰大熱，刺足少陽五，刺而熱不止，刺手心主三，刺手太陰經絡者大骨之會各三。大骨會，肩也。謂肩貞穴，在肩髃後骨解間陷者中。暴癰筋緛，隨分而痛，魄汗不盡，胞氣不足，治在經俞。癰若暴發，隨脉所過，筋怒緛急，肉分中痛，汗液滲泄如不盡，兼胞氣不足者，悉可以本經脉穴俞補寫之。○新校正云：按此二條，舊散在篇中，今移使相從。腹暴滿，按之不下，取手太陽經絡者，胃之募也，太陽，爲手太陽也。手太陽太陽①經絡之所生，故取中脘穴，即胃之募也。《中誥》曰：『中脘，胃募也。居蔽骨與齊中，手太陽少陽足陽明脉所生。』故云經絡者，胃募也。○新校正云：按《甲乙經》云：『取太陽經絡血者則已。』無『胃之募也』等字。又楊上善注云『足太陽』。其説各不同，未知孰是。少陰俞去脊椎三寸傍五，用員利鍼。謂取足少陰俞，外去脊椎三寸，兩傍穴各五痏也。少陰俞，謂第十四椎下兩傍，腎之俞也。○新校正云：按《甲乙經》云：『用員利鍼，刺已如食頃久立已，必視其經之過於陽者數刺之。』霍亂，刺俞傍五，霍亂者，取少陰俞傍志室穴。○新校正云：按楊上善云：『刺主霍亂輸傍五取之。』足陽明及上傍三。足陽明，言胃俞也。取胃俞，兼取少陰俞外兩傍向上第三穴，則胃倉穴也。刺癇驚脉五，謂陽陵泉，在膝上外陷者中也。鍼手太陰②各五，刺經太陽五，刺手少陰經絡傍者一，足陽明一，上踝五寸刺三鍼。經太陽，謂足太陽也。手太陰五，謂魚際穴，在手大指本節後内側散脉。經太陽五，謂承山穴，在足腨腸下分肉間陷者中也。手少陰經絡傍者，謂支正穴，在腕後同身寸之五寸，骨上廉肉分間，手太陽絡別走少陰者。足陽明一者，謂解谿穴，在足腕上陷者中也。上踝五寸，謂足少陽絡光明穴。按《内經明堂》、《中誥圖經》悉主霍亂，各具明文。○新校正云：按別本注云：『悉不主霍亂』，未詳所謂。又按，《甲乙經》、《太素》，『刺癇驚脉五』至此爲『刺驚癇』，王注爲『刺霍亂』者，王注非也。凡治消癉仆擊，偏枯痿厥，氣滿發逆，肥貴人③，則

---

① 手太陽太陽：據王冰引《中誥》之文，疑下「太陽」當作「少陽」。讀書堂本、古林堂本、古鈔本、趙府本無下「太陽」二字。

② 手太陰：《甲乙・卷十二・第十二》作「手足太陰」。

③ 肥貴人：本書《腹中論》王冰注引本文作「甘肥貴人」。

高粱之疾也。隔塞閉絶，上下不通，則暴憂之病也。暴厥而聾，偏塞閉不通，內氣暴薄也。不從內外中風之病，故瘦留著也。蹠跛，寒風濕之病也。消，謂內消。癉，謂伏熱。厥，謂氣逆。高，膏也。粱，粱字也。蹠，謂足也。夫肥者令人熱中，甘者令人中滿，故熱氣內薄，發爲消渴、偏枯、氣滿逆也。逆者，謂違背常候，與平人異也。然愁憂者，氣閉塞而不行，故隔塞否閉，氣脉斷絶，而上下不通也。氣固於內，則大小便道偏不得通泄也。何者？藏府氣不化，禁固而不宣散，故爾也。外風中人，伏藏不去，則陽氣內受，爲熱外燔，肌肉消爍，故留薄肉分，消瘦而皮膚著於筋骨也。濕勝於足則筋不利，寒勝於足則攣急，風濕寒勝則衛氣結聚，衛氣結聚則肉痛，故足跛而不可履也。

黃帝曰：黃疸暴痛，癲疾厥狂，久逆之所生也。五藏不平，六府閉塞之所生也。頭痛耳鳴，九竅不利，腸胃之所生也。足之三陽，從頭走足，然久厥逆而不下行，則氣怫積於上焦，故爲黃疸暴痛，癲狂氣逆矣。食飲失宜，吐利過節，故六府閉塞，而令五藏之氣不和平也。腸胃否塞則氣不順序，氣不順序則上下中外，互相勝負，故頭痛耳鳴，九竅不利也。

太陰陽明論篇第二十九

新校正云：按全元起本在第四卷。

黃帝問曰：太陰、陽明爲表裏，脾胃脉也，生病而異者何也？脾胃藏府，皆合於土，病生而異，故問不同。

岐伯對曰：陰陽異位，更虛更實，更逆更從，或從內，或從外，所從不同，故病異名也。脾藏爲陰，胃府爲陽；陽脉下行，陰脉上行；陽脉從外，陰脉從內。故言所從不同，病異名也。○新校正云：按楊上善云：『春夏陽明爲實，太陰爲虛；秋冬太陰爲實，陽明爲虛。即更實更虛也。春夏太陰爲逆，陽明爲從；秋冬陽明爲逆，太陰爲從。即更逆更從也。』

帝曰：願聞其異狀也。

岐伯曰：陽者天氣也，主外；陰者地氣也，主内。是所謂陰陽異位也。故陽道實，陰道虛。是所謂更實更虛也。故犯賊風虛邪者，陽受之；食飲不節，起居不時者，陰受之。是所謂或從内，或從外也。陽受之則入六府，陰受之則入五藏。入六府則身熱，不時臥，上爲喘呼；入五藏則䐜滿閉塞，下爲飧泄，久爲腸澼。是所謂所從不同，病異名也。故喉主天氣，咽主地氣。故陽受風氣，陰受濕氣。同氣相求爾。故陰氣從足上行至頭，而下行循臂至指端；陽氣從手上行至頭，而下行至足。是所謂更逆更從也。《靈樞經》曰：『手之三陰，從藏走手；手之三陽，從手走頭。足之三陽，從頭走足；足之三陰，從足走腹。』所行而異，故更逆更從也。故曰陽病者上行極而下，陰病者下行極而上。此言其大凡爾。然足少陰脉下行，則不同諸陰之氣也。故傷於風者，上先受之；傷於濕者，下先受之。陽氣炎上，故受風；陰氣潤下，故受濕。蓋同氣相合爾。

帝曰：脾病而四支不用，何也？

岐伯曰：四支皆稟氣於胃，而不得至經，〇新校正云：按《太素》『至經』作『徑至』。楊上善云：『胃以水穀資四支，不能徑至四支，要因於脾得水穀津液，營衛於四支。』必因於脾，乃得稟也。脾氣布化水穀精液，四支乃得以稟受也。今脾病不能爲胃行其津液，四支不得稟水穀氣，氣日以衰，脉道不利，筋骨肌肉，皆無氣以生，故不用焉。

帝曰：脾不主時何也？肝主春，心主夏，肺主秋，腎主冬，四藏皆有正應，而脾無正主也。

岐伯曰：脾者土也，治中央，常以四時長四藏，各十八日寄治，不得獨主於時也。脾藏者常著胃土之精也，土者生萬物而法天地，故上下至頭足，不得主時也。治，主也。著，謂常約著於胃也。土氣於四時之中，各於季終寄王十八日，則五行之氣各王七十二日，以終一歲之日矣。外主四季，則在人内應於手足也。

帝曰：脾與胃以膜相連耳，〇新校正云：按《太素》作『以募相逆』。楊上善云：『脾陰胃陽，脾内胃外，其位各異，故相逆也。』而能爲之行其津液，何也？

岐伯曰：足太陰者三陰也，其脉貫胃屬脾絡嗌，故太陰爲之行氣於三陰。陽明者表也，胃是脾之表也。五藏六府之海也，亦爲之行氣於三陽。藏府各因其經而受氣於陽明，故爲胃行其津液。四支不得稟水穀氣，日以益衰，陰道不利，筋骨肌肉無氣以生，故不用焉。又復明脾主四支之義也。

陽明脉解篇第三十

新校正云：按全元起本在第三卷。

黄帝問曰：足陽明之脉病，惡人與火，聞木音則惕然而驚，鍾鼓不爲動，聞木音而驚何也？願聞其故。前篇言入六府則身熱不時卧，上爲喘呼。然陽明者胃脉也，今病不如前篇之旨，而反聞木音而驚，故問其異也。

岐伯對曰：陽明者胃脉也，胃者土也，故聞木音而驚者，土惡木也。《陰陽書》曰：『木剋土。』故土惡木也。

帝曰：善。其惡火何也？

岐伯曰：陽明主肉，其脉〇新校正云：按《甲乙經》『脉』作『肌』。血氣盛，邪客之則熱，熱甚則惡火。

帝曰：其惡人何也？

岐伯曰：陽明厥則喘而惋，惋則惡人。惋熱内鬱，故惡人耳。○新校正云：按《脉解》云：「欲獨閉户牖而處何也？陰陽相摶，陽盡陰盛，故獨閉户牖而處。」

帝曰：或喘而死者，或喘而生者，何也？

岐伯曰：厥逆連藏則死，連經則生。經，謂經脉。藏，謂五神藏。所以連藏則死者，神去故也。

帝曰：善。病甚則棄衣而走，登高而歌，或至不食數日，踰垣上屋，所上之處，皆非其素所能也，病反能者何也？素，本也。踰垣，謂蓦牆也。怪其稍異於常。

岐伯曰：四支者，諸陽之本也。陽盛則四支實，實則能登高也。陽受氣於四支，故四支爲諸陽之本也。○新校正云：按《脉解》云：「陰陽争而外并於陽。」

帝曰：其棄衣而走者何也？棄，不用也。

岐伯曰：熱盛於身，故棄衣欲走也。

帝曰：其妄言駡詈，不避親疏而歌者何也？

岐伯曰：陽盛則使人妄言駡詈，不避親疏，而不欲食，不欲食故妄走也。足陽明胃脉，下膈屬胃絡脾。足太陰脾脉，入腹屬脾絡胃，上膈俠咽，連舌本，散舌下。故病如是。

重廣補注黄帝内經素問卷第八

【釋音】

寶命全形論

嗄所嫁切　呿吟上丘伽切　黔音鉗　棄蔑音滅　容瞚音舜

八正神明論

髣髴上音倣，下音弗

離合真邪論

輴徐倫切　蚊虻武庚切　捫音門　抓側交切　溶音容

通平虛實論

恇去王切　痏榮美切　蹠之石切

太陰陽明論

閉塞蘇則切

陽明①脉解篇

惋烏貫切　踰音于

---

① 陽明：原誤作『陰陽』，據正文篇名改。

重廣補注黄帝内經素問卷第九

啓玄子　次注　林億　孫奇　高保衡等奉敕　校正　孫兆　重改誤

熱論篇第三十一

新校正云：按全元起本在第五卷。

黄帝問曰：今夫熱病者，皆傷寒之類也，或愈或死，其死皆以六七日之間，其愈皆以十日以上者何也？不知其解，願聞其故。寒者冬氣也，冬時嚴寒，萬類深藏，君子固密，不傷於寒，觸冒之者乃名傷寒。其傷於四時之氣皆能爲病，以傷寒爲毒者，最乘殺厲之氣，中而即病，名曰傷寒。不即病者，寒毒藏於肌膚，至夏至前變爲温病，夏至後變爲熱病。然其發起，皆爲傷寒致之，故曰：熱病者，皆傷寒之類也。〇新校正云：按《傷寒論》云：『至春變爲温病，至夏變爲暑病。』與王注異。王注本《素問》爲説，《傷寒論》本《陰陽大論》爲説，故此不同。

岐伯對曰：巨陽者，諸陽之屬也，巨，大也。太陽之氣，經絡氣血，榮衛於身，故諸陽氣皆所宗屬。其脉連於風府，風府，穴名也，在項上入髮際同身寸之一寸宛宛中是。

故爲諸陽主氣也。足太陽①脉浮氣之在頭中者凡五行，故統主諸陽之氣。人之傷於寒也，則爲病熱，熱雖甚不死；寒毒薄於肌膚，陽氣不得散發而内怫結，故傷寒者反爲病熱。其兩感於寒而病者，必不免於死。藏府相應而俱受寒，謂之兩感。

帝曰：願聞其狀。謂非兩感者之形證。

岐伯曰：傷寒一日，巨陽受之，三陽之氣，太陽脉浮，脉浮者外在於皮毛，故傷寒一日，太陽先受之。故頭項痛，腰脊強。上文云其脉連於風府，略言也。細而言之者，足太陽脉，從巔入絡腦，還出別下項，循肩髆内，俠脊抵腰中。故頭項痛，腰脊強。○新校正云：按《甲乙經》及《太素》作「頭項與腰脊皆痛」。二日陽明受之，以陽感熱，同氣相求，故自太陽入陽明也。陽明主肉，其脉俠鼻絡於目，故身熱目疼而鼻乾，不得臥也。身熱者，以肉受邪。胃中熱煩，故不得臥。餘隨脉絡之所生也。三日少陽受之，少陽主膽，○新校正云：按全元起本「膽」作「骨」。元起注云：「少陽者肝之表，肝候筋，筋會於骨，是少陽之氣所榮，故言主於骨。」《甲乙經》、《太素》等並作「骨」。其脉循脇絡於耳，故胸脇痛而耳聾。三陽經絡皆受其病，而未入於藏者，故可汗而已。以病在表，故可汗也。○新校正云：按全元起本②「藏」作「府」。元起注云：「傷寒之病，始入於皮膚之腠理，漸勝於諸陽而未入府，故須汗發其寒熱而散之。」《太素》亦作「府」。四日太陰受之，陽極而陰受也。太陰脉布胃中，絡於嗌，故腹滿而嗌乾。五日少陰受之，少陰脉貫腎絡於肺，繫舌本，故口燥舌乾而渴。六日厥陰受之，厥陰脉循陰器而絡於肝，故煩滿而囊縮。三陰三陽，五藏六府皆受病，榮衛不行，五藏不通，則死矣。死，猶澌也，言精氣皆澌也。是故其死皆病六七日間者，以此也。

其不兩感於寒者，七日巨陽病衰，頭痛少愈。邪氣漸退，經氣漸和，故少愈。八日陽明病衰，身熱少愈。九日少陽病

---

① 陽：原誤作「陰」，形誤。據讀書堂本、古林堂本、古鈔本、趙府本改。

② 本：原誤作「云」，形誤。據讀書堂本、古林堂本、趙府本改。

衰，耳聾微聞。十日太陰病衰，腹減如故，則思飲食。十一日少陰病衰，渴止不滿，舌乾已而嚏。十二日厥陰病衰，囊縱少腹微下，大氣皆去，病日已矣。大氣，謂大邪之氣也。是故其愈皆病十日已上者，以此也。

帝曰：治之奈何？

岐伯曰：治之各通其藏脉，病日衰已矣。其未滿三日者，可汗而已；其滿三日者，可泄而已。此言表裏之大體也。《正理傷寒論》曰：『脉大浮數，病爲在表，可發其汗；脉細沈數，病在裏，可下之。』由此則雖日過多，但有表證而脉大浮數，猶宜發汗；日數雖少，即有裏證而脉沈細數，猶宜下之。正應隨脉證以汗下之。

帝曰：熱病已愈，時有所遺者何也？邪氣衰去不盡，如遺之在人也。

岐伯曰：諸遺者，熱甚而强食之，故有所遺也。若此者，皆病已衰而熱有所藏，因其穀氣相薄，兩熱相合，故有所遺也。

帝曰：善。治遺奈何？

岐伯曰：視其虛實，調其逆從，可使必已矣。審其虛實而補寫之，則必已。

帝曰：病熱當何禁之？

岐伯曰：病熱少愈，食肉則復，多食則遺，此其禁也。是所謂戒食勞也。熱雖少愈，猶未盡除，脾胃氣虛，故未能消化。肉堅食駐，故熱復生。復，謂復舊病也。

帝曰：其病兩感於寒者，其脉應與其病形何如？

岐伯曰：兩感於寒者，病一日則巨陽與少陰俱病，則頭痛口乾而煩滿；○新校正云：按《傷寒論》云『煩滿而渴』。二日則陽明與太陰俱病，則腹滿身熱，不欲食，譫言；譫言，謂妄謬而不次也。○新校正云：按楊上善云：『多言也。』三日則少陽與厥陰俱病，則耳聾囊縮而厥，水漿不入，不知人，六日死。巨陽與少陰爲表裏，陽明與太陰爲表裏，少陽與厥陰爲表裏，故兩感寒氣，同受其邪。帝曰：五藏已傷，六府不通，榮衛不行，如是之後，三日乃死何也？岐伯曰：陽明者，十二經脉之長也。其血氣盛，故不知人；三日其氣乃盡，故死矣。以上承氣海，故三日氣盡乃死。

凡病傷寒而成温者，先夏至日者爲病温，後夏至日者爲病暑，暑當與汗皆出，勿止。此以熱多少盛衰而爲義也。陽熱未盛，爲寒所制，故爲病曰温。陽熱大盛，寒不能制，故爲病曰暑。然暑病者，當與汗之令愈，勿反止之，令其甚也。○新校正云：按『凡病傷寒』已下，全元起本在《奇病論》中，王氏移於此。楊上善云：『冬傷於寒輕者，夏至以前發爲温病；冬傷於寒甚者，夏至以後發爲暑病。』

刺熱篇第三十二

新校正云：按全元起本在第五卷。

肝熱病者，小便先黄，腹痛多卧身熱，肝之脉，環陰器，抵少腹而上，故小便不通先黄，腹痛多卧也。寒薄生熱，身故熱焉。熱爭則狂言及驚，脇滿痛，手足躁，不得安卧，經絡雖已受熱，而神藏猶未納邪，邪正相薄，故云爭也。餘爭同之。又肝之脉，從少腹上，俠胃貫鬲，布脇肋，循喉嚨之後，絡舌本，故狂言脇滿痛也。肝性静而主驚駭，故病則驚，手足躁擾，卧不得安。庚辛甚，甲乙大汗，氣逆則庚辛死，肝主木，庚辛爲金，金剋木，故甚死於庚辛也。甲乙爲木，故大汗於甲乙。刺足厥陰少陽，厥陰，肝脉。少陽，膽脉。其逆則頭痛員員[①]，脉引衝頭也。肝之脉，自舌本循喉嚨之後，上出額，與督脉會於巔，故頭痛員員然，脉引衝於頭中也。員員，謂似急也。

---

① 員員：《太素·卷二十五·五藏熱病》作『貞貞』。下同。

心熱病者，先不樂，數日乃熱，夫所以任治於物者，謂心。病氣入於經絡，則神不安治，故先不樂，數日乃熱也。熱爭則卒心痛，煩悶善嘔，頭痛面赤無汗，心手少陰脉，起於心中；其支別者，從心系上俠咽。小腸之脉，直行者，循咽下鬲抵胃；其支別者，從缺盆循頸上頰，至目外眥。故卒心痛，煩悶善嘔，頭痛面赤也。心在液爲汗，今病熱，故無汗以出。○新校正云：按《甲乙經》「外眥」作「兑眥」。王注《厥論》亦作「兑眥」。「外」當作「兑」。壬癸甚，丙丁大汗，氣逆則壬癸死，心主火，壬癸爲水，水滅火，故甚死於壬癸也。丙丁爲火，故大汗於丙丁。氣逆之證，經闕其文。刺手少陰太陽。少陰，心脉。太陽，小腸脉。

脾熱病者，先頭重頰痛，煩心顔青，欲嘔身熱，胃之脉，起於鼻，交頞中，下循鼻外入上齒中，還出俠口環脣，下交承漿，却循頤後下廉出大迎，循頰車上耳前，過客主人，循髮際至額顱。故先頭重頰痛顔青也。脾之脉，支別者，復從胃別上鬲，注心中；其直行者，上鬲俠咽。故煩心欲嘔而身熱也。○新校正云：按《甲乙經》、《太素》云：「脾熱病者，先頭重顔痛①。」無「顔青」二字也。熱爭則腰痛不可用俛仰，腹滿泄，兩頷痛，胃之脉，支別者，起胃下口，循腹裏，下至氣街中而合，以下髀。氣街者，腰之前，故腰痛也。脾之脉，入腹屬脾絡胃。又胃之脉，自交承漿，却循頤後下廉出大迎，循頰車。故腹滿泄而兩頷痛。甲乙甚，戊己大汗，氣逆則甲乙死，脾主土，甲乙爲木，木伐土，故甚死於甲乙也。戊己爲土，故大汗於戊己。氣逆之證，經所未論。刺足太陰陽明。太陰，脾脉。陽明，胃脉。○新校正云：按《甲乙經・熱病下篇》云：「病②先頭重，顔痛，煩心身熱，熱爭則腰痛不可用俛仰，腹滿，兩頷痛其③，暴泄善飢而不欲食，善噫，熱中足清，腹脹食不化，善嘔，泄有膿血，苦嘔無所出，先取三里，後取太白、章門。」

肺熱病者，先淅然厥，起毫毛，惡風寒，舌上黄，身熱，肺主皮膚，外養於毛，故熱中之則先淅然，惡風寒，起毫毛也。肺之脉，起於中焦，下絡大腸，還循胃口。今肺熱入胃，胃熱上升，故舌上黄而身熱。熱爭則喘欬，痛走胸膺背，不得大息，頭痛不堪，汗出而寒，肺居鬲上，氣主胸膺，復在變動爲欬，又藏氣而主呼吸，背復爲

---

① 顔痛：古鈔本同。讀書堂本、古林堂本、趙府本作「頰痛」。
② 病：《甲乙・卷七・第一（下）》作「熱病」。
③ 痛其：《甲乙》作「痛甚」，本書「其」字誤。

胸中之府，故喘欬，痛走胸膺背，不得大息也。肺之絡脉，上會耳中，今熱氣上熏，故頭痛不堪，汗出而寒。丙丁甚，庚辛大汗，氣逆則丙丁死，肺主金，丙丁爲火，火爍金，故甚死於丙丁也。庚辛爲金，故大汗於庚辛也。氣逆之證，經闕未書。刺手太陰陽明，出血如大豆，立已。太陰，肺脉。陽明，大腸脉。當視其絡脉盛者，乃刺而出之。

腎熱病者，先腰痛䯒痠，苦渴數飲，身熱，膀胱之脉，從肩髆内俠脊抵腰中。又腰爲腎之府，故先腰痛也。又腎之脉，自循内踝之後上腨内，出膕内廉；又直行者，從腎上貫肝鬲入肺中，循喉嚨，俠舌本，故䯒痠苦渴數飲身熱。熱爭則項痛而強，䯒寒且痠，足下熱，不欲言，膀胱之脉，從腦出，別下項。又腎之脉，起於小指之下，斜趨足心，出於然骨之下，循内踝之後，別入跟中，以上䯒内；又其直行者，從腎上貫肝鬲，入肺中，循喉嚨，俠舌本。故項痛而強，䯒寒且痠，足下熱，不欲言也。○新校正云：按《甲乙經》『然骨』作『然谷』。其逆則項痛員員澹澹然，腎之筋，循脊内，俠膂上至項，結于枕骨，與膀胱之筋合。膀胱之脉，又並下于項。故項痛員員然也。澹澹，爲似欲不定也。戊己甚，壬癸大汗，氣逆則戊己死，腎主水，戊己爲土，土刑水，故甚死於戊己也。壬癸爲水，故大汗於壬癸也。刺足少陰太陽。少陰，腎脉。太陽，膀胱脉。諸汗者，至其所勝日汗出也。氣王日爲所勝，王則勝邪，故各當其王日汗。

肝熱病者，左頰先赤；肝氣合木，木氣應春，南面正理之，則其左頰也。心熱病者，顔先赤；心氣合火，火氣炎上，指象明候，故候於顔。顔，額也。脾熱病者，鼻先赤；脾氣合土，土王於中，鼻處面中，故占鼻也。肺熱病者，右頰先赤；肺氣合金，金氣應秋，南面正理之，則其右頰也。腎熱病者，頤先赤。腎氣合水，水惟潤下，指象明候，故候於頤也。病雖未發，見赤色者刺之，名曰治未病。聖人不治已病，治未病；不治已亂，治未亂。此之謂也。熱病從部所起者，至期而已；期，爲大汗日也。如肝甲乙，心丙丁，脾戊己，肺庚辛，腎壬癸，是爲期日也。其刺之反者，三周而已；反，謂反取其氣也。如肝病刺脾，脾病刺腎，腎病刺心，心病刺肺，肺病刺肝者，皆是反刺五藏之氣也。三周，謂三周於三陰三陽之脉狀也。又太陽病而刺寫陽明，陽明病而刺寫少陽，少陽病而刺寫太陰，太陰病而刺寫少陰，少陰病而刺寫厥陰，如此是爲反取三陰三陽之脉氣也。重逆則死。先刺已反，病氣流傳，又反刺之，是爲重逆。一逆刺之，尚至三周乃已，況其重逆而得生邪！諸當汗者，至其所勝日，汗大出也。王則勝邪，故各當其王日汗。○新校正云：按此條文注二十四字與前文重復，當從删去。《甲乙經》、《太素》亦不重出。

諸治熱病，以飲之寒水乃刺之，必寒衣之，居止寒處，身寒而止也。寒水在胃，陽氣外盛，故飲寒乃刺。熱退則涼生，故身寒而止鍼。

熱病先胸脇痛，手足躁，刺足少陽，補足太陰，此則舉正取之例。然足少陽木病，而寫足少陽之木氣，補足太陰之土氣者，恐木傳於土也。胸脇痛，丘虛主之。丘虛在足外踝下如前陷者中，足少陽脉之所過也，刺可入同身寸之五分，留七呼，若灸者可灸三壯。熱病手足躁，經無所主治之旨，然補足太陰之脉，當於井滎取之也。○新校正云：詳「足太陰」，全元起本及《太素》作「手太陰」。楊上善云：「手太陰上屬肺，從肺出腋下，故胸脇痛。」又按《靈樞經》云：「熱病而胸脇痛，手足躁，取之筋間，以第四鍼，索筋於肝，不得索之於金。金，肺也。」以此決知作「手太陰」者爲是。

病甚者，爲五十九刺。五十九刺者，謂頭上五行行五者，以越諸陽之熱逆也；大杼、膺俞、缺盆、背俞，此八者以寫胸中之熱也；氣街、三里、巨虛上下廉，此八者以寫胃中之熱也；雲門、髃骨、委中、髓空，此八者以寫四支之熱也；五藏俞傍五，此十者以寫五藏之熱也。凡此五十九穴者，皆熱之左右也，故病甚則爾刺之。然頭上五行者，當中行謂上星、顖會、前頂、百會、後頂；次兩傍謂五處、承光、通天、絡却、玉枕；又次兩傍①謂臨泣、目窗、正營、承靈、腦空也。上星在顱上直鼻中央，入髮際同身寸之一寸陷者中容豆，刺可入同身寸之四分。○新校正云：按《甲乙經》「四分」作「三分」；《水熱穴論》注亦作「三分」。詳此注下文云：「刺如上星法。」又云：「刺如顖會法。」既有二法，則當依《甲乙經》及《水熱穴論》注，上星刺入三分，顖會刺入四分。○顖會在上星後，同身寸之一寸陷者，刺如上星法。前頂在顖會後，同身寸之一寸五分骨間陷者中，刺如顖會法。百會在前頂後，同身寸之一寸五分，頂中央旋毛中陷容指，督脉足太陽脉之交會，刺如上星法。後頂在百會後，同身寸之一寸五分枕骨上，刺如顖會法。然是五者，皆督脉氣所發也。上星留六呼，若灸者並灸五壯。次兩傍穴：五處在上星兩傍，同身寸之一寸五分；承光在五處後，同身寸之一寸；通天在承光後，同身寸之一寸五分；絡却在通天後，同身寸之一寸五分；玉枕在絡却後，同身寸之七分。然是五者，並足太陽脉氣所發，刺可入同身寸之三分，五處、通天各留七呼，絡却留五呼，玉枕留三呼，若灸者可灸三壯。○新校正云：按《甲乙經》承光不可灸，玉枕刺入二分。○又次兩傍：臨泣在頭直目上入髮際同身寸之五分，足太陽、少陽、陽維三脉之會。目窗、正營遞相去同身寸之一寸，承靈、腦空遞相去同身寸之一寸五分。然是五者，並足少陽、陽維二脉之會。腦空一穴，刺可入同身寸之四分，餘並可刺入同身寸之三分，臨泣留七呼，若灸者可灸五壯。大杼在項第一椎下兩傍，相去各同身寸之一寸半陷者中，督脉别絡足太陽、手太陽三脉氣之會，刺可入同身寸之三分，留七呼，若灸者可灸五壯。○新校正云：按《甲乙經》作「七壯」。《氣穴》注作「七壯」，《刺瘧》注、《熱穴》注作「五壯」。○膺俞者，膺中俞也，正名中府，在胸中行兩傍，相去同身寸之六寸，雲門下一寸，乳上三肋間動脉應手陷者中，仰而取之，手足太陰脉之會，刺可入同身寸之三分，留五呼，若灸者可灸五壯。缺盆在肩上橫骨陷者中，手陽明脉氣所發，刺可入同身寸之二分，留七呼，若灸者可灸三壯。

① 又次兩傍：「次」原誤作「刺」，據前後文例改。

背俞當是風門熱府，在第二椎下兩傍，各同身寸之一寸半，督脉、足太陽之會，刺可入同身寸之五分，留七呼，若灸者可灸五壯。驗今《明堂》、《中誥圖經》不言背俞，未詳果何處也。○新校正云：按王注《水熱穴論》以『風門熱府』爲『背俞』，又注《氣穴論》以『大杼』爲『背俞』，此注云未詳，三注不同，蓋疑之也。○氣街在腹齊下横骨兩端鼠鼷上同身寸之一寸動應手，足陽明脉氣所發，刺可入同身寸之三分，留七呼，若灸者可灸五壯。三里在膝下同身寸之三寸，骱外廉兩筋肉分間，足陽明脉之所入也，刺可入同身寸之一寸，留七呼，若灸者可灸三壯。巨虚上廉，足陽明與大腸合，在三里下同身寸之三寸，足陽明脉氣所發，刺可入同身寸之八分，若灸者可灸三壯。巨虚下廉，足陽明與小腸合，在上廉下同身寸之三寸，足陽明脉氣所發，刺可入同身寸之三分，若灸者可灸三壯。雲門在巨骨下，胸中行兩傍，當其下同身寸之一寸。雲門，手太陰脉氣所發，舉臂取之，刺可入同身寸之七分，若灸者可灸五壯。驗今《明堂》、《中誥圖經》不載髃○新校正云：按《氣穴論》注，『胸中行兩傍』作『俠任脉傍横去任脉』，文雖異，穴之處所則同。○相去同身寸之六寸動脉應手。中府骨穴，尋其穴以寫四支之熱，恐是肩髃穴。穴在肩端兩骨間，手陽明、蹻脉之會，刺可入同身寸之六分，留六呼，若灸者可灸三壯。委中在足膝後屈處膕中央約文中動脉，○新校正云：詳委中穴與《氣穴》注、《骨空》注、《刺瘧論》注，并此王氏四處注之，彼三注無『足膝後屈處』五字，與此注異者，非實有異，蓋注有詳略爾。○足太陽脉之所入也，刺可入同身寸之五分，留七呼，若灸者可灸三壯。髓空者，正名腰俞，在脊中第二十一椎節下間，督脉氣所發，刺可入同身寸之二分，○新校正云：按《甲乙經》作『二寸』，《水熱穴論》注亦作『二寸』，《氣府論》注、《骨空論》注作『一分』。○留七呼，若灸者可灸三壯。五藏俞傍五者，謂魄戶、神堂、魂門、意舍、志室五穴也。在俠脊兩傍，各相去同身寸之三寸，並足太陽脉氣所發也。魄戶在第三椎下兩傍，正坐取之，刺可入同身寸之五分，若灸者可灸五壯。神堂在第五椎下兩傍，刺可入同身寸之三分，若灸者可灸五壯。魂門在第九椎下兩傍，正坐取之，刺可入同身寸之五分，若灸者可灸三壯。意舍在第十一椎下兩傍，正坐取之，刺可入同身寸之五分，若灸者可灸三壯。志室在第十四椎下兩傍，正坐取之，刺可入同身寸之五分，若灸者可灸三壯。是所謂此經之五十九刺法也。若《鍼經》所指五十九刺，則殊與此經不同，雖俱治熱病之要穴，然合用之，理全向背，猶當以病候形證所應經法，即隨所證而刺之。

熱病始手臂痛者，刺手陽明太陰而汗出止。手臂痛，列缺主之。列缺者，手太陰之絡，去腕上同身寸之一寸半，别走陽明者也，刺可入同身寸之三分，留三呼，若灸者可灸五壯。欲出汗，商陽主之。商陽者，手陽明脉之井，在手大指次指内側，去爪甲角如韭葉，手陽明脉之所出也，刺可入同身寸之一分，留一呼，若灸者可灸三壯。

熱病始於頭首者，刺項太陽而汗出止。天柱主之。天柱在俠項後髮際大筋外廉陷者中，足太陽脉氣所發，刺可入同身寸之二分，留六呼，若灸者可灸三壯。

熱病始於足脛者，刺足陽明而汗出止。○新校正云：按此條《素問》本無，《太素》亦無，今按《甲乙經》添入。

熱病先身重骨痛，耳聾好瞑，刺

足少陰，據經無正主穴，當補寫井滎爾。○新校正云：按《靈樞經》云：『熱病而身重骨痛，耳聾而好瞑，取之骨，以第四鍼，索骨於腎，不得索之土。土，脾也。』病甚爲五十九刺。如古法①。熱病先眩冒而熱，胸脇滿，刺足少陰、少陽。亦井滎也。

太陽之脉，色榮顴骨，熱病也，榮，飾也，謂赤色見於顴骨如榮飾也。顴骨，謂目下當外眥也。太陽合火，故見色赤。○新校正云：按楊上善云：『赤色榮顴者，骨熱病也。』與王氏之注不同。榮未交，○新校正云：按《甲乙經》、《太素》作『榮未夭』。下文『榮未交』亦作『夭』。曰今且得汗，待時而已。『榮』一爲『營』，字之誤也。曰者，引古經法之端由也。言色雖明盛，但陰陽之氣不交錯者，故法云今且得汗之而已。待時者，謂肝病待甲乙，心病待丙丁，脾病待戊己，肺病待庚辛，腎病待壬癸，是謂待時而已。所謂交者，次如下句。與厥陰脉爭見者，死期不過三日，外見太陽之赤色，內應厥陰之弦脉，然太陽受病，當傳入陽明，今反厥陰之脉來見者，是土敗而木賊之也，故死。然土氣已敗，木復狂行，木生數三，故期不過三日。其熱病內連腎，少陽之脉色也，『病』或爲『氣』，恐字誤也。若赤色氣內連鼻兩傍者，是少陽之脉色，非厥陰色。何者？腎部近於鼻也。○新校正云：詳或者欲改『腎』作『鼻』，按《甲乙經》、《太素》並作『腎』。楊上善云：『太陽，水也。厥陰，木也。水以生木，木盛水衰，故太陽水色見時，有木爭見者，水死。以其熱病內連於腎，腎爲熱傷，故死。』舊本②無『少陽之脉色也』六字，乃王氏所添，王注非，當從上善之義。少陽之脉，色榮頰前，熱病也，頰前，即顴骨下近鼻兩傍也。○新校正云：按《甲乙經》、《太素》『前』字作『筋』。楊上善云：『足少陽部在頰，赤色榮之，即知筋熱病也。』榮未交，曰今且得汗，待時而已。與少陰脉爭見者死，期不過三日。少陽受病，當傳入於太陰，今反少陰脉來見，亦土敗而木賊之也，故死不過三日，亦木之數然。○新校正云：詳或者欲改『少陰』作『厥陰』，按《甲乙經》、《太素》作『少陰』。楊上善云：『少陽爲木，少陰爲水，少陽色見之時，有少陰爭見者，是母勝子，故木死。』王作此注亦非。舊本及《甲乙經》、《太素》並無『期不過三日』六字③，此是王氏足成④此文也。

---

① 如古法：《素問校勘記》曰：『「古」當作「右」。』

② 舊本：原誤作『本舊』，參照後文『期不過三日』句之下『新校正』乙正。

③ 『期不過三日』六字：讀書堂本、趙府本『期』上有『死』字；人衛本據守山閣本改『六』爲『五』。

④ 足成：原誤作『成足』，據讀書堂本、古林堂本、趙府本乙正。

熱病氣穴：三椎下間主胸中熱，四椎下間主鬲中熱，五椎下間主肝熱，六椎下間主脾熱，七椎下間主腎熱，榮在骶也。脊節之謂椎，脊窮之謂骶。言腎熱之氣，外通尾骶也。尋此文椎間所主神藏之熱，又不正當其藏俞，而云主療，在理未詳。項上三椎，陷者中也。此舉數脊椎大法也。言三椎下間主胸中熱者，何以數之？言皆當以陷者中爲氣發之所。頰下逆顴爲大瘕，下牙車爲腹滿，顴後爲脇痛，頰上者鬲上也。此所以候面部之色發，明腹中之病診。

評熱病論篇第三十三

新校正云：按全元起本在第五卷。

黄帝問曰：有病温者，汗出輒復熱，而脉躁疾不爲汗衰，狂言不能食，病名爲何？

岐伯對曰：病名陰陽交，交者死也。交，謂交合，陰陽之氣不分别也。

帝曰：願聞其說。

岐伯曰：人所以汗出者，皆生於穀，穀生於精。言穀氣化爲精，精氣勝乃爲汗。今邪氣交爭於骨肉而得汗者，是邪却而精勝也。言初汗也。精勝則當能食而不復熱。復熱者邪氣也，汗者精氣也，今汗出而輒復熱者，是邪勝也。不能食者，精無俾也，無俾，言無可使爲汗也。穀不化則精不生，精不化流，故無可使。病而留者，其壽可立而傾也。如是者，若汗出疾速，留著而不去，則其人壽命立至傾危也。○新校正云：詳「病而留者」，按王注「病」當作「疾」。又按，《甲乙經》作「而熱留者」。且夫《熱論》曰：汗出而脉尚躁盛者死。熱論，謂上古《熱論》也。凡汗後脉當遲静，而反躁急以盛滿者，是真氣竭而邪盛，故知必死也。今脉不與汗相應，此不勝其病也，其死明矣。脉不静而躁盛，是不相應。狂言者是失志，失志者死。

志舍於精，今精無可使，是志無所居，志不留居則失志也。今見三死，不見一生，雖愈必死也。汗出脉躁盛，一死；不勝其病，二死；狂言失志者，三死也。

帝曰：有病身熱汗出煩滿，煩滿不爲汗解，此爲何病？

岐伯曰：汗出而身熱者風也，汗出而煩滿不解者厥也，病名曰風厥。

帝曰：願卒聞之。

岐伯曰：巨陽主氣，故先受邪，少陰與其爲表裏也，得熱則上從之，從之則厥也。上從之，謂少陰隨從於太陽而上也。

帝曰：治之奈何？

岐伯曰：表裏刺之，飲之服湯。謂寫太陽，補少陰也。飲之湯者，謂止逆上之腎氣也。

帝曰：勞風爲病何如？

岐伯曰：勞風法在肺下，從勞風生，故曰勞風。勞，謂腎勞也。腎脉者，從腎上貫肝鬲，入肺中。故腎勞風生，上居肺下也。其爲病也，使人強上冥視，○新校正云：按楊上善云：『強上，好仰也。冥視，謂合眼視不明也。』又《千金方》『冥視』作『目眩』。唾出若涕，惡風而振寒，此爲勞風之病。膀胱脉，起於目內眥，上額交巔上，入絡腦，還出別下項，循肩髆內，俠脊抵腰中，入循膂絡腎。今腎精不足，外吸膀胱，膀胱氣不能上營，故使人頭項強而視不明也。肺被風薄，勞氣上熏，故令唾出若涕狀。腎氣不足，陽氣內攻，勞熱相合，故惡風而振寒。

帝曰：治之奈何？

岐伯曰：以救俛仰。救，猶止也。俛仰，謂屈伸也。言止屈伸於動作，不使勞氣滋蔓。巨陽引精者三日，中年者五日，不精者七日。○新校正云：按《甲乙經》作『三日中若五日』。《千金方》作『候之三日及五日中，不精明者是也。』與此不同。欬出青黃涕，其狀如膿，大如彈丸，從口中若鼻中出，不出則傷肺，傷肺則死也。巨陽者，膀胱之脉也。膀胱與腎爲表裏，故巨陽引精也。巨，大也。然太陽之脉吸引精氣，上攻於肺者三日，中年者五日，素不以精氣用事者七日，當欬出稠涕，其色青黃如膿狀。平調欬者，從咽而上出於口；

暴卒欬者，氣衝突於蓄門，而出於鼻。夫如是者，皆腎氣勞竭，肺氣内虚，陽氣奔迫之所爲，故不出則傷肺也。肺傷則榮衛散解，魄不内治，故死。○新校正云：按王氏云：『卒暴欬者，氣衝突於蓄門，而出於鼻。』按《難經》『七衝門』無『蓄門』之名，疑是『賁門』。楊操云：『賁者鬲也，胃氣之所出，胃出穀氣以傳於肺，肺在鬲上，故胃爲賁門。』

帝曰：有病腎風者，面胕痝然壅，害於言，可刺不？痝然，腫起貌。壅，謂目下壅，如臥蠶形也。腎之脉，從腎上貫肝鬲，入肺中，循喉嚨，俠舌本，故妨害於言語。

岐伯曰：虚不當刺，不當刺而刺，後五日其氣必至。至，謂病氣來至也。然謂藏配一日，而五日至腎。夫腎已不足，風内薄之，謂腫爲實，以鍼大泄，反傷藏氣。真氣不足，不可復，故刺後五日其氣必至也。

帝曰：其至何如？

岐伯曰：至必少氣時熱，時熱從胸背上至頭，汗出手熱，口乾苦渴，小便黃，目下腫，腹中鳴，身重難以行，月事不來，煩而不能食，不能正偃，正偃則欬①，病名曰風水，論在《刺法》中。刺法，篇名。今經亡。

帝曰：願聞其説。

岐伯曰：邪之所湊，其氣必虚。陰虚者陽必湊之，故少氣時熱而汗出也。小便黃者，少腹中有熱也。不能正偃者，胃中不和也。正偃則欬甚，上迫肺也。諸有水氣者，微腫先見於目下也。

帝曰：何以言？

岐伯曰：水者陰也，目下亦陰也。腹者至陰之所居，故水在腹者，必使目下腫也。真氣上逆，故口苦舌乾，臥不得正偃，正偃則欬出清水也。諸水病者，故不得臥，臥則驚，驚則欬甚也。腹中鳴者，病

① 正偃則欬：當據《甲乙·卷八·第五》於句末補『甚』字，與下文『正偃則欬甚』合。

本於胃也。薄脾則煩不能食，食不下者，胃脘隔也。身重難以行者，胃脉在足也。月事不來者，胞脉閉也，胞脉者屬心而絡於胞中，今氣上迫肺，心氣不得下通，故月事不來也。考上文所釋之義，未解『熱從胸背上至頭，汗出手熱，口乾苦渴』之義，應古論簡脫，而此差謬之爾。如是者何？腎少陰之脉，從腎上貫肝鬲，入肺中，循喉嚨，俠舌本。又膀胱太陽之脉，從目内眥上額交巔上；其支者，從巔至耳上角；其直者，從巔入絡腦，還出別下項，循肩髆内，俠脊抵腰中，入循膂。今陰不足而陽有餘，故熱從胸背上至頭，而汗出口乾苦渴也。然心者陽藏也，其脉行於臂手。腎者陰藏也，其脉循於胸足。腎不足則心氣有餘，故手熱矣。又以心腎之脉，俱是少陰脉也。

帝曰：善。

逆調論篇第三十四

新校正云：按全元起本在第四卷。

黄帝問曰：人身非常温也，非常熱也，爲之熱而煩滿者何也？異於常候，故曰非常。〇新校正云：按《甲乙經》無『爲之熱』三字。

岐伯對曰：陰氣少而陽氣勝，故熱而煩滿也。

帝曰：人身非衣寒也，中非有寒氣也，寒從中生者何？言不知誰爲元主邪？

岐伯曰：是人多痺氣也，陽氣少，陰氣多，故身寒如從水中出。言自由形氣陰陽之爲是，非衣寒而中有寒也。

帝曰：人有四支熱，逢風寒如炙如火者何也？〇新校正云：按全元起本無『如火』二字。《太素》云『如炙於火』，當從《太素》之文。

岐伯曰：是人者陰氣虚，陽氣盛。四支者陽也，兩陽相得而陰氣虚少，少水不能滅盛火，而陽獨治，獨治者不能生長也，獨勝而止耳，水爲陰，火爲陽，今陽氣有餘，陰氣不足，故云『少水不能滅盛火』也。治者，王也。勝者，盛也。故云獨勝而止。逢風而如炙如火者，是人當肉爍也。爍，言消也。言久久此人當肉消削也。○新校正云：詳『如炙如火』，當從《太素》作『如炙於火』。

帝曰：人有身寒，湯火不能熱，厚衣不能温，然不凍慄，是爲何病？

岐伯曰：是人者，素腎氣勝，以水爲事，太陽氣衰，腎脂枯不長，一水不能勝兩火，腎者水也，而生於骨，腎不生則髓不能滿，故寒甚至骨也。以水爲事，言盛欲也。所以不能凍慄者，肝一陽也，心二陽也，腎孤藏也，一水不能勝二火，故不能凍慄，病名曰骨痺，是人當攣節也。腎不生則髓不滿，髓不滿則筋乾縮，故節攣拘。

帝曰：人之肉苛者，雖近衣絮，猶尚苛也，是謂何疾？苛，謂痛重。

岐伯曰：榮氣虚，衛氣實也。榮氣虚則不仁，衛氣虚則不用，榮衛俱虚，則不仁且不用，肉如故①也，人身與志不相有，曰死。身用志不應，志爲身不親，兩者似不相有也。○新校正云：按《甲乙經》『曰死』作『三十日死也』。

帝曰：人有逆氣不得臥而息有音者；有不得臥而息無音者；有起居如故而息有音者；有得臥，行而喘者；有不得臥，不能行而喘者；有不得臥，臥而喘者。皆何藏使然？願聞其故。

岐伯曰：不得臥而有音者，是陽明之逆也。足三陽者下行，今逆而上行，故息有音也。陽明者胃脉也，胃者六府之海，水穀海也。其氣亦下行，陽明逆不得從其道，故不得臥也。《下經》曰：胃不和則臥不安。此之謂也。《下經》，上古經也。夫起居如故而息有音者，此肺之絡脉逆也，絡脉不得隨經上下，故留經而不

---

① 故：當據《太素·卷二十八·痺論》、《甲乙·卷十二·第三》改作『苛』，與上文合。

行，絡脉之病人也微，故起居如故而息有音也。夫不得卧，卧則喘者，是水氣之客也。夫水者，循津液而流也，腎者水藏，主津液，主卧與喘也。

帝曰：善。尋經所解之旨，不得卧而息無音，有得卧行而喘，有不得卧不能行而喘，此三義悉闕而未論，亦古之脱簡也。

重廣補注黃帝内經素問卷第九

【釋音】

熱論

譫之閻切，多言也　怫音弗

刺熱論

頷胡感切　洒淅①上先禮切，下先曆切　痠音酸　骶音玄②　跟音根

評熱病論

胕痝下莫江切　髆音傳

逆調論

苛胡歌切

① 淅：原誤作「淅」，據正文改。

② 玄：「玄」字俗體。

重廣補注黄帝内經素問卷第十

啓玄子　次注　林億　孫奇　高保衡等奉敕　校正　孫兆　重改誤

瘧論篇第三十五

新校正云：按全元起本在第五卷。

黄帝問曰：夫痎瘧皆生於風，其蓄作有時者何也？痎，猶老也，亦瘦也。○新校正云：按《甲乙經》云：『夫瘧疾皆生於風，其以日作，以時發，何也？』與此文異。《太素》同今文。楊上善云：『痎，有云二日一發名痎瘧，此經但夏傷於暑至秋爲病，或云痎瘧，或但云瘧，不必以日發間日以定痎也，但應四時其形有異以爲痎爾。』

岐伯對曰：瘧之始發也，先起於毫毛，伸欠乃作，寒慄鼓頷，慄，謂戰慄。鼓，謂振動。腰脊俱痛，寒去則内外皆熱，頭痛如破，渴欲冷飲。

帝曰：何氣使然？願聞其道。

岐伯曰：陰陽上下交爭，虛實更作，陰陽相移也。陽氣者下行極而上，陰氣者上行極而下，故曰陰陽上下交爭也。陽虛則外寒，陰虛則内熱，陽盛則外熱，陰盛則内寒，由此寒去熱生，則虛實更作，陰陽之氣相移易也。陽并於陰，則陰實而陽虛。陽明虛，則寒慄鼓頷也；陽并於陰，言陽氣入於陰分也。陽明，胃脈也。胃之脈，自交承漿，却分行循頤後下廉，出大迎；其支别者，從大迎前下人迎。故氣不足，則惡寒戰慄而頤頷振動也。巨陽虛，則腰背頭項痛；巨陽者，膀胱脈。其脈從頭别下項，循肩髆内，俠背抵腰中。故氣不足，則腰背頭項痛也。三陽俱虛，則陰氣勝，陰氣勝則骨寒而痛；寒生於内，故中外皆寒；陽盛則外熱，陰虛則内熱，外内皆熱則喘而渴，故欲冷飲也。熱傷氣，故内外皆熱，則喘而渴。此皆得之夏傷於暑，熱氣盛，藏於皮膚之内，腸胃之外，此榮氣之所舍也。腸胃之外，榮氣所主，故云榮氣所舍也。舍，猶居也。此令人汗空疏，○新校正云：按全元起本作『汗出空疏』。《甲乙經》、《太素》並同。腠理開，因得秋氣，汗出遇風，及得之以浴，水氣舍於皮膚之内，與衛氣并居。衛氣者，晝日行於陽，夜行於陰，此氣得陽而外出，得陰而内薄，内外相薄，是以日作。作，發作也。

帝曰：其間日而作者何也？間日，謂隔日。

岐伯曰：其氣之舍深，内薄於陰，陽氣獨發，陰邪内著，陰與陽爭不得出，是以間日而作也。不與衛氣相逢會，故隔日發也。

帝曰：善。其作日晏與其日早者，何氣使然？晏，猶日暮也。

岐伯曰：邪氣客於風府，循膂而下，風府，穴名，在項上入髮際同身寸之二寸，大筋内宛宛中也。膂，謂脊兩傍。衛氣一日一夜大會於風府，其明日日下一節，故其作也晏，此先客於脊背也，每至於風府則腠理開，腠理開則邪氣入，邪氣入則病作，以此日作稍益晏也。節，謂脊骨之節。然邪氣遠則逢會遲，故發暮也。其出於風府，日下一節，二十五日下至骶骨，二十六日入於脊内，注於伏膂之脉，項已下至尾骶凡二十四節，故日下一節，二十五日下至骶骨，二十六日入於脊内，注於伏膂之脉也。伏膂之脉者，謂膂筋之間，腎脉之伏行者也。腎之脉，循股内後廉，貫脊屬腎；其直行者，從腎上貫肝鬲，入肺中。以其貫脊，又不正應行穴，但循膂伏行，故謂之伏膂脉。〇新校正云：按全元起本「二十五日」作「二十一日」，「二十六日」作「二十二日」。《甲乙經》、《太素》並同。「伏膂之脉」，《甲乙經》作「太衝之脉」，巢元方作「伏衝」。其氣上行，九日出於缺盆之中，其氣日高，故作日益早也。以腎脉貫脊屬腎，上入肺中。肺者，缺盆爲之道。陰氣之行速，故其氣上行，九日出於缺盆之中。其間日發者，由邪氣内薄於五藏，橫連募原也，其道遠，其氣深，其行遲，不能與衛氣俱行，不得皆出，故間日乃作也。募原，謂鬲募之原系。〇新校正云：按全元起本「募」作「膜」。《太素》、巢元方並同。《舉痛論》亦作「膜原」。

帝曰：夫子言衛氣每至於風府，腠理乃發，發則邪氣入，入則病作。今衛氣日下一節，其氣之發也，不當風府，其日作者奈何？

岐伯曰：〇新校正云：按全元起本及《甲乙經》、《太素》自「此邪氣客於頭項」至下「則病作故」八十八字並無。此邪氣客於頭項，循膂而下者也。故虛實不同，邪中異所，則不得當其風府也。故邪中於頭項者，氣至頭項而病；中於背者，氣至背而病；中於腰脊者，氣至腰脊而病；中於手足者，氣至手足而病。故下篇各以居邪之所而刺之。衛氣之所在，與邪氣相合，則病作。故風無常府，衛氣之所發，必開其腠理，邪氣之所合，則其府也。虛實不同，邪中異所，衛邪相合，病則發焉，不必悉當風府而發作也。〇新校正云：按《甲乙經》、巢元方「則其府也」作「則其病作」。

帝曰：善。夫風之與瘧也，相似同類，而風獨常在，瘧得有時而休者何也？風瘧皆有盛衰，故云相似同類。

岐伯曰：風氣留其處，故常在；瘧氣隨經絡沈以内薄，〇新校正云：按《甲乙經》作「次以内傳」。故衛氣應乃作。留，謂留止。隨，謂隨從。

帝曰：瘧先寒而後熱者何也？

岐伯曰：夏傷於大暑，其汗大出，腠理開發，因遇夏氣淒滄之水寒，〇新校正云：按《甲乙經》、《太素》「水寒」作「小寒迫之」。藏於腠理皮膚之中，秋傷於風，則病成矣。暑爲陽氣，中風者陽氣受之，故秋傷於風，則病成矣。夫寒者陰氣也，風者陽氣也，先傷於寒而後傷於風，故先寒而後熱也。病以時作，名曰寒瘧。露形觸冒，則風寒傷之。

帝曰：先熱而後寒者何也？

岐伯曰：此先傷於風，而後傷於寒，故先熱而後寒也。亦以時作，名曰温瘧。以其先熱，故謂之温。其但熱而不寒者，陰氣先絶，陽氣獨發，則少氣煩寃①，手足熱而欲嘔，名曰癉瘧。癉，熱也，極熱爲之也。

帝曰：夫經言有餘者寫之，不足者補之。今熱爲有餘，寒爲不足。夫瘧者之寒，湯火不能温也，及其熱，冰水不能寒也，此皆有餘不足之類。當此之時，良工不能止，必須其自衰乃刺之，其故何也？願聞其説。言何暇不早使其盛極而自止乎？

岐伯曰：經言，無刺熇熇之熱，〇新校正云：按全元起本及《太素》「熱」作「氣」。無刺渾渾之脉，無刺漉漉之汗。故爲其病逆，未可治也。熇熇，盛熱也。渾渾，言無端緒也。漉漉，言汗大出也。夫瘧之始發也，陽氣并於陰，當是之時，陽虚而陰盛，外無氣，故先

① 寃：音免，與「悶」通。詳見李今庸《古醫書研究》。

寒慄也。陰氣逆極，則復出之陽，陽與陰復并於外，則陰虛而陽實，故先熱而渴。陰盛則胃寒，故先寒戰慄。陽盛則胃熱，故先熱欲飲也。夫瘧氣者，并於陽則陽勝，并於陰則陰勝，陰勝則寒，陽勝則熱。瘧者，風寒之氣不常也，病極則復。復，謂復舊也。言其氣發至極，還復如舊。至〇新校正云：按《甲乙經》作『瘧者，風寒之暴氣不常，病極則復至。』全元起本及《太素》作『瘧，風寒氣也，不常，病極則復至。』『至』字連上句，與王氏之意異。病之發也，如火之熱，如風雨不可當也。以其盛熾，故不可當也。故經言曰：方其盛時必毀，〇新校正云：按《太素》云：『勿敢必毀。』因其衰也，事必大昌。此之謂也。方，正也。正盛寫之，或傷真氣，故必毀。病氣衰已，補其經氣，則邪氣弭退，正氣安平，故必大昌也。夫瘧之未發也，陰未并陽，陽未并陰，因而調之，真氣得安，邪氣乃亡，所寫必中，所補必當，故真氣得安，邪氣乃亡也。故工不能治其已發，爲其氣逆也。真氣浸息，邪氣大行，真不勝邪，是爲逆也。

帝曰：善。攻之奈何？早晏何如？

岐伯曰：瘧之且發也，陰陽之且移也，必從四末始也。陽已傷，陰從之，故先其時堅束其處，令邪氣不得入，陰氣不得出，審候見之在孫絡盛堅而血者皆取之，此真往而未得并者也。言牢縛四支，令氣各在其處，則邪所居處必自見之，既見之則刺出其血爾。往，猶去也。〇新校正云：按《甲乙經》『真往』作『其往』，《太素》作『直往』。

帝曰：瘧不發，其應何如？

岐伯曰：瘧氣者，必更盛更虛，當氣之所在也，病在陽，則熱而脉躁；在陰，則寒而脉靜；陰靜陽躁，故脉亦隨之。極則陰陽俱衰，衛氣相離，故病得休；衛氣集，則復病也。相薄至極，物極則反，故極則陰陽俱衰。

帝曰：時有間二日或至數日發，或渴或不渴，其故何也？

岐伯曰：其間日者，邪氣與衛氣客於六府，而有時相失，不能相得，故休數日乃作也。氣不相會，故數日不能發也。

瘧者，陰陽更勝也，或甚或不甚，故或渴或不渴。陽勝陰甚則渴，陽勝陰不甚則不渴也。勝，謂強盛於彼之氣也。

帝曰：論言夏傷於暑，秋必病瘧。○新校正云：按《生氣通天論》并《陰陽應象大論》二論俱云：「夏傷於暑，秋必痎瘧。」今瘧不必應者，何也？言不必皆然。

岐伯曰：此應四時者也。其病異形者，反四時也。其以秋病者寒甚，秋氣清涼，陽氣下降，熱藏肌肉，故寒甚也。以冬病者寒不甚，冬氣嚴冽，陽氣伏藏，不與寒爭，故寒不甚。以春病者惡風，春氣温和，陽氣外泄，内腠①開發，故惡於風。以夏病者多汗。夏氣暑熱，津液充盈，外泄皮膚，故多汗也。

帝曰：夫病温瘧與寒瘧而皆安舍？舍於何藏？安，何也。舍，居止也。藏，謂五神藏也。

岐伯曰：温瘧者，得之冬中於風，寒氣藏於骨髓之中，至春則陽氣大發，邪氣不能自出，因遇大暑，腦髓爍，肌肉消，腠理發泄，或有所用力，邪氣與汗皆出，此病藏於腎，其氣先從内出之於外也。腎主於冬，冬主骨髓，腦爲髓海，上下相應，厥熱上熏，故腦髓銷爍，銷爍則熱氣外薄，故肌肉減削，而病藏於腎也。如是者，陰虛而陽盛，陽盛則熱矣，陰虛，謂腎藏氣虛。陽盛，謂膀胱太陽氣盛。衰則氣復反入，入則陽虛，陽虛則寒矣。故先熱而後寒，名曰温瘧。衰，謂病衰退也。復反入，謂入腎陰脉中。

帝曰：癉瘧何如？

岐伯曰：癉瘧者，肺素有熱，氣盛於身，厥逆上衝，中氣實而不外泄，因有所用力，腠理開，風寒舍於皮膚之内、分肉之間而發，發則陽氣盛，陽氣盛而不衰則病矣。其氣不及於陰，○新校正云：按全元起本及《太素》作「不反之陰」；巢元方作「不及之陰」。故但熱而不寒，氣内藏於心，而外舍於分肉之間，令人消爍脱肉，故命曰癉瘧。

① 内腠：「内」，人衛本改作「肉」。

帝曰：善。

刺瘧篇第三十六

新校正云：按全元起本在第六卷。

足太陽之瘧，令人腰痛頭重，寒從背起，足太陽脉，從巔入絡腦，還出別下項，循肩髆內，俠脊抵腰中；其支別者，從髆內左右別下貫胂，過髀樞。故令腰痛頭重，寒從背起。〇新校正云：按《三部九候論》注『貫胂』作『貫臀』。《刺腰痛》注亦作『貫臀』。《厥論》注作『貫胂』。《甲乙經》作『貫胂』。先寒後熱，熇熇暍暍然，熇熇，甚熱狀。暍暍，亦熱盛也。太陽不足，故先寒。寒極則生熱，故後熱也。熱止汗出，難已，熱生是爲氣虛，熱止則爲氣復，氣復而汗反出，此爲邪氣盛而真不勝，故難已。〇新校正云：按全元起本并《甲乙經》、《太素》、巢元方並作『先寒後熱渴，渴止汗出。』與此文異。刺郄中出血。太陽之郄，是謂金門。金門在足外踝下，一名曰關梁，陽維所別屬也，刺可入同身寸之三分，若灸者可灸三壯。《黃帝中誥圖經》云：『委中主之。』則古法以委中爲郄中也。委中在膕中央約文中動脉，足太陽脉之所入也，刺可入同身寸之五分，留七呼，若灸者可灸三壯。〇新校正云：詳刺『郄中』，《甲乙經》作『膕中』。今王氏兩注之，當以『膕中』爲正。

足少陽之瘧，令人身體解㑊，身體解㑊，次如下句：寒不甚，熱不甚，陽氣未盛，故令其然。惡見人，見人心惕惕然，膽與肝合，肝虛則恐，邪薄其氣，故惡見人，見人心惕惕然也。熱多汗出甚，邪盛則熱多，中風故汗出。刺足少陽。俠谿主之。俠谿在足小指次指歧骨間本節前陷者中，少陽之滎，刺可入同身寸之三分，留三呼，若灸者可灸三壯。

足陽明之瘧，令人先寒，洒淅洒淅，寒甚久乃熱，熱去汗出，喜見日月光火氣，乃快然，陽虛則外先寒，陽虛極則復盛，故寒甚久乃熱也。熱去汗已，陰又內強，陽不勝陰，故喜見日月光火氣，乃快然也。刺足陽明跗上，衝陽穴也。在足跗上同身寸之五寸骨間動脉，上去陷谷同身寸之三寸，陽明之原，刺可入同身寸之三分，留十呼，若灸者可灸三壯。

足太陰之瘧，令人不樂，好大息，心氣流於肺則喜，令脾藏受病，心母救之，火氣下入於脾，不上行於肺。又太陰脉支別者，復從胃上鬲，注心中。故令人不樂好大息也。不嗜食，多寒熱汗出，脾主化穀，營助四傍。今邪薄之，諸藏無①稟，土寄四季，王則邪氣交爭，故不嗜食，多寒熱而汗出。○新校正云：按《甲乙經》云：『多寒少熱』。病至則善嘔，嘔已乃衰，足太陰脉，入腹屬脾絡胃，上鬲俠咽。故病氣來至則嘔，嘔已乃衰退也。即取之。待病衰去，即而取之，其言衰即取之井俞及公孫也。公孫在足大指本節後同身寸之一寸，太陰絡也，刺可入同身寸之四分，留七呼，若灸者可灸三壯。

足少陰之瘧，令人嘔吐甚，多寒熱，熱多寒少，足少陰脉，貫肝鬲入肺中，循喉嚨。故嘔吐甚，多寒熱也。腎爲陰藏，陰氣生寒，今陰氣不足，故熱多寒少。○新校正云：按《甲乙經》云：『嘔吐甚，多寒少熱。』欲閉戶牖而處，其病難已。胃陽明脉病，欲獨閉戶牖而處。今謂胃土病證，反見腎水之中，土刑於水，故其病難已也。太鍾、太谿悉主之。太鍾在足内踝後街中，少陰絡也，刺可入同身寸之二分，留七呼，若灸者可灸三壯。太谿在足内踝後跟骨上動脉陷者中，少陰俞也，刺可入同身寸之三分，留七呼，若灸者可灸三壯也。○新校正云：按《甲乙經》云：『其病難已，取太谿。』又按『太鍾穴』，《甲乙經》作『跟後衝中』；《刺腰痛篇》注作『跟後街中動脉』，《水穴》注云『在内踝後』，此注云『内踝後街中』，諸注不同，當以《甲乙經》爲正。

足厥陰之瘧，令人腰痛少腹滿，小便不利如癃狀，非癃也，數便意恐懼，氣不足，腹中悒悒，足厥陰脉，循股陰入髦中，環陰器，抵少腹，故病如是。癃，謂不得小便也。悒悒，不暢之貌。○新校正云：按《甲乙經》『數便意』三字作『數噫』二字。刺足厥陰。太衝主之，在足大指本節後同身寸之二寸陷者中，厥陰俞也，刺可入同身寸之三分，留十呼，若灸者可灸三壯也。○新校正云：按《刺腰痛篇》注云：『在本節後内間動脉應手。』

肺瘧者，令人心寒，寒甚熱，熱間善驚，如有所見者，刺手太陰陽明。列缺主之。列缺在手腕後同身寸之一寸半，手太陰絡也，刺可入同身寸之三分，留三呼，若灸者可灸五壯。陽明穴，合谷主之。合谷在手大指次指歧骨間，手陽明脉之所過也，刺可入同身寸之三分，留六呼，若灸者可灸三壯。

心瘧者，令人煩心甚，欲得清水，反寒多，不甚熱，刺手少陰。神門主之。神門在掌後鋭骨之端陷者中，手少陰俞也。刺可入同身寸之三分，留七呼，若灸

---

① 無：原作『元』，爲『无（無）』形誤。據讀書堂本、古林堂本、趙府本改。

者可灸三壯。○新校正云：按《太素》云：『欲得清水及寒多，寒不甚，熱甚也。』

肝瘧者，令人色蒼蒼然，太息，其狀若死者，刺足厥陰見血。中封主之。中封在足內踝前同身寸之一寸半陷者中，仰足而取之，伸足乃得之，足厥陰經也。刺出血止，常刺者可入同身寸之四分，留七呼，若灸者可灸三壯。

脾瘧者，令人寒，腹中痛，熱則腸中鳴，鳴已汗出，刺足太陰。商丘主之。商丘在足內踝下微前陷者中，足太陰經也。刺可入同身寸之三分，留七呼，若灸者可灸三壯。

腎瘧者，令人洒洒然，腰脊痛宛轉，大便難，目眴眴然，手足寒，刺足太陽少陰。太鍾主之。取如前足少陰瘧中法。

胃瘧者，令人且病也，善飢而不能食，食而支滿腹大，胃熱脾虛，故善飢而不能食，食而支滿腹大也。是以下文兼刺太陰。○新校正云：按《太素》『且病』作『疸病』。刺足陽明太陰橫脉出血。厲兌、解谿、三里主之。厲兌在足太指次指之端，去爪甲如韭葉，陽明井也。刺可入同身寸之一分，留一呼，若灸者可灸一壯。解谿在衝陽後同身寸之三寸半，腕上陷者中，陽明經也，刺可入同身寸之五分，留五呼，若灸者可灸三壯。三里在膝下同身寸之三寸，䯒骨外廉兩筋肉分間，陽明合也。刺可入同身寸之一寸，留七呼，若灸者可灸三壯。然足陽明取此三穴，足太陰刺其橫脉出血也。橫脉，謂足內踝前斜過大脉，則太陰之經脉也。○新校正云：詳『解谿在衝陽後三寸半』，按《甲乙經》『一寸半』；《氣穴論》注『二寸半』。

瘧發身方熱，刺跗上動脉，則陽明之脉也。開其空，出其血，立寒。陽明之脉，多血多氣，熱盛氣壯，故出其血而立可寒也。瘧方欲寒，刺手陽明太陰、足陽明太陰。亦謂開穴而出其血也，當隨井俞而刺之也。瘧脉滿大急，刺背俞，用中鍼，傍伍胠俞各一，適肥瘦出其血也。瘦者淺刺少出血，肥者深刺多出血。背俞，謂大杼。五胠俞，謂譩譆。瘧脉小實急，灸脛少陰，刺指井。灸脛少陰，是謂復溜。復溜在內踝上同身寸之二寸陷者中，足少陰經也，刺可入同身寸之三分，留三呼，若灸者可灸五壯。刺指井，謂刺至陰。至陰在足小指外側去爪甲角如韭葉，足太陽井也，刺可入同身寸之一分，留五呼，若灸者可灸三壯。瘧脉滿大急，刺背俞，用五胠俞、背俞各一，適行至於血也。謂調適肥瘦，穴度深淺，循《三備》法而行鍼，令至於血脉也。背俞，謂大杼。五胠俞，謂譩譆主之。○新校正云：詳此條從『瘧脉滿大』至此注終，文注共五十五字，當從删削。經文與次前經文重復，王氏隨而注之，别無義例，不若士安之精審，不復出也。瘧脉緩大虚，便宜用藥，不宜用鍼。緩者中風，大爲氣實，虚者血虚。血虚氣實，風又攻之，故宜藥治，以遣其邪，不宜鍼寫而出血也。凡治瘧，先發如食頃，乃可以治，過之則失時也。先其發時，真邪異居，波隴不起，故可治。過時則真邪相合，攻之則反傷真氣，故曰失時。○新校正云：詳從前『瘧脉滿大』至此，全元起本在第四卷中，王氏移續於此也。

諸瘧而脉不見，刺十指間出血，血去必已，先視身之赤如小豆者盡取之。十二瘧者，其發各不同時，察其病形，以知其何脉之病也。隨其形證，而病脉可知。先其發時如食頃而刺之，一刺則衰，二刺則知，三刺則已，不已刺舌下兩脉出血，釋具下文。不已刺郄中盛經出血，又刺項已下俠脊者必已。並足太陽之脉氣也。郄中，則委中也。俠脊者，謂大杼、風門熱府穴也。大杼在項第一椎下兩傍，相去各同身寸之一寸半陷者中，刺可入同身寸之三分，留七呼，若灸者可灸五壯。風門熱府在第二椎下兩傍，各同身寸之一寸半，刺可入同身寸之五分，留七呼，若灸者可灸五壯。○新校正云：詳大杼穴灸『五壯』，按《甲乙經》作『七壯』，《氣穴論》注作『七壯』，《刺熱論》及《熱穴》注並作『五壯』。舌下兩脉者，廉泉也。廉泉，穴名。在頷下結喉上舌本下，陰維、任脉之會，刺可入同身寸之三分，留三呼，若灸者可灸三壯。

刺瘧者，必先問其病之所先發者，先刺之。先頭痛及重者，先刺頭上及兩額兩眉間出血。頭上，謂上星、百會。兩額，謂懸顱。兩眉間，謂攢竹等穴也。先項背痛者，先刺之。項，風池、風府主之。背，大杼、神道主之。先腰脊痛者，先刺郄中出血。先手臂痛者，先刺手少陰陽明十指間。○新校正云：按别本作『手陰陽』，全本亦作『手陰陽』。先足脛痠痛者，先刺足陽明十指間出血。各以邪居之所而脱寫之。

風瘧，瘧發則汗出惡風，刺三陽經背俞之血者。三陽，太陽也。○新校正云：按《甲乙經》云『足三陽』。䯒痠痛甚，按之不可，名曰胕髓病，以鑱鍼鍼絶骨出血，立已。陽輔穴也。取如《氣穴論》中府俞法。身體小痛，刺至陰。○新校正云：按《甲乙經》無『至陰』二字。諸陰之井無出血，間日一刺。諸井皆在指端，足少陰井在足心宛宛中。瘧不渴，間日而作，刺足太陽。○新校正云：按《九卷》云「足陽明」。《太素》同。渴而間日作，刺足少陽。○新校正云：按《九卷》云「手少陽」。《太素》同。温瘧汗不出，爲五十九刺。自『胃瘧』下至此，尋《黄帝中誥圖經》所主，或有不與此文同，應古之别法也。

氣厥論篇第三十七

新校正云：按全元起本在第九卷，與《厥論》相併。

黄帝問曰：五藏六府，寒熱相移者何？

岐伯曰：腎移寒於肝，癰腫少氣。肝藏血，然寒入則陽氣不散，陽氣不散則血聚氣澀，故爲癰腫，又爲少氣也。○新校正云：按全元起本云：『腎移寒於脾。』元起注云：『腎傷於寒而傳於脾，脾主肉，寒生於肉則結爲堅，堅化爲膿，故爲癰也。血傷氣少，故曰少氣。』《甲乙經》亦作『移寒於脾』。王因誤本，遂解爲肝，亦智者之一失也。脾移寒於肝，癰腫筋攣。脾藏主肉，肝藏主筋。肉温則筋舒，肉冷則筋急，故筋攣也。肉寒則衛氣結聚，故爲癰腫。肝移寒於心，狂隔中。心爲陽藏，神處其中，寒薄之則神亂離，故狂也。陽氣與寒相薄，故隔塞而中不通也。心移寒於肺，肺消，肺消者飲一溲二，死不治。心爲陽藏，反受諸寒，寒氣不消，乃移於肺，寒隨心火，内爍金精，金受火邪，故中消也。然肺藏消鑠，氣無所持，故令飲一而溲二也。金火相賊，故死不能治。肺移寒於腎，爲涌水，涌水者，按腹不堅，水氣客於大腸，疾行則鳴濯濯，如囊裹漿，水之病也。肺藏氣，腎主水，夫肺寒入腎，腎氣有餘，腎氣有餘則上奔於肺，故云涌水也。大腸爲肺之府，然肺腎俱爲寒薄，上下皆無所之，故水氣客於大腸也。腎受凝寒，不能化液，大腸積水而不流通，故其疾行則腸鳴而濯濯有聲，知囊裹漿而爲水病也。○新校正云：按《甲乙經》『水之病也』作『治主肺者』。脾移熱於肝，則爲驚衄。肝藏血，又主驚，故熱薄之，則驚而鼻中血出。肝移熱於心，則死。兩陽和合，火木相燔，故肝熱入心，則當死也。《陰陽别論》曰：『肝之心謂之生陽，生陽之屬，不過四日而死。』○新校正云：按《陰陽别論》之文，義與此殊，王氏不當引彼誤文，附會此義。心移熱於肺，傳爲鬲消。心肺兩間，中有斜鬲膜，鬲膜下際，内連於横鬲膜，故心熱入肺，久久傳化，内爲鬲熱消渴而多飲也。

肺移熱於腎，傳爲柔痓①。柔，謂筋柔而無力。痓，謂骨痓而不隨。氣骨皆熱，髓不內充，故骨痓强而不舉，筋柔緩而無力也。腎移熱於脾，傳爲虛，腸澼，死不可治。脾土制水，腎反移熱以與之，是脾土不能制水而受病，故久久傳爲虛損也。腸澼死者，腎主下焦，象水而冷，今乃移熱，是精氣內消，下焦無主以守持，故腸澼除而氣不禁止。胞移熱於膀胱，則癃溺血。膀胱爲津液之府，胞爲受納之司，故熱入膀胱，胞中外熱，陰絡內溢，故不得小便而溺血也。《正理論》曰：「熱在下焦，則溺血。」此之謂也。膀胱移熱於小腸，鬲腸不便，上爲口糜。小腸脉絡心，循咽下隔抵胃，屬小腸。故受熱以下，令腸隔塞而不便，上則口生瘡而糜爛也。糜，謂爛也。小腸移熱於大腸，爲虙瘕，爲沈。小腸熱已，移入大腸，兩熱相薄，則血溢而爲伏瘕也。血澀不利，則月事沈滯而不行，故云爲虙瘕，爲沈也。「虙」與「伏」同。「瘕」一爲「疝」，傳寫誤也。大腸移熱於胃，善食而瘦入，謂之食亦。胃爲水穀之海，其象外養肌肉，熱消水穀，又鑠肌肉，故善食而瘦入也。食亦者，謂食入移易而過，不生肌膚也。亦，易也。〇新校正云：按《甲乙經》「入」作「又」。王氏注云：「善食而瘦入也」，殊爲無義，不若《甲乙經》作「又」，讀連下文。胃移熱於膽，亦曰食亦。義同上。膽移熱於腦，則辛頞鼻淵，鼻淵者，濁涕下不止也，腦液下滲，則爲濁涕，涕下不止，如彼水泉，故曰鼻淵也。頞，謂鼻頞也。足太陽脉，起於目內眥，上額交巔上，入絡腦。足陽明脉，起於鼻，交頞中，傍約太陽之脉。今腦熱則足太陽逆，與陽明之脉俱盛，薄於頞中，故鼻頞辛也。辛，謂酸痛。故下文曰：傳爲衄衊瞑目，以足陽明脉交頞中，傍約太陽之脉，故耳熱盛則陽絡溢，陽絡溢則衄出汗血也。衊，謂汗血也。血出甚，陽明太陽脉衰，不能榮養於目，故目瞑。瞑，暗也。故得之氣厥也。厥者，氣逆也，皆由氣逆而得之。

① 柔痓：《太素・卷二十六・寒熱相移》作「素痙」。按「痙」字俗體作「痉」，與「痓」形近易混，當從《太素》作「痙」。注文「痓」字同。

欬論篇第三十八

新校正云：按全元起本在第九卷。

黄帝問曰：肺之令人欬何也？

岐伯對曰：五藏六府皆令人欬，非獨肺也。

帝曰：願聞其狀。

岐伯曰：皮毛者肺之合也，皮毛先受邪氣，邪氣以從其合也。邪，謂寒氣。其寒飲食入胃，從肺脉上至於肺則肺寒，肺寒則外内合邪因而客之，則爲肺欬。肺脉起於中焦，下絡大腸，還循胃口，上鬲屬肺。故云『從肺脉上至於肺』也。五藏各以其時受病，非其時，各傳以與之。時，謂王月也。非王月則不受邪，故各傳以與之。人與天地相參，故五藏各以治時感於寒則受病，微則爲欬，甚者爲泄爲痛。寒氣微則外應皮毛，内通肺，故欬。寒氣甚則入於内，内裂則痛，入於腸胃則泄痢。乘秋則肺先受邪，乘春則肝先受之，乘夏則心先受之，乘至陰則脾先受之，乘冬則腎先受之。以當用事之時，故先受邪氣。〇新校正云：按全元起本及《太素》無『乘秋則』三字，疑此文誤多也。

帝曰：何以異之？欲明其證也。

岐伯曰：肺欬之狀，欬而喘息有音，甚則唾血。肺藏氣而應息，故欬則喘息而喉中有聲，甚則肺絡逆，故唾血也。心欬之狀，欬則心痛，喉中介介如梗狀，甚則咽腫喉痺。手心主脉，起於胸中，出屬心包。少陰之脉，起於心中，出屬心系；其支別者，從心系上俠咽喉，故病如是。〇新校正云：按《甲乙經》『介介如梗狀』作『喝喝』。又，少陰之脉上俠咽，不言『俠喉』。肝欬之狀，欬則兩脇下痛，甚則不可以轉，轉則兩胠下滿。足厥陰脉，上貫鬲，布脇肋，循喉嚨之後，故如是。胠，亦脇也。脾欬之狀，欬則右脇下痛，陰陰引肩背，甚則不可以動，動則欬劇。足太陰脉，上貫鬲俠咽；其支別者，復從胃別上鬲。故病如是也。脾氣連肺，故痛引肩背也。脾氣主右，故右胠下陰陰然深慢痛也。腎欬之狀，欬則腰背相引而痛，甚則欬涎。足少陰脉，上股内後廉，貫脊屬腎絡膀胱；其直行者，從腎上貫肝鬲，入肺中，循喉嚨，俠舌本。又膀胱脉，從肩髆内別下，俠脊抵腰中，入循膂絡腎。故病如是。

帝曰：六府之欬奈何？安所受病？

岐伯曰：五藏之久欬，乃移於六府。脾欬不已，則胃受之，胃欬之狀，欬而嘔，嘔甚則長蟲出。脾與胃合。又胃之脉循喉嚨入缺盆，下鬲屬胃絡脾，故脾欬不已，胃受之也。胃寒則嘔，嘔甚則腸氣逆上，故蚘出。肝欬不已，則膽受之，膽欬之狀，欬嘔膽汁。肝與膽合。又膽之脉從缺盆以下胸中，貫鬲絡肝，故肝欬不已，膽受之也。膽氣好逆，故嘔温①苦汁也。肺欬不已，則大腸受之，大腸欬狀，欬而遺失。肺與大腸合。又大腸脉入缺盆，絡肺，故肺欬不已，大腸受之。大腸爲傳送之府，故寒入則氣不禁焉。〇新校正云：按《甲乙經》「遺失」作「遺矢」。心欬不已，則小腸受之，小腸欬狀，欬而失氣，氣與欬俱失。心與小腸合。又小腸脉入缺盆絡心，故心欬不已，小腸受之。小腸寒盛，氣入大腸，欬則小腸氣下奔，故失氣也。腎欬不已，則膀胱受之，膀胱欬狀，欬而遺溺。腎與膀胱合。又膀胱脉從肩髆内俠脊抵腰中，入循膂，絡腎屬膀胱，故腎欬不已，膀胱受之。膀胱爲津液之府，是故遺溺。久欬不已，則三焦受之，三焦欬狀，欬而腹滿，不欲食飲，此皆聚於胃，關於肺，使人多涕唾而面浮腫氣逆也。三焦者，非謂手少陽也，正②謂上焦、中焦耳。何者？上焦者出於胃上口，並咽以上貫鬲，布胸中，走腋。中焦者，亦至③於胃口，出上焦之後。此所受氣者，泌糟粕，蒸津液，化其精微，上注於肺脉，乃化而爲血，故言皆聚於胃，關於肺也。兩焦受病，則邪氣熏肺而肺氣滿，故使人多涕唾而面浮腫氣逆也。腹滿不欲食者，胃寒故也。胃脉者，從缺盆下乳内廉，下循腹至氣街；其支者，復從胃下口循腹裏至氣街中而合。今胃受邪，故病如是也。

---

① 嘔温：疑「温」爲「嗢」形誤。「嗢」，吞咽之義。《説文》：「嗢，咽也。」
② 正：據文義，疑當作「止」。
③ 至：《靈樞·營衛生會篇》、《甲乙·卷一·第十一》作「并」，義勝。

何以明其不謂下焦？然下焦者，别於回腸，注於膀胱，故水穀者常并居於胃中，盛①糟粕而俱下於大腸，泌别汁，循下焦而滲入膀胱。尋此行化，乃與胃口懸遠，故不謂此也。○新校正云：按《甲乙經》胃脉『下循腹』作『下俠臍』。

帝曰：治之奈何？

岐伯曰：治藏者治其俞，治府者治其合，浮腫者治其經。諸藏俞者，皆脉之所起第三穴。諸府合者，皆脉之所起第六穴也。經者，藏脉之所起第四穴，府脉之所起第五穴。《靈樞經》曰：『脉之所注爲俞，所行爲經，所入爲合。』此之謂也。

帝曰：善。

重廣補注黄帝内經素問卷第十

【釋音】

瘧論

熇火沃切　漉音鹿　弭緜婢切

刺瘧論

暍音謁　悒於急切　眴音舜

① 盛：《靈樞·營衛生會篇》、《甲乙·卷一·第十一》作『成』，義勝。

氣厥論

痓音熾　麋武悲切　虙音復　曦莫結切

欬論

蛕音回

重廣補注黃帝内經素問卷第十一

啓玄子　次注　林億　孫奇　高保衡等奉敕　校正　孫兆　重改誤

舉痛論篇第三十九

新校正云：按全元起本在第三卷，名《五藏舉痛》，所以名「舉痛」之義未詳。按本篇乃黃帝問五藏卒痛之疾，疑「舉」乃「卒」字之誤也。

黃帝問曰：余聞善言天者，必有驗於人；善言古者，必有合於今；善言人者，必有厭於己。如此，則道不惑而要數極，所謂明也。善言天者，言天四時之氣，温涼寒暑，生長收藏，在人形氣，五藏參應，可驗而指示善惡，故曰必有驗於人。善言古者，謂言上古聖人養生損益之迹，與今養生損益之理，可合而與論成敗，故曰必有合於今也。善言人者，謂言形骸骨節，更相枝拄，筋脉束絡，皮肉包裹，而五藏六府次居其中，假七神五藏而運用之，氣絶神去則之於死，是以知彼浮形不能堅久，靜慮於己，亦與彼同，故曰必有厭於己也。夫如此者，是知道要數之極，悉無疑惑，深明至理，而乃能然矣。今余問於夫子，令言而可知，視而可見，捫而可得，令驗於己而發蒙解惑，可得而聞乎？言如發開童蒙之耳，解於疑惑者之心，令一一條理①，而目視手循，驗之可得。捫，猶循也。

岐伯再拜稽首對曰：何道之問也？請示問端也。

帝曰：願聞人之五藏卒痛，何氣使然？

岐伯對曰：經脉流行不止，環周不休，寒氣入經而稽遲，泣而不行，客於脉外則血少，客於脉中則氣不通，故卒然而痛。

帝曰：其痛或卒然而止者，或痛甚不休者，或痛甚不可按者，或按之而痛止者，或按之無益者，或喘動應手者，或心與背相引而痛者，或脇肋與少腹相引而痛者，或腹痛引陰股者，或痛宿昔而成積者，或卒然痛死不知人，有少間復生者，或痛而嘔者，或腹痛而後泄者，或痛而閉不通者，凡此諸痛，各不同形，別之奈何？欲明異候之所起。

岐伯曰：寒氣客於脉外則脉寒，脉寒則縮踡，縮踡則脉絀急，則外引小絡，故卒然而痛，得炅則痛立止；脉左右環，故得寒則縮踡而絀急，縮踡絀急則衛氣不得通流，故外引於小絡脉也。衛氣不入，寒内薄之，脉急不縱，故痛生也。得熱則衛氣復行，寒氣退辟，故痛止。炅，熱也。止，已也。因重中於寒，則痛久矣。重寒難釋，故痛久不消。寒氣客於經脉之中，與炅氣相薄則脉滿，滿則痛而不可按也，按之痛甚者，其義具下文。寒氣稽留，炅氣從上，則脉充大而血氣亂，故痛甚不可按也。脉既滿大，血氣復亂，按之則邪氣攻内，故不可按也。寒氣客於腸胃之間，膜原之下，血不得散，小絡急引故痛，按之則血氣散，故按之痛止。膜，謂鬲間之膜。原，謂鬲肓之原。血不得散，謂鬲膜之中小絡脉内血也。絡滿則急，故牽引而痛生也。手按之則寒氣散，小絡

① 令一一條理：金刻本作「令三條理」。

緩，故痛止。寒氣客於俠脊之脈，則深按之不能及，故按之無益也。俠脊之脈者，當中督脈也，次兩傍足太陽脈也。督脈者循脊裏，太陽者貫膂筋，故深按之不能及也。若按當中則膂①節曲，按兩傍則膂筋蹙合，曲與蹙合，皆衛氣不得行過，寒氣益聚而內畜，故按之無益。寒氣客於衝脈，衝脈起於關元，隨腹直上，寒氣客則脈不通，脈不通則氣因之，故喘動應手矣。衝脈，奇經脈也。關元，穴名，在齊下三寸。言起自此穴，即隨腹而上，非生出於此也。其本生出，乃起於腎下也。直上者，謂上行會於咽喉也。氣因之，謂衝脈不通，足少陰氣因之上滿。衝脈與少陰並行，故喘動應於手也。寒氣客於背俞之脈則脈泣，脈泣則血虛，血虛則痛，其俞注於心，故相引而痛，按之則熱氣至，熱氣至則痛止矣。背俞，謂心俞脈，亦足太陽脈也。夫俞者皆內通於藏，故曰其俞注於心相引而痛也。按之則溫氣入，溫氣入則心氣外發，故痛止。寒氣客於厥陰之脈，厥陰之脈者，絡陰器，繫於肝，寒氣客於脈中，則血泣脈急，故脇肋與少腹相引痛矣。厥陰者，肝之脈，入髦中，環陰器，抵少腹，上貫肝鬲，布脇肋，故曰絡陰器繫於肝，脈急引脇與少腹痛也。厥氣客於陰股，寒氣上及少腹，血泣在下相引，故腹痛引陰股。亦厥陰肝脈之氣也，以其脈循陰股入髦中，環陰器上抵少腹，故曰厥氣客於陰股，寒氣上及於少腹也。寒氣客於小腸膜原之間，絡血之中，血泣不得注於大經，血氣稽留不得行，故宿昔而成積矣。言血爲寒氣之所凝結而乃成積。寒氣客於五藏，厥逆上泄，陰氣竭，陽氣未入，故卒然痛死不知人，氣復反則生矣。言藏氣被寒擁胃而不行，氣復得通則已也。○新校正云：詳注中『擁胃』疑作『擁冒』。寒氣客於腸胃，厥逆上出，故痛而嘔也。腸胃客寒留止，則陽氣不得下流而反上行，寒不去則痛生，陽上行則嘔⿰口逆②，故痛而嘔也。寒氣客於小腸，小腸不得成聚，故後泄腹痛矣。小腸爲受盛之府，中滿則寒邪不居，故不得結聚而傳下入於迴腸。迴腸，廣腸也，爲傳導之府，物不得停留，故後泄而痛。熱氣留於小腸，腸中痛，癉熱焦渴，則堅乾不得出，故痛而閉不通矣。熱滲津液，故便堅也。

① 膂：金刻本作『脊』。
② ⿰口逆：同『逆』。《改併四聲篇海·口部》：『⿰口逆，歐⿰口逆，吐也。』

帝曰：所謂言而可知者也。視而可見奈何？謂候色也。

岐伯曰：五藏六府固盡有部，謂面上之分部。視其五色，黄赤爲熱，中熱則色黄赤。白爲寒，陽氣少，血不上榮於色，故白。青黑爲痛，血凝泣則變惡，故色青黑則痛。此所謂視而可見者也。

帝曰：捫而可得奈何？捫，摸也，以手循摸也。

岐伯曰：視其主病之脉，堅而血及陷下者，皆可捫而得也。

帝曰：善。余知百病生於氣也，夫氣之爲用，虚實逆順緩急皆能爲病，故發此問端。怒則氣上，喜則氣緩，悲則氣消，恐則氣下，寒則氣收，炅則氣泄，驚則氣亂，○新校正云：按《太素》「驚」作「憂」。勞則氣耗，思則氣結，九氣不同，何病之生？

岐伯曰：怒則氣逆，甚則嘔血及飧泄，○新校正云：按《甲乙經》及《太素》「飧泄」作「食而氣逆」。故氣上矣。怒則陽氣逆上而肝氣乘脾，故甚則嘔血及飧泄也。何以明其然？怒則面赤，甚則色蒼。《靈樞經》曰：「盛怒而不止則傷志。」明怒則氣逆，上而不下也。喜則氣和志達，榮衛通利，故氣緩矣。氣脉和調，故志達暢。榮衛通利，故氣徐緩。悲則心系急，肺布葉舉，而上焦不通，榮衛不散，熱氣在中，故氣消矣。布葉，謂布蓋之大葉。○新校正云：按《甲乙經》及《太素》「而上焦不通」作「兩焦不通」。又王注「肺布葉舉」，謂「布蓋之大葉」，疑非。全元起云：「悲則損於心，心系急則動於肺，肺氣繫諸經，逆故肺布而葉舉。」安得謂肺布爲肺布蓋之大葉？恐則精却，却則上焦閉，閉則氣還，還則下焦脹，故氣不行矣。恐則陽精却上而不下流，故却則上焦閉也。上焦既閉，氣不行流，下焦陰氣亦還迴不散，而聚爲脹也。然上焦固禁，下焦氣還，各守一處，故氣不行也。○新校正云：詳「氣不行」當作「氣下行」也。寒則腠理閉，氣不行，故氣收矣。腠，謂津液滲泄之所。理，謂文理逢會之中。閉，謂密閉。氣，謂衛氣。行，謂流行。收，謂收斂也。身寒則衛氣沈，故皮膚文理及滲泄之處皆閉密而氣不流行，衛氣收斂於中而不發散也。○新校正云：按《甲乙經》『氣不行』作『營衛不行』。炅則腠理開，榮衛通，汗大泄，故氣泄①。人在陽則舒，在陰則慘。故熱則膚腠開發，榮衛大通，津液外滲而汗大泄也。驚則心無所倚，神無所歸，慮無所定，故氣亂矣。氣奔越，故不調理②。○新校正云：按《太素》『驚』作『憂』。勞則喘息③汗出，外內皆越，故氣耗矣。疲力役則氣奔速，故喘息。氣奔速則陽外發，故汗出。然喘且汗出，內外皆踰越於常紀，故氣耗損也。思則心有所存，神有所歸，正氣留而不行，故氣結矣。繫心不散，故氣亦停留。○新校正云：按《甲乙經》『歸正』二字作『止』字。

腹中論篇第四十

新校正云：按全元起本在第五卷。

黃帝問曰：有病心腹滿，旦食則不能暮食，此爲何病？

岐伯對曰：名爲鼓脹。心腹脹滿，不能再食，形如鼓脹，故名鼓脹也。○新校正云：按《太素》『鼓』作『穀』。

帝曰：治之奈何？

岐伯曰：治之以雞矢醴，一劑知，二劑已。按古《本草》『雞矢』並不治鼓脹，惟大利小便，微寒。今方制法當取用處湯漬④服之。

① 故氣泄：金刻本『泄』下有『矣』字，與前後文例合。
② 調理：金刻本作『條理』。
③ 息：金刻本作『且』。
④ 漬：金刻本作『清』。

帝曰：其時有復發者何也？復，謂再。發，言如舊也。

岐伯曰：此飲食不節，故時有病也。雖然，其病且已，時故當病，氣聚於腹也。飲食不節則傷胃，胃脉者循腹裏而下行，故飲食不節，時有病者復病，氣聚於腹中也。

帝曰：有病胸脇支滿者，妨於食，病至則先聞腥臊臭，出清液，先唾血，四支清，目眩，時時前後血，病名爲何？何以得之？清液，清水也，亦謂之清涕。清涕者，謂從竅漏中漫液而下，水出清冷也。眩，謂目視眩轉也。前後血，謂前陰、後陰出血也。

岐伯曰：病名血枯。此得之年少時，有所大脫血，若醉入房中，氣竭肝傷，故月事衰少不來也。出血多者，謂之脫血，漏下、鼻衄、嘔吐出血皆同焉。夫醉則血脉盛，血脉盛則内熱，因而入房，髓液皆下，故腎中氣竭也。肝藏血，以少大脫血，故肝傷也。然於丈夫則精液衰乏，女子則月事衰少而不來。

帝曰：治之奈何？復以何術？

岐伯曰：以四烏鰂骨、一藘茹，二物并合之，丸以雀卵，大如小豆，以五丸爲後飯，飲以鮑魚汁，利腸中〇新校正云：按别本一作『傷中』。及傷肝也。飯後藥先，謂之後飯。按古《本草經》云：烏鰂魚骨、藘茹等並不治血枯，然經法用之，是攻其所生所起爾。夫醉勞力以入房，則腎中精氣耗竭；月事衰少不至，則中有惡血淹留。精氣耗竭，則陰萎不起而無精；惡血淹留，則血痺著中而不散，故先兹四藥，用入方焉。古《本草經》曰：『烏鰂魚骨，味鹹冷平無毒，主治女子血閉。』『藘茹，味辛寒平有小毒，主散惡血。』『雀卵，味甘温平無毒，主治男子陰萎不起，強之令熱，多精有子。』『鮑魚，味辛臭温平無毒，主治瘀血，血痺在四支不散者。』尋文會意，方義如此而處治之也。〇新校正云：按《甲乙經》及《太素》，『藘茹』作『藺茹』。詳王注性味乃藺茹，當改『藘』作『藺』。又按《本草》烏鰂魚骨，『冷』作『微温』；雀卵『甘』作『酸』，與王注異。

帝曰：病有少腹盛，上下左右皆有根，此爲何病？可治不？

岐伯曰：病名曰伏梁。伏梁，心之積也。〇新校正云：詳此伏梁與心積之伏梁大異，病有名同而實異者非一，如此之類是也。

帝曰：伏梁何因而得之？

岐伯曰：裹大膿血，居腸胃之外，不可治，治之每切按之致死。

帝曰：何以然？

岐伯曰：此下則因陰，必下膿血，上則迫胃脘，生鬲，俠胃脘内癰，正當衝脉、帶脉之部分也。帶脉者，起於季脇，迴身一周，横絡於齊下。衝脉者，與足少陰之絡起於腎下，出於氣街，循陰股；其上行者，出齊下同身寸之三寸，關元之分，俠齊直上，循腹各行，會於咽喉。故病當其分，則少腹盛，上下左右皆有根也。以其上下堅盛，如有潛梁，故曰病名伏梁，不可治也。以裹大膿血，居腸胃之外，按之痛悶不堪，故每切按之致死也。以衝脉下行者絡陰，上行者循腹故也①。上則迫近於胃脘，下則因薄於陰器也。若因薄於陰，則便下膿血；若迫近於胃，則病氣上出於鬲，復俠胃脘内長其癰也。何以然哉？以本有大膿血在腸胃之外故也。『生』當爲『出』，傳文誤也。○新校正云：按《太素》『俠胃』作『使胃』。此久病也，難治。居齊上爲逆，居齊下爲從，勿動亟奪，若裹大膿血居齊上，則漸傷心藏，故爲逆。居齊下，則去心稍遠，猶得漸攻，故爲從。從，順也。亟，數也。奪，去也。言不可移動，但數數去之則可矣。論在《刺法》中。今經亡。

帝曰：人有身體髀股胻皆腫，環齊而痛，是爲何病？

岐伯曰：病名伏梁，此二十六字，錯簡在《奇病論》中，若不有此二十六字，則下文無據也。○新校正云：詳此並無注解，盡在下卷《奇病論》中。此風根也。此四字此篇本有，《奇病論》中亦有之。其氣溢於大腸而著於肓，肓之原在齊下，故環齊而痛也。不可動之，動之爲水溺濇之病。亦衝脉也。齊下，謂脖胦，在齊下同身寸之二寸半②。《靈樞經》曰：『肓之原名曰脖胦。』

帝曰：夫子數言熱中消中，不可服高梁、芳草、石藥，石藥發瘨，芳草發狂。多飲數溲，謂之熱中。多食數溲，謂之消中。多喜曰

① 故也：人衛本改作『故此』，屬下讀。

② 二寸半：金刻本作『一寸半』，疑底本誤。又《氣府論》王注作『一寸』，疑脱『半』字。按，《甲乙·卷三·第十九》、《太素·卷二十三·雜刺》楊注皆作『一寸五分』。

瘨，多怒曰狂。芳，美味也。夫熱中消中者，皆富貴人也，今禁高梁，是不合其心，禁芳草石藥，是病不愈，願聞其說。熱中消中者，脾氣之上溢，甘肥之所致，故禁食高梁秀美①之草也。《通評虛實論》曰：『凡治消癉，甘肥貴人，則高梁之疾也。』又《奇病論》曰：『夫五味入於口，藏於胃，脾爲之行其精氣，津液在脾，故令人口甘，此肥美之所發也。此人必數食甘美而多肥也，肥者令人內熱，甘者令人中滿，故其氣上溢，轉爲消渴。』此之謂也。夫富貴人者，驕恣縱欲輕人，而無能禁之，禁之則逆其志，順之則加其病。帝思難詰②，故發問之。高，膏。梁，米③也。石藥，英乳也。芳草，濃美也。然此五者，富貴人常服之，難禁也。

岐伯曰：夫芳草之氣美，石藥之氣悍，二者其氣急疾堅勁，故非緩心和人，不可以服此二者。脾氣溢而生病，氣美則重盛於脾，消熱之氣躁疾氣悍，則又滋其熱。若人性和心緩，氣候舒勻，不與物爭，釋然寬泰，則神不躁迫，無懼內傷。故非緩心和人，不可以服此二者。悍，利也。堅，定也，固也。勁，剛也。言其芳草石藥之氣，堅定固久，剛烈而卒不歇滅，此二者是也。

帝曰：不可以服此二者，何以然？

岐伯曰：夫熱氣慓悍，藥氣亦然，二者相遇，恐內傷脾。慓，疾也。脾者土也而惡木，服此藥者，至甲乙日更論。熱氣慓盛則木氣內餘，故心非和緩則躁怒數起，躁怒數起則熱氣因木以傷脾，甲乙爲木，故至甲乙日更論脾病之增減也。

帝曰：善。有病膺腫○新校正云：按《甲乙經》作『癰腫』。頸痛胸滿腹脹，此爲何病？何以得之？膺，胸傍也。頸，項前也。胸，膺間也。

岐伯曰：名厥逆。氣逆所生，故名厥逆。

帝曰：治之奈何？

岐伯曰：灸之則瘖，石之則狂。須其氣并，乃可治也。石，謂以石鍼開破之。

---

① 秀美：金刻本作『芳美』。

② 詰：金刻本作『誥』，義勝。《說文·言部》：『誥，告也。』段玉裁注：『以言告人，古用此字，今則用告，以此誥爲上告下之字。』

③ 米：《素問校勘記》曰：『以《生氣通天論》注校之，「米」即「粱」之壞字。』

帝曰：何以然？

岐伯曰：陽氣重上，有餘於上，灸之則陽氣入陰，入則瘖；石之則陽氣虚，虚則狂；灸之則火氣助陽，陽盛故入陰。石之則陽氣出，陽氣出則内不足，故狂。須其氣并而治之，可使全也。并，謂并合也。待自并合，則兩氣俱全，故可治。若不爾而灸石之，則偏致勝負，故不得全而瘖狂也。

帝曰：善。何以知懷子之且生也？

岐伯曰：身有病而無邪脉也。病，謂經閉也。《脉法》曰：『尺中之脉，來而斷絶者，經閉也，月水不利。若尺中脉絶者，經閉也。』今病經閉，脉反如常者，婦人姙娠之證。故云『身有病而無邪脉』。

帝曰：病熱而有所痛者何也？

岐伯曰：病熱者，陽脉也，以三陽之動也，人迎一盛少陽，二盛太陽，三盛陽明，入陰也。夫陽入於陰，故病在頭與腹，乃䐜脹而頭痛也。

帝曰：善。○新校正云：按《六節藏象論》云：『人迎一盛，病在少陽；二盛，病在太陽；三盛，病在陽明。』與此論同。又按《甲乙經》『三盛陽明』無『入陰也』三字。

刺腰痛篇第四十一

新校正云：按全元起本在第六卷。

足太陽脉令人腰痛，引項脊尻背如重狀，足太陽脉，别下項，循肩髆内，俠脊抵腰中，别下貫臀。故令人腰痛，引項脊尻背如重狀也。○新校正云：按《甲乙經》『貫臀』作『貫胂』。《刺瘧》注亦作『貫胂』。《三部九候》注作『貫臀』。刺其郄中，太陽正經出血，春無見血。郄中，委中也。在膝後屈處膕中央約文中動脉，足太陽脉之所入也，刺可入同身寸之五分，留七呼，若灸者可灸三壯。太陽合腎，腎王於冬，水衰於春，故春無見血也。

少陽令人腰痛，如以鍼刺其皮中，循循然不可以俛仰，不可以顧，足少陽脉，遶髦際，橫入髀厭中。故令腰痛，如以鍼刺其皮中，循循然不可俛仰。少陽之脉，起於目銳眥，上抵頭角，下耳後，循頸行手陽明之前，至肩上，交出手少陽之後；其支別者，目①銳眥下入大迎，合手少陽於頔，下加頰車，下頸合缺盆。故不可以顧。○新校正云：按《甲乙經》『行手陽明之前』作『行手少陽之前也』。刺少陽成骨之端出血，成骨在膝外廉之骨獨起者，夏無見血。成骨，謂膝外近下，骱骨上端，兩起骨相並間，陷容指者也。骱骨所成柱膝髀骨，故謂之成骨也。少陽合肝，肝王於春，木衰於夏，故無見血也。

陽明令人腰痛，不可以顧，顧如有見者，善悲，足陽明脉，起於鼻，交頞中，下循鼻外入上齒中，還出俠口還脣，下交承漿，却循頤後下廉出大迎；其支別者，從大迎前下人迎，循喉嚨入缺盆；又其支別者，起胃下口，循腹裏至氣街中而合，以下髀。故令人腰痛不可顧，顧如有見者。陽虛，故悲也。刺陽明於骱前三痏，上下和之出血，秋無見血。按《內經中誥流注圖經》：『陽明脉穴俞之所主。』此腰痛者悉刺骱前三痏，則正三里穴也。三里穴在膝下同身寸之三寸，骱骨外廉兩筋肉分間，刺可入同身寸之一寸，留七呼，若灸者可灸三壯。陽明合脾，脾王長夏，土衰於秋，故秋無見血。○新校正云：按《甲乙經》『骱』作『骭』。

足少陰令人腰痛，痛引脊內廉，足少陰脉，上股內後廉，貫脊屬腎。故令人腰痛，痛引脊內廉也。○新校正云：按全元起本『脊內廉』作『脊內痛』。《太素》亦同。此前少足太陰腰痛證，并刺足太陰法，應古文脫簡也。刺少陰於內踝上二痏，春無見血。出血太多，不可復也。按《內經中誥流注圖經》：『少陰脉穴俞所主。』此腰痛者，當刺內踝上，則正復溜穴也。復溜在內踝後上同身寸之二寸動脉陷者中，刺可入同身寸之三分，留三呼，若灸者可灸五壯。

厥陰之脉，令人腰痛，腰中如張弓弩弦，足厥陰脉，自陰股環陰器，抵少腹；其支別者，與太陰少陽結於腰髁下俠②脊第三第四骨空中。其穴即中髎、下髎，故腰痛則中如張弓弩之弦也。如張弦者，言強急之甚。刺厥陰之脉，在腨踵魚腹之外，循之累累然，乃刺之，腨踵者，言脉在腨外側，下當足跟也。腨形勢如臥魚之腹，故曰魚腹之外也。循其分肉，有血絡累累

---

① 目：據《繆刺論》王冰注，此上脫『從』字。

② 俠：原誤作『狹』，據金刻本、讀書堂本、古林堂本、趙府本改。

然，乃刺出之。此正當蠡溝穴分，足厥陰之絡，在内踝上五寸，別走少陽者，刺可入同身寸之二分，留三呼，若灸者可灸三壯。『厥陰』一經作『居陰』，是傳寫草書『厥』字爲『居』也。○新校正云：按經云『厥陰之脉令人腰痛』，次言『刺厥陰之脉』，注言『刺厥陰之絡』，經注相違，疑經中『脉』字乃『絡』字之誤也。

其病令人善言，默默①然不慧，刺之三痏。厥陰之脉，循喉嚨之後，上入頏顙，絡於舌本。故病則善言。風盛則昏冒，故不爽慧也。三刺其處，腰痛乃除。○新校正云：按經云『善言，默默然不慧』，詳『善言』與『默默』二病難相兼，全元起本無『善』字，於義爲允。又按《甲乙經》厥陰之脉不絡舌本，王氏於《素問》之中五處引注，而注《厥論》與《刺熱》及此三篇，皆云『絡舌本』，注《風論》，注《痺論》二篇，不言『絡舌本』，蓋王氏亦疑而兩言之也。

解脉令人腰痛，痛引肩，目䀮䀮然，時遺溲，解脉，散行脉也，言不合而別行也。此足太陽之經，起於目内眥，上額交巔上，循肩髆②俠脊抵腰中，入循膂③，絡腎屬膀胱，下入膕中。故病斯候也。又其支別者，從髆内④別下貫胂，循髀外後廉而下合於膕中。兩脉如繩之解股，故名解脉也。刺解脉，在膝筋肉分間郄外廉之横脉出血，血變而止。膝後兩傍，大筋雙上，股之後，兩筋之間，横文之處，努肉高起，則郄中之分也。古《中誥》以膕中爲太陽之郄，當取郄外廉有血絡横見，迢然紫黑而盛滿者，乃刺之。當見黑血，必候其血色變赤乃止。血不變赤，極而寫之必行，血色變赤乃止。此太陽中經之爲腰痛也。

解脉⑤令人腰痛如引帶，常如折腰狀，善恐，足太陽之別脉，自肩而別下，循背脊至腰，而横入髀外後廉，而下合膕中。故若引帶，如折腰之狀。○新校正云：按《甲乙經》『如引帶』作『如裂』，『善恐』作『善怒』也。刺解脉，在郄中結絡如黍米，刺之血射以黑，見赤血而已。郄中則委中穴，足太陽合也，在膝後屈處膕中央約文中動脉，刺可入同身寸之五分，留七呼，若灸者可灸三壯，此經刺法也。今則取其結絡大如黍米者，當黑血箭射而出，見血變赤，然可止也。○新校正云：按全元起云：『有兩解脉，病源各異，恐誤，未詳。』

---

① 默默：金刻本、讀書堂本、古林堂本、趙府本皆作『嘿嘿』（此下新校正兩處『默默』同）。按，『嘿』與『默』音義皆同。
② 髆：金刻本作『皆』，疑爲『背』字形誤。
③ 膂：金刻本作『脊膂』。
④ 從髆内：金刻本作『從背内』。
⑤ 解脉：尤怡《醫學讀書記》曰：『此所謂腰痛如引帶，常如折腰狀者，自是帶脉爲病。云解脉者，傳寫之誤也。』

同陰之脉令人腰痛，痛如小錘居其中，怫然腫；足少陽之別絡也。並少陽經上行，去足外踝上同身寸之五寸，乃別走厥陰，並經下絡足跗，故曰同陰脉也。怫①，怒也，言腫如嗔怒也。○新校正云：按《太素》『小錘』作『小鍼』。刺同陰之脉，在外踝上絶骨之端，爲三痏。絶骨之端如前同身寸之三分，陽輔穴也。足少陽脉所行，刺可入同身寸之五分，留七呼，若灸者可灸三壯。陽維之脉令人腰痛，痛上怫然腫，陽維起於陽，則太陽之所生，奇經八脉，此其一也。刺陽維之脉，脉與太陽合腨下間，去地一尺所。太陽所主②，與正經並行而上，至腨下，復與太陽合而上也。腨下去地正同身寸之一尺，是則承光穴，在鋭腨腸下肉分間陷者中，刺可入同身寸之七分，若灸者可灸五壯。以其取腨腸下肉分間，故云合腨下間。○新校正云：按穴之所在，乃承山穴，非承光也。『山』字誤爲『光』。

衡絡之脉令人腰痛，不可以俛仰，仰則恐仆，得之舉重傷腰，衡絡絶，惡血歸之，衡，横也，謂太陽之外絡③，自腰中横入髀外後廉，而下與中經合於膕中者。今舉重傷腰，則横絡絶，中經獨盛，故腰痛不可以俛仰矣。一經作『衡④絶之脉』，傳寫魚魯之誤也。若是衡脉，《中誥》不應取太陽脉委陽、殷門之穴也。刺之在郄陽、筋之間，上郄數寸，衡居爲二痏出血。横居二穴，謂委陽、殷門，平視横相當也。郄陽，謂浮郄穴上側委陽穴也。筋之間，謂膝後膕上兩筋之間殷門穴也。二穴各去臀下横文同身寸之六寸，故曰『上郄數寸』也。委陽，刺可入同身寸之七分，留五呼，若灸者可灸三壯。殷門，刺可入同身寸之五分，留七呼，若灸者可灸三壯。故曰『衡居爲二痏』。○新校正云：詳王氏云『浮郄穴上側委陽穴也』，按《甲乙經》委陽在浮郄穴下一寸，不得言『上側』也。

會陰之脉令人腰痛，痛上漯漯然汗出，汗乾令人欲飲，飲已欲走，足太陽之中經也，其脉循腰下會於後陰，故曰會陰之脉。其經自腰下行至足，今陽氣大盛，故痛上漯然汗出。汗液既出，則腎燥陰虚，故汗乾令人欲飲水以救腎也。水入腹已，腎氣復生，陰氣流行，太陽又盛，故飲水已，反欲走也。刺直陽之脉上三痏，在蹻上郄下五寸横居，視

① 怫：原誤作『佛』，據金刻本、讀書堂本、古林堂本、古鈔本、趙府本改，與經文合。
② 所主：金刻本作『所生』。
③ 外絡：『外』下原衍『也』字，據金刻本、讀書堂本、趙府本、古鈔本刪。
④ 衡：人衛本注：『疑「衝」。』下『衡』字同。

其盛者出血。直陽之脉，則太陽之脉，俠脊下行貫臀，下至膕中，下循腨，過外踝之後，條直而行者，故曰直陽之脉也。蹻爲陽蹻所生申脉穴，在外踝下也。郄下，則膕下也。言此刺處在膕下同身寸之五寸，上承郄中之穴，下當申脉之位，是謂承筋穴，即腨中央如外陷者中也，太陽脉氣所發，禁不可刺，可灸三壯。今云刺者，謂刺其血絡之盛滿者也。兩腨皆有太陽經氣下行，當視兩腨中央有血絡盛滿者，乃刺出之，故曰視其盛者出血。○新校正云：詳上云『會陰之脉令人腰痛』，此云『刺直陽之脉』者，詳此『直陽之脉』即『會陰之脉』也，文變而事不殊。又承筋穴注云『腨中央如外』，按《甲乙經》及《骨空論》注無『如外』二字。

飛陽之脉令人腰痛，痛上拂拂然，甚則悲以恐，是陰維之脉也，去内踝上同身寸之五寸腨分中，並少陰經而上也。少陰之脉前，則陰維脉所行也。足少陰之脉，從腎上貫肝鬲，入肺中，循喉嚨，俠舌本；其支别者，從肺出絡心，注胸中。故甚則悲以恐也。恐者生於腎，悲者生於心。刺飛陽之脉，在内踝上五寸，○臣億等按①：《甲乙經》作『二寸』。少陰之前，與陰維之會。内踝後上同身寸之五寸復溜穴，少陰脉所行，刺可入同身寸之三分。内踝之後築賓穴，陰維之郄，刺可入同身寸之三分，若灸②者可灸五壯。今《中誥經》文，正同此法。○臣億等按：《甲乙經》『足太陽之絡别走少陰者，名曰飛揚，在外踝上七寸。』又云：『築賓，陰維之郄，在内踝上腨分中。少陰之前，陰維之會，以三脉會在此穴位分③也，刺可入同身寸之三分，若灸者可灸五壯。』復溜穴，在内踝上二寸。』今此經注都與《甲乙》不合者，疑經注中『五寸』字當作『二寸』，則《素問》與《甲乙》相應矣。

昌陽之脉令人腰痛，痛引膺，目䀮䀮然，甚則反折，舌卷不能言，陰蹻脉也。陰蹻者，足少陰之别也，起於然骨之後，上内踝之上，直上循陰股入陰，而循腹上入胸裏，入缺盆，上出人迎之前，入頄内廉，屬目内眥，合於太陽陽蹻而上行。故腰痛之狀如此。刺内筋爲二痏，在内踝上大筋前太陰後，上踝二寸所。内筋，謂大筋之前分肉也。太陰後大筋前，即陰蹻之郄交信穴也，在内踝上同身寸之二寸，少陰前，太陰後，筋骨之間，陷者之中，刺可入同身寸之四分，留五呼，若灸者可灸三壯。今《中誥經》文正主此。

散脉令人腰痛而熱，熱甚生煩，腰下如有横木居其中，甚則遺溲，散脉，足太陰之别也，散行而上，故以名焉。其脉循股内，入腹中，與少陰少陽結

① 臣億等按：金刻本作『新校正云』。下文『臣億等按』同。
② 灸：原作『炙』，爲『灸』字俗訛，據讀書堂本、古林堂本、趙府本改。下同，不再列舉。
③ 位分：讀書堂本、古林堂本、趙府本皆作『分位』。

於腰髁下骨空中。故病則腰下如有横木居其中，甚乃遺溲也。刺散脉，在膝前骨肉分間，絡外廉，束脉爲三痏。謂膝前内側也。骨肉分，謂膝内輔骨之下，下廉腨肉之兩間也。絡外廉，則太陰之絡，色青而見者也。輔骨之下，後有大筋，擷束膝胻之骨，令其連屬，取此筋骨繫束之處脉，以去其病，是曰地機，三刺而已。故曰束脉爲之三痏也。

肉里之脉令人腰痛，不可以欬，欬則筋縮急，肉里之脉，少陽所生，則陽維之脉氣所發也。里，裏也。刺肉里之脉爲二痏，在太陽之外，少陽絶骨之後。分肉主之。一經云『少陽絶骨之前』，傳寫誤也。絶骨之前，足少陽脉所行。絶骨之後，陽維脉所過。故指曰『在太陽之外，少陽絶骨之後』也。分肉穴，在足外踝直上絶骨之端，如後同身寸之二分筋肉分間，陽維脉氣所發，刺可入同身寸之五分，留十呼，若灸者可灸三壯。〇新校正云：按『分肉之穴』，《甲乙經》不見。與《氣穴》注兩出，而分寸不同。《氣穴》注『二分』作『三分』；『五分』作『三分』；『十呼』作『七呼』。

腰痛俠脊而痛至頭几几然，目䀮䀮欲僵仆，刺足太陽郄中出血。郄中，委中。〇新校正云：按《太素》作『頭沈沈然』。腰痛上寒，刺足太陽陽明；上熱，刺足厥陰；不可以俛仰，刺足少陽；中熱而喘，刺足少陰，刺郄中出血。此法玄妙，《中誥》不同，莫可窺測，當用知其應。不爾，皆應先去血絡，乃調之也。

腰痛，上寒不可顧，刺足陽明；上寒，陰市主之。陰市在膝上同身寸之三寸，伏兔下陷者中，足陽明脉氣所發，刺可入同身寸之三分，留七呼，若灸者可灸三壯①。不可顧，三里主之。三里在膝下同身寸之三寸，胻外廉兩筋肉分間，足陽明脉之所入也，刺可入同身寸之一寸，留七呼，若灸者可灸三壯。上熱，刺足太陰；地機主之。地機在膝下同身寸之五寸，足太陰之郄也，刺可入同身寸之三分，若灸者可灸三壯。〇新校正云：按《甲乙經》作『五壯』。中熱而喘，刺足少陰。涌泉、太鍾悉主之。涌泉，在足心陷者中，屈足捲指宛宛中，足少陰脉之所出，刺可入同身寸之三分，留三呼，若灸者可灸三壯。太鍾，在足跟後街中動脉，足少陰之絡，刺可入同身寸之二分，留七呼，若灸者可灸三壯。〇新校正云：按《刺瘧》注，太鍾在内踝後街中。《水穴論》注在内踝後。此注在跟後街中動脉。三注不同。《甲乙經》亦云『跟後街中』，當從《甲乙經》爲正。大便難，刺足少陰。涌泉主之。少

---

① 三壯：底本『三』字蝕落中間一横筆，薛福辰原藏顧從德本、日本《東洋醫書善本叢書》影印顧從德本皆作『三壯』；金刻本、讀書堂本、趙府本、古鈔本亦作『三壯』，今從之。

腹滿，刺足厥陰。太衝主之。在足大指本節後内間同身寸之二寸陷者中，脉動應手，足厥陰脉之所注也，刺可入同身寸之三分，留十呼，若灸者可灸三壯。如折，不可以俛仰，不可舉，刺足太陽。如折，束骨主之。不可以俛仰，京骨、崑崙悉主之。不可舉，申脉、僕參悉主之。束骨在足小指外側本節後赤白肉際陷者中，足太陽脉之所注也，刺可入同身寸之三分，留三呼，若灸者可灸三壯。京骨在足外側大骨下，赤白肉際陷者中，按而得之，足太陽脉之所過也，刺可入同身寸之三分，留七呼，若灸者可灸三壯。崑崙在足外踝後跟骨上陷者中，細脉動應手，足太陽脉之所行也，刺可入同身寸之五分，留十呼，若灸者可灸三壯。申脉在外踝下同身寸之五分容爪甲，陽蹻之所生也，刺可入同身寸之六分，留十呼，若灸者可灸三壯。僕參在跟骨下陷者中，足太陽、陽蹻二脉之會，刺可入同身寸之三分，留七呼，若灸者可灸三壯。○新校正云：按《甲乙經》申脉在外踝下陷者中，無「五分」字。刺入「六分」作「三分」；「留十呼」作「留六呼」。《氣穴》注作「七呼」。僕參留「七呼」，《甲乙經》作「六呼」。引脊内廉，刺足少陰。復溜主之。取同飛陽。注：從「腰痛上寒不可顧」至此件經語，除注並合朱書。○新校正云：按全元起本及《甲乙經》并《太素》自「腰痛上寒」至此並無，乃王氏所添也。今注云「從腰痛上寒」至「並合朱書」十九字，非王冰之語，蓋後人所加也。

腰痛引少腹控眇，不可以仰，○新校正云：按《甲乙經》作「不可以俛仰」。刺腰尻交者，兩髁胂上，以月生死爲痏數，發鍼立已，此邪客於足太陰之絡也。控，通引也。眇，謂季脇下之空軟處也。腰尻交者，謂髁下尻骨兩傍四骨空，左右八穴，俗呼此骨爲八髎骨也。此腰痛取腰髁下第四髎，即下髎穴也。足太陰、厥陰、少陽三脉，左右交結於中，故曰腰尻交者也。兩髁胂，謂兩髁骨下堅起肉也。胂上非胂之上巔，正當刺胂肉矣，直刺胂肉，即胂上也。何者？胂之上巔，別有中膂内俞①、白環俞，雖並主腰痛，考其形證，經不相應矣。髁骨，即腰脊兩傍起骨也。俠脊兩傍，腰髁之下，各有胂肉隴起，而斜趣於髁骨之後，内承其髁，故曰兩髁胂也。下承髁胂肉，左右兩胂，各有四骨空，故曰上髎、次髎、中髎、下髎。上髎當髁骨下陷者中，餘三髎少斜下，按之陷中是也。四空悉主腰痛，唯下髎所主，文與經同，即太陰、厥陰、少陽所結者也。刺可入同身寸之二寸，留十呼，若灸者可灸三壯。以月生死爲痏數者，月初向圓爲月生，月半向空爲月死，死月刺少，生月刺多。《繆刺論》曰：「月生一日一痏，二日二痏，漸多之，十五日十五痏，十六日十四痏，漸少之。」其痏數多少，如此即知也。左取右，右取左。痛在左，鍼取右；痛在右，鍼取左。所以然者，以其脉左右交結於尻骨之中故也。○新校正云：詳此「腰痛引少腹」一節，與《繆刺論》重。

重廣補注黄帝内經素問卷第十一

① 中膂内俞：「内」，原誤作「肉」，據金刻本改，與《甲乙·卷九·第八》「腰痛不可以俛仰，中膂内俞主之」合。

【釋音】

舉痛論

泣而音澀　絀急上丁骨切

腹中論

鰂[①]昨則切　藘茹上力居切，下音如　脖胦上蒲没切，下鳥郎切　瘖音陰

刺腰痛論

厭於艷切　髁苦瓦切　髎音遼　踹踵丑用切　蠡溝上盧啓切，又落戈切　嘿音黑　小錘直垂切　漯他合切　髂苦嫁切

擷虎結切　眇[②]亡表切

---

① 鰂：原作『魚則』，以小字並書。此乃刻工誤分『鰂』字，今據文義改正。

② 眇：原誤作『眇』，據正文改。

重廣補注黄帝内經素問卷第十二

啓玄子　次注　林億　孫奇　高保衡等奉敕　校正　孫兆　重改誤

風論篇第四十二

新校正云：按全元起本在第九卷①。

黄帝問曰：風之傷人也，或爲寒熱，或爲熱中，或爲寒中，或爲癘風，或爲偏枯，或②爲風也，其病各異，其名不同，或内至五藏六府，不知其解，願聞其説。傷，謂人自中之。

岐伯對曰：風氣藏於皮膚之間，内不得通，外不得泄，腠理開疏則邪風入，風氣入已，玄府閉封，故内不得通，外不得泄也。風者善行而數

---

① 第九卷：金刻本作『第六卷』。
② 或：據文義，疑爲『皆』誤。

變，腠理開則洒然寒，閉則熱而悶，洒然，寒貌。悶，不爽貌。腠理開則風飄揚，故寒。腠理閉則風混亂，故悶。其寒也則衰食飲，其熱也則消肌肉，故使人怢慄而不能食，名曰寒熱。寒風入胃，故食飲衰。熱氣内藏，故消肌肉。寒熱相合，故怢慄而不能食，名曰寒熱也。怢慄，卒振寒貌。○新校正云：詳『怢慄』，全元起本作『失味』。《甲乙經》作『解㑊』。

風氣與陽明入胃，循脉而上至目内眥，其人肥則風氣不得外泄，則爲熱中而目黄；人瘦則外泄而寒，則爲寒中而泣出。陽明者，胃脉也。胃脉起於鼻，交頞中，下循鼻外入上齒中，還出俠口環脣，下交承漿，却循頤後下廉，循喉嚨入缺盆，下鬲屬胃。故與陽明入胃，循脉而上至日内眥也。人肥則腠理密緻，故不得外泄，則爲熱中而目黄。人瘦則腠理開疏，風得外泄，則寒中而泣出也。風氣與太陽俱入，行諸脉俞，散於分肉之間，與衛氣相干，其道不利，故使肌肉憤䐜而有瘍，衛氣有所凝而不行，故其肉有不仁也。肉分之間，衛氣行處。風與衛氣相薄，俱行於肉分之間，故氣道澀而不利也。氣道不利，風氣内攻，衛氣相持，故肉憤䐜而瘡出也。瘍，瘡也。若衛氣被風吹之，不得流轉，所在偏併，凝而不行，則肉有不仁之處也。不仁，謂㾓而不知寒熱痛癢。癘者有榮氣熱胕①，其氣不清，故使其鼻柱壞而色敗，皮膚瘍潰，此②則風入於經脉之中也。榮行脉中，故風入脉中，内攻於血，與榮氣合，合熱而血胕壞也。其氣不清，言潰亂也。然血脉潰亂，榮復挾風，陽脉盡上於頭，鼻爲呼吸之所，故鼻柱壞而色惡，皮膚破而潰爛也。《脉要精微論》曰：『脉風盛③爲厲。』風寒客於脉而不去，名曰癘風，或名曰寒熱。始爲寒熱，熱成曰厲風。○新校正云：按别本『成』一作『盛』。

以春甲乙傷於風者爲肝風，以夏丙丁傷於風者爲心風，以季夏戊己傷於邪者爲脾風，以秋庚辛中於邪者爲肺風，以冬壬癸中於邪者爲腎風。春甲乙木，肝主之；夏丙丁火，心主之；季夏戊己土，脾主之；秋庚辛金，肺主之；冬壬癸水，腎主之。風中五藏六府之俞，亦爲藏府之風，各入其門戶所中，則爲偏風。隨俞左右而偏中之，則爲偏風。風氣循風府而上，則爲腦風。風入係頭，

---

① 胕：《脉要精微論》王冰注引本文作『附』。
② 此：原作『吹』，疑爲『次』字形誤。金刻本、讀書堂本、古林堂本、趙府本皆作『此』，今姑從諸本。
③ 盛：《脉要精微論》作『成』。

則爲目風，眼寒。風府，穴名，正入項髮際一寸大筋内宛宛中，督脉、陽維之會。自風府而上，則腦戶也。腦戶者，督脉、足太陽之會。故循風府而上，則爲腦風也。足太陽之脉者，起於目内眥，上額交巔上，入絡腦還出。故風入係頭則爲目風，眼寒也。飲酒中風，則爲漏風。熱鬱腠疏，中風汗出，多如液漏，故曰漏風。經具名曰『酒風』。入房汗出中風，則爲内風。内耗其精，外開腠理，因内風襲，故曰内風。經具名曰『勞風』。新沐中風，則爲首風。沐髮中風，舍於頭，故曰首風。久風入中，則爲腸風飧泄。風在腸中，上熏於胃，故食不化而下出焉。飧泄者，食不化而出也。〇新校正云：按全元起云：『飧泄者，水穀不分爲利。』外在腠理，則爲泄風。風居腠理，則玄府開通，風薄汗泄，故云泄風。故風者百病之長也，至其變化，乃爲他病也，無常方，然致有①風氣也。長，先也，先百病而有也。〇新校正云：按全元起本及《甲乙經》『致』字作『故攻』。

帝曰：五藏風之形狀不同者何？願聞其診及其病能。診，謂可言之證。能，謂内作病形。

岐伯曰：肺風之狀，多汗惡風，色皏然白，時欬短氣，晝日則差，暮則甚，診在眉上，其色白。凡内多風氣則熱有餘，熱則腠理開，故多汗也。風薄於内，故惡風焉。皏，謂薄白色也。肺色白，在變動爲欬，主藏氣，風内迫之，故色皏然白，時欬短氣也。晝則陽氣在表，故差；暮則陽氣入裏，風内應之，故甚也。眉上，謂兩眉間之上，闕庭之部，所以外司肺候，故診在焉。白，肺色也。

心風之狀，多汗惡風，焦絶善怒嚇，赤色，病甚則言不可快，診在口，其色赤。焦絶，謂脣焦而文理斷絶也。何者？熱則皮剝故也。風薄於心則神亂，故善怒而嚇人也。心脉支别者，從心系上俠咽喉而主舌，故病甚則言不可快也。口脣色赤，故診在焉。赤者，心色也。〇新校正云：按《甲乙經》無『嚇』字。

肝風之狀，多汗惡風，善悲，色微蒼，嗌乾善怒，時憎女子，診在目下，其色青。肝病則心藏無養，心氣虚，故善悲。肝合

① 致有：于鬯《香草續校書·内經素問二》謂：宜從吳崑本作『致自』。

木，木色蒼，故色微蒼也。肝脉者，循股陰入髦中，環陰器，抵少腹，俠胃屬肝絡膽，上貫鬲，布脇肋，循喉嚨之後入頏顙，上出額，與督脉會於巔；其支別者，從目系下。故嗌乾善怒，時憎女子，診在目下也。青，肝色也。

脾風之狀，多汗惡風，身體怠墮，四支不欲動，色薄微黃，不嗜食，診在鼻上，其色黃。脾脉起於足，上循䯒骨，又上膝股內前廉，入腹屬脾絡胃，上鬲俠咽，連舌本，散舌下；其支別者，復從胃別上鬲，注心中。心脉出於手，循臂。故身體怠墮，四支不欲動而不嗜食。脾氣合土，主中央，鼻於面部亦居中，故診在焉。黃，脾色也。〇新校正云：按王注『脾風』，不當引『心脉出於手循臂』，七字於義無取。脾主四支，脾風則四支不欲動矣。

腎風之狀，多汗惡風，面痝然浮腫，脊痛不能正立，其色炲，隱曲不利，診在肌上，其色黑。痝然，言腫起也。炲，黑色也。腎者陰也，目下亦陰也，故腎藏受風，則面痝然而浮腫。腎脉者，起於足下，上循腨內，出膕內廉，上股內後廉，貫脊。故脊痛不能正立也。隱曲者，謂隱蔽委曲之處也。腎藏精，外應交接，今藏被風薄，精氣內微，故隱蔽委曲之事，不通利所爲也。《陰陽應象大論》曰：『氣歸精，精食氣。』今精不足，則氣內歸精，氣不注皮，故肌皮上黑也。黑，腎色也。

胃風之狀，頸多汗惡風，食飲不下，鬲塞不通，腹善滿，失衣則䐜脹，食寒則泄，診形瘦而腹大。胃之脉，支別者從頤後下廉過人迎，循喉嚨入缺盆，下鬲屬胃絡脾；其直行者，從缺盆下乳內廉，下俠齊入氣街中；其支別者，起胃下口，循腹裏，至氣街中而合。故頸多汗，食飲不下，鬲塞不通，腹善滿也。然失衣則外寒而中熱，故腹䐜脹。食寒則寒物薄胃而陽不內消，故泄利。胃合脾而主肉，胃氣不足則肉不長，故瘦也。胃中風氣稸聚，故腹大也。〇新校正云：按孫思邈云：『新食竟取風，爲胃風。』

首風之狀，頭面多汗惡風，當先風一日則病甚，頭痛不可以出內，至其風日則病少愈。頭者諸陽之會，風客之則皮腠疏，故頭面多汗也。夫人陽氣外合於風，故先當風一日則病甚。以先風甚，故亦先衰，是以至其風日則病少愈。內，謂室屋之內也。不可以出室屋①之內者，以頭痛甚而不喜外風故也。〇新校正云：按孫思邈云：『新沐浴竟取風，爲首風。』

漏風之狀，或多汗，常不可單衣，食則汗出，甚則身汗，喘息惡風，衣常濡，口乾善渴，不能勞事。

---

① 室屋：原誤作『屋屋』，據金刻本、古鈔本改，與上文合。

脾胃風熱，故不可單衣。腠理開疏，故食則汗出。甚則風薄於肺，故身汗，喘息惡風，衣裳濡，口乾善渴也。形勞則喘息，故不能勞事。○新校正云：按孫思邈云：『因醉取風爲漏風，其狀惡風，多汗少氣，口乾善渴，近衣則身熱如火，臨食則汗流如雨，骨節懈惰，不欲自勞。』

帝曰：善。

泄風之狀，多汗，汗出泄衣上，口中乾，上漬，其風不能勞事，身體盡痛則寒。上漬，謂皮上濕如水漬也，以多汗出故爾。汗多則津液涸，故口中乾。形勞則汗出甚，故不能勞事。身體盡痛，以其汗多。汗多則亡陽，故寒也。○新校正云：按孫思邈云：『新房室竟，取風爲內風。其狀惡風，汗流沾衣裳。』疑此泄風乃內風也。按本論前文先云漏風、內風、首風，次言入中爲腸風，在外爲泄風。今有泄風而無內風，孫思邈載內風乃此泄風之狀，故疑此『泄』字，『內』之誤也。

痹論篇第四十三

新校正云：按全元起本在第八卷。

黃帝問曰：痹之安生？安，猶何也，言何以生。

岐伯對曰：風寒濕三氣雜至，合而爲痹也。雖合而爲痹，發起亦殊矣。其風氣勝者爲行痹，寒氣勝者爲痛痹，濕氣勝者爲著痹也。風則陽受之，故爲痹行。寒則陰受之，故爲痹痛。濕則皮肉筋脉受之，故爲痹著而不去也。故乃痹從風寒濕之所生也。

帝曰：其有五者何也？言風寒濕氣各異則三，痹生有五，何氣之勝也？

岐伯曰：以冬遇此者爲骨痹，以春遇此者爲筋痹，以夏遇此者爲脉痹，以至陰遇此者爲肌痹，以秋遇此者爲皮痹。冬主骨，春主筋，夏主脉，秋主皮，至陰主肌肉，故各爲其痹也。至陰，謂戊己月及土寄王月也。

帝曰：内舍五藏六府，何氣使然？言皮肉筋骨脉痺①，以五時之外遇，然内居藏府，何以致之？

岐伯曰：五藏皆有合，病久而不去者，内舍於其合也。肝合筋，心合脉，脾合肉，肺合皮，腎合骨，久病不去，則入於是。故骨痺不已，復感於邪，内舍於腎；筋痺不已，復感於邪，内舍於肝；脉痺不已，復感於邪，内舍於心；肌痺不已，復感於邪，内舍於脾；皮痺不已，復感於邪，内舍於肺。所謂痺者，各以其時重感於風寒濕之氣也。時，謂氣王之月也。肝王春，心王夏，肺王秋，腎王冬，脾王四季之月。感，謂感應也。

凡痺之客五藏者，肺痺者，煩滿喘而嘔。以藏氣應息，又其脉還循胃口，故使煩滿喘而嘔。心痺者，脉不通，煩則心下鼓，暴上氣而喘，嗌乾善噫，厥氣上則恐。心合脉，受邪則脉不通利也。邪氣内擾，故煩也。手心主心包之脉，起於胸中，出屬心包，下鬲。手少陰心脉，起於心中，出屬心系，下鬲絡小腸；其支別者，從心系上俠咽喉；其直者，復從心系却上肺。故煩則心下鼓滿，暴上氣而喘，嗌乾也。心主爲噫，以下鼓滿，故噫之以出氣也。若是逆氣上乘於心，則恐畏也，神懼凌弱故爾。肝痺者，夜臥則驚，多飲數小便，上爲引如懷。肝主驚駭，氣相應，故中夜臥則驚也。肝之脉，循股陰入髦中，環陰器抵少腹，俠胃屬肝絡膽，上貫鬲，布脇肋，循喉嚨之後上入頏顙。故多飲水，數小便，上引少腹如懷妊之狀。腎痺者，善脹，尻②以代踵，脊以代頭。腎者胃之關，關③不利則胃氣不轉，故善脹也。尻以代踵，謂足攣急也。脊以代頭，謂身踡屈也。踵，足跟也。腎之脉起於足小指之下，斜趨足心，出於然骨之下，循内踝之後，別入跟中，以上腨内，出膕内廉，上股内後廉，貫脊屬腎絡膀胱；其直行者，從腎上貫肝鬲，入肺中。氣不足而受邪，故不伸展。〇新校正云：詳「然骨」一作「然谷」。脾痺者，四支解憜，發欬嘔汁，上爲大塞。土王四季，外主四支，故四支解墮，又以其脉

① 皮肉筋骨脉痺：原脱「骨」字，據金刻本、讀書堂本、古林堂本、古鈔本、趙府本補。
② 尻：原作「尻」，形誤。據金刻本、讀書堂本、古林堂本等改。注文「尻」字同。
③ 關：此下當據本書《宣明五氣篇》、《水熱穴論》王冰注及《太素·卷十一·氣穴》補入「閉」字。

起於足，循腨䯒上膝股也。然脾脉入腹屬脾①絡胃，上鬲俠咽，故發欬嘔汁。脾氣養肺，胃復連咽，故上爲大塞也。腸痺者，數飲而出不得，中氣喘爭，時發飧泄。大腸之脉，入缺盆絡肺，下鬲屬大腸。小腸之脉，又入缺盆絡心，循咽下鬲抵胃，屬小腸。今小腸有邪則脉不下鬲，脉不下鬲則腸不行化，而胃氣稸熱，故多飲水而不得下出也。腸胃中陽氣與邪氣奔喘交爭，得時通利，以腸氣不化，故時或得通則爲飧泄。胞痺者，少腹膀胱按之内痛，若沃以湯，澀於小便，上爲清涕。膀胱爲津液之府，胞内居之。少腹處關元之中，内藏胞器。然膀胱之脉，起於目内眥，上額交巔上，入絡腦，還出別下項，循肩髆内，俠脊抵腰中，入循膂，絡腎屬膀胱；其支別者，從腰中下貫臀，入膕中。今胞受風寒濕氣，則膀胱太陽之脉不得下流於足，故少腹膀胱按之内痛，若沃以湯，澀於小便也。小便既澀，太陽之脉不得下行，故上爍其腦而爲清涕出於鼻竅矣。沃，猶灌也。〇新校正云：按全元起本「内痛」二字作「兩髀」。

陰氣者，靜則神藏，躁則消亡，陰，謂五神藏也。所以説神藏與消亡者，言人安靜不涉邪氣，則神氣寧以内藏，人躁動觸冒邪氣，則神被害而離散，藏無所守，故曰消亡。此言五藏受邪之爲痺也。飲食自倍，腸胃乃傷。藏以躁動致傷，府以飲食見損，皆謂過用越性，則受其邪。此言六府受邪之爲痺也。淫氣喘息，痺聚在肺；淫氣憂思，痺聚在心；淫氣遺溺，痺聚在腎；淫氣乏竭，痺聚在肝；淫氣肌絶，痺聚在脾。淫氣，謂氣之妄行者，各隨藏之所主而入爲痺也。〇新校正云：詳從上「凡痺之客五藏者」至此，全元起本在《陰陽別論》中，此王氏之所移也。諸痺不已，亦益内也。從外不去，則益深至於身内。其風氣勝者，其人易已也。

帝曰：痺，其時有死者，或疼久者，或易已者，其故何也？

岐伯曰：其入藏者死，其留連筋骨間者疼久，其留皮膚間者易已。入藏者死，以神去也。筋骨疼久，以其定也。皮膚易已，以浮淺也。由斯深淺，故有是不同。

帝曰：其客於六府者何也？

岐伯曰：此亦其食飲居處，爲其病本也。四方雖土地温涼高下不同，物性剛柔食居亦異②，但動過其分，則六府致傷。《陰陽應象大論》曰：「水穀之寒熱，感則害於③六府。」〇新校正云：

---

① 脾：原誤作「腎」，據金刻本、讀書堂本、古林堂本、趙府本改。
② 亦異：原誤作「不異」，據金刻本改，與文義合。
③ 於：原脱，據金刻本補，與《陰陽應象大論》合。

按《傷寒論》曰：『物性剛柔，飡居①亦異。』六府亦各有俞，風寒濕氣中其俞，而食飲應之，循俞而入，各舍其府也。六府俞，亦謂背俞也。膽俞在十椎之傍，胃俞在十二椎之傍，三焦俞在十三椎之傍，大腸俞在十六椎之傍，小腸俞在十八椎之傍，膀胱俞在十九椎之傍，隨形分長短而取之如是，各去脊同身寸之一寸五分，並足太陽脉氣之所發也。○新校正云：詳六府俞並在本椎下兩傍，此注言在椎之傍者，文略也。

帝曰：以鍼治之奈何？

歧伯曰：五藏有俞，六府有合，循脉之分，各有所發，各隨其過，○新校正云：按《甲乙經》『隨』作『治』。則病瘳也。肝之俞曰太衝，心之俞曰太陵，脾之俞曰太白，肺之俞曰太淵，腎之俞曰太谿，皆經脉之所注也。太衝在足大指間本節後二寸陷者中。○新校正云：按《刺腰痛》注云：『太衝在足大指本節後内間二寸陷者中，動脉應手。』○刺可入同身寸之三分，留十呼，若灸者可灸三壯。太陵在手掌後骨兩筋間陷者中，刺可入同身寸之六分，留七呼，若灸者可灸三壯。太白在足内側核骨下陷者中，刺可入同身寸之三分，留七呼，若灸者可灸三壯。太淵在手掌後陷者中，刺可入同身寸之二分，留二呼，若灸者可灸三壯。太谿在足内踝後跟骨上動脉陷者中，刺可入同身寸之三分，留七呼，若灸者可灸三壯也。胃合入于三里，膽合入于陽陵泉，大腸合入于曲池，小腸合入于小海，三焦合入于委陽，膀胱合入于委中。三里在膝下三寸，䯒外廉兩筋間，刺可入同身寸之一寸，留七呼，若灸者可灸三壯。陽陵泉在膝下一寸，䯒外廉陷者中，刺可入同身寸之六分，留十呼，若灸者可灸三壯。小海在肘内大骨外，去肘端五分陷者中，屈肘乃得之，刺可入同身寸之二分，留七呼，若灸者可灸五壯。曲池在肘外輔屈肘曲骨之中，刺可入同身寸之五分，留七呼，若灸者可灸三壯。委陽在足膕中外廉兩筋間，刺可入同身寸之七分，留五呼，若灸者可灸三壯，屈伸而取之。委中在膕中央約文中動脉，刺可入同身寸之五分，留七呼，若灸者可灸三壯。○新校正云：按《刺熱》注：『委中在足膝後屈處。』餘並同此。○故經言循脉之分，各有所發，各隨其過，則病瘳也。過，謂脉所經過處。○新校正云：詳王氏以委陽爲三焦之合，按《甲乙經》云：『委陽，三焦下輔俞也，足太陽之別絡。』三焦之合，自在手少陽經天井穴，爲少陽脉之所入，爲合。詳此六府之合，俱引本經所入之穴，獨三焦不引本經所入之穴者，王氏之誤也。王氏但見《甲乙經》云：『三焦合于委陽。』彼說自異。彼又以大腸合于巨虛上廉，小腸合于下廉，此以曲池、小海易之，故知當以天井穴爲合也。

帝曰：榮衛之氣，亦令人痺乎？

歧伯曰：榮者，水穀之精氣也，和調於五藏，灑陳於六府，乃能入於脉也。《正理論》曰：『穀入於胃，脉道乃行。水入於經，其血乃

---

① 飧居：原作『食居』，據金刻本、讀書堂本、古林堂本、趙府本改。《傷寒論・傷寒例第三》作『飡居』。按『飡』與『飧』同，義爲飯、熟食。

成。」又《靈樞經》曰：「榮氣之道，內穀爲實。○新校正云：按別本「實」作「寶」。○穀入於胃，氣傳與肺，精專者上行經隧。」由此故水穀精氣，合榮氣運行，而入於脉也。故循脉上下，貫五藏，絡六府也。榮行脉內，故無所不至。衛者，水穀之悍氣也，其氣慓疾滑利，不能入於脉也，悍氣，謂浮盛之氣也。以其浮盛之氣，故慓疾滑利，不能入於脉中也。故循皮膚之中，分肉之間，熏於肓膜，散於胸腹，皮膚之中，分肉之間，謂脉外也。肓膜，謂五藏之間鬲中膜也。以其浮盛，故能布散於胸腹之中，空虛之處，熏其肓膜，令氣宣通也。逆其氣則病，從其氣則愈，不與風寒濕氣合，故不爲痺。

帝曰：善。痺或痛，或不痛，或不仁，或寒，或熱，或燥，或濕，其故何也？

岐伯曰：痛者寒氣多也，有寒故痛也。風寒濕氣客於肉分之間，追切而爲沫，得寒則聚，聚則排分肉，肉裂則痛，故有寒則痛也。其不痛不仁者，病久入深，榮衛之行濇，經絡時疏，故不通，○新校正云：按《甲乙經》「不通」作「不痛」。詳《甲乙經》此條論不痛與不仁兩事，後言不痛，是再①明不痛之爲重也。皮膚不營，故爲不仁。不仁者，皮頑不知有無也。其寒者，陽氣少，陰氣多，與病相益，故寒也。病本生於風寒濕氣，故陰氣益之也。其熱者，陽氣多，陰氣少，病氣勝陽遭陰，故爲痺熱。遭，遇也。言遇於陰氣，陰氣不勝，故爲熱。○新校正云：按《甲乙經》「遭」作「乘」。其多汗而濡者，此其逢濕甚也，陽氣少，陰氣盛，兩氣相感，故汗出而濡也。中表相應，則相感也。

帝曰：夫痺之爲病不痛，何也？

岐伯曰：痺在於骨則重，在於脉則血凝而不流，在於筋則屈不伸，在於肉則不仁，在於皮則寒，故具此五者則不痛也。凡痺之類，逢寒則蟲，逢熱則縱。

---

① 再：金刻本、讀書堂本、古林堂本、古鈔本、趙府本作「載」。按，「載」與「再」通。《正字通·車部》：「載，與「再」同。」

帝曰：善。蟲，謂皮中如蟲行。縱，謂縱緩不相就。○新校正云：按《甲乙經》『蟲』作『急』。

痿論篇第四十四

新校正云：按全元起本在第四卷。

黃帝問曰：五藏使人痿，何也？痿，謂痿弱無力以運動。

岐伯對曰：肺主身之皮毛，心主身之血脉，肝主身之筋膜，○新校正云：按全元起本云：『膜者，人皮下肉上筋膜也。』脾主身之肌肉，腎主身之骨髓。所主不同，痿生亦各歸其所主。故肺熱葉焦，則皮毛虚弱，急薄著則生痿躄也。躄，謂攣躄，足不得伸以行也。肺熱則腎受熱氣故爾。心氣熱，則下脉厥而上，上則下脉虚，虚則生脉痿，樞折挈，脛縱而不任地也。心熱盛則火獨光，火獨光則内炎上，腎之脉常下行，今火盛而上炎用事，故腎脉亦隨火炎爍而逆上行也。陰氣厥逆，火復内燔，陰上隔陽，下不守位，心氣通脉，故生脉痿。腎氣主足，故膝腕樞紐如折去而不相提挈，脛筋縱緩而不能任用於地也。肝氣熱，則膽泄口苦筋膜乾，筋膜乾則筋急而攣，發爲筋痿。膽約肝葉而汁味至苦，故肝熱則膽液滲泄。膽病則口苦，今膽液滲泄，故口苦也。肝主筋膜，故熱則筋膜乾而攣急，發爲筋痿也。《八十一難經》曰：『膽在肝短葉間下①。』脾氣熱，則胃乾而渴，肌肉不仁，發爲肉痿。脾與胃以膜相連，脾氣熱則胃液滲泄②，故乾而且渴③也。脾主肌肉，今熱薄於内，故肌肉不仁而發爲肉痿。腎氣熱，則腰脊不舉，骨枯

---

① 下：人衛本注：『疑衍。』
② 滲泄：金刻本作『滲涸』。
③ 故乾而且渴：金刻本、讀書堂本、古林堂本、趙府本無『且』字。

而髓減，發爲骨痿。腰爲腎府，又①腎脉上股内，貫脊屬腎，故腎氣熱則腰脊不舉也。腎主骨髓，故熱則骨枯而髓減，發則爲骨痿。

帝曰：何以得之？

岐伯曰：肺者，藏之長也，爲心之蓋也，位高而布葉於胸中，是故爲藏之長，心之蓋。有所失亡，所求不得，則發肺鳴，鳴則肺熱葉焦。志苦不暢，氣鬱故也。肺藏氣，氣鬱不利，故喘息有聲而肺熱葉焦也。故曰：五藏因肺熱葉焦，發爲痿躄。此之謂也。肺者所以行榮衛，治陰陽，故引曰五藏因肺熱而發爲痿躄也。悲哀太甚，則胞絡絶，胞絡絶則陽氣内動，發則心下崩，數溲血也。悲則心系急，肺布葉舉，而上焦不通，榮衛不散，熱氣在中，故胞絡絶而陽氣内鼓動，發則心下崩，數溲血也。心下崩，謂心包内崩而下血也。溲，謂溺也。〇新校正云：按楊上善云：『胞絡者，心上胞絡之脉也。』詳經注中『胞』字俱當作『包』。全本『胞』又作『肌』也。故《本病》曰：大經空虚，發爲肌痺②，傳爲脉痿。本病，古經論篇名也。大經，謂大經脉也。以心崩溲血，故大經空虚。脉空則熱内薄，衛氣盛，榮氣微，故發爲肌痺也。先見肌痺，後漸脉痿，故曰傳爲脉痿也。思想無窮，所願不得，意淫於外，入房太甚，宗筋弛縱，發爲筋痿，及爲白淫。思想所願，爲祈欲也，施寫勞損，故爲筋痿及白淫也。白淫，謂白物淫衍，如精之狀，男子因溲而下，女子陰器中緜緜而下也。故《下經》曰：筋痿者，生於肝③，使内也。下經，上古之經名也。使内，謂勞役陰力，費竭精氣也。有漸於濕，以水爲事，若有所留，居處相濕④，肌肉濡漬，痺而不仁，發爲肉痿。業惟近濕，居處澤下，皆水爲事也。平者久而猶怠⑤，感之者尤甚矣。肉屬於脾，脾氣惡濕，濕著於内則衛

---

① 又：金刻本作『人』。
② 肌痺：《太素·卷二十五·五藏痿》作『脉痺』。
③ 生於肝：《太素·卷二十五·五藏痿》無『肝』字。
④ 相濕：《甲乙·卷十·第四》作『傷濕』。
⑤ 怠：金刻本、讀書堂本、古林堂本、趙府本作『殆』。

氣不榮，故肉爲痿也。故《下經》曰：肉痿者，得之濕地也。《陰陽應象大論》曰：『地之濕氣，感則害皮肉筋脈。』此之謂害肉也。有所遠行勞倦，逢大熱而渴，渴則陽氣內伐，內伐則熱舍於腎，腎者水藏也，今水不勝火，則骨枯而髓虛，故足不任身，發爲骨痿。陽氣內伐，謂伐腹中之陰氣也。水不勝火，以熱舍於腎中也。故《下經》曰：骨痿者，生於大熱也。腎性惡燥，熱反居中，熱薄骨乾，故骨痿無力也。

帝曰：何以別之？

岐伯曰：肺熱者色白而毛敗，心熱者色赤而絡脈溢，肝熱者色蒼而爪枯，脾熱者色黃而肉蠕動，腎熱者色黑而齒槁。各求藏色及所主養而命之，則其應也。

帝曰：如夫子言可矣，論言治痿者獨取陽明，何也？

岐伯曰：陽明者，五藏六府之海，陽明，胃脈也。胃爲水穀之海也。主閏①宗筋，宗筋主束骨而利機關也。宗筋，謂陰毛中橫骨上下之豎筋也。上絡胸腹，下貫髖尻②，又經於背腹上頭項，故云宗筋主束骨而利機關也。然腰者身之大關節，所以司屈伸，故曰機關。衝脈者，經脈之海也，《靈樞經》曰：『衝脈者，十二經之海。』主滲灌谿谷，與陽明合於宗筋，尋此則橫骨上下齊兩傍豎筋，正宗筋也。衝脈循腹俠齊傍各同身寸之五分而上，陽明脈亦俠齊傍各同身寸之一寸五分而上，宗筋脈於中，故云與陽明合於宗筋也。以爲十二經海，故主滲灌谿谷也。肉之大會爲谷，小會爲谿。○新校正云：詳『宗筋脈於中』，一作『宗筋縱於中』。陰陽總宗筋之會，會於氣街，而陽明爲之長，皆屬於帶脈，而絡於督脈。宗筋聚會，會於橫骨之中，從上而下，故云陰陽總宗筋之會也。宗筋俠齊下合於橫骨，陽明輔其外，衝脈居其中，故云會於氣街而陽明爲之長也。氣街，則陰毛兩傍脈動處也。帶脈者，起於季脇，回身一周，而絡於督脈也。督脈者，起於關元，上下循腹。故云皆屬於帶脈而絡於督脈也。督脈、任脈、衝脈三脈者，同起而異行，故經文或參差而引之。故陽明虛則宗筋縱，帶脈不引，故足痿不用也。陽明之脈，從缺盆下乳內廉，下俠齊，至氣街中；其支別者，起胃下口，循腹裏，下至

① 閏：通『潤』。金刻本作『潤』。
② 下貫髖尻：金刻本作『下貫髖骨尻』；讀書堂本、古林堂本、趙府本作『下貫髖尻』。

氣街中而合，以下髀，抵伏兔，下入膝髕中，下循骱外廉，下足跗，入中指内間；其支别者，下膝三寸而别，以下入中指外間。故陽明虚則宗筋縱緩，帶脉不引，而足痿弱不可用也。引，謂牽引。

帝曰：治之奈何？

岐伯曰：各補其滎而通其俞，調其虚實，和其逆順，筋脉骨肉，各以其時受月，則病已矣。

帝曰：善。時受月，謂受氣時月也。如肝王甲乙，心王丙丁，脾王戊己，肺王庚辛，腎王壬癸，皆王氣法也。時受月，則正謂五常受氣月也。

厥論篇第四十五

新校正云：按全元起本在第五卷。

黄帝問曰：厥之寒熱者何也？厥，謂氣逆上也。世謬傳爲脚氣，廣飾方論焉。

岐伯對曰：陽氣衰於下，則爲寒厥；陰氣衰於下，則爲熱厥。陽，謂足之三陽脉。陰，謂足之三陰脉。下，謂足也。

帝曰：熱厥之爲熱也，必起於足下者何也？陽主外而厥在内，故問之。

岐伯曰：陽氣起於足五指之表，陰脉者集於足下而聚於足心，故陽氣勝則足下熱也。大約而言之，足太陽脉出於足小指之端外側，足少陽脉出於足小指次指之端，足陽明脉出於足中指及大指之端，並循足陽而上。肝脾腎脉集於足下，聚於足心，陰弱故足下熱也。○新校正云：按《甲乙經》「陽氣起於足」作「走於足」，「起」當作「走」。

帝曰：寒厥之爲寒也，必從五指而上於膝者何也？陰主内而厥在外，故問之。

岐伯曰：陰氣起於五指之裏，集於膝下而聚於膝上，故陰氣勝則從五指至膝上寒。其寒也，不從外，皆從内也。亦大約而言之也。足太陰脉起於足大指之端内側，足厥陰脉起於足大指之端三毛中，足少陰脉起於足小指之下斜趣足心，並循足陰而上循股陰入腹，故云集於膝下而聚於膝之上也。

帝曰：寒厥何失而然也？

岐伯曰：前陰者，宗筋之所聚，太陰陽明之所合也。宗筋俠齊，下合於陰器，故云前陰者宗筋之所聚也。太陰者，脾脉。陽明者，胃脉。脾胃之脉，皆輔近宗筋，故云太陰陽明之所合。○新校正云：按《甲乙經》『前陰者，宗筋之所聚』作『厥陰者，衆筋之所聚』。全元起云：『前陰者，厥陰也。』與王注義異，亦自一説。春夏則陽氣多而陰氣少，秋冬則陰氣盛而陽氣衰，此乃天之常①道。此人者質壯，以秋冬奪於所用，下氣上爭，不能復，精氣溢下，邪氣因從之而上也，質，謂形質也。奪於所用，謂多欲而奪其精氣也。氣因於中，○新校正云：按《甲乙經》『氣因於中』作『所中』。陽氣衰，不能滲營其經絡，陽氣日損，陰氣獨在，故手足爲之寒也。

帝曰：熱厥何如而然也？源其所由爾。

岐伯曰：酒入於胃，則絡脉滿而經脉虚，脾主爲胃行其津液者也，陰氣虚則陽氣入，陽氣入則胃不和，胃不和則精氣竭，精氣竭則不營其四支也。前陰爲太陰、陽明之所合，故胃不和則精氣竭也。内精不足，故四支無氣以營之。此人必數醉，若飽以入房，氣聚於脾中不得散，酒氣與穀氣相薄，熱盛於中，故熱徧於身内，熱而溺赤也。夫酒氣盛而慓悍，腎氣有衰，陽氣獨勝，故手足爲之熱也。醉飽入房，内亡精氣，中虚熱入，由是腎衰，陽盛陰虚，故熱生於手足也。

帝曰：厥或令人腹滿，或令人暴不知人，或至半日遠至一日乃知人者，何也？暴，猶卒也，言卒然冒悶，不醒覺也。不知人，謂悶甚

① 常：原作『當』，形誤。據金刻本、讀書堂本、古鈔本、趙府本改。

不知識人也，或謂尸厥。

岐伯曰：陰氣盛於上則下虛，下虛則腹脹滿；陽氣盛於上，則下氣重上而邪氣逆，逆則陽氣亂，陽氣亂則不知人也。陰，謂足太陰氣也。〇新校正云：按《甲乙經》『陽氣盛於上』五字作『腹滿』二字，當從《甲乙經》之説。何以言之？別按《甲乙經》云：『陽脉下墜，陰脉上爭，發尸厥。』焉有陰氣盛於上，而又言陽氣盛於上？又按，張仲景云：『少陰脉不至，腎氣微，少精血，奔氣促迫，上入胸鬲，宗氣反聚，血結心下，陽氣退下，熱歸陰股，與陰相動，令身不仁，此爲尸厥。』仲景言陽氣退下，則是陽氣不得盛於上，故知當從《甲乙經》也。又王注『陰』，謂足太陰，亦爲未盡。按《繆刺論》云：『邪客於手足少陰、太陰、足陽明之絡，此五絡皆會於耳中，上絡左角，五絡俱竭，令人身脉皆動而形無知，其狀若尸，或曰尸厥。』焉得專解陰爲太陰也？

帝曰：善。願聞六經脉之厥狀病能也。爲前問解，故請備聞諸經厥也。

岐伯曰：巨陽之厥，則腫首頭重，足不能行，發爲眴仆。巨陽，太陽也。足太陽脉，起於目内眥，上額交巔上；其支別者，從巔至耳上角；其直行者，從巔入絡腦，還出別下項，循肩髆内，俠脊抵腰中，入循膂，絡腎屬膀胱；其支別者，從腰中下貫臀，入膕中；其支別者，從髆内左右別下貫胂，過髀樞，循髀外後廉下合膕中，以下貫腨内，出外踝之後，循京骨至小指之端外側。由是，厥逆外形斯證也。『腫』，或作『踵』，非。陽明之厥，則癲疾欲走呼，腹滿不得臥，面赤而熱，妄見而妄言。足陽明脉，起於鼻，交頞中，下循鼻外，入上齒中，還出俠口環脣，下交承漿，却循頤後下廉出大迎，循頰車，上耳前，過客主人，循髮際至額顱；其支別者，從大迎前下人迎，循喉嚨入缺盆，下鬲屬胃絡脾；其直行者，從缺盆下乳内廉，下俠齊入氣街中；其支別者，起胃下口，循腹裏，下至氣街中而合，以下髀，抵伏兔，下入膝髕中，下循䯒外廉，下足跗，入中指内間；其支別者，下膝三寸而別，以下入中指外間；其支別者，跗上入大指間出其端。故厥如是也。『癲』，一爲『巔』，非。少陽之厥，則暴聾頰腫而熱，脇痛，䯒不可以運。足少陽脉，起於目鋭眥，上抵頭角，下耳後，循頸，行手少陽之前，至肩上，交出手少陽之後，入缺盆；其支別者，從耳後入耳中，出走耳前，至目鋭眥後；其支別者，目①鋭眥下大迎，合手少陽於䪼，下加頰車，下頸合缺盆以下胸中，貫鬲絡肝屬膽，循脇裏，出氣街，遶髦際，橫入髀厭中；其直

① 目：據本書《繆刺論》王冰注，此上脱『從』字。

行者，從缺盆下掖，循胸過季脇，下合髀厭中，以下循髀陽，出膝外廉，下入外輔骨之前，直下抵絶骨之端，下出外踝之前，循足跗，出小指次指之端。故厥如是。太陰之厥，則腹滿䐜脹，後不利，不欲食，食則嘔，不得臥。足太陰脉，起於大指之端，上膝股内前廉，入腹屬脾絡胃，上鬲俠咽，連舌本，散舌下；其支別者，復從胃別上鬲，注心中。故厥如是。少陰之厥，則口乾溺赤，腹滿心痛。足少陰脉，上股内後廉，貫脊屬腎絡膀胱；其直行者，從腎上貫肝鬲，入肺中，循喉嚨，俠舌本；其支別者，從肺出絡心，注胸中。故厥如是。厥陰之厥，則少腹腫痛，腹脹，涇溲不利，好臥屈膝，陰縮腫，䯒内熱。足厥陰脉，去内踝一寸，上踝八寸，交出太陰之後，上膕内廉，循股陰，入髦中，下環陰器，抵少腹，俠胃屬肝絡膽，上貫鬲。故厥如是矣。『胻内熱』，一本云『胻外熱』，傳寫行書，内外誤也。盛則寫之，虛則補之，不盛不虛，以經取之。不盛不虛，謂邪氣未盛，真氣未虛，如是則以穴俞經法，留呼多少而取之。

太陰厥逆，䯒急攣，心痛引腹，治主病者。足太陰脉，起於大指之端，循指内側上内踝前廉，上腨内，循䯒骨後，上膝股内前廉，入腹；其支別者，復從胃別上鬲，注心中。故䯒急攣，心痛引腹也。太陰之脉，行有左右，候其有過者，當發取之，故言治主病者。〇新校正云：詳從『太陰厥逆』至篇末，全元起本在第九卷，王氏移於此。少陰厥逆，虛滿嘔變，下泄清，治主病者。以其脉從腎上貫肝鬲，入肺中，循喉嚨，故如是。厥陰厥逆，攣，腰痛，虛滿前閉，譫言，〇新校正云：按全元起云：『譫言者，氣虛獨言也。』治主病者。以其脉循股陰，入髦中，環陰器，復上循喉嚨之後，絡舌本。故如是。〇新校正云：按《甲乙經》厥陰之經不絡舌本，王氏注《刺熱篇》、《刺腰痛篇》并此三注俱云絡舌本。又注《風論》、《痺論》各不云絡舌本，王注自有異同，當以《甲乙經》爲正。三陰俱逆，不得前後，使人手足寒，三日死。三陰絶，故三日死。

太陽厥逆，僵仆，嘔血善衄，治主病者。以其脉起目内眥，又循脊絡腦。故如是。少陽厥逆，機關不利，機關不利者，腰不可以行，項不可以顧，以其脉循頸下繞髦際，橫入髀厭中。故如是。發腸癰不可治，驚者死。足少陽脉，貫鬲絡肝屬膽，循脇裏，出氣街。發腸癰則經氣絶，故不可治，驚者死也。陽明厥逆，喘欬身熱，善驚，衄嘔血。以其脉循喉嚨入缺盆，下鬲屬胃絡脾。故如是。

手太陰厥逆，虚滿而欬，善嘔沫，治主病者。手太陰脉，起於中焦，下絡大腸，還循胃口，上鬲屬肺。故如是。手心主、少陰厥逆，心痛引喉，身熱，死不可治。手心主脉，起於胸中，出屬心包。手少陰脉，其支別者，從心系上俠咽喉。故如是。手太陽厥逆，耳聾泣出，項不可以顧，腰不可以俛仰，治主病者。手太陽脉，支別者，從缺盆循頸上頰，至目銳眥，却入耳中；其支別者，從頰上䪼抵鼻，至目内眥。故耳聾泣出，項不可以顧也。『腰不可以俛仰』，脉不相應，恐古錯簡文。手陽明、少陽厥逆，發喉痺，嗌腫，痓，治主病者。手陽明脉，支別者，從缺盆上頸；手少陽脉，支別者，從膻中上出缺盆，上項。故如是。○新校正云：按全元起本『痓』作『痙』。

重廣補注黃帝内經素問卷第十二

【釋音】

風論

癘音利　潰胡對切　腦奴皓切

痺論

肓①音荒

痿論

躄必亦切　髖音寬　尻枯熬切　緫②音揔　臏音牝

厥論

䶎③於交切，凹也　讝④音儼　僵居良切　仆音赴　髦音毛

①肓：原誤作『盲』，據正文改。
②緫：原誤作『揔』，與小字釋音同，據正文改。
③䶎：正文無此字，疑爲『䪠』字之誤。
④讝：正文作『譫』，二字音義皆同。

重廣補注黃帝内經素問卷第十三

啓玄子　次注　林億　孫奇　高保衡等奉敕　校正　孫兆　重改誤

病能論篇第四十六

新校正云：按全元起本在第五卷。

黃帝問曰：人病胃脘癰者，診當何如？

岐伯對曰：診此者當候胃脉，其脉當沈細，沈細者氣逆，胃者水穀之海，其血盛氣壯，今反脉沈細者，是逆常平也。○新校正云：按《甲乙經》『沈細』作『沈濇』。《太素》作『沈細』。逆者人迎甚盛，甚盛則熱。沈細爲寒，寒氣格陽，故人迎脉盛。人迎者，陽明之脉，故盛則熱也。人迎，謂結喉傍脉動應手者。人迎者胃脉也，胃脉循喉嚨而入缺盆，故云人迎者胃脉也。逆而盛，則熱聚於胃口而不行，故胃脘爲癰也。血氣壯盛，而熱内薄之，兩氣合熱，故結爲癰也。

帝曰：善。人有臥而有所不安者，何也？

岐伯曰：藏有所傷及，精有所之寄則安，故人不能懸其病也。五藏有所傷損及之，水穀精氣有所之寄，扶其下則臥安，以傷及於藏，故人不能懸其病處於空中也。〇新校正云：按《甲乙經》「精有所之寄則安」作「情有所倚，則臥不安」。《太素》作「精有所倚則不安」。

帝曰：人之不得偃臥者，何也？謂不得仰臥也。

岐伯曰：肺者藏之蓋也，居高布葉，四藏下之，故言肺者藏之蓋也。肺氣盛則脉大，脉大則不得偃臥，肺氣盛滿，偃臥則氣促喘奔，故不得偃臥也。論在《奇恒陰陽》中。奇恒陰陽，上古經篇名，世本闕。

帝曰：有病厥者，診右脉沈而緊，左脉浮而遲，不然，病主安在？不然，言不沈也。〇新校正云：按《甲乙經》「不然」作「不知」。

岐伯曰：冬診之，右脉固當沈緊，此應四時，左脉浮而遲，此逆四時。在左當主病在腎，頗關在肺，當腰痛也。以冬左脉浮而遲，浮爲肺脉，故言頗關在肺也。腰者腎之府，故腎受病則腰中痛也。

帝曰：何以言之？

岐伯曰：少陰脉貫腎絡肺，今得肺脉，腎爲之病，故腎爲腰痛之病也。左脉浮遲，非肺來見，以左腎不足而脉不能沈，故得肺脉，腎爲病也。

帝曰：善。有病頸癰者，或石治之，或鍼灸治之，而皆已，其真安在？言所攻則異，所愈則同，欲聞真法何所在也。

岐伯曰：此同名異等者也。言雖同曰頸癰，然其皮中别異，不一等也。故下云：夫癰氣之息者，宜以鍼開除去之；夫氣盛血聚者，宜石而寫之。此所謂同病異治也。息，瘜也，死肉也。石，砭石也，可以破大癰出膿，今以鈹鍼代之。

帝曰：有病怒狂者，〇新校正云：按《太素》「怒狂」作「善怒」。此病安生？

岐伯曰：生於陽也。

帝曰：陽何以使人狂？怒不慮禍，故謂之狂。

岐伯曰：陽氣者，因暴折而難決，故善怒也，病名曰陽厥。言陽氣被折，鬱不散也。此人多怒，亦曾因暴折而心不疏暢故爾。如是者，皆陽逆躁極所生，故病名陽厥。

帝曰：何以知之？

岐伯曰：陽明者常動，巨陽、少陽不動，不動而動大疾，此其候也。言頸項之脉皆動不止也。陽明常動者，動於結喉傍，是謂人迎、氣舍之分位也。若少陽之動，動於曲頰下，是謂天窗、天牖之分位也。若巨陽之動，動於項兩傍大筋前陷者中，是謂天柱、天容之分位也。不應常動而反動甚者，動當病也。○新校正云：詳王注以天窗爲少陽之分位，天容爲太陽之分位。按《甲乙經》，天窗乃太陽脉氣所發，天容乃少陽脉氣所發，二位交互，當以《甲乙經》爲正也。

帝曰：治之奈何？

岐伯曰：奪其食即已。夫食入於陰，長氣於陽，故奪其食即已。食少則氣衰，故節去其食，即病自止。○新校正云：按《甲乙經》「奪」作「衰」；《太素》同也。

使之服以生鐵洛爲飲，○新校正云：按《甲乙經》「鐵洛」作「鐵落①」；「爲飲」作「爲後飯」。夫生鐵洛者，下氣疾也。「之」，或爲「人」，傳文誤也。鐵洛，味辛微温平，主治下氣，方俗或呼爲鐵漿，非是生鐵液也。

帝曰：善。有病身熱解憻，汗出如浴，惡風少氣，此爲何病？

① 鐵落：金刻本作「鐵液」。

岐伯曰：病名曰酒風。飲酒中風者也。《風論》曰：『飲酒中風，則爲漏風。』是亦名漏風也。夫極飲者，陽氣盛而腠理疏，玄府開發，陽盛則筋痿弱，故身體解墮也。腠理疏則風内攻，玄府發則氣外泄，故汗出如浴也。風氣外薄，膚腠復開，汗多内虚，癉熱熏肺，故惡風少氣也。因酒而病，故曰酒風。

帝曰：治之奈何？

岐伯曰：以澤瀉、术各十分，麋銜五分，合以三指撮，爲後飯。术，味苦温平，主治大風，止汗。麋銜，味苦寒平，主治風濕筋痿。澤瀉，味甘寒平，主治風濕，益氣。由此功用，方故先之。飯後藥先，謂之後飯。所謂深之細者，其中手如鍼也，摩之切之，聚者堅也，博者大也。《上經》者，言氣之通天也；《下經》者，言病之變化也；《金匱》者，決死生也；《揆度》者，切度之也；《奇恒》者，言奇病也。所謂奇者，使奇病不得以四時死也；恒者，得以四時死也。○新校正云：按楊上善云：『得病傳之，至於勝時而死，此爲恒。中生喜怒，今病次傳者，此爲奇。』所謂揆者，方切求之也，言切求其脉理也。度者，得其病處，以四時度之也。凡言所謂者，皆釋未了義。今此所謂，尋前後經文，悉不與此篇義相接。似今數句少成文義者，終是别釋經文。世本既闕第七二篇，應彼闕經錯簡文也。古文斷裂，繆續於此。

奇病論篇第四十七

新校正云：按全元起本在第五卷。

黃帝問曰：人有重身，九月而瘖，此爲何也？重身，謂身中有身，則懷妊者也。瘖，謂不得言語也。妊娠九月，足少陰脉養。胎約氣斷，則瘖不能言也。

岐伯對曰：胞之絡脉絶也。絶，謂脉斷絶而不通流，而不能言，非天真之氣斷絶也。

帝曰：何以言之？

岐伯曰：胞絡者繫於腎，少陰之脉貫腎繫舌本，故不能言。少陰，腎脉也。氣不營養，故舌不能言。

帝曰：治之奈何？

岐伯曰：無治也，當十月復。十月胎去，胞絡復通，腎脉上營，故復舊而言也。《刺法》曰：無損不足，益有餘，以成其疹，疹，謂久病也。反法而治，則胎死不去，遂成久固之瘕病也。然後調之。○新校正云：按《甲乙經》及《太素》無此四字。按全元起注云：『所謂不治者，其身九月而瘖，身重不得爲治，須十月滿，生後復如常也，然後調之。』則此四字本全元起注文，誤書於此，當刪去之。所謂無損不足者，身羸瘦，無用鑱石也。妊娠九月，筋骨瘦勞，力少身重，又拒於穀，故身形羸瘦，不可以鑱石傷也。無益其有餘者，腹中有形而泄之，泄之則精出而病獨擅中，故曰疹成也。胎約胞絡，腎氣不通，因而泄之，腎精隨出，精液內竭，胎則不全，胎死腹中，著而不去，由此獨擅，故疹成焉。

帝曰：病脇下滿氣逆，二三歲不已，是爲何病？

岐伯曰：病名曰息積，此不妨於食，不可灸刺，積爲導引、服藥，藥不能獨治也。腹中無形，脇下逆滿，頻歲不愈，息且形之，氣逆息難，故名息積也。氣不在胃，故不妨於食也。灸之則火熱內爍，氣化爲風；刺之則必寫其經，轉成虛敗。故不可灸刺。是可積爲導引，使氣流行，久①以藥攻，內消瘀稸，則可矣。若獨憑其藥，而不積爲導引，則藥亦不能獨治之也。

帝曰：人有身體髀股骭皆腫，環齊而痛，是爲何病？

岐伯曰：病名曰伏梁，以衝脉病，故名曰伏梁。然衝脉者，與足少陰之絡起於腎下，出於氣街，循陰股內廉，斜入膕中，循骭骨內廉，並足少陰經下入內踝之後，入足下；其上行者，出齊下同身寸之三寸關元之分，俠齊直上，循腹各行，會於咽喉。故身體髀皆腫，繞齊而痛，名曰伏梁。環，謂圓繞如環也。此風根也。其氣溢於大腸而著於肓，肓之原在齊下，故環齊而痛也。

① 久：金刻本作『又』。

大腸，廣腸也。經說大腸，當言迴腸也。何者？《靈樞經》曰：『迴腸當齊，右環迴周葉積而下。廣腸附脊，以受迴腸，左環①葉積，上下辟大。』尋此則是迴腸，非應言大腸也。然大腸、迴腸俱與肺合，從合而命，故通曰大腸也。不可動之，動之爲水溺濇之病也。以衝脉起於腎下，出於氣街；其上行者，起於胞中，上出齊下關元之分。故動之則爲水而溺濇也。動，謂齊其毒藥而擊動之，使其大下也。此一問答之義，與《腹中論》同，以爲奇病，故重出於此。

帝曰：人有尺脉數甚，筋急而見，此爲何病？筋急，謂掌後尺中兩筋急也。《脉要精微論》曰：『尺外以候腎，尺裏以候腹中。』今尺脉數急，脉數爲熱，熱當筋緩，反尺中筋急而見，腹中筋當急，故問爲②病乎？《靈樞經》曰：『熱即筋緩，寒則筋急。』

岐伯曰：此所謂疹筋，是人腹必急，白色黑色見，則病甚。腹急，謂俠齊竪筋俱急。以尺裏候腹中，故見尺中筋急，則必腹中拘急矣。色見，謂見於面部也。夫相五色者，白爲寒，黑爲寒，故二色見，病彌甚也。

帝曰：人有病頭痛以數歲不已，此安得之？名爲何病？頭痛之疾，不當踰月，數年不愈，故怪而問之也。

岐伯曰：當有所犯大寒，内至骨髓。髓者以腦爲主，腦逆故令頭痛，齒亦痛，夫腦爲髓主，齒是骨餘，腦逆反寒，骨亦寒入，故令頭痛，齒亦痛。病名曰厥逆。

帝曰：善。全注：『人先生於腦，緣有腦則有骨髓。齒者骨之本也。』

帝曰：有病口甘者，病名爲何？何以得之？

岐伯曰：此五氣之溢也，名曰脾癉。癉，謂熱也。脾熱則四藏同稟，故五氣上溢也。生因脾熱，故曰脾癉。夫五味入口，藏於胃，脾爲之行

---

① 左環：金刻本作『右環』。

② 爲：據此前經文，疑此下脫『何』字。

其精氣，津液在脾，故令人口甘也。脾熱内滲，津液在脾，胃穀化餘，精氣隨溢，口通脾氣，故口甘。津液在脾，是脾之濕。此肥美之所發也，○新校正云：按《太素》「發」作「致」。此人必數食甘美而多肥也，肥者令人内熱，甘者令人中滿，故其氣上溢，轉爲消渴。食肥則腠理密，陽氣不得外泄，故肥令人内熱。甘者，性氣和緩而發散逆，故甘令人中滿。然内熱則陽氣炎上，炎上則欲飲而嗌乾，中滿則陳氣有餘，有餘則脾氣上溢，故曰「其氣上溢，轉爲消渴」也。《陰陽應象大論》曰：「辛甘發散爲陽。」《靈樞經》曰：「甘多食之令人悶。」然從中滿以生之。○新校正云：按《甲乙經》「消渴」作「消癉」。治之以蘭，除陳氣也。蘭，謂蘭草也。神農曰：「蘭草味辛熱平，利水道，辟不祥，胸中痰澼也。」除，謂去也。陳，謂久也。言蘭除陳久甘肥不化之氣者，以辛能發散故也。《藏氣法時論》曰：「辛者，散也。」○新校正云：按《本草》「蘭平」，不言熱也。

帝曰：有病口苦，取陽陵泉，口苦者病名爲何？何以得之？

岐伯曰：病名曰膽癉。亦謂熱也。膽汁味苦，故口苦。○新校正云：按全元起本及《太素》無「口苦取陽陵泉」六字。詳前後文勢，疑此爲誤。夫肝者，中之將也，取決於膽，咽爲之使。《靈蘭秘典論》曰：「肝者將軍之官，謀慮出焉。膽者中正之官，決斷出焉。」肝與膽合，氣性相通，故諸謀慮取決於膽。咽膽相應，故咽爲使焉。○新校正云：按《甲乙經》曰①：「膽者中精之府，五藏取決於膽，咽爲之使。」疑此文誤。此人者，數謀慮不決，故膽虚，氣上溢而口爲之苦，治之以膽募俞，胸腹曰募，背脊曰俞。膽募在乳下二肋外，期門下同身寸之五分。俞在脊第十椎下兩傍，相去各同身寸之一寸半。治在《陰陽十二官相使》中。言治法具於彼篇，今經已亡。

帝曰：有癃者，一日數十溲，此不足也。身熱如炭，頸膺如格，人迎躁盛，喘息氣逆，此有餘也。是陽氣太盛於外，陰氣不足，故有餘也。○新校正云：詳此十五字，舊作文寫。按《甲乙經》、《太素》並無此文。再詳乃是全元起注，後人誤書於此，今作注書。太陰脉微細如髮者，此不足也。其病安在？名爲何病？癃，小便不得也。溲，小便也。頸膺如格，言頸與胸膺，如相格拒，不順應也。人迎躁盛，謂結喉兩傍脉動，盛滿急數，非常躁速也，胃脉也。太陰脉微細如髮者，謂手大指後同身寸之一寸骨高脉動處脉，則肺脉也，此正手太陰

---

① 曰：金刻本作「云」。

脉氣之所流，可以候五藏也。

岐伯曰：病在太陰，其盛在胃，頗在肺，病名曰厥，死不治，病癃數溲，身熱如炭，頸膺如格，息氣逆①者，皆手太陰脉當洪大而數。今太陰脉反微細如髮者，是病與脉相反也。何以致之？肺氣逆陵於胃而爲是，上使人迎躁盛也，故曰『病在太陰，其盛在胃』也。以喘息氣逆，故云『頗亦在肺』也。病因氣逆，證不相應，故病名曰厥，死不治也。此所謂得五有餘，二不足也。

帝曰：何謂五有餘，二不足？

岐伯曰：所謂五有餘者，五病之氣有餘也；二不足者，亦病氣之不足也。今外得五有餘，內得二不足，此其身不表不裏，亦正死明矣。外五有餘者，一身熱如炭，二頸膺②如格，三人迎躁盛，四喘息，五氣逆也。內二不足者，一病癃一日數十溲，二太陰脉微細如髮。夫如是者，謂其病在表則內有二不足，謂其病在裏則外得五有餘，表裏既不可馮③，補寫固難爲法，故曰此其身不表不裏，亦正死明矣。

帝曰：人生而有病巔疾者，病名曰何？安所得之？夫百病者，皆生於風雨寒暑，陰陽喜怒也。然始生有形，未犯邪氣，已有巔疾，豈邪氣素傷邪？故問之。巔，謂上巔，則頭首也。

岐伯曰：病名爲胎病，此得之在母腹中時，其母有所大驚，氣上而不下，精氣并居，故令子發爲巔疾也。精氣，謂陽之精氣也。

帝曰：有病痝然如有水狀，切其脉大緊，身無痛者，形不瘦，不能食，食少，名爲何病？痝然，謂面目浮起而色

---

① 息氣逆：據上文黃帝問語，此上脫『喘』字。
② 膺：原作『膚』，形誤。據金刻本、讀書堂本、趙府本改。
③ 馮：通『憑』。金刻本作『憑』。

雜也。大緊，謂如弓弦也。大即爲氣，緊即爲寒，寒氣內薄，而反無痛，與衆別異，常③故問之也。

岐伯曰：病生在腎，名爲腎風。脉如弓弦，大而且緊，勞氣內稸，寒復內爭，勞氣薄寒，故化爲風，風勝於腎，故曰腎風。腎風而不能食，善驚，驚已心氣痿者死。腎水受風，心火痿弱，火水俱困，故必死。

帝曰：善。

大奇論篇第四十八

新校正云：按全元起本在第九卷。

肝滿腎滿肺滿皆實，即爲腫。滿，謂脉氣滿實也。腫，謂癰腫也。藏氣滿，乃如是。肺之雍，喘而兩胠滿。肺藏氣而外主息，其脉支別者，從肺系橫出腋下，故喘而兩胠滿也。○新校正云：詳肺雍、肝雍、腎雍，《甲乙經》俱作『癰』。肝雍，兩胠滿，臥則驚，不得小便。肝之脉，循股陰入髦中，環陰器，抵少腹，上貫肝鬲，布脇肋，故胠滿不得小便也。肝主驚駭，故臥則驚。腎雍，脚下至少腹滿，○新校正云：按《甲乙經》『脚下』作『胠下』。『脚』當作『胠』，不得言『脚下至少腹』也。脛有大小，髀骭大跛，易偏枯。衝脉者，經脉之海，與少陰之絡俱起於腎下，出於氣街，循陰股內廉，斜入膕中，循骭骨內廉，並少陰之經，下入內踝之後，入足下；其上行者，出齊下同身寸之三寸。故如是。若血氣變易，爲偏枯也。心脉滿大，癇瘛筋攣。心脉滿大，則肝氣下流，熱氣內薄，筋乾血涸，故癇瘛而筋攣。肝脉小急，癇瘛筋攣，肝養筋，內藏血，肝氣受寒，故癇瘛而筋攣。脉小急者，寒也。肝

③ 常：《素問校勘記》曰：『「常」當作「帝」。』

脉鶩暴，有所驚駭，鶩，謂馳鶩，言其迅急也。陽氣内薄，故發爲驚也。脉不至若瘖，不治自已。肝氣若厥，厥則脉不通，厥退則脉復通矣。又其脉布脇肋，循喉嚨之後，故脉不至若瘖，不治亦自已。

腎脉小急，肝脉小急，心脉小急，不鼓皆爲瘕。小急爲寒甚，不鼓則血不流，血不流而寒薄，故血内凝而爲瘕也。

腎肝并沈爲石水，肝脉入陰，内貫小腹。腎脉貫脊中，絡膀胱。兩藏并，藏氣熏衝脉，自腎下絡於胞，令①水不行化，故堅而結。然腎主水，水冬冰，水宗於腎，腎象水而沈，故氣并而沈，名爲石水。〇新校正云：詳『腎肝並沈』至下『并小弦欲驚』，全元起本在《厥論》中，王氏移於此。并浮爲風水，脉浮爲風，下焦主水，風薄於下，故名風水。并虚爲死，腎爲五藏之根，肝爲發生之主，二者不足，是生主俱微，故死。并小弦欲驚。脉小弦爲肝腎俱②不足，故爾。

腎脉大急沈，肝脉大急沈，皆爲疝。疝者，寒氣結聚之所爲也。夫脉沈爲實，脉急爲痛，氣實寒薄聚，故爲絞痛，爲疝。心脉搏滑急爲心疝，肺脉沈搏爲肺疝。皆寒薄於藏故也。三陽急爲瘕，三陰急爲疝，太陽受寒，血凝爲瘕；太陰受寒，氣聚爲疝。二陰急爲癎厥，二陽急爲驚。二陰，少陰也。二陽，陽明也。〇新校正云：詳『三陽③急爲瘕』至此，全元起本在《厥論》，王氏移於此。

脾脉外鼓，沈爲腸澼，久自已。外鼓，謂鼓動於臂外也。肝脉小緩爲腸澼，易治。肝脉小緩，爲脾乘肝，故易治。腎脉小搏沈，爲腸澼下血，小爲陰氣不足，搏爲陽氣乘之，熱在下焦，故下血也。血温身熱者死。血温身熱，是陰氣喪敗，故死。心肝澼亦下血，肝藏血，心養血，故澼皆下血也。二藏同病者可治，心火肝木，木火相生，故可治之。其脉小沈濇爲腸澼，心肝脉小而沈濇者，澼也。其身熱者死，熱見七日死。腸澼下血而身熱者，是火氣内絶，去心而歸於外也，故死。火成數七，故七日死。

---

① 令：原誤作『今』，形誤。據金刻本、讀書堂本、古林堂本、趙府本改。
② 俱：原脱，據金刻本、讀書堂本、古林堂本、趙府本補。
③ 三陽：原誤作『二陽』，形誤。據金刻本、讀書堂本等改，與經文合。

胃脉沈鼓濇，胃外鼓大，心脉小堅急，皆鬲偏枯，外鼓，謂不當尺寸而鼓擊於臂外側也。男子發左，女子發右，陽主左，陰主右，故爾。《陰陽應象大論》曰：『左右者，陰陽之道路。』此其義也。不瘖舌轉，可治，三十日起，偏枯之病，瘖不能言，腎與胞脉内絶也。胞脉繫於腎，腎之脉從上貫肝鬲入肺中，循喉嚨，俠舌本。故氣内絶，則瘖不能言也。其從者瘖，三歲起，從，謂男子發左，女子發右也。病順左右而瘖不能言，三歲治之乃能起。年不滿二十者，三歲死。以其五藏始定，血氣方剛，藏始定則易傷，氣方剛則甚費，易傷甚費，故三歲死也。

脉至而搏，血衄身熱者死，血衄爲虚，脉不應搏，今反脉搏，是氣極乃然，故死。脉來懸鉤浮爲常脉。以其爲血衄者之常脉也。脉至如喘，名曰暴厥。喘，謂卒來盛急，去而便衰，如人之喘狀也。暴厥者不知與人言。所謂暴厥之候如此。脉至如數，使人暴驚，脉數爲熱，熱則内動肝心，故驚。三四日自已。數爲心脉，木被火干，病非肝生，不與邪合，故三日後四日自除。所以爾者，木生數三也。

脉至浮合，如浮波之合，後至者凌前，速疾而動，無常候也。浮合如數，一息十至以上，是經氣予不足也。微見九十日死。脉至如火薪①然，是心精之予奪也，草乾而死。薪然之火燄，瞥瞥不定其形，而便絶也。脉至如散葉，是肝氣予虚也，木葉落而死。如散葉之隨風，不常其狀。○新校正云：按《甲乙經》『散葉』作『叢棘』。脉至如省客，省客者脉塞而鼓，是腎氣予不足也，懸去棗華而死。脉塞而鼓，謂纔見不行，旋復去也。懸，謂如懸物，物動而絶去也。脉至如丸泥，是胃精予不足也，楡莢落而死。如珠之轉，是謂丸泥。脉至如横格，是膽氣予不足也，禾熟而死。脉長而堅，如横木之在指下也。脉至如弦縷，是胞精予不足也，病善言，下霜而死，不言，可治。胞之脉繫於腎，腎之脉俠舌本，人②氣不足者，則當不能言，今反善言，是真氣内絶，去腎外歸於舌也，故死。

---

① 薪：《太素·卷十五·五藏脉診》作『新』。
② 人：金刻本、讀書堂本、古林堂本、趙府本皆作『今』，底本義勝。

脉至如交漆，交漆者，左右傍至也，微見三十日死。左右傍至，言如瀝漆之交，左右反戾。○新校正云：按《甲乙經》『交漆』作『交棘』。脉至如涌泉，浮鼓肌中，太陽氣予不足也，少氣味，韭英而死。如水泉之動，但出而不入。脉至如頽土之狀，按之不得，是肌氣予不足也，五色先見黑白，壘發死。頽土之狀，謂浮之大而虚耎，按之則無。○新校正云：按《甲乙經》『頽土』作『委土』。脉至如懸雍，懸雍者，浮揣切之益大，是十二俞之予不足也，水凝而死。如頽中之懸雍也。○新校正云：按全元起本『懸雍』作『懸離』。元起注云：『懸離者，言脉與肉不相得也。』脉至如偃刀，偃刀者浮之小急，按之堅大急，五藏菀熟，寒熱獨并於腎也，如此其人不得坐，立春而死。菀，積也。熟，熱也。脉至如丸，滑不直手，不直手者按之不可得也，是大腸氣予不足也，棗葉生而死。脉至如華者，令人善恐，不欲坐臥，行立常聽，是小腸氣予不足也，季秋而死。脉至如華，謂似華虚弱，不可正取也。小腸之脉，上入耳中，故常聽也。

脉解篇第四十九

新校正云：按全元起本在第九卷。

太陽所謂腫腰脽痛者，正月太陽寅，寅太陽也，脽，謂臀肉也。正月三陽生，主建寅，三陽謂之太陽，故曰寅太陽也。正月陽氣出在上而陰氣盛，陽未得自次也，正月雖三陽生，而天氣尚寒，以其尚寒，故曰陰氣盛，陽未得自次。次，謂立王之次也。故腫腰脽痛也。以其脉抵腰中，入貫臀，過髀樞，故爾。病偏虚爲跛者，正月陽氣凍解地氣而出也，所謂偏虚者，冬寒頗有不足者，故偏虚爲跛也。以其脉循股内後廉合膕中，下循腨，過外踝之後，循京骨至小指外側故也。○新校正云：詳王氏云『其脉循股内』，殊非。按《甲乙經》，太陽流注不到股内，『股内』乃『髀外』之誤，當云『髀外後廉』。所謂強上引背者，陽氣大上而爭，故強上也。

強上，謂頸項噤①強也，甚則引背矣。所以爾者，以其脉從腦出，別下項背故也。所謂耳鳴者，陽氣萬物盛上而躍，故耳鳴也。以其脉支別者，從巔至耳上角，故爾。所謂甚則狂巔疾者，陽盡在上，而陰氣從下，下虛上實，故狂巔疾也。以其脉上額交巔上，入絡腦還出；其支別者，從巔至耳上角。故狂巔疾也。項上曰巔。所謂浮爲聾者，皆在氣也。亦以其脉至耳故也。所謂入中爲瘖者，陽盛已衰，故爲瘖也。陽氣盛，入中而薄於胞腎，則胞絡腎絡氣不通，故瘖也。胞之脉繫於腎，腎之脉俠舌本，故瘖不能言也。内奪而厥，則爲瘖俳，此腎虛也。俳，廢也。腎之脉與衝脉並出於氣街，循陰股內廉斜入膕中，循骭骨內廉及內踝之後入足下。故腎氣內奪而不順，則舌瘖足廢，故云此腎虛也。○新校正云：詳王注云『腎之脉與衝脉並出』，按《甲乙經》是『腎之絡』，非『腎之脉』，況王注《痿論②》并《奇病論》、《大奇論》並云『腎之絡』，則此『脉』字當爲『絡』。少陰不至者，厥也。少陰，腎脉也。若腎氣內脫，則少陰脉不至也。少陰之脉不至，是則太陰之氣逆上而行也。

少陽所謂心脇痛者，言少陽盛③也，盛者心之所表也，心氣逆則少陽盛，心氣宜木，外鑠肺金，故盛者心之所表也。九月陽氣盡而陰氣盛，故心脇痛也。足少陽脉循脇裏出氣街，心主脉循胸出脇，故爾。火墓於戌，故九月陽氣盡而陰氣盛也。所謂不可反側者，陰氣藏物也，物藏則不動，故不可反側也。所謂甚則躍者，躍，謂跳躍也。九月萬物盡衰，草木畢落而墮，則氣去陽而之陰，氣盛而陽之下長，故謂躍。亦以其脉循髀陽出膝外廉，下入外輔之前，直下抵絶骨之端，下出外踝之前，循足跗。故氣盛則令人跳躍也。

陽明所謂洒洒振寒者，陽明者午也，五月盛陽之陰也，陽盛以明，故云午也。五月夏至，一陰氣上，陽氣降下，故云盛陽之陰也。陽盛而陰氣加

① 噤：人衛本改作『痓』，可參。
② 痿論：《素問校勘記》曰：『《痿論》注無此文，當云《骨空論》。』
③ 盛：《太素·卷八·經脉病解》作『戌』。下『盛』字同。

之，故洒洒振寒也。陽氣下，陰氣升，故云陽盛而陰氣加之也。所謂脛腫而股不收者，是五月盛陽之陰也，陽者衰於五月，而一陰氣上，與陽始爭，故脛腫而股不收也。以其脉下髀抵伏兔，下入膝髕中，下循䯒外廉，下足跗，入中指内間；又其支別者，下膝三寸而別，以下入中指外間，故爾。所謂上喘而爲水者，陰氣下而復上，上則邪客於藏府間，故爲水也。藏，脾也。府，胃也。足太陰脉從足走腹，足陽明脉從頭走足，今陰氣微下而太陰上行，故云陰氣下而復上也。復上則所下之陰氣不散，客於脾胃之間，化爲水也。所謂胸痛少氣者，水氣在藏府也，水者陰氣也，陰氣在中，故胸痛少氣也。水停於下則氣鬱於上，氣鬱於上則肺滿，故胸痛少氣也。所謂甚則厥，惡人與火，聞木音則惕然而驚者，陽氣與陰氣相薄，水火相惡，故惕然而驚也。所謂欲獨閉戶牖而處者，陰陽相薄也，陽盡而陰盛，故欲獨閉戶牖而居。惡喧故爾。所謂病至則欲乘高而歌，棄衣而走者，陰陽復爭而外并於陽，故使之棄衣而走也。○新校正云：詳『所謂甚則厥』至此，與前《陽明脉解論①》相通。所謂客孫脉則頭痛鼻鼽腹腫者，陽明并於上，上者則其孫絡太陰也，故頭痛鼻鼽腹腫也。

太陰所謂病脹者，太陰子也，十一月萬物氣皆藏於中，故曰病脹。陰氣大盛，太陰始於子，故云子也。以其脉入腹，屬脾絡胃，故病脹也。所謂上走心爲噫者，陰盛而上走於陽明，陽明絡屬心，故曰上走心爲噫也。按《靈樞經》説足陽明流注，並無至心者，太陰脉説云：『其支別者，復從胃別上膈，注心中。』法應以此絡爲陽明絡也。○新校正云：詳王氏以『足陽明流注，並無至心者』。按《甲乙經》『陽明之正②，上通於心，循咽出於口』，宜其經言『陽明絡屬心爲噫』，王氏安得謂之無？所謂食則嘔者，物盛滿而上溢，故嘔也。以其脉屬脾絡胃，上鬲俠咽故也。所謂得後與氣則快然如衰者，十二月陰氣下衰，而陽氣且出，故曰得後與氣

①　論：據本書第三十篇標題，當作『篇』。
②　正：原作『脉』，據金刻本、古鈔本改，與《甲乙·卷二·第一（下）》合。讀書堂本、古林堂本、趙府本作『止』，恐誤。

則快然如衰也。

少陰所謂腰痛者，少陰者腎也，十月①萬物陽氣皆傷，故腰痛也。少陰者腎脈也，腰爲腎府，故腰痛也。所謂嘔欬上氣喘者，陰氣在下，陽氣在上，諸陽氣浮，無所依從，故嘔欬上氣喘也。以其脈從腎上貫肝鬲入肺中，故病如是也。所謂色色②○新校正云：詳『色色』字疑誤。不能久立，久坐起則目䀮䀮無所見者，萬物陰陽不定，未有主也。秋氣始至，微霜始下，而方殺萬物，陰陽內奪，故目䀮䀮無所見也。所謂少氣善怒者，陽氣不治。陽氣不治則陽氣不得出，肝氣當治而未得，故善怒，善怒者，名曰煎厥。所謂恐如人將捕之者，秋氣萬物未有畢去，陰氣少，陽氣入，陰陽相薄，故恐也。所謂惡聞食臭者，胃無氣，故惡聞食臭也。所謂面黑如地色者，秋氣內奪，故變於色也。所謂欬則有血者，陽脈傷也，陽氣未盛於上而脈滿，滿則欬，故血見於鼻也。

厥陰所謂癩疝，婦人少腹腫者，厥陰者辰也，三月陽中之陰，邪在中，故曰癩疝少腹腫也。以其脈循股陰入髦中，環陰器抵少腹，故爾。所謂腰脊痛不可以俛仰者，三月一振榮華，萬物一俛而不仰也。所謂癩癃疝膚脹者，曰陰亦盛而脈脹不通，故曰癩癃疝也。所謂甚則嗌乾熱中者，陰陽相薄而熱，故嗌乾也。此一篇殊與前後經文不相連接，別釋經脈發病之源，與《靈樞經》流注略同，所指殊異。○新校正云：詳此篇所解，多《甲乙經》『是動所生』之病，雖復少有異處，大概則不殊矣。

重廣補注黃帝內經素問卷第十三

① 十月：《太素・卷八・經脈病解》作『七月』。
② 色色：《太素・卷八・經脈病解》作『邑邑』，義勝。

【釋音】

病能論

解音介　憧徒臥切　撮子括切

奇病論

鑱鋤銜切　疢[①]丑刃切　稸音畜

大奇論

锬弋念切　瞥蒲滅切　揣初委切

脉解論

脽音蛆

① 疢：正文作「疹」。按，二字皆與「疢」同。《集韻·稕韻》：「疢，熱病，或作疹。」《玉篇·病部》：「疢，俗疢字。」

重廣補注黄帝内經素問卷第十四

啓玄子　次注　林億　孫奇　高保衡等奉敕　校正　孫兆　重改誤

刺要論篇第五十

新校正云：按全元起本在第六卷《刺齊篇》中。

黄帝問曰：願聞刺要。

岐伯對曰：病有浮沈，刺有淺深，各至其理，無過其道。道，謂氣所行之道也。過之則内傷，不及則生外壅，壅則邪從之。過之内傷，以太深也。不及外壅，以妄益他分之氣也。氣益而外壅，故邪氣隨虚而從之也。淺深不得，反爲大賊，内動五藏，後生大病。賊，謂私害。動，謂動亂。

然不及則外壅，過之則内傷，既且外壅内傷，是爲大病之階漸爾，故曰後生大病也。

故曰：病有在毫毛腠理者，有在皮膚者，有在肌肉者，有在脉者，有在筋者，有在骨者，有在髓者。毛之長者曰毫，皮之文理曰腠理，然二者皆皮之可見者也。

是故刺毫毛腠理無傷皮，皮傷則内動肺，肺動則秋病温瘧，泝泝然寒慄。《鍼經》曰：『凡刺有五，以應五藏，一曰半刺，半刺者淺内而疾發鍼，令鍼傷多，如拔髮狀，以取皮氣，此肺之應也。』然此其淺以應於肺，腠理毫毛猶應更淺，當取髮根淺深之半爾。肺之合皮，王於秋氣，故肺動則秋病温瘧，泝泝然寒慄也。

刺皮無傷肉，肉傷則内動脾，脾動則七十二日四季之月，病腹脹煩，不嗜食。脾之合肉，寄王四季。又其脉從股内前廉入腹，屬脾絡胃，上鬲俠咽，連舌本，散舌下；其支別者，復從胃別上鬲，注心中。故傷肉則動脾，脾動則四季之月病①腹脹煩而不嗜食也。七十二日四季之月者，謂三月、六月、九月、十二月各十二日後，土寄王十八日也。

刺肉無傷脉，脉傷則内動心，心動則夏病心痛。心之合脉，王於夏氣。真心少陰之脉，起於心中，出屬心系。心包心主之脉，起於胸中，出屬心包。《平人氣象論》曰：『藏真通於心。』故脉傷則動心，心動則夏病心痛。

刺脉無傷筋，筋傷則内動肝，肝動則春病熱而筋弛。肝之合筋，王於春氣。《鍼經》曰：『熱則筋緩』。故筋傷則動肝，肝動則春病熱而筋弛緩。弛，猶縱緩也。

刺筋無傷骨，骨傷則内動腎，腎動則冬病脹腰痛。腎之②合骨，王於冬氣。腰爲腎府，故骨傷則動腎，腎動則冬病腰痛也。腎之脉，直行者從腎上貫肝鬲，故脹也。

刺骨無傷髓，髓傷則銷鑠胻酸，體解㑊然不去矣。髓者骨之充。《鍼經》曰：『髓海不足，則腦轉耳鳴，胻酸眩冒。』故髓傷則腦髓銷鑠胻酸，體解㑊然不去也。銷鑠，謂髓腦銷鑠。解㑊，謂強不強，弱不弱，熱不熱，寒不寒，解解㑊㑊然，不可名之也。腦髓銷鑠，骨空之所致也。

---

① 病：原脱，據金刻本、讀書堂本、古林堂本、趙府本補。

② 之：原誤作『亦』，據讀書堂本、古林堂本、趙府本改。

刺齊論篇第五十一

新校正云：按全元起本在第六卷。

黃帝問曰：願聞刺淺深之分。謂皮、肉、筋、脈、骨之分位也。

岐伯對曰：刺骨者無傷筋，刺筋者無傷肉，刺肉者無傷脈，刺脈者無傷皮，刺皮者無傷肉，刺肉者無傷筋，刺筋者無傷骨。

帝曰：余未知其所謂，願聞其解。

岐伯曰：刺骨無傷筋者，鍼至筋而去，不及骨也。刺筋無傷肉者，至肉而去，不及筋也。刺肉無傷脈者，至脈而去，不及肉也。刺脈無傷皮者，至皮而去，不及脈也。是皆謂遣邪也。然筋有寒邪，肉有風邪，脈有濕邪，皮有熱邪，則如是遣之。所謂邪者，皆言其非順正氣而相干犯也。○新校正云：詳此謂刺淺，不至所當刺之處也，下文則誡其太深也。所謂刺皮無傷肉者，病在皮中，鍼入皮中，無傷肉也。刺肉無傷筋者，過肉中筋也。刺筋無傷骨者，過筋中骨也。此之謂反也。此則誡過分太深也。○新校正云：按全元起云：『刺如此者是謂傷，此皆過，過必損其血氣，是謂逆也，邪必因而入也。』

刺禁論篇第五十二

新校正云：按全元起本在第六卷。

黃帝問曰：願聞禁數。

岐伯對曰：藏有要害，不可不察。肝生於左，肝象木，王於春，春陽發生，故生於左也。肺藏於右，肺象金，王於秋，秋陰收殺，故藏於右也。○新校正云：按楊上善云：『肝爲少陽，陽長之始，故曰生。肺爲少陰，陰藏之初，故曰藏。』心部於表，陽氣主外，心象火也。腎治於裏，陰氣主内，腎象水也。○新校正云：按楊上善云：『心爲五藏部主，故得稱部。腎間動氣，内治五藏，故曰治。』脾爲之使，營動不已，糟粕水穀，故使者也。胃爲之市。水穀所歸，五味皆入，如市雜，故爲市也。鬲肓之上，中有父母，鬲肓之上，氣海居中，氣者生之原，生者命之主，故氣海爲人之父母也。○新校正云：按楊上善云：『心下鬲上爲肓，心爲陽，父也；肺爲陰，母也。肺主於氣，心主於血，共營衛於身，故爲父母。』七節之傍，中有小心，小心，謂真心神靈之宫室。○新校正云：按《太素》『小心』作『志心』。楊上善云：『脊有三七二十一節，腎在下七節之傍，腎神曰志，五藏之靈皆名爲神，神之所以任，得名爲志者，心之神也。』從之有福，逆之有咎。從，謂隨順也。八者，人之所以生，形之所以成，故順之則福延，逆之則咎至。

刺中心，一日死，其動爲噫。心在氣爲噫。刺中肝，五日死，其動爲語。肝在氣爲語。○新校正云：按全元起本并《甲乙經》『語』作『欠』。元起云：『腎傷則欠，子母相感也。』王氏改『欠』作『語』。刺中腎，六日死，其動爲嚏。腎在氣爲嚏。○新校正云：按全元起本及《甲乙經》『六日』作『三日』。刺中肺，三日死，其動爲欬。肺在氣爲欬。刺中脾，十日死，其動爲呑。脾在氣爲呑。○新校正云：按全元起本及《甲乙經》『十日』作『十五日』。刺中五藏，與《診要經終論》并《四時刺逆從論》相重。此叙五藏相次之法，以所生爲次。《甲乙經》以心肺肝脾腎爲次，是以所剋爲次。全元起本舊文，則錯亂無次矣。刺中膽，一日半死，其動爲嘔。膽氣勇，故爲嘔。○新校正云：按《診要經終論》『刺中膽』下又云：『刺中鬲者爲傷中，其病雖愈，不過一歲而死。』

刺跗上中大脉，血出不止死。跗，爲足跗。大脉動而不止者，則胃之大經也。胃爲水穀之海，然血出不止，則胃氣將傾，海竭氣亡故死。刺面中溜脉，不幸爲盲。面中溜脉者，手太陽、任脉之交會。手太陽脉，自顴而斜行，至目内眥。任脉自鼻鼽兩傍上行，至瞳子下。故刺面中溜脉，不幸爲盲。刺頭中腦戸，入腦立死。腦戸，穴名也。在枕骨上，通於腦中。然腦爲髓之海，真氣之所聚，鍼入腦則真氣泄，故立死。刺舌下中脉太過，血出不止爲瘖，舌下脉，脾之脉也。脾脉者，俠咽連舌本，散舌下。血出不止，則脾氣不能營運於舌，故瘖不能言語。刺足下布絡中脉，血不出爲腫。布絡，謂當内踝前足下空處布散之絡，正當然谷穴分也。絡中脉，則衝脉也。衝脉者，並少陰之經，下入内踝之後，入足下也。然刺之而血不出，則腎脉與衝脉氣并歸於然谷之中，故爲腫。

刺郄中大脉，令人仆，脱色。尋此經郄中主治，與《中誥流注經》委中穴正同。應郄中者，以經穴爲名；委中，處所爲名。亦猶寸口、脉口、氣口，皆同一處爾。然郄中大脉者，足太陽經脉也。足太陽之脉，起於目内眥，合手太陽。手太陽脉，自目内眥斜絡於顴。足太陽脉，上頭下項，又循於足。故刺之過禁，則令人仆倒而面色如脱去也。

刺氣街中脉，血不出，爲腫鼠僕。氣街之中，膽胃脉也。膽之脉，循脇裏，出氣街。胃之脉，俠齊入氣街中；其支别者，起胃下口，循腹裏至氣街中而合。今刺之而血不出，則血脉氣并聚於中，故内結爲腫，如伏鼠之形也。氣街在腹下俠齊兩傍相去四寸，鼠僕上一寸，動脉應手也。○新校正云：按别本『僕』一作『鼷』。《氣府論》注：『氣街在齊下横骨兩端鼠鼷上一寸也。』

刺脊間中髓，爲傴。傴，謂傴僂，身踡屈也。脊間，謂脊骨節間也。刺中髓，則骨精氣泄，故傴僂也。

刺乳上，中乳房，爲腫根蝕。乳之上下，皆足陽明之脉也。乳房之中，乳液滲泄，胸中氣血皆外湊之。然刺中乳房則氣更交湊，故爲大腫。中有膿根，内蝕肌膚，化爲膿水而久不愈。

刺缺盆中内陷，氣泄，令人喘欬逆。五藏者，肺爲之蓋，缺盆爲之道。肺藏氣而主息，又在氣爲欬，刺缺盆中内陷，則肺氣外泄，故令人喘欬逆也。

刺手魚腹内陷，爲腫。手魚腹内，肺脉所流，故刺之内陷，則爲腫也。○新校正云：按《甲乙經》，『肺脉所流』當作『留』字。

無刺大醉，令人氣亂。脉數過度，故因刺而亂也。○新校正云：按《靈樞經》，『氣亂』當作『脉亂』。無刺大怒，令人氣逆。怒者氣逆，故刺之益甚。無刺大勞人，經氣越也。無刺新飽人，氣盛滿也。無刺大饑人，氣不足也。無刺大渴人，血脉乾也。無刺大驚人。神蕩越而氣不治也。○新校正云：詳『無刺大醉』至此七條，與《靈樞經》相出入。《靈樞經》云：『新内無刺，已刺無内。大怒無刺，已刺無怒。大勞無刺，已刺無勞。大醉無刺，已刺無醉。大飽無刺，已刺無飽。大飢無刺，已刺無飢。大渴無刺，已刺無渴。大驚大恐，必定其氣乃刺之也。』

刺陰股中大脉，血出不止死。陰股之中，脾之脉也。脾者，中土孤藏，以灌四傍。今血出不止，脾氣將竭，故死。○新校正云：按『刺陰股中大脉』條，皇甫士安移在前『刺跗上中大脉』下相續，自後至篇末，逐條與前條相間也。

刺客主人内陷中脉，爲内漏，爲聾。客主人，穴名也，今名上關，在耳前上廉起骨，開口有空，手少陽、足陽明脉交會於中。陷脉，言刺太深也。刺太深則交脉破決，故爲耳内之漏。脉内漏則氣不營，故聾。○新校正云：詳客主人穴，與《氣穴論》注同。按《甲乙經》及《氣府論》注云：『手足少陽、足陽明三脉之會。』疑此脱足少陽一脉也。

刺膝髕出液，爲跛。膝爲筋府，筋會於中，液出筋乾，故跛。刺臂太陰脉，出血多立死。臂太陰者，肺脉也。肺者，主行榮衛陰陽，治節由之。血出多則榮衛絶，故立死也。刺足少陰脉，重虚出血，爲舌難以言。足少陰，腎脉也。足少陰脉，貫腎絡肺繫舌本，故重虚出血，則舌難言也。刺膺中陷，中肺，爲喘逆仰息。肺氣上泄，逆所致也。刺肘中内陷，氣歸之，爲不屈伸。肘中，謂肘屈折之中，尺澤穴中也。刺過陷脉，惡氣歸之，氣固關節，故不屈伸也。刺陰股下三寸内陷，令人遺溺。股下三寸，腎之絡也。衝脉與少陰之絡，皆起於腎下，出於氣街，並循於陰股；其上行者，出胞中。故刺陷脉，則令人遺溺也。刺掖下脇間内陷，令人欬。掖下，肺脉也。肺之脉，從肺系横出掖下。真心藏脉，直行者，從心系却上掖下。刺陷脉則心肺俱動，故欬也。刺少腹中膀胱，溺出，令人少腹滿。胞氣外泄，穀氣歸之，故少腹滿也。少腹，謂齊下也。刺腨腸内陷，爲腫。腨腸之中，足太陽脉也。太陽氣泄，故爲腫。刺匡上陷骨中脉，爲漏爲盲。匡，目匡也。骨中，謂目匡骨中也。匡骨中脉，目之系，肝之脉也。刺内陷，則眼系絶，故爲目漏目盲。刺關節中液出，不得屈伸。諸筋者，皆屬於節，津液滲潤之，液出則筋膜乾，故不得屈伸也。

刺志論篇第五十三

新校正云：按全元起本在第六卷。

黄帝問曰：願聞虚實之要。

岐伯對曰：氣實形實，氣虚形虚，此其常也，反此者病；《陰陽應象大論》曰：『形歸氣。』由是，故虚實同焉。反，謂不相合應，失常平之候也。形氣相反，故病生。氣，謂脉氣。形，謂身形也。穀盛氣盛，穀虚氣虚，此其常也，反此者病。《靈樞經》曰：『榮氣之道，内穀爲實，穀入於胃，氣傳與肺，精專者上行經隧。』由是，故穀氣虚實，占必同焉。候不相應，則爲病也。○新校正云：按《甲乙經》『實』作『寶』。脉實血實，脉虚血虚，此其常也，反此者病。脉者血之府，故虚實同焉。反不相應，則爲病也。

帝曰：如何而反？

岐伯曰：氣虛身熱，此謂反也。氣虛爲陽氣不足，陽氣不足當身寒，反身熱者，脉氣當盛，脉不盛而身熱，證不相符，故謂反也。〇新校正云：按《甲乙經》云：『氣盛身寒，氣虛身熱，此謂反也。』當補此四字。穀入多而氣少，此謂反也。胃之所出者穀氣，而布於經脉也。穀入於胃，脉道乃散，今穀入多而氣少者，是胃氣不散，故謂反也。穀不入而氣多，此謂反也。胃氣外散，肺并之也。脉盛血少，此謂反也。脉少①血多，此謂反也。經脉行氣，絡脉受血，經氣入絡，絡受經氣，候不相合，故皆反常也。氣盛身寒，得之傷寒。氣虛身熱，得之傷暑。傷，謂觸冒也。寒傷形，故氣盛身寒。熱傷氣，故氣虛身熱。穀入多而氣少者，得之有所脫血，濕居下也。脫血則血虛，血虛則氣盛內鬱，化成津液，流入下焦，故云濕居下也。穀入少而氣多者，邪在胃及與肺也。胃氣不足，肺氣下流於胃中，故邪在胃。然肺氣入胃，則肺氣不自守，氣不自守，則邪氣從之，故云邪在胃及與肺也。脉小血多者，飲中熱也。飲，謂留飲也。飲留脾胃之中則脾氣溢，脾氣溢則發熱中。脉大血少者，脉有風氣，水漿不入，此之謂也。風氣盛滿，則水漿不入於脉。

夫實者，氣入也；虛者，氣出也。入爲陽，出爲陰，陰生於內故出，陽生於外故入。氣實者，熱也；氣虛者，寒也。陽盛而陰內拒，故熱；陰盛而陽外微，故寒。入實者，左手開鍼空也；入虛者，左手閉鍼空也。言用鍼之補寫也。右手持鍼，左手捻穴，故實者左手開鍼空以寫之，虛者左手閉鍼空以補之也。

鍼解篇第五十四

新校正云：按全元起本在第六卷。

黃帝問曰：願聞九鍼之解，虛實之道。

① 少：《素問校勘記》曰：『「少」當作「小」，下文不誤。』

歧伯對曰：刺虚則實之者，鍼下熱也，氣實乃熱也。滿而泄之者，鍼下寒也，氣虚乃寒也。菀陳則除之者，出惡血也。菀，積也。陳，久也。除，去也。言絡脉之中血積而久者，鍼刺而除去之也。邪勝則虚之者，出鍼勿按。邪者，不正之目，非本經氣，是則謂邪，非言鬼毒精邪之所勝也。出鍼勿按，穴俞且開，故得經虚，邪氣發泄也。徐而疾則實者，徐出鍼而疾按之。徐出，謂得經氣已久，乃出之。疾按，謂鍼出穴已，速疾按之，則真氣不泄，經脉氣全。故徐而疾乃實也。疾出鍼，謂鍼入穴已，至於經脉，即疾出之。徐按，謂鍼出穴已，徐緩按之，則邪氣得泄，精氣復固，故疾而徐乃虚也。疾而徐則虚者，疾出鍼而徐按之。言實與虚者，寒温氣多少也。寒温，謂經脉陰陽之氣也。若無若有者，疾不可知也。言其冥昧①，不可即而知也。夫不可即知，故若無。慧然神悟，故若有也。察後與先者，知病先後也。知病先後，乃補寫之。爲虚與實者，工勿失其法。《鍼經》曰：『經氣已至，慎守勿失。』此之謂也。○新校正云：按《甲乙經》云：『若存若亡，爲虚與實。』若得若失者，離其法也。妄爲補寫，離亂大經。誤補實者，轉令若得；誤寫虚者，轉令若失。故曰若得若失也。《鍼經》曰：『無實實，無虚虚。』此其誡也。○新校正云：詳自篇首至此，與《太素·九鍼解篇》經同而解異，二經互相發明也。虚實之要，九鍼最妙者，爲其各有所宜也。熱在頭身，宜鑱鍼。肉分氣滿，宜員鍼。脉氣虚少，宜鍉鍼。寫熱出血，發泄固病，宜鋒鍼。破癰腫，出膿血，宜鈚鍼。調陰陽，去暴痺，宜員利鍼。治經絡中痛痺，宜毫鍼。痺深居骨解腰脊節腠之間者，宜長鍼。虚風舍於骨解皮膚之間，宜大鍼。此之謂各有所宜也。○新校正云：按别本『鈚』一作『鈹』。補寫之時者，與氣開闔相合也。氣當時刻謂之開，已過未至謂之闔。時刻者，然水下一刻，人氣在太陽；水下二刻，人氣在少陽；水下三刻，人氣在陽明；水下四刻，人氣在陰分。水下不已，氣行不已。如是則當刻者謂之開，過刻及未至者謂之闔也。《鍼經》曰：『謹候其氣之所在而刺之，是謂逢時。』此所謂補寫之時也。○新校正云：詳自篇首至此，文出《靈樞經》，《素問》解之，互相發明也。《甲乙經》云：『補寫之時，以鍼爲之者。』此脱此四字也。九鍼之名，各不同形者，鍼窮其所當補寫也。各不同形，謂長短鋒穎不等。窮其補寫，謂各隨其療而用之也。○新校正云：按九鍼之形，今具《甲乙經》。刺實須其虚者，留鍼陰氣隆至，乃去鍼也。刺虚須其實者，陽氣隆至，鍼下熱乃去鍼也。言要以氣至而有效也。

① 昧：原誤作『眛』，據讀書堂本、古林堂本、趙府本改。

經氣已至，慎守勿失者，勿變更也。變，謂變易。更，謂改更。皆變法也。言得氣至，必宜謹守，無變其法，反招損也。深淺在志者，知病之内外也。『志』一爲『意』，志意皆行鍼之用也。近遠如一者，深淺其候等也。言氣雖近遠不同，然其測候，皆以氣至而有效也。如臨深淵者，不敢墮也。言氣候補寫，如臨深淵，不敢墮慢，失補寫之法也。手如握虎者，欲其壯也。壯，謂持鍼堅定也。《鍼經》曰：『持鍼之道，堅者爲實。』則其義也。○新校正云：按《甲乙經》『實』字作『寶』。神無營於衆物者，靜志觀病人，無左右視也。目絕妄視，心專一務，則用之必中，無惑誤也。○新校正云：詳從『刺實須其虛』至此，又見《寶命全形論》，此又爲之解，亦互相發明也。義無邪下者，欲端以正也。正指直刺，鍼無左右。必正其神者，欲瞻病人目，制其神，令氣易行也。檢彼精神，令無散越，則氣爲神使，中外易調也。所謂三里者，下膝三寸也。所謂跗之者，○新校正云：按全元起本『跗之』作『低胻』。《太素》作『付之』。按《骨空論》『跗之』疑作『跗上』。舉膝分易見也。三里，穴名，正在膝下三寸，胻外兩筋肉分間。極重按之，則足跗上動脉止矣，故曰舉膝分易見。巨虛者，蹻足胻獨陷者。巨虛，穴名也。蹻，謂舉也。取巨虛下廉，當舉足取之，則胻外兩筋之間陷下也。下廉者，陷下者也。欲知下廉穴者，胻外兩筋之間獨陷下者，則其處也。

帝曰：余聞九鍼，上應天地四時陰陽，願聞其方，令可傳於後世，以爲常也。

岐伯曰：夫一天，二地，三人，四時，五音，六律，七星，八風，九野，身形亦應之，鍼各有所宜，故曰九鍼。○新校正云：詳此文與《靈樞經》相出入。人皮應天，覆蓋於物，天之象也。人肉應地，柔厚安靜，地之象也。人脉應人，盛衰變易，人之象也。人筋應時，堅固真定，時之象也。人聲應音，備五音故。人陰陽合氣應律，交會氣通，相生無替，則律之象。○新校正云：按別本『氣』一作『度』。人齒面目應星，人面應七星者，所謂面有七孔應之也。○新校正云：詳此注乃全元起之辭也。人出入氣應風，動出往來，風之象也。人九竅三百六十五絡應野。身形之外，野之象也。故一鍼皮，二鍼肉，三鍼脉，四鍼筋，五鍼骨，六鍼調陰陽，七鍼益精，八鍼除風，九鍼通九竅，除三百六十五節氣，此之謂各有所主也。一鑱鍼，二員鍼，三鍉鍼，四鋒鍼，五鈚鍼，六員利鍼，七毫鍼，八長鍼，九大鍼。○新校正云：按别本『鈚』一作『鈹』。人心意應八風，動靜不形，風之象也。人氣應天，運行不息，天之象也。人髮齒耳目五聲應五音六律，髮齒生長，耳目清通，五聲應同，故應五音及六律也。人陰陽脉血氣應地，人陰陽有交會，生成脉血，氣有虚盈盛衰，故應地也。人肝目應之九。肝氣通目，木生數三，三而三之，則應之九也。

九竅三百六十五○新校正云：按全元起本無此七字。人一以觀動靜天二以候五色七星應之以候髮毋澤五音一以候宫商角徵羽六律有餘不足應之二地一以候高下有餘九野一節俞應之以候閉節三人變一分人候齒泄多血少十分角之變五分以候緩急六分不足三分寒關節第九分四時人寒温燥濕四時一應之以候相反一四方各作解此一百二十四字，蠹簡爛文，義理殘缺，莫可尋究。而上古書①，故且載之，以佇後之具本也。○新校正云：詳王氏云一百二十四字，今有一百二十三字，又亡一字。

長刺節論篇第五十五

新校正云：按全元起本在第三卷。

刺家不診，聽病者言，在頭頭疾痛，爲藏鍼之，藏，猶深也，言深刺之。故下文曰：○新校正云：按全元起本云『爲鍼之』，無『藏』字。刺至骨病已，上無傷骨肉及皮，皮者道也。皮者鍼之道，故刺骨無傷骨肉及皮也。陰刺，入一傍四處，治寒熱。頭有寒熱，則用陰刺法治之。陰刺，謂卒刺之如此數也。○新校正云：按

① 上古書：金刻本作『上古之書』。

別本『卒刺』一作『平刺』。按《甲乙經》『陽刺者，正內一，傍內四。陰刺者，左右卒刺之』，此『陰刺』疑是『陽刺』也。深專者，刺大藏，寒熱病氣深專，攻中者當刺五藏以拒之。迫藏刺背，背俞也。迫，近也。漸近於藏，則刺背五藏之俞也。刺之迫藏，藏會，言刺近於藏者何也？以是藏氣之會發也。腹中寒熱去而止。言刺背俞者，無問其數，要以寒熱去乃止鍼。與刺之要，發鍼而淺出血。若與諸俞刺之，則如此。治腐腫者刺腐上，視癰小大深淺刺，腐腫，謂腫中肉腐敗爲膿血者。癰小者淺刺之，癰大者深刺之。〇新校正云：按全元起本及《甲乙經》『腐』作『癰』。刺大者多血，小者深之，必端內鍼爲故止。癰之大者，多出血。癰之小者，但直鍼之而已。〇新校正云：按《甲乙經》云：『刺大者多而深之，必端內鍼爲故正①也。』此文云『小者深之』，疑此誤。

病在少腹有積，刺皮髓以下，至少腹而止，刺俠脊兩傍四椎間，刺兩髂髎季脇肋間，導腹中氣熱②下已。少腹積，謂寒熱之氣結積也。皮髓，謂齊下同身寸之五寸横約文。審刺而勿過深之。《刺禁論》曰：『刺少腹中膀胱溺出，令人少腹滿。』由此故不可深之矣。俠脊四椎之間，據經無俞，恐當云『五椎間』，五椎之下兩傍正心之俞，心應少腹，故當言椎間③也。髂爲④腰骨。『髎』一爲『髀』字，形相近之誤也。髎謂居髎⑤，腰側穴也。季脇肋間，當是刺季肋之間京門穴也。〇新校正云：按釋音，『皮髓』作『皮骺，苦末反⑥。』是『骺』誤作『髓』也。及遍尋《篇》、《韻》中，無『髓』字，只有『骺』字。『骺』，骨端也。皮骺者，蓋謂齊下横骨之端也。全元起本作『皮髓』，元起注云：『齊傍埵起也。』亦未爲得。

刺腰髁骨間，刺而多之，盡炅病已。病在少腹，腹痛不得大小便，病名曰疝，得之寒，刺少腹兩股間，厥陰之脉，環陰器，抵少腹。衝脉與少陰之絡，皆起於腎下，出於氣街，循陰股；其後行者，自少腹以下骨中央，女子入繫廷孔，其絡循陰器合篡間，繞篡後，別繞臀，至少

---

① 正：今《甲乙·卷十一·第九》作『止』。
② 氣熱：金刻本作『熱氣』。
③ 椎間：金刻本、古鈔本同。讀書堂本、趙府本作『之間』。人衛本作『五椎間』，與上文合。
④ 爲：通『謂』。金刻本、讀書堂本、古林堂本、趙府本皆作『謂』。
⑤ 居髎：原誤作『居膠』，據金刻本、讀書堂本、古林堂本、趙府本改。
⑥ 苦末反：金刻本作『光抹反』，與卷末釋音合。讀書堂本、古林堂本、趙府本無此三字，於新校正之末注『光抹切』三字。

陰，與巨陽中絡者，合少陰上股內後廉，貫脊屬腎，其男子循莖下至篡，與女子等。故刺少腹及兩股間，又刺腰髁骨間也。腰髁骨者，腰房①俠脊平立陷者中，按之有骨處也。疝爲寒生，故多刺之，少腹盡熱乃止鍼。炅，熱也。○新校正云：按別本『篡』一作『基』。

病在筋，筋攣節痛，不可以行，名曰筋痹，刺筋上爲故，刺分肉間，不可中骨也，分，謂肉分間有筋維絡處也。刺筋無傷骨，故不可中骨也。病起筋炅，病已止。筋寒痹生，故得筋熱病已乃止。病在肌膚，肌膚盡痛，名曰肌痹，傷於寒濕，刺大分小分，多發鍼而深之，以熱爲故，大分，謂大肉之分。小分，謂小肉之分。無傷筋骨，傷筋骨，癰發若變，《鍼經》曰：『病淺鍼深，內傷良肉，皮膚爲癰。』又曰：『鍼太深則邪氣反沈，病益甚。』傷筋骨則鍼太深，故癰發若變也。諸分盡熱，病已止。熱可消寒，故病已則止。病在骨，骨重不可舉，骨髓酸痛，寒氣至，名曰骨痹，深者，刺無傷脉肉爲故，其道大分小分，骨熱病已止。骨痹刺無傷脉肉者何？自刺其氣通②肉之大小分中也。病在諸陽脉，且寒且熱，諸分且寒且熱，名曰狂，氣狂亂也。刺之虛脉，視分盡熱，病已止。病初發歲一發，不治月一發，不治月四五發，名曰癲病，刺諸分諸脉，其無③寒者，以鍼調之，病止④。○新校正云：按《甲乙經》云：『刺諸分，其脉尤寒，以鍼補之。』病風且寒且熱，炅汗出，一日數過，先刺諸分理絡脉；汗出且寒且熱，三日一刺，百日而已。病大風，骨節重，鬚眉墮，名曰大風，刺肌肉爲故，汗出百日，泄衛氣之怫熱。刺骨髓，汗出百日，泄榮氣之怫熱。凡二百日，鬚眉生而止鍼。怫熱屏退，陰氣內復，故多汗出，鬚眉生也。

---

① 腰房：疑『房』爲『旁』誤。
② 氣通：據經文，疑『通』爲『道』之誤。
③ 無：《太素·卷二十三·雜刺》、《甲乙·卷十一·第一》作『尤』，義勝。
④ 病止：據文義，『止』上脫『已』字。《太素·卷二十三·雜刺》、《甲乙·卷十一·第一》皆作『病已止』。

重廣補注黄帝内經素問卷第十四

【釋音】

刺要論

泝素音 弛施是切 鑠詩若切 眩縣音

刺齊論

解胡買切

刺禁論

臏牝音

刺志論

脫上活切 捻涅音

鍼解論

鍉低音

長刺節論

䯏光抹切 篡初患切

重廣補注黄帝内經素問卷第十五

啓玄子　次注　林億　孫奇　高保衡等奉敕　校正　孫兆　重改誤

皮部論篇第五十六

新校正云：按全元起本在第二卷。

黄帝問曰：余聞皮有分部，脉有經紀，筋有結絡，骨有度量，其所生病各異，别其分部，左右上下，陰陽所在，病之始終，願聞其道。

歧伯對曰：欲知皮部以經脉爲紀者，諸經皆然。循經脉行止所主，則皮部可知。諸經，謂十二經脉也。十二經脉皆同。陽明之陽，名曰害蜚，蜚，生化也。害，殺氣也。殺氣行則生化弭，故曰害蜚。上下同法，視其部中有浮絡者，皆陽明之絡也。上，謂手陽明；下，謂足陽明也。其色多青則痛，多黑則痺，黄赤則熱，多白則寒，五色皆見，則寒熱也。絡盛則入客於經，陽主外，陰主内。陽，謂陽絡；陰，謂陰絡。此通言之也。手足身分所見經絡皆然。

少陽之陽，名曰樞持，樞，謂樞要。持，謂執持。上下同法，視其部中有浮絡者，皆少陽之絡也，絡盛則入客於經。故在陽者主内，在陰者主出，以滲於内，諸經皆然。

太陽之陽，名曰關樞，關司外動，以静鎮爲事，如樞之運，則氣和平也。上下同法，視其部中有浮絡者，皆太陽之絡也，絡盛則入客於經。

少陰之陰，名曰樞儒，儒，順也。守要而順陰陽開闔之用也。〇新校正云：按《甲乙經》『儒』作『檽』。上下同法，視其部中有浮絡者，皆少陰之絡也，絡盛則入客於經。其入經也，從陽部注於經；其出者，從陰内注於骨。

心主之陰，名曰害肩，心主脉入掖下，氣不和則妨害肩掖之動運。上下同法，視其部中有浮絡者，皆心主之絡也，絡盛則入客於經。

太陰之陰，名曰關蟄，關閉蟄類，使順行藏。〇新校正云：按《甲乙經》『蟄』作『執』。上下同法，視其部中有浮絡者，皆太陰之絡也，絡盛則入客於經。部，皆謂本經絡之所部分。浮，謂浮見①也。凡十二經絡脉者，皮之部也。列陰陽位，部主於皮，故曰皮之部也。

是故百病之始生也，必先於皮毛，邪中之則腠理開，開則入客於絡脉，留而不去，傳入於經，留而不去，傳入於府，廩於腸胃。廩，積也，聚也。邪之始入於皮也，泝然起毫毛，開腠理；泝然，惡寒也。起，謂毛起堅也。腠理，皆謂皮空及文理也。

---

① 見：原誤作『息』，據金刻本、讀書堂本、古林堂本、趙府本改。

其入於絡也，則絡脈盛色變；盛，謂盛滿。變，謂易其常也。其入客於經也，則感虛乃陷下；經虛邪入，故曰感虛。脈虛氣少，故陷下也。其留於筋骨之間，寒多則筋攣骨痛，熱多則筋弛骨消，肉爍䐃破，毛直而敗。攣，急也。弛，緩也。消，爍也。《鍼經》曰：『寒則筋急，熱則筋緩。寒勝爲痛，熱勝爲氣消。』䐃者肉之標，故肉消則䐃破毛直而敗也。

帝曰：夫子言皮之十二部，其生病皆何如？

岐伯曰：皮者脈之部也，脈氣留行，各有陰陽，氣隨經所過而部主之，故云脈之部。邪客於皮則腠理開，開則邪入客於絡脈，絡脈滿則注於經脈，經脈滿則入舍於府藏也，故皮者有分部，不與而生大病也。脈行皮中，各有部分，脈受邪氣，隨則病生，非由皮氣而能生也。○新校正云：按《甲乙經》『不與』作『不愈』。全元起本作『不與』。元起云：『氣不與經脈和調，則氣傷於外，邪流入於内，必生大病也。』

帝曰：善。

經絡論篇第五十七

新校正云：按全元起本在《皮部論》末，王氏分篇①。

黄帝問曰：夫絡脈之見也，其五色各異，青黄赤白黑不同，其故何也？

岐伯對曰：經有常色，而絡無常變也。經行氣，故色見常應於時。絡主血，故受邪則變而不一矣。

① 篇：原脱，據金刻本、讀書堂本、古林堂本、趙府本補。

帝曰：經之常色何如？

岐伯曰：心赤，肺白，肝青，脾黄，腎黑，皆亦應其經脉之色也。

帝曰：絡之陰陽，亦應其經乎？

岐伯曰：陰絡之色應其經，陽絡之色變無常，隨四時而行也。順四時氣化之行止。寒多則凝泣，凝泣則青黑，熱多則淖澤，淖澤則黄赤，此皆常色，謂之無病。五色具見者，謂之寒熱。淖，濕也。澤，潤液也。謂微濕潤也。

帝曰：善。

氣穴論篇第五十八

新校正云：按全元起本在第二卷。

黄帝問曰：余聞氣穴三百六十五以應一歲，未知其所，願卒聞之。

岐伯稽首再拜對曰：窘乎哉問也！其非聖帝，孰能窮其道焉？因請溢意盡言其處。孰，誰也。

帝捧手逡巡而却曰：夫子之開余道也，目未見其處，耳未聞其數，而目以明，耳以聰矣。目以明，耳以聰，言心志通明，迴如意也。

岐伯曰：此所謂聖人易語，良馬易御也。

帝曰：余非聖人之易語也，世言真數開人意，今余所訪問者真數，發蒙解惑，未足以論也。開氣穴真數，庶將解彼蒙昧之疑惑，未足以論述深微之意也。然余願聞夫子溢志盡言其處，令解其意，請藏之金匱，不敢復出。言其處，謂穴俞處所。

岐伯再拜而起曰：臣請言之。背與心相控而痛，所治天突與十椎及上紀①，天突在頸結喉下同身寸之四寸中央宛宛中，陰維、任脉之會，低鍼取之，刺可入同身寸之一寸，留七呼，若灸者可灸三壯。按今《甲乙經》、《經脉流注孔穴圖經》當脊十椎下並無穴目，恐是七椎也，此則督脉氣所主之『上紀』之處。次如下說。○新校正云：按《甲乙經》，天突在結喉下五寸。上紀者胃脘也，謂中脘也。中脘者，胃募也，在上脘下同身寸之一寸，居心蔽骨與齊之中，手太陽、少陽、足陽明三脉所生，任脉氣所發也，刺可入同身寸之一寸二分，若灸者可灸七壯。○新校正云：按《甲乙經》云『任脉之會』也。下紀者關元也。關元者，小腸②募也。在齊下同身寸之三寸，足三陰、任脉之會，刺可入同身寸之二寸，留七呼，若灸者可灸七壯。背胸邪繫陰陽左右，如此其病前後痛濇，胸脇痛而不得息，不得臥，上氣短氣偏痛，○新校正云：按別本『偏』一作『滿』。脉滿起斜出尻③脉，絡胸脇，支心貫鬲，上肩加天突，斜下肩交十椎下。尋此支絡脉流注④病形證，悉是督脉支絡，自尾骶出，各上行斜絡脇，支心貫鬲，上加天突，斜之肩而下交於七椎。○新校正云：詳自『背與心相控而痛』至此，疑是《骨空論》文，簡脱誤於此。

藏俞五十穴，藏，謂五藏肝、心、脾、肺、腎，非兼四形藏也。俞，謂井、滎、俞、經、合，非背俞也。然井、滎、俞、經、合者，肝之井者⑤大敦也；滎，行間也；俞，太衝也；經，中封也；合，曲泉也。大敦，在足太指端，去爪甲角如韭葉及三毛之中，足厥陰脉之所出也，刺可入同身寸之三分，留十呼，若灸者可灸三壯。行間，在足大指之間脉動應手陷者中，足厥陰脉之所流也，○新校正云：按《甲乙經》『流』作『留』⑥。餘『所流』並作『留』。○刺可入同身寸之六分，留十呼，若灸者可灸三壯。太衝，在足大指本節後同身寸之二寸陷者中，○新校正云：按《刺腰痛》注云：『本節後内間同身寸之二寸陷者中，動脉應手。』○足厥陰脉之所注也，刺可入同身寸之三分，留十呼，若灸者可灸三壯。中封，在足内踝前同身寸之一寸半○新校正云：按《甲乙經》云『一寸』。○陷

---

① 上紀：據下文，此下脱『下紀』二字。《太素·卷十一·氣穴》作『上紀、下紀』。

② 小腸：原誤作『少陽』，據金刻本改，與《氣府論》王注及《甲乙·卷三·第十九》合。

③ 尻：據王冰注，此指『尾骶』，則當作『尻』。按『尻』音居，骨名；『尻』音考，指臀部。

④ 流注：『流』，原誤作『泳』，據金刻本、讀書堂本、古林堂本、趙府本改。

⑤ 者：原誤作『也』，據金刻本、讀書堂本、古林堂本、趙府本改，與此下文例合。

⑥ 流作留：原書『流』、『留』二字誤倒，據金刻本乙正。按，今本《甲乙經·卷三·第三十一》作『溜』，與『流』義同。

者中，仰足而取之，伸足乃得之，足厥陰脉之所行也，刺可入同身寸之四分，留七呼，若灸者可灸三壯。曲泉，在膝内輔骨下大筋上小筋下陷者中，屈膝而得之，足厥陰脉之所入也，刺可入同身寸之六分，留十呼，若灸者可灸三壯。心包之井者中衝也；滎，勞宮也；俞，太陵也；經，間使也；合，曲澤也。中衝，在手中指之端，去爪甲角如韭葉陷者中，手心主脉之所出也，刺可入同身寸之一分，留三呼，若灸者可灸一壯。勞宮，在掌中央動脉，手心主脉之所流也，刺可入同身寸之三分，留六呼，若灸者可灸三壯。太陵，在掌後骨兩筋間陷者中，手心主脉之所注也，刺可入同身寸之六分，留七呼，若灸者可灸三壯。間使，在掌後同身寸之三寸兩筋間陷者中，手心主脉之所行也，刺可入同身寸之六分，留七呼，若灸者可灸七壯。○新校正云：按《甲乙經》云：『灸三壯。』○曲澤，在肘内廉下陷者中，屈肘而得之，手心主脉之所入也，刺可入同身寸之三分，留七呼，若灸者可灸三壯。脾之井者隱白也；滎，大都也；俞，太白也；經，商丘也；合，陰陵泉也。隱白，在足大指之端内側，去爪甲角如韭葉，足太陰脉之所出也，刺可入同身寸之一分，留三呼，若灸者可灸三壯。大都，在足大指本節後陷者中，足太陰脉之所流也，刺可入同身寸之三分，留七呼，若灸者可灸三壯。太白，在足内側核骨下陷者中，足太陰脉之所注也，刺可入同身寸之三分，留七呼，若灸者可灸三壯。商丘，在足内踝下微前陷者中，足太陰脉之所行也，刺可入同身寸之四分，留七呼，若灸者可灸三壯。陰陵泉，在膝下内側輔骨下陷者中，伸足乃得之，足太陰脉之所入也，刺可入同身寸之五分，留七呼，若灸者可灸三壯。肺之井者少商也；滎，魚際也；俞，太淵也；經，經渠也；合，尺澤也。少商，在手大指之端内側，去爪甲角如韭葉，手太陰脉之所出也①，刺可入同身寸之一分，留一呼，若灸者可灸三壯。○新校正云：按《甲乙經》作『一壯』。○魚際，在手大指本節後内側散脉，手太陰脉之所流也，刺可入同身寸之二分，留三呼，若灸者可灸三壯。太淵，在掌後陷者中，手太陰脉之所注也，刺可入同身寸之二分，留二呼，若灸者可灸三壯。經渠，在寸口陷者中，手太陰脉之所行也，刺可入同身寸之三分，留三呼，不可灸，傷人神明。尺澤，在肘中約上動脉，手大陰②脉之所入也，刺可入同身寸之三分，留三呼，若灸者可灸三壯。腎之井者涌泉也；滎，然谷也；俞，大谿也；經，復溜也；○新校正云：按《甲乙經》『溜』作『留』。餘『復溜』字並同。○合，陰谷也。涌泉，在足心陷者中，屈足捲指宛宛中，足少陰脉之所出也，刺可入同身寸之三分，留三呼，若灸者可灸三壯。然谷，在足内踝前起大骨下陷者中，足少陰脉之所流也，刺可入同身寸之三分，留三呼，若灸者可灸三壯，刺此多見血，令人立饑欲食。太谿，在足内踝後跟骨上動脉陷者中，足少陰脉之所注也，刺可入同身寸之三分，留七呼，若灸者可灸三壯。復溜，在足内踝上同身寸之二寸③陷者中，○新校正云：按《刺腰痛篇》注云：『在内踝後上二寸動脉』。○足少陰脉之所行也，刺可入同身寸之三分，留三呼，若灸者可灸五壯。陰谷，在膝下内輔骨之後大筋之下小筋之上，按之應手，屈膝而得之，足少陰脉之所入也，刺可入同身寸之四分，若灸者可灸三壯。如是五藏之俞，藏各五穴，則二十五俞。以左右脉具而言之，則五十穴。

府

---

① 之所出也：原脱「之」字，據金刻本、讀書堂本、古林堂本、趙府本補。
② 手大陰：「大」與「太」通。下文「大谿」之「大」字同。此類通假字甚多，不再列舉。
③ 二寸：金刻本作「三寸」，恐誤。

俞七十二穴，府，謂六府，非兼九形府也。俞，亦謂井、滎、俞、原、經、合，非背俞也。肝之府膽，膽之井者竅陰也；滎，俠谿也；俞，臨泣也；原，丘虛也；經，陽輔也；合，陽陵泉也。竅陰，在足小指次指之端，去爪甲角如韭葉，足少陽脉之所出也，刺可入同身寸之一分，留一呼，○新校正云：按《甲乙經》作『三呼』。○若灸者可灸三壯。俠谿，在足小指次指歧骨間，本節前陷者中，足少陽脉之所流，刺可入同身寸之三分，留三呼，若灸者可灸三壯。臨泣，在足小指次指本節後間陷者中，去俠谿同身寸之一寸半，足少陽脉之所注也，刺可入同身寸之三分，○新校正云：按《甲乙經》作『二分』。○留五呼，若灸者可灸三壯。丘虛，在足外踝下如前陷者中，去臨泣同身寸之三寸，足少陽脉之所過也，刺可入同身寸之五分，留七呼，若灸者可灸三壯。陽輔，在足外踝上，○新校正云：按《甲乙經》云『外踝上四寸』。○輔骨前絶骨之端，如前同身寸之三分所，去丘虛同身寸之七寸，足少陽脉之所行也，刺可入同身寸之五分，留七呼，若灸者可灸三壯。陽陵泉，在膝下同身寸之一寸，骱外廉陷者中，足少陽脉之所入也，刺可入同身寸之六分，留十呼，若灸者可灸三壯。脾之府胃，胃之井者厲兑也；滎，内庭也；俞，陷谷也；原，衝陽也；經，解谿也；合，三里也。厲兑，在足大指次指之端，去爪甲角如韭葉，足陽明脉之所出也，刺可入同身寸之一分，留一呼，若灸者可灸一壯。内庭，在足大指次指外間陷者中，足陽明脉之所流也，刺可入同身寸之三分，留十呼，○新校正云：按《甲乙經》作『二十呼』。○若灸者可灸三壯。陷谷，在足大指次指外間本節後陷者中，去内庭同身寸之二寸，足陽明脉之所注也，刺可入同身寸之五分，留七呼，若灸者可灸三壯。衝陽，在足跗上同身寸之五寸骨間動脉上，去陷谷同身寸之三寸，足陽明脉之所過也，刺可入同身寸之三分，留十呼，若灸者可灸三壯。解谿，在衝陽後同身寸之二寸半，○新校正云：按《甲乙經》作『一寸半』；《刺瘧》注作『三寸半』。《素問》二注不同，當從《甲乙經》之説。○腕上陷者中，足陽明脉之所行也，刺可入同身寸之五分，留五呼，若灸者可灸三壯。三里，在膝下同身寸之三寸，骱骨外廉兩筋肉分間，足陽明脉之所入也，刺可入同身寸之一寸，留七呼，若灸者可灸三壯。肺之府大腸，大腸之井者商陽也；滎，二間也；俞，三間也；原，合谷也；經，陽谿也；合，曲池也。商陽，在手大指次指内側，去爪甲角如韭葉，手陽明脉之所出也，刺可入同身寸之一分，留一呼，若灸者可灸三壯。二間，在手大指次指本節前内側陷者中，手陽明脉之所流也，刺可入同身寸之三分，留六呼，若灸者可灸三壯。三間，在手大指次指本節後内側陷者中，手陽明脉之所注也，刺可入同身寸之三分，留三呼，若灸者可灸三壯。合谷，在手大指次指歧骨之間，手陽明脉之所過也，刺可入同身寸之三分，留六呼，若灸者可灸三壯。陽谿，在腕中上側兩筋間陷者中，手陽明脉之所行也，刺可入同身寸之三分，留七呼，若灸者可灸三壯。曲池，在肘外輔屈肘兩骨之中，手陽明脉之所入也，以手拱胸取之，刺可入同身寸之五分，留七呼，若灸者可灸三壯。心之府小腸，小腸之井者少澤也；滎，前谷也；俞，後谿也；原，腕骨也；經，陽谷也；合，少海①也。少澤，在手小指之端，去爪甲下同身寸之一分陷者中，手太陽脉之所出也，刺可入同身寸之一分，留二呼，若灸者可灸一壯。前谷，在手小指外側本節前陷者中，手太陽脉之所流也，刺可入同身寸之一分，留三呼，若灸者可灸三壯。後谿，在手小指外側本節後陷者中，手太陽脉之所注也，刺可入同身寸之一分，留二呼，若灸者可灸一

① 少海：據本書《氣府論》王注、《靈樞·本輸》、《甲乙·卷三·第二十九》，當作『小海』。

壯。腕骨，在手外側腕前起骨下陷者中，手太陽脉之所過也，刺可入同身寸之二分，留三呼，若灸者可灸三壯。陽谷，在手外側腕中鋭骨之下陷者中，手太陽脉之所行也，刺可入同身寸之二分，留三呼，○新校正云：按《甲乙經》作『二呼』。○若灸者可灸三壯。少海①在肘内大骨外，去肘端同身寸之五分陷者中，屈肘乃得之，手太陽脉之所入也，刺可入同身寸之二分，留七呼，若灸者可灸五壯。心包之府三焦，三焦之井者關衝也；滎，液門也；俞，中渚也；原，陽池也；經，支溝也；合，天井也。關衝，在手小指次指之端，去爪甲角如韭葉，手少陽脉之所出也，刺可入同身寸之一分，留三呼，若灸者可灸三壯。液門，在手小指次指間陷者中，手少陽脉之所流也，刺可入同身寸之二分，若灸者可灸三壯。中渚，在手小指次指本節後間陷者中，手少陽脉之所注也，刺可入同身寸之二分，留三呼，若灸者可灸三壯。陽池，在手表腕上陷者中，手少陽脉之所過也，刺可入同身寸之二分，留六呼，若灸者可灸三壯。支溝，在腕後同身寸之三寸，兩骨之間陷者中，手少陽脉之所行也，刺可入同身寸之二分，留七呼，若灸者可灸三壯。天井，在肘外大骨之後同身寸之一寸，兩筋間陷者中，屈肘得之，手少陽脉之所入也，刺可入同身寸之一寸，留七呼，若灸者可灸三壯。腎之府膀胱，膀胱之井者至陰也；滎，通谷也；俞，束骨也；原，京骨也；經，崑崙也；合，委中也。至陰，在足小指外側，去爪甲角如韭葉，足太陽脉之所出也，刺可入同身寸之一分，留五呼，若灸者可灸三壯。通谷，在足小指外側本節前陷者中，太陽脉之所流也，刺可入同身寸之二分，留五呼，若灸者可灸三壯。束骨，在足小指外側本節後，赤白肉際陷者中，足太陽脉之所注也，刺可入同身寸之三分，留三呼，若灸者可灸三壯。京骨，在足外側大骨下，赤白肉際陷者中，按而得之，足太陽脉之所過也，刺可入同身寸之三分，留七呼，若灸者可灸三壯。崑崙，在足外踝後跟骨②上陷者中，細脉動應手，足太陽脉之所行也，刺可入同身寸之五分，留十呼，若灸者可灸三壯。委中，在膕中央約文中動脉，○新校正云：詳『委中』穴與《甲乙經》及《刺瘧篇》注、《痺論》注同。又《骨空論》云：『在膝解之後，曲脚之中，背面取之。』又《熱穴論》注、《刺熱篇》注云：『在足膝後屈處。』○足太陽脉之所入，刺可入同身寸之五分，留七呼，若灸者可灸三壯。如是六府之俞，府各六穴，則三十六俞。以左右脉具而言之，則七十二穴。

熱俞五十九穴，水俞五十七穴，並具《水熱穴論》中。○新校正云：按『熱俞』又見《刺熱篇》注。**頭上五行行五，五五二十五穴，**此亦熱俞之五十九穴也。**中䏚兩傍各五，凡十穴，**謂五藏之背俞也。肺俞在第三椎下兩傍，心俞在第五椎下兩傍，肝俞在第九椎下兩傍，脾俞在第十一椎下兩傍，腎俞在第十四椎下兩傍。此五藏俞者，各俠脊相去同身寸之一寸半，並足太陽脉之會，刺可入同身寸之三分，肝俞留六呼，餘並留七呼，若灸者可灸三壯。俠脊數之，則十穴也。**大椎上兩傍各一，凡二穴，**今《甲乙經》、《經脉流注孔穴圖經》並不載，未詳何俞也。○新校正云：按大椎上傍無穴，大椎下傍穴名大杼，後有，故王氏云未詳。**目瞳子浮白二穴，**瞳子髎，在目外去眥同身寸之五分，手太陽、手足少陽三脉之會，刺可入同身寸之三分，若灸者可灸三壯。浮白，在耳後入髮際同身寸之一寸，足太陽、少陽二脉之

① 少海：此爲『小海』之誤。參見前注。
② 跟骨：原誤作『腿骨』，據金刻本、讀書堂本、古林堂本、趙府本改。

會，刺可入同身寸之三分，若灸者可灸三壯。左右言之，各二爲四也。兩髀厭分中二穴，謂環銚穴也。在髀樞後，足少陽、太陽二脉之會，刺可入同身寸之一寸，留二十呼，若灸者可灸三壯。○新校正云：按王氏云『在髀樞後』，按《甲乙經》云『在髀樞中』，『後』當作『中』；灸『三壯』，《甲乙經》作『五壯』。犢鼻二穴，在膝髕下䯒上俠解大筋中，足陽明脉氣所發，刺可入同身寸之六分，若灸者可灸三壯。耳中多所聞二穴，聽宮穴也。在耳中珠子，大如赤小豆，手足少陽、手太陽三脉之會，刺可入同身寸之一分，若灸者可灸三壯。○新校正云：按《甲乙經》云：『刺可入三分。』眉本二穴，攢竹穴也。在眉頭陷者中，足太陽脉氣所發，刺可入同身寸之三分，留六呼，若灸者可灸三壯。完骨二穴，在耳後入髮際同身寸之四分，足太陽、少陽之會，刺可入同身寸之三分，留七呼，若灸者可灸三壯。○新校正云：按《甲乙經》云：『刺可入二分①，灸七壯。』項②中央一穴，風府穴也。在項上入髮際同身寸之一寸，大筋内宛宛中，督脉、陽維二經之會，疾言其肉立起，言休其肉立下，刺可入同身寸之四分，留三呼，灸之不幸使人瘖。枕骨二穴，竅陰穴也。在完骨上，枕骨下，摇動應手，足太陽、少陰之會，刺可入同身寸之三分，若灸者可灸三壯。○新校正云：按《甲乙經》云：『刺可入四分，灸可五壯。』上關二穴，《鍼經》所謂『刺之則㰦不能欠』者也。在耳前上廉起骨，開口有空，手少陽、足陽明之會，刺可入同身寸之三分，留七呼，若灸者可灸三壯，刺深令人耳無所聞。大迎二穴，在曲頷前同身寸之一寸三分，骨陷者中動脉，足陽明脉氣所發，刺可入同身寸之三分，留七呼，若灸者可灸三壯。下關二穴，《鍼經》所謂『刺之則欠不能㰦』者也。在上關下耳前動脉下廉，合口有空，張口而閉，足陽明、少陽二脉之會，刺可入同身寸之三分，留七呼，若灸者可灸三壯。耳中有乾擿之，不得灸也。○新校正云：按《甲乙經》『擿之』作『擿抵』。天柱二穴，在俠項後髮際大筋外廉陷者中，足太陽脉氣所發，刺可入同身寸之二分，留六呼，若灸者可灸三壯。巨虛上下廉四穴，上廉，足陽明與大腸合也，在膝犢鼻下䯒外廉同身寸之六寸，足陽明脉氣所發，刺可入同身寸之八分，若灸者可灸三壯。下廉，足陽明與小腸合也，在上廉下同身寸之三寸，足陽明脉氣所發，刺可入同身寸之三分，若灸者可灸三壯。○新校正云：按《甲乙經》并《刺熱篇》注、《水熱穴》注，上廉在三里下三寸，此云『犢鼻下六寸』者，蓋三里在犢鼻下三寸，上廉又在三里下三寸，故云六寸也。曲牙二穴，頰車穴也。在耳下曲頰端陷者中，開口有空，足陽明脉氣所發，刺可入同身寸之三分，若灸者可灸三壯也。天突一穴，已前釋也。天府二穴，在腋下同身寸之三寸，臂臑内廉動脉，手太陰脉氣所發，禁不可灸，刺可入同身寸之四分，留三呼。天牖二穴，在頸筋間缺盆上，天容後天

---

① 二分：金刻本、讀書堂本、古林堂本、趙府本皆作『三分』。《甲乙·卷三·第五》作『二分』。

② 項：原作『頂』，形誤。據金刻本、讀書堂本、古林堂本、趙府本改。王注『項』字同。

柱前，完骨下髮際上，手少陽脉氣所發，刺可入同身寸之一寸，留七呼，若灸者可灸三壯。扶突二穴，在頸當曲頰①下同身寸之一寸，人迎後，手陽明脉氣所發，仰而取之，刺可入同身寸之四分，若灸者可灸三壯。天窗二穴，在曲頰下扶突後動脉應手陷者中，手太陽脉氣所發，刺可入同身寸之六分，若灸者可灸三壯。肩解二穴，謂肩井也。在肩上陷解中缺盆上大骨前，手足少陽、陽維之會，刺可入同身寸之五分，若灸者可灸三壯。〇新校正云：按《甲乙經》『灸五壯』。

關元一穴，〇新校正云：詳此已前釋，舊當篇再注，今去之。委陽二穴，三焦下輔俞也。在膕中外廉兩筋間，此足太陽之别絡，刺可入同身寸之七分，留五呼，若灸者可灸三壯，屈伸②而取之。肩貞二穴，在肩曲甲下兩骨解間，肩髃後陷者中，手太陽脉氣所發，刺可入同身寸之八分，若灸者可灸三壯。瘖門一穴，在項髮際宛宛中，入係舌本，督脉、陽維二經之會，仰頭取之，刺可入同身寸之四分，不可灸，灸之令人瘖。〇新校正云：按《氣府》注云：『去風府一寸。』齊一穴，齊中也，禁不可刺，刺之使人齊中惡瘍，潰矢出者死，不可治，若灸者可灸三壯。胸俞十二穴，謂俞府、或中③、神藏、靈墟、神封、步廊，左右則十二穴也。俞府，在巨骨下俠任脉兩傍，横去任脉各同身寸之二寸陷者中。下五穴遞相去同身寸之一寸六分陷者中。並足少陰脉氣所發，仰而取之，刺可入同身寸之四分，若灸者可灸五壯。背俞二穴，大杼穴也。在脊第一椎下兩傍，相去各同身寸之一寸半陷者中，督脉别絡手足太陽三脉氣之會，刺可入同身寸之三分，留七呼，若灸者可灸七壯。膺俞十二穴，謂雲門、中府、周榮④、胸卿⑤、天谿、食竇，左右則十二穴也。〇新校正云：按《甲乙經》作『周榮、胸鄉⑥』。〇雲門，在巨骨下俠任脉傍，横去任脉各同身寸之六寸〇新校正云：按《水熱穴》注作『胸中行兩傍』，與此文雖異，處所無别。〇陷者中，動脉應手。雲門、中府相去同身寸之一寸，餘五穴遞相去同身寸之一寸六分陷者中，並手太陰脉氣所發。雲門、食竇舉臂取之，餘並仰而取之。雲門刺可入同身寸之七分，太深令人逆息。中府刺可入同身寸之三分，留五呼。餘刺可入同身寸之四分，若灸者可灸五壯。〇新校正云：詳王氏以此十二穴并手太陰，按《甲乙經》：雲門乃手太陰，中府乃手足太陰之會，周榮已下乃足太陰，非十二穴並手太陰也。分肉二穴，在足外踝上絶骨之端，同身寸之三分筋肉分間，陽維脉氣所

---

① 曲頰：『頰』，原作『頬』，據金刻本、人衛本改。『天窗二穴』條王注『曲頰』同。
② 屈伸：原誤作『屈身』，據金刻本、讀書堂本、古林堂本、趙府本改。
③ 或中：《甲乙·卷三·第十五》作『彧中』。按，『或』與『彧』通。
④ 周榮：明鈔本《甲乙·卷三·第十七》、《千金·卷二十九》、《外臺·卷三十九》、《銅人·卷四》皆作『周榮』。醫學六經本《甲乙》作『周營』。
⑤ 胸卿：《甲乙》、《千金》、《外臺》、《銅人》皆作『胸鄉』。
⑥ 周榮、胸鄉：底本『榮』誤作『滎』，『鄉』誤作『卿』。據明鈔本《甲乙·卷三·第十七》改，與文義合。

發，刺可入同身寸之三分，留七呼，若灸者可灸三壯。○新校正云：按《甲乙經》無分肉穴，詳處所疑是陽輔，在足外踝上輔骨前絶骨端如前三分所。又按《刺腰痛》注作：『絶骨之端如後二分，刺入五分，留十呼。』與此注小異。踝上横二穴，内踝上者，交信穴也。交信去内踝上同身寸之二寸，少陰前太陰後筋骨間，足陰蹻之郄，刺可入同身寸之四分，留五呼，若灸者可灸三壯。外踝上，附陽穴也。附陽去外踝上同身寸之三寸，太陽前少陽後①筋骨間，陽蹻之郄，刺可入同身寸之六分，留七呼，若灸者可灸三壯。○新校正云：按《甲乙經》『附陽』作『付陽』。陰陽蹻四穴，陰蹻穴，在足内踝下，是謂照海，陰蹻所生，刺可入同身寸之四分，留六呼，若灸者可灸三壯。陽蹻穴，是謂申脉，陽蹻所生，在外踝下陷者中，○新校正云：按《刺腰痛篇》注作『在外踝下五分』，《繆刺論》注云『外踝下半寸』。○容爪甲，刺可入同身寸之三分②，留七呼，若灸者可灸三壯。○新校正云：按《甲乙經》『留七呼』作『六呼』，《刺腰痛篇》注作『十呼』。水俞在諸分，分，謂肉之分理間，治水取之。熱俞在氣穴，寫熱則取之。寒熱俞在兩骸厭中二穴，骸厭，謂膝外俠膝之骨厭中也。大禁二十五，在天府下五寸，謂五里穴也。所以謂之大禁者，謂其禁不可刺也。《鍼經》曰：『迎之五里，中道而上③，五至而已，五注而藏之氣盡矣，故五五二十五而竭其俞矣。』蓋謂此也。又曰：『五里者，尺澤之後五里。』與此文同。凡三百六十五穴，鍼之所由行也。○新校正云：詳自『藏俞五十』至此，并重復共得三百六十穴，通前天突、十椎、上紀、下紀，共三百六十五穴，除重復，實有三百一十三穴。

帝曰：余已知氣穴之處，遊鍼之居，願聞孫絡、谿谷，亦有所應乎？孫絡，小絡也，謂絡之支别者。

岐伯曰：孫絡三百六十五穴會，亦以應一歲，以溢奇邪，以通榮衛，榮衛稽留，衛散榮溢，氣竭血著，外爲發熱，内爲少氣，疾寫無怠，以通榮衛，見而寫之，無問所會。榮積衛留，内外相薄者，見其血絡，當即寫之，亦無問其脉之俞會。

帝曰：善。願聞谿谷之會也。

岐伯曰：肉之大會爲谷，肉之小會爲谿，肉分之間，谿谷之會，以行榮衛，以會大氣，○新校正云：按《甲乙經》作

---

①　少陽後：原誤作『少陰後』，據金刻本、讀書堂本、古林堂本、趙府本改，與《氣府論》『陰陽蹻各一』下王冰注合。

②　三分：原誤作『二分』，據金刻本、讀書堂本、古林堂本、趙府本改，與《甲乙·卷三·第三十五·申脉》合。

③　中道而上：『上』，金刻本作『止』，與《靈樞·玉版》合。疑底本誤。

「以舍大氣」。邪溢氣壅，脉熱肉敗，榮衛不行，必將爲膿，内銷骨髓，外破大膕，熱過故致是。留於節湊，必將爲敗。若留於骨節之間，津液所湊①之處，則骨節之間，髓液皆潰爲膿，故必敗爛筋骨而不得屈伸矣。積寒留舍，榮衛不居，卷肉縮筋，○新校正云：按全元起本作「寒肉縮筋」。肋肘不得伸，内爲骨痺，外爲不仁，命曰不足，大寒留於谿谷也。邪氣盛甚，真氣不榮，髓溢内消，故爲是也。不足，謂陽氣不足也。寒邪外薄，久積淹留，陽不外勝，内消筋髓，故曰不足，大寒留於谿谷之中也。谿谷三百六十五穴會，亦應一歲。其小痺淫溢，循脉往來，微鍼所及，與法相同。若小寒之氣，流行淫溢，隨脉往來爲痺病，用鍼調者，與常法相同爾。

帝乃辟左右而起，再拜曰：今日發蒙解惑，藏之金匱，不敢復出。乃藏之金蘭之室，署曰氣穴所在。岐伯曰：孫絡之脉别經者，其血盛而當寫者，亦三百六十五脉，並注於絡，傳注十二絡脉，非獨十四絡脉也，十四絡者，謂十二經絡兼任脉、督脉之絡也。脾之大絡起自於脾，故不并言之也。内解寫於中者十脉。解，謂骨解之中經絡也。雖則别行，然所受邪亦隨注②寫於五藏之脉，左右各五，故十脉也。

氣府論篇第五十九

新校正云：按全元起本在第二卷③。

足太陽脉氣所發者七十八穴：兼氣浮薄相通者言之，當言九十三穴，非七十八穴也。正經脉會發者七十八穴，浮薄相通者一十五穴，則其數也。兩眉頭各一，謂攢竹穴也。所在刺灸分壯，

① 湊：原作「溱」，形誤。據金刻本、讀書堂本、古林堂本、趙府本改。
② 隨注：金刻本、讀書堂本、古林堂本、趙府本皆作「還注」。
③ 第二卷：金刻本作「第三卷」。

與《氣穴》同法。入髮至項三寸半，傍五，相去三寸，謂大杼、風門各二穴也。所在刺灸分壯，與《氣穴》同法。○新校正云：按別本云：『入髮至項①三寸』。又注云：『寸，同身寸也，諸寸同法。』與此注全別。此注『謂大杼、風門各二穴，所在灸刺分壯，與此②《氣穴》同法。』今《氣穴》篇中無風門穴，而注言與同法，此注之非可見。此非王氏之誤，誤在後人。詳此『入髮至項三寸半，傍五，相去三寸』，蓋是說下文浮氣之在皮中五行行五之穴，故王都不解釋，直云寸爲同身寸也。但以『頂』誤作『項』，剩半字耳。所以言入髮至項者，自③入髮顖會穴至頂百會凡三寸，自百會後至後頂又三寸，故云入髮至頂三寸。傍五者，爲兼中行④傍數有五行也。相去三寸者，蓋謂自百會頂中數左右前後各三寸，有五行行五，共二十五穴也。後人誤認，將『頂』爲『項』，以爲大杼、風門，此甚誤也。況大杼在第一椎下兩傍，風門又在第二椎下，上去⑤髮際非止三寸半也，其誤甚明。其浮氣在皮中者凡五行，行五，五五二十五，浮氣，謂氣浮而通之，可以去熱者也。五行，謂頭上自髮際中同身寸之二寸⑥，後至頂之後者也。二十五者，其中行，則顖會、前頂、百會、後頂、強間五，督脉氣也。次俠傍兩行，則五處、承光、通天、絡却、玉枕各五，本經氣也。又次傍兩行，則臨泣、目窗、正營、承靈、腦空各五，足少陽氣也。兩傍四行各五，則二十穴。中行五，則二十五也。其刺灸分壯，與《水熱穴》同法。項中大筋兩傍各一，謂天柱二穴也。所在刺灸分壯，與《氣穴》同法。風府兩傍各一，謂風池二穴也。刺灸分壯與《氣穴》同法。○新校正云：按《甲乙經》，風池，足少陽、陽維之會，非太陽之所發也。經言風府兩傍，乃天柱穴之分位，此亦復明上項中大筋兩傍穴也。此注剩出風池二穴於九十三數外，更剩前大杼、風門，及此風池，六穴也。俠背⑦以下至尻尾⑧二十一節十五間各一，十五間各一者，今《中誥孔穴圖經》所存者十三穴，左右共二十六，謂附分、魄戶、神堂、譩譆、鬲關、魂門、陽綱、意舍、胃倉、肓門⑨、志室、胞肓、秩邊⑩十三也。附分，在第二椎下附項內

---

① 項：金刻本作『頂』。
② 此：據上文王冰注，『此』字衍。
③ 自：原誤作『目』，據金刻本、讀書堂本、古林堂本、趙府本改。
④ 中行：原誤作『四行』，據金刻本、讀書堂本、古林堂本、趙府本改。
⑤ 去：原誤作『云』，據金刻本、讀書堂本、古林堂本、趙府本改。
⑥ 二寸：金刻本作『一寸』。
⑦ 背：當據《太素·卷十一·氣府》改作『脊』，與王冰注合。
⑧ 尻尾：據文義，『尻』當作『尻』。
⑨ 肓門：『肓』，原誤作『育』，據金刻本、讀書堂本、古林堂本、趙府本改。下文二『肓』字同。
⑩ 袟邊：『袟』，音制。《集韻》：『袟，祭有次序。』按，後世此穴多作『秩邊』。

廉兩傍，各相去俠脊同身寸之三寸，足太陽①之會，刺可入同身寸之八分，若灸者可灸五壯。魄戶，在第三椎下兩傍，上直附分，足太陽脉氣所發，下十二②穴並同，正坐取之，刺可入同身寸之五分，若灸者如附分法。神堂，在第五椎下兩傍，上直魄戶，刺可入同身寸之三分，灸同附分法。譩譆，在第六椎下兩傍，上直神堂，○新校正云：按《骨空論》注云：『以手厭之，令病人呼譩譆之聲，則指下動矣。』○刺可入同身寸之六分，留七呼，灸如附分法。鬲關，在第七椎下兩傍，上直譩譆，正坐開肩取之，刺可入同身寸之五分，若灸者可灸三壯。○新校正云：按《甲乙經》『可灸五壯』。○魂門，在第九椎下兩傍，上直鬲關，正坐取之，刺灸分壯如鬲關法。陽綱，在第十椎下兩傍，上直魂門，正坐取之，刺灸分壯如魂門法。意舍，在第十一椎下兩傍，上直陽綱，正坐取之，刺灸分壯如陽綱法。胃倉，在第十二椎下兩傍，上直意舍，刺灸分壯如意舍法。肓門，在第十三椎下兩傍，上直胃倉，刺同胃倉，可灸三十壯。○新校正云：按肓門『灸三十壯』，與《甲乙經》同。《水穴》注作『灸三壯』。○志室，在第十四椎下兩傍，上直肓門，正坐取之，刺灸分壯如魄戶法。胞肓，在第十九椎下兩傍，上直志室，伏而取之，刺灸分壯如魄戶法。○新校正云：按志室、胞肓灸如魄戶『五壯』，《甲乙經》作『三壯』，《水穴》注亦作『三壯』，《熱穴》注③志室亦作『三壯』。○秩邊，在第二十一椎下兩傍，上直胞肓，伏而取之，刺灸分壯如魄戶法。

五藏之俞各五，六府之俞各六，

肺俞，在第三椎下兩傍，俠脊相去各同身寸之一寸半，刺可入同身寸之三分，留七呼，若灸者可灸三壯。心俞，在第五椎下兩傍，相去及刺④如肺俞法，留七呼。肝俞，在第九椎下兩傍，相去及刺如心俞法，留六呼。脾俞，在第十一椎下兩傍，相去及刺如肝俞法，留七呼。腎俞，在第十四椎下兩傍，相去及刺如脾俞法，留七呼。膽俞，在第十椎下兩傍，相去如肺俞法，正坐取之，刺可入同身寸之五分，留七呼。胃俞，在第十二椎下兩傍，相去及刺如脾俞法，留七呼。三焦俞，在第十三椎下兩傍，相去及刺如膽俞法。大腸俞，在第十六椎下兩傍，相去及刺如肺俞法，留六呼。小腸俞，在第十八椎下兩傍，相去及刺如心俞法，留六呼。膀胱俞，在第十九椎下兩傍，相去及刺如腎俞法，留六呼。五藏六府之俞，若灸者並可灸三壯。○新校正云：詳或者疑經中『各五』、『各六』，以『各』字爲誤者，非也。所以言『各』者，謂左右各五、各六，非謂每藏府而各五、各六也。

委中以下至足小指傍各六俞。

謂委中、崑崙、京骨、束骨、通谷、至陰六穴也。左右言之，則十二俞也。其所在刺灸如《氣穴》法。經言脉氣所發者七十八穴，今此所有兼亡者九十三穴，由此則大數差錯，傳寫有誤也。○新校正云：詳王氏云兼亡者九十三穴，今兼大杼、風門、風池爲九十九穴，以此王氏總數計之，明知此三穴後之妄增也。

---

① 足太陽：據《外臺·卷三十九》、《銅人·卷四》，『足』上脫『手』字。
② 十二：人衛本改作『十一』。
③ 注：原作『法』，形誤。據金刻本、讀書堂本、古林堂本、趙府本改。
④ 刺：原脫，據金刻本、讀書堂本、古林堂本、趙府本補，與此下文例合。

足少陽脉氣所發者六十二穴：兩角上各二，謂天衝、曲鬢左右各二也。天衝，在耳上如前同身寸之三分，足太陽、少陽二脉之會，刺可入同身寸之三分，若灸者可灸三壯①。曲鬢，在耳上入髮際曲隅②陷者中，鼓頷有空，足太陽、少陽二脉之會，刺灸分壯如天衝法。**直目上髮際内各五，**謂臨泣、目窗、正營、承靈、腦空左右是也③。臨泣，在直目④上入髮際同身寸之五分，足太陽、少陽、陽維三脉之會，留七呼。目窗，在臨泣後同身寸之一寸。正營，在目窗後同身寸之一寸。承靈，在正營後同身寸之一寸半。腦空，在承靈後同身寸之一寸半，俠枕骨後枕骨上。並足少陽、陽維二脉之會，刺可入同身寸之四分，餘並刺可入同身寸之三分，若灸者並可灸五壯。○新校正云：按腦空在『枕骨後枕骨上』，《甲乙經》作『玉枕骨下』。**耳前角上各一，**謂頷厭二穴也。在曲角下顳顬之上上廉，手足少陽、足陽明三脉之會，刺可入同身寸之七分，留七呼，若灸者可灸三壯，刺深令人耳無所聞。**耳前角下各一，**謂懸釐二穴也。在曲角上顳顬之下廉，手足少陽、陽明四脉之交會，刺可入同身寸之三分，留七呼，若灸者可灸三壯。○新校正云：按後手少陽中云『角上』，此云『角下』，必有一誤。**鋭髮下各一，**謂和髎二穴也。在耳前鋭髮下横動脉，手足少陽二脉之會，刺可入同身寸之三分，若灸者可灸三壯。○新校正云：按《甲乙經》云：『手足少陽、手太陽之會』。○新**客主人各一，**客主人，穴名也。在耳前上廉起骨，開口有空，手足少陽、足陽明三脉之會，刺可入同身寸之三分，留七呼，若灸者可灸三壯。○新校正云：按《甲乙經》及《氣穴》注、《刺禁》注並云『手少陽、足陽明之會』，與此異。**耳後陷中各一，**謂翳風二穴也。在耳後陷者中，按之引耳中，手足少陽二脉之會，刺可入同身寸之三分，若灸者可灸三壯。**下關各一，**下關，穴名也。所在刺灸，《氣穴》同法。**耳下牙車之後各一，**謂頰車二穴⑤也。刺灸分壯，《氣穴》同法。**缺盆各一，**缺盆，穴名也。在肩上横骨陷者中，足陽明脉氣所發，刺可入同身寸之二分，留七呼，若灸者可灸三壯，太深令人逆息。○新校正云：按《骨空》注作『手陽明』。**掖下三寸，脇下至胠，八間各一，**掖下三寸，同身寸也。掖下，謂淵掖、輒筋、天池。脇下至胠，則日月、章門、帶脉、五樞、維道、居髎九穴也，左右共十八穴也。淵掖，在掖下同身寸之三寸，足少陽脉氣所發，舉臂得之，刺可入同身寸之三分，禁不可灸。輒筋，在掖下同身寸之三寸，復前行同身寸之一寸搓脇，○新校正云：按《甲乙經》『搓』作『著』。下同。○足少陽脉氣所發，刺可入同身寸之六

---

① 三壯：原作『五壯』，據金刻本、讀書堂本、古林堂本、趙府本改。
② 曲隅：原作『曲陽』，據金刻本改，與《甲乙·卷三·第五》、《外臺·卷三十九》合。
③ 左右是也：金刻本作『左右十也』。
④ 在直目：金刻本『在』下有『頭』字。
⑤ 二穴：原誤作『一穴』，據金刻本、讀書堂本、古林堂本改。

分，若灸者可灸三壯。天池，在乳後同身寸之二寸，○新校正云：按《甲乙經》作「一寸」。○ 掖下三寸搓脇直掖撅肋間，手心主、足少陽二脉之會，刺可入同身寸之三分，○新校正云：按《甲乙經》作「七分」。○ 若灸者可灸三壯。日月，膽募也，在第三肋端①，橫直心蔽骨傍各同身寸之二寸五分，上直兩乳，○新校正云：按《甲乙經》云：「日月在期門下五分」。○ 足太陰、少陽二脉之會，刺可入同身寸之七分，若灸者可灸五壯。章門，脾募也，在季肋端，足厥陰、少陽二脉之會，側臥屈上足，伸下足舉臂取之，刺可入同身寸之八分，留六呼，若灸者可灸三壯。帶脉，在季肋下同身寸之一寸八分，足少陽、帶脉二經之會，刺可入同身寸之六分，若灸者可灸五壯。五樞，在帶脉下同身寸之三寸，足少陽、帶脉二經之會，刺可入同身寸之一寸，若灸者可灸五壯。維道，在章門下同身寸之五寸三分，足少陽、帶脉二經之會，刺灸分壯如章門法。居髎，在章門下同身寸之四寸三分，髂骨②上○新校正云：按《甲乙經》作「監骨上③」。○ 陷者中，陽蹻、足少陽二脉之會，刺灸分壯如維道法。所以謂之八間者，自掖下三寸至季肋凡八肋骨。髀樞中，傍各一，謂環銚二穴也。刺灸分壯，《氣穴》同法。○新校正云：按《氣穴論》云「兩髀厭分中」，王注爲「環銚穴」。又《甲乙經》注：「環銚在髀樞中」。今云「髀樞中傍各一」者，蓋謂此穴在髀樞中也。「傍各一」者，謂左右各一穴也。非謂環銚在髀樞中傍也。膝以下至足小指次指各六俞。謂陽陵泉、陽輔、丘虛、俠谿、竅陰六穴也。左右言之，則十二俞也。其所在刺灸分壯，《氣穴》同法。

足陽明脉氣所發者六十八穴：額顱髮際傍各三，謂懸顱、陽白、頭維，左右共六穴也。正面髮際橫行數之，懸顱在曲角上顳顬之中，足陽明脉氣所發，刺入④同身寸之三分，留三呼，若灸者可灸三壯。陽白，在眉上同身寸之一寸直瞳子⑤，足陽明、陰維二脉之會，刺可入同身寸之三分，灸三壯。頭維，在額角髮際俠本神兩傍各同身寸之一寸五分，足少陽、陽明二脉之交會，刺可入同身寸之五分，禁不可灸。○新校正云：按《甲乙經》陽白，「足少陽、陽維之會」，今王氏注云：「足陽明、陰維之會。」詳此在足陽明脉氣所發中，則足陽明近是。然陽明經不到此，又不與陰維會，疑王注非，《甲乙經》爲得矣。面鼽骨空各一，謂四白穴也。在目下同身寸之一寸，足陽明脉氣所發，刺可入同身寸之四分，不可灸。○新校正云：按《甲乙經》：「刺入三分，灸七壯。」大迎之骨空各一，大迎，穴名也。在曲頷前同身寸之一寸三分骨陷者中動脉，足陽明脉氣所發，刺可入同身寸之三分，留七呼，若灸者可灸三壯。人迎各

---

① 第三肋端：「端」，原誤作「揣」，據金刻本、讀書堂本、古林堂本、趙府本改。又，金刻本「三」作「二」。
② 髂骨：原作「骼骨」，據金刻本、讀書堂本、古林堂本改。按「髂」，《玉篇》曰：「腰骨也。曰監骨，曰腰髖骨，曰腰髁骨。」
③ 監骨上：原脫「上」字，據金刻本、讀書堂本、古林堂本、趙府本補，與《甲乙·卷三·第二十三》合。
④ 刺入：金刻本作「刺可入」，据上下文例，疑底本脱「可」字。
⑤ 瞳子：「瞳」，原誤作「朣」，據讀書堂本、古林堂本、趙府本改。

一，人迎，穴名也。在頸俠結喉傍大脉動應手，足陽明脉氣所發，刺可入同身寸之四分，過深殺人，禁不可灸。缺盆外骨空各一，謂天髎二穴也。在肩缺盆中上伏骨之陬陷者中，手足少陽、陽維三脉之會，刺可入同身寸之八分，若灸者可灸三壯。○新校正云：按《甲乙經》『伏骨』作『毖骨』。膺中骨間各一，謂膺窗等六穴也。膺窗在胸兩傍，俠中行各相去同身寸之四寸，巨骨下同身寸之四寸八分陷者中，足陽明脉氣所發，仰而取之，刺可入同身寸之四分，若灸者可灸五壯。此穴之上，又有氣戶、庫房、屋翳，下又有乳中、乳根。氣戶在巨骨下，下直膺窗，去膺窗上同身寸之四寸八分。庫房，在氣戶下同身寸之一寸六分。屋翳，在氣戶下同身寸之三寸二分。下即膺窗也。膺窗之下，即乳中也。乳中穴下同身寸之一寸六分陷者中，則乳根穴也。並足陽明脉氣所發，仰而取之。乳中禁不可灸刺，灸刺之不幸生蝕瘡，瘡中有清汁膿血者可治，瘡中有瘜肉若蝕瘡者死。餘五穴並刺可入同身寸之四分，若灸者可灸三壯。○新校正云：按《甲乙經》『灸五壯』。俠鳩尾之外，當乳下三寸，俠胃脘各五，謂不容、承滿、梁門、關門、太一五穴也，左右共一十①也。俠②腹中行兩傍相去各同身寸之四寸。○新校正云：按《甲乙經》云『各二寸』。疑此注剩『各』字。○不容在第四肋端，下至太一，各上下相去同身寸之一寸，並足陽明脉氣所發，刺可入同身寸之八分，若灸者可灸五壯。○新校正云：按《甲乙經》『不容刺入五分』，此云並入『八分』，疑此注誤。俠齊廣三寸各三，廣，謂去齊橫廣也。廣三寸者，各如太一之遠近也。各三者，謂滑肉門、天樞、外陵也。滑肉門，在太一下同身寸之一寸。天樞，在滑肉門下同身寸之一寸，正當於齊。外陵，在天樞下同身寸之一寸。並足陽明脉氣所發。天樞刺可入同身寸之五分，留七呼。滑肉門、外陵各刺可入同身寸之八分。若灸者並可灸五壯③。○新校正云：按《甲乙經》『天樞』在齊傍各二寸，上曰滑肉門，下曰外陵，是三穴者去齊各二寸也。今此經、注云『廣三寸』，《素問》、《甲乙經》不同，然《甲乙經》分寸與諸書同，特此經爲異也。下齊二寸俠之各三，下齊二寸，則外陵下同身寸之一寸，大巨穴也。各三者，謂大巨、水道、歸來也。大巨，在外陵下同身寸之一寸，足陽明脉氣所發，刺可入同身寸之八分，若灸者可灸五壯。水道，在大巨④下同身寸之三寸，足陽明脉氣所發，刺可入同身寸之二寸半，若灸者可灸五壯。歸來，在水道下同身寸之二寸，刺可入同身寸之八分，若灸者可灸五壯也。氣街動脉各一，氣街，穴名也。在歸來下鼠鼷上同身寸之一寸脉動應手，足陽明脉氣所發，刺可入同身寸之三分，留七呼，若灸者可灸三壯。○新校正云：詳此注與《甲乙經》同。《刺熱》注及《熱穴》注云：氣街在『腹臍下，橫骨兩端鼠鼷上』；《刺禁論》注在『腹下俠齊兩傍相去四寸鼠僕上』，《骨空》注云：在『毛際兩傍，鼠鼷上』。諸注不同，今備録之。伏菟上各一，謂髀關二穴也。在膝上伏菟後交分中，刺可入同身寸之六分，若灸者可灸三壯。

① 一十：原誤作『一寸』，據金刻本改。四庫本作『十穴』，似據文義而改者。
② 俠：金刻本作『各俠』。
③ 五壯：原誤作『三壯』，據金刻本、讀書堂本、古林堂本、趙府本改，與《水熱穴論》王冰注合。
④ 大巨：《甲乙·卷三·第二十一》同。據張燦玾先生《鍼灸甲乙經校注》考證：『大巨』乃『天樞』之誤。

三里以下至足中指各八俞，分之所在穴空。謂三里、上廉、下廉、解谿、衝陽、陷谷、内庭、厲兑八穴也。左右言之，則十六俞也。上廉足陽明與大腸合，下廉足陽明與小腸合也，其所在刺灸分壯與《氣穴》同法。所謂分之所在穴空者，足陽明脉自三里穴分而下行，其直者，循骱過跗入中指出其端，則厲兑也；其支者與直俱行至足跗上，入中指次間，故云『分之所在穴空』也。之，往也。言分而各行往指間穴空處也。

手太陽脉氣所發者三十六穴：目内眥各一，謂睛明二穴也。在目内眥，手足太陽、足陽明、陰蹻、陽蹻五脉之會，刺可入同身寸之一分，留六呼，若灸者可灸三壯。諸穴有云『數脉會發』，而不於所會刺脉①下言之者，出從其正者也。**目外各一，**謂瞳子髎二穴也。在目外去眥同身寸之五分，手太陽、手足少陽三脉之會，刺可入同身寸之三分，若灸者可灸三壯。**鼽骨下各一，**謂顴髎二穴也。鼽，頄也。頄，面顴也。在面頄骨下陷者中，手太陽、少陽二脉之會，刺可入同身寸之三分。**耳郭上各一，**謂角孫二穴也。在耳上郭表之中間上，髮際之下，開口有空，手太陽、手足少陽三脉之會，刺可入同身寸之三分，若灸者可灸三壯。○新校正云：按《甲乙經》『手太陽』作『手陽明』。**耳中各一，**謂聽宫二穴也。所在刺灸分壯，與《氣穴》同法。**巨骨穴各一，**巨骨，穴名也。在肩端上行兩叉骨間陷者中，手陽明、蹻脉二經之會，刺可入同身寸之一寸半，若灸者可灸三壯。○新校正云：按《甲乙經》作『五壯』。**曲掖上骨穴各一，**謂臑俞二穴也。在肩臑後大骨下胛②上廉陷者中，手太陽、陽維、蹻脉三經之會，舉臂取之，刺可入同身寸之八分，若灸者可灸三壯。○新校正云：按《甲乙經》作『手足太陽』。**柱骨上陷者各一，**謂肩井二穴也。在肩上陷解中，缺盆上大骨前，手足少陽、陽維三脉之會，刺可入同身寸之五分，若灸者可灸三壯。**上天窗四寸各一，**謂天窗、竅陰四穴也。所在刺灸分壯，與《氣穴》同法。**肩解各一，**謂秉風二穴也。在肩上小髃骨後，舉臂有空，手太陽、陽明、手足少陽四脉之會，舉臂取之，刺可入同身寸之五分，若灸者可灸三壯。○新校正云：按《甲乙經》『灸五壯』。**肩解下三寸各一，**謂天宗二穴也。在秉風後大骨下陷者中，手太陽脉氣所發，刺可入同身寸之五分，留六呼，若灸者可灸三壯。**肘以下至手小指本各六俞。**六俞所起於指端，經言『至小指本』，則以端爲本，言上之本也，下文陽明、少陽同也。六俞，謂小海、陽谷、腕骨、後谿、前谷、少澤六穴也。左右言之，則十二俞也。其所在刺灸分壯，《氣穴》同法。○新校正云：按③此手太陽、陽明、少陽三經，各言至手某指本，王注『以端爲本』者非也。詳手三陽之井穴，盡出手某指之端爪甲下際，此言『本』者，是遂指爪甲之本也，安得『以端爲本』哉？

---

① 所會刺脉：《素問校勘記》曰：『「刺」字衍。』

② 胛：原誤作『髀』，據讀書堂本改，與《甲乙·卷三·第十三》、《銅人·卷四》合。

③ 按：原誤作『後』，據金刻本、讀書堂本、古林堂本、趙府本改。

手陽明脉氣所發者二十二穴：鼻空外廉，項上各二，謂迎香、扶突，各二穴也。迎香，在鼻下孔傍，手足陽明二脉之會，刺可入同身寸之三分。扶突，在曲頰下同身寸之一寸人迎後，手陽明脉氣所發，仰而取之，刺可入同身寸之四分，若灸者可灸三壯。大迎骨空各一，大迎，穴名也。在曲頷前同身寸之一寸三分，骨陷者中動脉，足陽明脉氣所發，刺可入同身寸之三分，留七呼，若灸者可灸三壯。○新校正云：詳大迎穴已見前足陽明經中，今又見於此，王氏不注所以，當如顴髎穴兩出之義。柱骨之會各一，謂天鼎二穴也。在頸缺盆上，直扶突，氣舍後同身寸之半寸①，手陽明脉氣所發，刺可入同身寸之四分，若灸者可灸三壯。○新校正云：按《甲乙經》作『一寸半』。髃骨之會各一，謂肩髃二穴也。所在刺灸分壯，與《氣穴》同法。○新校正云：按『髃骨』，《氣穴》注中無，《刺熱》注、《水熱穴》注、《骨空論》注中有之。肘以下至手大指次指本各六俞。謂三里、陽谿、合谷、三間、二間、商陽六穴也。左右言之，則十二俞也。所在刺灸分壯，與《氣穴》同法。○新校正云：按《氣穴論》注有曲池而無三里。曲池，手陽明之合也，此誤出三里，而遺曲池也。

手少陽脉氣所發者三十二穴：鼽骨下各一，謂顴髎二穴也。所在刺灸分壯，與手太陽脉同法。此穴中手少陽、太陽脉氣俱會於中，等無優劣，故重說於此，下有者同。眉後各一，謂絲竹空二穴也。在眉後陷者中，手少陽脉氣所發，刺可入同身寸之三分，留六呼，不可灸，灸之不幸，使人目小及盲。○新校正云：按《甲乙經》『手少陽』作『足少陽』；『留六呼』作『三呼』。角上各一，謂懸釐二穴也。此與足少陽脉中同，以是二脉之會也。○新校正云：按『足少陽脉』中言『角下』，此云『角上』，疑此誤。下完骨後各一，謂天牖二穴也。所在刺灸分壯，與《氣穴》同法。項中足太陽之前各一，謂風池二穴也。在耳後陷者中，按之引於耳中，手足少陽脉之會，刺可入同身寸之四分，若灸者可灸三壯。○新校正云：按《甲乙經》在『顳顬後髮際，足少陽、陽維之會，刺可入三分。』俠扶突各一，謂天窗二穴也。在曲頰下扶突後動脉應手陷者中，手太陽脉氣所發，刺可入同身寸之六分，若灸者可灸三壯。肩貞各一，肩貞，穴名也。在肩曲胛下兩骨解間，肩髃後陷者中，手太陽脉氣所發，刺可入同身寸之八分，若灸者可灸三壯。肩貞下三寸分間各一，謂肩髎、臑會、消濼各二穴也。其穴各在肉分間也。肩髎，在肩端臑上，斜舉臂取之，手少陽脉氣所發，刺可入同身寸之七分，若灸者可灸三壯。臑會，在臂前廉，去肩端同身寸之三寸，手陽明、少陽二絡氣之會，刺可入同身寸之五分，灸者可灸五壯。消濼，在肩下臂外關掖斜肘②分下行間③，

---

① 半寸：原脫『寸』字，據金刻本、讀書堂本、古林堂本、趙府本補。
② 關掖斜肘：『關』，《甲乙・卷三・第二十八》作『開』，疑底本誤。
③ 下行間：《外臺・卷三十九》、《聖濟總錄・卷一百九十一》、《醫心方・卷二》、《銅人・卷五》皆無『間』字，疑底本衍。

手少陽脉之會，刺可入同身寸之五分①，若灸者可灸三壯。**肘以下至手小指次指本各六俞。**謂天井、支溝、陽池、中渚、液門、關衝六穴也。左右言之，則十二俞也。所在刺灸分壯，與《氣穴》同法。

督脉氣所發者二十八穴：今少一穴。○新校正云：按會陽二穴，爲二十九穴，乃剩一穴，非少也。「少」當作「剩」。**項中央二，**是謂風府、瘖門二穴也。悉在項中，餘一穴今亡。風府，在項上入髮際同身寸之一寸，大筋内宛宛中，督脉、陽維之會，刺可入同身寸之四分，留三呼，不可妄灸，灸之不幸令人瘖。瘖門，在項髮際宛宛中，去風府同身寸之一寸，督脉、陽維二經之會，仰頭取之，刺可入同身寸之四分，禁不可灸，灸之令人瘖。○新校正云：按王氏云風府、瘖門「悉在項中，餘一穴今亡」者，非謂此二十八穴中亡其一穴也，王氏蓋見《氣穴論》大椎上兩傍各一穴，亦在項之穴也，今亡，故云餘一穴今亡也。**髮際後中八，**謂神庭、上星、顖會、前頂、百會、後頂、強間、腦戶八穴也。其正髮際之中也。神庭，在髮際直鼻，督脉、足太陽、陽明脉三經之會，禁不可刺，若刺之令人巔疾，目失睛，若灸者可灸三壯。上星，在顱上直鼻中央，入髮際同身寸之一寸陷者中容②豆。顖會，在上星後同身寸之一寸陷者中。前頂，在顖會後同身寸之一寸五分骨間陷者中。百會，在前頂後同身寸之一寸五分頂中央旋毛中陷容指，督脉、足太陽之交會。後頂，在百會後同身寸之一寸五分。強間，在後頂後同身寸之一寸五分。腦戶，在強間後同身寸之一寸五分，督脉、足太陽之會，不可灸。此八者，並督脉氣所發也。上星、百會、強間、腦戶，各刺可入同身寸之三分，上星留六呼，腦戶留三呼，餘並刺可入同身寸之四分，若灸者可灸五壯。○新校正云：按《甲乙經》腦戶「不可灸」；《骨空論》注云：「不可妄灸。」**面中三，**謂素髎、水溝、齗交三穴也。素髎，在鼻柱上端，督脉氣所發，刺可入同身寸之三分。水溝，在鼻柱下人中，直脣取之，督脉、手陽明之會，刺可入同身寸之二分，留六呼，若灸者可灸三壯。齗交，在脣内齒上齗縫，督脉、任脉二經之會，可逆刺之，入同身寸之三分，若灸者可灸三壯。此三者，正居面左右之中也。**大椎以下至尻尾③及傍十五穴，**脊椎之間有大椎、陶道、身柱、神道、靈臺、至陽、筋縮、中樞、脊中、懸樞、命門、陽關、腰俞、長強、會陽十五俞也。大椎，在第一椎上陷者中，三陽、督脉之會。陶道，在項大椎節下間，督脉、足太陽之會，俛而取之。身柱，在第三椎節下間，俛而取之。神道，在第五椎節下間，俛而取之。靈臺，在第六椎節下間，俛而取之。至陽，在第七椎節下間，俛而取之。筋縮，在第九椎節下間，俛而取之。中樞，在第十椎節下間，俛而取之。脊中，在第十一椎節下間，俛而取之，禁不可灸，令人僂。懸樞，在第十三椎節下間，伏而取之。命門，在第十四椎節下間，伏而取之。陽關，在第十六椎節下間，坐而取之。腰俞，在第二十一椎節下間。長強，在脊骶端，督脉別絡、少陰二脉所結。會陽穴，在陰尾骨兩傍。凡此十五者，並督脉氣所發。腰俞、長強各刺可入同身寸

---

① 五分：金刻本作「六分」。
② 容：原誤作「谷」，據金刻本、讀書堂本、古林堂本、趙府本改。
③ 尻尾：「尻」當作「尻」。

之二分，○新校正云：按《甲乙經》作『二寸』，《水穴論》注作『二分』；腰俞穴，《繆刺論》注作『二寸』，《熱穴》注作『二寸』，《刺熱》注作『二分』，諸注不同。雖《甲乙經》作『二寸』，疑大深。與其失之深，不若失之淺，宜從『二分』之說。○留七呼。懸樞，刺可入同身寸之三分。會陽，刺可入同身寸之八分。餘並刺可入同身寸之五分。陶道、神道各留五呼。陶道、身柱、神道、筋縮可灸五壯。大椎可九壯。餘並可三壯。○新校正云：按《甲乙經》無靈臺、中樞、陽關三穴。至骶下凡二十一節，脊椎法也。通項骨三節，即二十四節。

任脉之氣所發者二十八穴：今少一穴。喉中央二，謂廉泉、天突二穴也。廉泉，在頷下結喉上舌本下，陰維、任脉之會，刺可入同身寸之三分，留三呼，若灸者可灸三壯。天突，在頸結喉下同身寸之四寸，中央宛宛中，陰維、任脉之會，低鍼取之，刺可入同身寸之一寸，留七呼，若灸者可灸三壯。膺中骨陷中各一，謂旋璣①、華蓋、紫宮、玉堂、膻中、中庭六穴也。旋璣，在天突下同身寸之一寸。華蓋，在旋璣下同身寸之一寸。紫宮、玉堂、膻中、中庭各相去同身寸之一寸六分陷者中。並任脉氣所發，仰而取之，各刺可入同身寸之三分，若灸者可灸五壯。鳩尾下三寸，胃脘五寸，胃脘以下至橫骨六寸半一，○新校正云：詳『一』字疑誤。腹脉法也。鳩尾，心前穴名也。其正當心蔽骨之端，言其骨垂下如鳩鳥尾形，故以爲名也。鳩尾下有鳩尾、巨闕、上脘、中脘、建里、下脘、水分、齊中、陰交、脖胦、丹田、關元、中極、曲骨十四俞也。鳩尾在臆前蔽骨下，同身寸之五分，任脉之别，不可灸。刺人無蔽骨者，從岐骨際下行同身寸之一寸，○新校正云：按《甲乙經》云『一寸半』。○爲鳩尾處也。下次巨闕、上脘、中脘、建里、下脘、水分，遞相去②同身寸之一寸。上脘則足陽明、手太陽之會。中脘則手太陽、少陽、足陽明三脉所生也。齊中禁不可刺，若刺之使人齊中惡瘍，潰矢出者死不治。陰交，在齊下同身寸之一寸，任脉、陰衝③之會。脖胦，在齊下同身寸之一寸半④。丹田，三焦募也，在齊下同身寸之二寸。關元，小腸募也，在齊下同身寸之三寸，足三陰、任脉之會也。中極，在關元下一寸，足三陰之會也。曲骨，在橫骨上，中極下同身寸之一寸，足厥陰之會。凡此十四者，並任脉氣所發。建里、丹田並刺可入同身寸之六分，留七呼。○新校正云：按《甲乙經》作『五分』、『十呼』。○上脘、陰交並刺可入同身寸之八分。下脘、水分並刺可入同身寸之一寸。中脘、脖胦並刺可入同身寸之一寸二分。曲骨刺可入同身寸之一寸半，留七呼。餘並刺可入同身寸之一寸二分。若灸者，關元、中脘各可灸七壯；齊中、中極、曲骨各三壯。餘並可五壯。自鳩尾下至陰間，並任脉主之，腹脉法也。○新校正云：據此注云『餘並

① 旋璣：『璣』原作『機』，據金刻本、讀書堂本、古林堂本、趙府本改。下同。按，下文『在旋璣下』之『璣』字，底本不誤。
② 去：原誤作『云』，據金刻本、讀書堂本、古林堂本、趙府本改。
③ 陰衝：《外臺·卷三十九·十二身流注五藏六府明堂·陰交》作『衝脉、少陰』。
④ 一寸半：原脱『半』字，據金刻本、讀書堂本、古林堂本、趙府本補。

刺入一寸二分①』，關元在中，與《甲乙經》及《氣穴》、《骨空》注『刺入二寸』不同，當從《甲乙經》之寸數。**下陰別一，**謂會陰一穴也。自曲骨下至陰，陰之下兩陰之間則此穴也，是任脉別絡俠督脉者衝脉之會，故曰『下陰別一』也。刺可入同身寸之二寸，留七呼，若灸者可灸三壯。〇新校正云：按《甲乙經》『七呼』作『三呼②』。**目下各一，**謂承泣二穴也。在目下同身寸之七分，上直瞳子，陽蹻、任脉、足陽明三經之會，刺可入同身寸之三分，不可灸。**下脣一，**謂承漿穴也。在頤前下脣之下，足陽明脉、任脉之會，開口取之，刺可入同身寸之二分，留五呼，若灸者可灸三壯。〇新校正云：按《甲乙經》作『留六呼』。**齗交一。**齗交，穴名也。所在刺灸分壯，與脉同法③。

衝脉氣所發者二十二穴：俠鳩尾外各半寸，至齊寸一，謂幽門、通谷、陰都、石關、商曲、肓俞④六穴，左右則十二穴也。幽門，俠巨闕兩傍相去各同身寸之半寸陷者中。下五穴各相去同身寸之一寸。並衝脉、足少陰二經之會，各刺可入同身寸之一寸，若灸者可灸五壯。〇新校正云：按此云『各刺入一寸』，按《甲乙經》云：幽門、通谷『刺入五分』。**俠齊下傍各五分，至横骨寸一，腹脉法也。**謂中注、髓府、胞門、陰關、下極五穴，左右則十穴也。中注，在肓俞下同身寸之五分，上直幽門。下四穴各相去同身寸之一寸，並衝脉、足少陰二經之會，各刺可入同身寸之一寸，若灸者可灸五壯。

足少陰舌下，厥陰毛中急脉各一，足少陰舌下二穴，在人迎前陷中動脉前，是日月本，左右二也。足少陰脉氣所發，刺可入同身寸之四分。急脉，在陰髦中，陰上兩傍，相去同身寸之二寸半，按之隱指堅然，甚按則痛引上下也。其左者中寒，則上引少腹，下引陰丸，善爲痛，爲少腹急，中寒。此兩脉皆厥陰之大絡通行其中，故曰厥陰急脉，即睾之系也。可灸而不可刺，病疝少腹痛，即可灸。〇新校正云：詳『舌下』、『毛中』之穴，《甲乙經》無。**手少陰各一，**謂手少陰郄穴也。在腕後同身寸之半寸，手少陰郄也。刺可入同身寸之三分，若灸者可灸三壯，左右二也。**陰陽蹻各一，**陰蹻一，謂交信穴也。交信，在足内踝上同身寸之二寸，少陰前太陰後筋骨間，陰蹻之郄，刺可入同身寸之四分，留五呼，若灸者可灸三壯。陽蹻一，謂附陽穴也。附陽，在足外踝上同身寸之三寸，太陽前少陽後筋骨間，謹取之，陽蹻之郄，刺可入同身寸之六分，留七呼，若灸者可灸三壯。左右四也。**手足諸魚際脉氣所發者，凡三百六十五穴也。**經之所存者多，凡一十九穴，此所謂氣府也。然散穴俞，諸經脉部分皆有之，故經或不言，而《甲乙經》經脉流注多少不同者以此。

---

① 二分：原誤作『一分』，據金刻本、讀書堂本、古林堂本、趙府本改，與上文合。
② 三呼：此上原衍『留』字，據金刻本、讀書堂本、古林堂本、趙府本刪。
③ 與脉同法：金刻本作『督脉同法』，讀書堂本、趙府本作『與脉法同』。
④ 肓俞：原誤作『腎俞』，據金刻本、讀書堂本、古林堂本、趙府本改。

重廣補注黄帝内經素問卷第十五

【釋音】

皮部論

蜚扶沸切　䐃渠殞切

氣穴論

蔽必寐切　擿音摘　臑奴到切

氣府論

顖音信　譩譆上音衣，下音喜　顬顬上如輒切，下汝車切　毖音秘　頄音仇

重廣補注黃帝内經素問卷第十六

啓玄子　次注　林億　孫奇　高保衡等奉敕　校正　孫兆　重改誤

骨空論

水熱穴論

骨空論篇第六十

新校正云：按全元起本在第二卷，自『灸寒熱之法』已下，在第六卷《刺齊篇》末。

黃帝問曰：余聞風者百病之始也，以鍼治之奈何？始，初也。岐伯對曰：風從外入，令人振寒，汗出頭痛，身重惡寒，風中身形，則腠理閉密，陽氣内拒，寒復外勝，勝拒相薄，榮衛失所，故如是。治在風府，風府，穴也。在項上入髮際同身寸之一寸宛宛中，督脉、足太陽之會，刺可入同身寸之四分，若灸者可灸五壯。○新校正云：按風府注，《氣穴論》、《氣府論》中各已注，與《甲乙經》同。此注云『督脉、足太陽之會，可灸五壯』者，乃是風門熱府穴也，當云『督脉、陽維之會，留三呼，不可灸』乃是。調其陰陽，不足則補，有餘則寫。用鍼之道，必法天常，盛寫虚補，此其常也。大風頸項痛，刺風府，風府在上椎。上椎，謂大椎上入髮際同身寸之一寸。大風汗出，灸譩譆，譩譆在背下俠脊傍三寸所，厭之令病者呼譩譆，譩譆應手。譩譆，穴也。在肩髆内廉俠第六椎下兩傍，各同身寸之三寸。以手厭之，令病人呼譩譆之聲，則指下動矣。足太陽脉氣所發，刺可入同身寸之六分，留七呼，若灸者可灸五壯。譩譆者因取爲名爾。從風憎風，刺眉頭。謂攢竹穴也。在眉頭陷者中脉動應手，足太陽脉氣所發，刺可入同身寸之三分，若灸者可灸三壯。失枕，在肩上橫骨間。謂缺盆穴也。在肩上橫骨陷者中，手陽明脉氣所發，刺可入同身寸之二分，留七呼，若灸者可灸三壯，刺入深，令人逆息。〇新校正云：按《氣府》注作『足陽明』，此云『手陽明』，詳二經俱發於此，故王注兩言之。折使揄①臂齊肘正，灸脊中。揄，讀爲搖，搖謂搖動也。然失枕非獨取肩上橫骨間，乃當正形灸脊中也。欲而驗之，則使搖動其臂，屈折其肘，自項之下，橫齊肘端，當其中間，則其處也，是曰陽關，在第十六椎節下間，督脉氣所發，刺可入同身寸之五分，若灸者可灸三壯。〇新校正云：詳陽關穴，《甲乙經》無。䏚絡季脇引少腹而痛脹，刺譩譆。䏚，謂俠脊兩傍空軟處也。少腹，齊下也。腰痛不可以轉搖，急引陰卵，刺八髎與痛上，八髎在腰尻分間。『八』，或爲『九』，驗《真骨》及《中誥孔穴經》，正有八髎，無九髎也。分，謂腰尻筋肉分間陷下處。鼠瘻寒熱，還刺寒府，寒府在附膝外解營。膝外骨間也。屈伸之處，寒氣喜中，故名寒府也。解，謂骨解。營，謂深刺而必中其營也。取膝上外者使之拜，取足心者使之跪。拜而取者，使膝穴②空開也。跪而取之者，令足心宛宛處深定也。

任脉者，起於中極之下，以上毛際，循腹裏，上關元，至咽喉，上頤循面入目。〇新校正云：按《難經》、《甲乙經》無『上頤循面入目』六字。衝脉者，起於氣街，並少陰之經，〇新校正云：按《難經》、《甲乙經》作『陽明』。俠齊上行，至胸中而散。任脉、衝脉，皆奇經也。任脉當齊中而上行，衝脉俠齊兩傍而上行。然中極者，謂齊下同身寸之四寸也。言中極之下者，言中極③從少腹之內上行，而外出於毛際而上，非謂本起於此也。關元者，謂齊下同身寸之三寸也。氣街者，穴名也。在毛際兩傍鼠鼷上同身寸之一寸也。言衝脉起於氣街者，亦從少腹之內與任脉並行，而至於是乃循腹也。何以言之?《鍼經》曰：『衝脉者，十二經之海，與少陰之絡起於腎下，出於氣街。』又曰：『衝脉任脉者，皆起於胞中，上循脊裏，爲經絡之海；其浮而外者，循腹各行，會於咽喉，別而絡脣口。血氣盛則皮膚熱，血獨盛則滲灌皮膚，生毫毛。』由此言之，則任脉、衝脉從少腹之內上行，至中極之下，氣街之內，明矣。〇新校正云：按『氣街』與《氣府論》、《刺熱篇》、《水熱穴篇》、《刺禁論》等注重，文雖不同，處所無別，備注《氣府論》中。任脉爲病，男子内結七疝，

---

① 揄：原作『揄』，形誤。據金刻本、讀書堂本、古林堂本改。注文『揄』字同。

② 膝穴：金刻本、讀書堂本、古林堂本、趙府本作『膝外』，義勝。

③ 中極：人衛本注：『二字疑是「任脉」。』

女子帶下瘕聚。衝脉爲病，逆氣裏急。督脉爲病，脊強反折。督脉，亦奇經也。然任脉、衝脉、督脉者，一源而三歧也，故經或謂衝脉爲督脉也。何以明之？今《甲乙》及古《經脉流注圖經》以任脉循背者謂之督脉，自少腹直上者謂之任脉，亦謂之督脉，是則以背腹陰陽別爲名目①爾。以任脉自胞上過帶脉貫齊而上，故男子爲病内結七疝，女子爲病則帶下瘕聚也。以衝脉俠齊而上，並少陰之經上至胸中，故衝脉爲病則逆氣裏急也。以督脉上循脊裏，故督脉爲病則脊強反折也。督脉者，起於少腹以下骨中央。女子入繫廷孔，起非初起，亦猶任脉、衝脉起於胞中也，其實乃起於腎下，至於少腹，則下行於腰横骨圍之中央也。繫廷孔者，謂窈漏，近所謂前陰穴也。以其陰廷繫屬於中，故名之。其孔，溺孔之端也。孔，則窈漏也。窈漏之中，其上有溺孔焉。端，謂陰廷在此溺孔之上端也，而督脉自骨圍中央則至於是。其絡循陰器合篡間，繞篡後，督脉別絡，自溺孔之端，分而各行，下循陰器，乃合篡間也。所謂間者，謂在前陰、後陰之兩間也。自兩間之後，已②復分而行，繞篡之後。別繞臀，至少陰與巨陽中絡者，合少陰上股内後廉，貫脊屬腎，別，謂別絡分而各行之於焦也。足少陰之絡者，自股内後廉貫脊屬腎。足太陽絡之外行者，循髀③樞，絡股陽而下；其中行者，下貫臀，至膕中與外行絡合。故言至少陰與巨陽中絡，合少陰上股内後廉貫脊屬腎也。〇新校正云：詳『各行於焦』，疑『焦』字誤。與太陽起於目内眥，上額交巔上，入絡腦，還出別下項，循肩髆内，俠脊抵腰中，入循膂絡腎；接繞臀而上行也。其男子循莖下至篡，與女子等；其少腹直上者，貫齊中央，上貫心入喉，上頤環脣，上繫兩目之下中央。自『與太陽起於目内眥』下至『女子等』，並督脉之別絡也。其直行者，自尻上循脊裏而至於鼻人④也。自『其少腹直上』至『兩目之下中央』，並任脉之行，而云是督脉所繫，由此言之，則任脉、衝脉、督脉，名異而同一體也⑤。此生病，從少腹上衝心而痛，不得前後，爲衝疝。尋此生病正是任脉，經云爲衝疝者，正明督脉以別主而異目也。何者？若一脉一氣而無陰陽之異主，則此生病者當心背

---

① 名目：原誤作『各目』，據金刻本、讀書堂本、古林堂本、趙府本改。
② 已：人衛本此下注曰：『疑衍。』
③ 髀：原誤作『滑』，據金刻本、讀書堂本、古林堂本、趙府本改。
④ 鼻人：據經文『繫兩目之下中央』，疑『人』爲『上』訛。
⑤ 同一體：原脱『一』字，據金刻本、讀書堂本、古林堂本、趙府本補。

俱痛，豈獨衝心而爲疝乎？其女子不孕，癃痔遺溺嗌乾。亦以衝脉、任脉並自少腹上至於咽喉，又以督脉循陰器合篡間繞篡後別繞臀，故不孕癃痔遺溺嗌乾也。所以謂之任脉者，女子得之以任養也，故經云此病其女子不孕也。所以謂之衝脉者，以其氣上衝也，故經云此生病從少腹上衝心而痛也。所以謂之督脉者，以其督領經脉之海也。由此三用，故一源三歧，經或通呼，似相謬引，故下文曰：督脉生病治督脉，治在骨上，甚者在齊下營。此亦正任脉之分也，衝、任、督三脉異名同體亦明矣。骨上，謂腰橫骨上毛際中曲骨穴也，任脉足厥陰之會，刺可入同身寸之一寸半，若灸者可灸三壯。齊下，謂齊直下同身寸之一寸陰交穴，任脉、陰衝之會，刺可入同身寸之八分，若灸者可灸五壯。

其上氣有音者，治其喉中央，在缺盆中者。中，謂缺盆兩間之中天突穴，在頸結喉下同身寸之四寸中央宛宛中，陰維、任脉之會，低鍼取之，刺可入同身寸之一寸，留七呼，若灸者可灸三壯。

其病上衝喉者治其漸，漸者，上俠頤也。陽明之脉漸上頤而環脣，故以俠頤名爲漸也，是謂大迎。大迎在曲頷前骨①同身寸之一寸三分陷中動脉，足陽明脉氣所發，刺可入同身寸之三分，留七呼，若灸者可灸三壯。蹇膝伸不屈，治其楗。蹇膝，謂膝痛屈伸蹇難也。楗，謂髀輔骨上，橫骨下，股外之中，側立搖動取之，筋動應手。坐而膝痛，治其機。髖骨兩傍相接處。立而暑解，治其骸關。暑，熱也。若膝痛，立而膝骨解中熱者，治其骸關。骸關，謂膝解也。一經云『起而引解』，言膝痛起立，痛引膝骨解之中也。暑、引二字其義則異，起、立二字其意頗同。膝痛，痛及拇指，治其膕。膕，謂膝解之後，曲脚之中委中穴，背面②取之，脉動應手，足太陽脉之所入，刺可入同身寸之五分，留七呼，若灸者可灸三壯。坐而膝痛，如物隱者，治其關。關在膕上，當楗之後，背立按之，以動搖筋應手。膝痛不可屈伸，治其背內。謂大杼穴也。所在灸刺分壯，與《氣穴》同法。連䯒若折，治陽明中俞髎。若膝痛不可屈伸，連䯒痛如折者，則鍼陽明脉中俞髎也，是則正取三里穴也。若別，治巨陽少陰滎。若痛而膝如別離者，則治足太陽、少陰之滎也。足太陽滎，通谷也，在足小指外側本節前陷者中，刺可入同身寸之二分，留五呼，若灸者可灸三壯。足少陰滎，然谷也，在足內踝前起大骨下陷者中，刺可入同身寸之三分，留三呼，若灸者可灸三壯。淫濼脛痠，不能久立，治少陽之維，○新校正云：按《甲乙經》外踝上五寸，乃足少陽之絡，此云『維』者，字之誤也。在外踝③上五寸。

① 骨：人衛本移至下文『陷』字之上，可從。
② 背面：金刻本作『背向』。
③ 外踝：原脫『踝』字，據金刻本及《太素·卷十一·骨空》補。

淫濼，謂似酸痛而無力也。『五寸①』一云『四寸』。《中誥圖經》外踝上四寸無穴，五寸是光明穴也，足少陽之絡。刺可入同身寸之七分，留十呼，若灸者可灸五壯。○新校正云：按《甲乙經》云：『刺入六分，留七呼。』輔骨上横骨下爲楗，俠髖爲機，膝解爲骸關，俠膝之骨爲連骸，骸下爲輔，輔上爲膕，膕上爲關，頭横骨爲枕。由是則謂膝輔骨上，腰髖骨下爲楗，楗上爲機，膝外爲骸關，楗後爲關，關下爲膕，膕下爲輔骨，輔骨上爲連骸。連骸者，是骸骨相連接處也。頭上之横骨爲枕骨。

水俞五十七穴者，尻上五行，行五；伏菟上兩行，行五；左右各一行，行五；踝上各一行，行六穴。所在刺灸分壯，具《水熱穴論》中，此皆是骨空，故《氣穴篇》内與此重言爾。髓空在腦後三分，在顱際鋭骨之下，是謂風府，通腦中也。一在齗基下，當頤下骨陷中有穴容豆，《中誥》名下頤。一在項後中復骨下，謂瘖門穴也。在項髮際宛宛中，入系舌本，督脉、陽維之會，仰頭取之，刺可入同身寸之四分，禁不可灸。一在脊骨上空在風府上。上謂腦户穴也，在枕骨上，大羽後同身寸之一寸五分宛宛中，督脉、足太陽之會，此別腦之户，不可妄灸，灸之不幸令人瘖，刺可入同身寸之三分，留三呼。○新校正云：按《甲乙經》『大羽者，強間之别名』。《氣府》注云：『若灸者可灸五壯。』脊骨下空，在尻骨下空。不應主療，經闕其名。○新校正云：按《甲乙經》長強在脊骶端，正在尻骨下。王氏云：『不應主療，經闕其名。』得非誤乎？數髓空在面俠鼻，謂顴髎等穴，經不一一指陳其處，小小者爾。或骨空在口下當兩肩。謂大迎穴也。所在刺灸分壯，與前俠頤同法。兩髆骨空，在髆中之陽。近肩髃穴，經無名。臂骨空在臂陽，去踝四寸兩骨空之間。在支溝上同身寸之一寸，是謂通間。○新校正云：按《甲乙經》支溝上一寸名三陽絡，通間豈其别名歟？股骨上空在股陽，出上膝四寸。在陰市上伏菟穴，下在承楗也。骭骨空在輔骨之上端。謂犢鼻穴也。在膝髕下骭骨上俠解大筋中，足陽明脉氣所發，刺可入同身寸之六分，若灸者可灸三壯耳。股際骨空在毛中動②下。經闕其名。尻骨空在髀骨之後，相去四寸。是謂尻骨，八髎穴也。扁骨有滲理湊，無髓孔，易髓無空。扁骨，謂尻間扁戾骨也。其骨上有滲灌文理歸湊之，無别髓孔也。易，亦也。骨有孔則髓有孔，骨若無孔髓亦無孔也。

---

① 五寸：原誤作『三寸』，據金刻本、讀書堂本、古林堂本、趙府本改，與經文合。
② 動：《太素·卷十一·骨空》作『動脉』。

灸寒熱之法，先灸項大椎，以年爲壯數，如患人之年數。次灸橛骨，以年爲壯數。尾窮謂之橛骨。視背俞陷者灸之，背胂①骨際有陷處也。舉臂肩上陷者灸之，肩髃穴也。在肩端兩骨間，手陽明、蹻脉之會，刺可入同身寸之六分，留六呼，若灸者可灸三壯。兩季脇之間灸之，京門穴，腎募也，在髂骨與腰中季脇本俠脊，刺可入同身寸之三分，留七呼，若灸者可灸三壯。外踝上絕骨之端灸之，陽輔穴也。在足外踝上輔骨前絕骨之端，如前同身寸之三分所，去丘虛七寸，足少陽脉之所行也，刺可入同身寸之五分，留七呼，若灸者可灸三壯。○新校正云：按《甲乙經》云：『在外踝上四寸』。足小指次指間灸之，俠谿穴也。在足小指次指歧骨間本節前陷者中，足少陽脉之所流也，刺可入同身寸之三分，留三呼，若灸者可灸三壯。○新校正云：按《甲乙經》，『流』當作『留』字。腨下陷脉灸之，承筋穴也。在腨中央陷者中，足太陽脉氣所發也，禁不可刺，若灸者可灸三壯。○新校正云：按《刺腰痛篇》注云：『腨中央如外陷者中』。外踝後灸之，崑崙穴也。在足外踝後跟骨上陷者中，細脉動應手，足太陽脉之所行也，刺可入同身寸之五分，留十呼，若灸者可灸三壯。缺盆骨上切之堅痛如筋者灸之，經闕其名，當隨其所有而灸之。膺中陷骨間灸之，天突穴也，所在灸刺分壯，與前缺盆中者同法。掌束骨下灸之，陽池穴也，在手表腕上陷者中，手少陽脉之所過也，刺可入同身寸之二分，留六呼，若灸者可灸三壯。齊下關元三寸灸之，正在齊下同身寸之三寸也。足三陰、任脉之會，刺可入同身寸之二寸，留七呼，若灸者可灸七壯。○新校正云：按《氣府》注云『刺可入一寸二分』者，非。毛際動脉灸之，以脉動應手爲處，即氣街穴也。膝下三寸分間灸之，三里穴也。在膝下同身寸之三寸，䯒骨外廉兩筋肉分間，足陽明脉之所入也，刺可入同身寸之一寸，留七呼，若灸者可灸三壯。足陽明跗上動脉灸之，衝陽穴也。在足跗上同身寸之五寸骨間動脉，足陽明脉之所過也，刺可入同身寸之三分，留十呼，若灸者可灸三壯。○新校正云：按《甲乙經》及全元起本②『足陽明』下有『灸之』二字，并跗上動脉是二穴③。今王氏去『灸之』二字，則見一穴④。今於注中却存『灸之』二字⑤，以闕疑之。巔上一灸之，百會穴也。在頂中央旋毛中陷容指，督脉、足太陽脉之

---

① 胂：讀書堂本、古林堂本作『胛』。
② 《甲乙經》及全元起本：金刻本作『全元起本及《甲乙經》』。
③ 二穴：金刻本作『三穴』，恐誤。
④ 一穴：原誤作『二穴』，據金刻本改，與文義合。
⑤ 於注中却存『灸之』二字：檢王冰注文無『灸之』，疑有脱誤。

交會，刺可入同身寸之三分，若灸者可灸五壯。犬所囓之處灸之三壯，即以犬傷病法灸之。犬傷而發寒熱者，即以犬傷法三壯灸之①。凡當灸二十九處。傷食灸之，傷食爲病，亦發寒熱，故灸。〇新校正云：詳足陽明不別灸，則有二十八處，疑王氏去上文『灸之』二字者非。不已者，必視其經之過於陽者，數刺其俞而藥之。

水熱穴論篇第六十一

新校正云：按全元起本在第八卷。

黃帝問曰：少陰何以主腎？腎何以主水？

岐伯對曰：腎者至陰也，至陰者盛水也，肺者太陰也，少陰者冬脉也，故其本在腎，其末在肺，皆積水也。陰者，謂寒也。冬月至寒，腎氣合應，故云腎者至陰也。水王於冬，故云至陰者盛水也。腎少陰脉，從腎上貫肝鬲，入肺中，故云其本在腎，其末在肺也。腎氣上逆，則水氣客於肺中，故云皆積水也。

帝曰：腎何以能聚水而生病？

岐伯曰：腎者胃之關也，關門②不利，故聚水而從其類也。關者，所以司出入也。腎主下焦，膀胱爲府，主其分注，關竅二陰，故腎氣化則二陰通，二陰閟則胃填滿，故云『腎者胃之關』也。關閉則水積，水積則氣停，氣停則水生，水生則氣溢，氣水同類，故云『關閉不利，聚水而從其類』也。《靈樞經》曰：『下焦溢爲水。』此之謂也。上下溢於皮膚，故爲胕腫。胕腫者，聚水而生病也。上，謂肺。下，謂腎。肺腎俱溢，故聚水於腹中而生病也。

---

① 三壯灸之：金刻本作『三姓灸之』。按，底本與金刻本皆語焉不詳，疑俱有脫誤。

② 關門：當據《太素·卷十一·氣穴》改作『關閉』，與王冰注合。

帝曰：諸水皆生於腎乎？

岐伯曰：腎者牝藏也，牝，陰也，亦①主陰位，故云牝藏。地氣上者屬於腎，而生水液也，故曰至陰。勇而勞甚則腎汗出，腎汗出逢於風，内不得入於藏府，外不得越於皮膚，客於玄府，行於皮裏，傳爲胕腫，本之於腎，名曰風水。勇而勞甚，謂力房也。勞勇汗出則玄府開，汗出逢風則玄府復閉，玄府閉已則餘汗未出，内伏皮膚，傳化爲水，從風而水，故名風水。所謂玄府者，汗空也。汗液色玄，從空而出，以汗聚於裏，故謂之玄府。府，聚也。

帝曰：水俞五十七處者，是何主也？

岐伯曰：腎俞五十七穴，積陰之所聚也，水所從出入也。尻上五行行五者，此腎俞，背部之俞凡有五行，當其中者督脉氣所發，次兩傍四行皆足②太陽脉氣也。故水病下爲胕腫大腹，上爲喘呼，水下居於腎，則腹至足而胕腫。上入於肺，則喘息賁急而大呼也。不得臥者，標本俱病，標本者，肺爲標，腎爲本。如此者，是肺腎俱水爲病也。故肺爲喘呼，腎爲水腫，肺爲逆不得臥，肺爲喘呼氣逆不得臥者，以其主呼吸故也。腎爲水腫者，以其主水故也。分爲相輸，俱受者水氣之所留也。分其居處以名之，則是氣相輸應。本其俱受病氣，則皆是水所留也。伏菟上各二行行五者，此腎之街也，街，謂道也。腹部正俞凡有五行，俠齊兩傍則腎藏足少陰脉及衝脉氣所發，次兩傍則胃府足陽明脉氣所發，此四行穴則伏菟之上也。三陰之所交結於脚也。踝上各一行行六者，此腎脉之下行也，名曰太衝。腎脉與衝脉並下行循足，合而盛大，故曰太衝。凡五十七穴者，皆藏之陰絡，水之所客也。經所謂五十七者，然尻上五行行五，則背脊當中行督脉氣所發者，脊中、懸樞、命門、腰俞、長

---

① 亦：金刻本作『以』。

② 足：金刻本、讀書堂本、古林堂本、趙府本皆作『是』。

强當其處也。次俠督脉兩傍足太陽脉氣所發者，有大腸俞、小腸俞、膀胱俞、中胎内俞、白環俞當其處也。又次外俠兩傍足太陽脉氣所發者，有胃倉、肓門、志室、胞肓、袟邊當其處也。伏菟上各二行行五者，腹部正俞俠中行任脉兩傍衝脉足少陰之會者，有中注、四滿、氣穴、大赫、横骨當其處也。次俠衝脉足少陰兩傍足陽明脉氣所發者，有外陵、大巨、水道、歸來、氣街當其處也。踝上各一行行六者，足内踝之上有足少陰、陰蹻脉並循腨上行，足少陰脉有太鍾①、復溜、陰谷三穴；陰蹻脉有照海、交信、築賓三穴，陰蹻既足少陰脉之别，亦可通而主之。兼此數之，猶少一穴。脊中在第十一椎節下間，俛而取之，刺可入同身寸之五分，不可灸，令人僂。懸樞在第十三椎節下間，伏而取之，刺可入同身寸之三分，若灸者可灸三壯。命門在第十四椎節下間，伏而取之，刺可入同身寸之五分，若灸者可灸三壯。腰俞在第二十一椎節下間，刺可入同身寸之二分，〇新校正云：按《甲乙經》及《繆刺論》注，并《熱穴》注俱云『刺入二寸』，而《刺熱》注、《氣府》注并此注作『二分』，宜從二分之説。〇留七呼，若灸者可灸三壯。長强在脊骶端，督脉别絡，少陰所結，刺可入同身寸之二分，留七呼，若灸者可灸三壯。此五穴者，並督脉氣所發也。〇新校正云：詳王氏云少一穴，按《氣府論》注，十六②椎節下有『陽關』一穴，若通數『陽關』，則不少矣。〇次俠督脉兩傍，大腸俞在第十六椎下俠督脉兩傍，去督脉各同身寸之一寸半，刺可入同身寸之三分，留六呼，若灸者可灸三壯。小腸俞在第十八椎下兩傍，相去及刺灸分壯法如大腸俞。中胎内俞在第二十惟下兩傍，相去及刺灸分壯法如大腸俞，俠脊胎胂③起肉，留十呼。白環俞在第二十一椎下兩傍，相去如大腸俞，伏而取之，刺可入同身寸之五分，若灸者可灸三壯。〇新校正云：按《甲乙經》云：『刺可入八分，不可灸。』〇此五穴者，並足太陽脉氣所發。所謂腎俞者，則此也。又次外兩傍，胃倉，在第十二椎下兩傍，相去各同身寸之三寸，刺可入同身寸之五分，若灸者可灸三壯。肓門，在第十三椎下兩傍，相去及刺灸分壯法如胃倉。志室，在第十四椎下兩傍，相去及刺灸分壯法如胃倉，正坐取之。胞肓，在第十九椎下兩傍，相去及刺灸分壯法如胃倉，伏而取之。袟邊，在第二十一椎下兩傍，相去及刺灸分壯法如胃倉，伏而取之。此五穴者，並足太陽脉氣所發也。次伏菟上兩行，中注，在齊下同身寸之五分兩傍，相去任脉各同身寸之五分。〇新校正云：按《甲乙經》同。《氣府》注云『俠中行方一寸』，文異而義同。〇四滿，在中注下同身寸之一寸。氣穴，在四滿下同身寸之一寸。大赫，在氣穴下同身寸之一寸。横骨，在大赫下同身寸之一寸。各横相去同身寸之一寸，並衝脉、足少陰之會，刺可入同身寸之一寸，若灸者可灸五壯。次外兩傍穴：外陵，在齊下同身寸之一寸〇新校正云：按《氣府論》注云：『外陵在天樞下一寸。』與此正同。〇兩傍，去衝脉各同身寸之一寸半。大巨，在外陵下同身寸之一寸。水道，在大巨下同身寸之三寸。歸來，在水道下同身寸之三寸④。氣街，在歸來下〇新校正云：按《氣府》注、《刺熱》注、《熱穴》注云『在腹齊下横骨兩端鼠鼷上一寸』；《刺禁》注云『在腹下俠齊兩傍，相去四寸，鼠僕上一寸動脉應手。』《骨空》注云『在毛際

① 太鍾：原誤作『太衝』。據金刻本、讀書堂本、古林堂本改。按，太衝屬足厥陰，非足少陰。
② 十六：原誤作『十二』，據本書《氣府論》、《骨空論》王注改。
③ 胂：原誤作『肺』，據金刻本改。
④ 三寸：金刻本作『二寸』，與《氣府論》王冰注合，疑底本誤。

兩傍，鼠鼷上』。諸注不同，今備録之。○鼠鼷上同身寸之一寸。各横相去同身寸之二寸，此五穴者並足陽明脉氣所發。水道，刺可入同身寸之二寸半，若灸者可灸五壯。氣街，刺可入同身寸之三分，留七呼，若灸者可灸三壯。餘三穴並刺可入同身寸之八分，若灸者並可五壯。所謂腎之街者，則此也。踝上各一行行六者：太鍾，在足内踝後街中，○新校正云：按《甲乙經》云『跟後街中』，《刺瘧》注、《刺腰痛》注作『跟後街中動脉』，此云『内踝後』，此注非。○足少陰絡别走太陽者，刺可入同身寸之二分，留三呼，若灸者可灸三壯。復溜，在内踝上同身寸之二寸陷者中，足少陰脉之所行也，刺可入同身寸之三分，留三呼，若灸者可灸五壯。照海，在内踝下，刺可入同身寸之四分，留六呼，若灸者可灸三壯。交信，在内踝上同身寸之二寸，少陰前太陰後筋骨間，陰蹻之郄，刺可入同身寸之四分，留五呼，若灸者可灸三壯。築賓，在内踝上腨分中，陰維之郄，刺可入同身寸之三分，若灸者可灸五壯。陰谷，在膝下内輔骨之後，大筋之下，小筋之上，按之應手，屈膝而得之，足少陰脉之所入也，刺可入同身寸之四分，若灸者可灸三壯。所謂『腎經之下行，名曰太衝』者，則此也。

帝曰：春取絡脉分肉何也？

岐伯曰：春者木始治，肝氣始生，肝氣急，其風疾，經脉常深，其氣少，不能深入，故取絡脉分肉間。

帝曰：夏取盛經分腠何也？

岐伯曰：夏者火始治，心氣始長，脉瘦氣弱，陽氣留溢，○新校正云：按别本『留』一作『流』。熱熏分腠，内至於經，故取盛經分腠，絶膚而病去者，邪居淺也。絶，謂絶破，令病得出也。所謂盛經者，陽脉也。

帝曰：秋取經俞何也？

岐伯曰：秋者金始治，肺將收殺，三陰已升，故漸將收殺。金將勝火，陽氣在合，金王火衰，故云金將勝火。陰氣初勝，濕氣及體，以漸於雨濕霧露，故云濕氣及體。陰氣未盛，未能深入，故取俞以寫陰邪，取合以虚陽邪，陽氣始衰，故取於合。○新校正云：按皇甫士安云：『是謂始秋之治變。』

帝曰：冬取井滎何也？

岐伯曰：冬者水始治，腎方閉，陽氣衰少，陰氣堅盛，巨陽伏沈，陽脉乃去，去，謂下去。故取井以下陰逆，取滎以實陽氣。〇新校正云：按全元起本『實』作『遣』；《甲乙經》、《千金方》作『通』。故曰：冬取井滎，春不鼽衄，〇新校正云：按皇甫士安云：『是謂末冬之治變。』此之謂也。〇新校正云：按此與《四時刺逆從論》及《診要經終論》義頗不同，與《九卷》之義相通。

帝曰：夫子言治熱病五十九俞，余論其意，未能領別其處，願聞其處，因聞其意。

岐伯曰：頭上五行行五者，以越諸陽之熱逆也；頭上五行者，當中行謂上星、顖會、前頂、百會、後頂；次兩傍謂五處、承光、通天、絡却、玉枕；又次兩傍謂臨泣、目窗、正營、承靈、腦空也。上星，在顱上直鼻中央，入髮際同身寸之一寸陷者中容豆①，刺可入同身寸之三分。顖會，在上星後同身寸之一寸陷者中，刺可入同身寸之四分。前頂，在顖會後同身寸之一寸五分骨間陷者中，刺如顖會法。百會，在前頂後同身寸之一寸五分，頂中央旋毛中陷容指，督脉、足太陽脉之交會，刺如上星法。後頂，在百會後同身寸之一寸五分②枕骨上，刺如顖會法。然是五者皆督脉氣所發也，上星③留六呼，若灸者並可灸五壯。次兩傍穴，五處，在上星兩傍同身寸之一寸五分。承光，在五處後同身寸之一寸。通天，在承光後同身寸之一寸五分。絡却，在通天後同身寸之一寸五分。玉枕，在絡却後同身寸之七分。然是五者並足太陽脉氣所發，刺可入同身寸之三分，五處、通天各留七呼，絡却留五呼，玉枕留三呼，若灸者可灸三壯。〇新校正云：按《甲乙經》承光不灸，玉枕刺入二分。〇又次④兩傍，臨泣，在頭直目上入髮際同身寸之五分，足太陽、少陽、陽維三脉之會。目窗、正營遞相去同身寸之一寸。承靈、腦空遞相去同身寸之一寸五分。然是五者並足少陽、陽維二脉之會，腦空一穴，刺可入同身寸之四分，餘並可刺入同身寸之三分，臨泣留七呼，若灸者可灸五壯。

大杼、膺俞、缺盆、背俞，此八者，以寫胸中之熱也；大杼，在項第一椎下兩傍，相去各同身寸之一寸半陷者中，督脉別絡、手足太陽三脉氣之會，刺可入同身寸之三分，留七呼，若灸者可灸五壯。〇新校正云：按《甲乙經》并《氣穴》注作『七壯』，《刺瘧》注、《刺熱》注作『五壯』。〇膺俞者，膺中之俞也，正名中府，在胸中行兩傍，相去同身寸之六寸，雲門下一寸，乳上三肋間動脉應手陷者中，仰而取之，手足太陰脉之會，刺可入同身寸之三分，

---

① 豆：金刻本作『爪』。
② 一寸五分：原作『二寸五分』，據金刻本、讀書堂本、古林堂本、趙府本改，與《刺熱篇》、《氣府論》王冰注合。
③ 上星：原誤作『上骨』，據金刻本、讀書堂本、古林堂本、趙府本改。
④ 次：原誤作『刺』，據金刻本、古鈔本改，與以上文例合。

留五呼，若灸者可灸五壯。缺盆，在肩上橫骨陷者中，手陽明脉氣所發，刺可入同身寸之二分，留七呼，若灸者可灸三壯。背俞，即風門熱府俞也，在第二椎下兩傍，各同身寸之一寸五分①，督脉、足太陽之會，刺可入同身寸之五分，留七呼，若灸者可灸五壯。今《中誥孔穴圖經》雖不名之，既曰風門熱府，即治熱之背俞也。○新校正云：按王氏注《刺熱論》云：『背俞未詳何處。』注此指名『風門熱府』，注《氣穴論》以『大杼』爲『背俞』，三注②不同者，蓋亦疑之者也。**氣街、三里、巨虛上下廉，此八者，以寫胃中之熱也；**氣街，在腹齊下橫骨兩端，鼠鼷上同身寸之一寸動脉應手，足陽明脉氣所發，刺可入同身寸之三分，留七呼，若灸者可灸三壯。○新校正云：按『氣街』，諸注不同，具前《水穴》注中。○三里在膝下同身寸之三寸，䯒外廉兩筋肉分間，足陽明脉之所入也，刺可入同身寸之一寸，留七呼，若灸者可灸三壯。巨虛上廉，足陽明與大腸合，在三里下同身寸之三寸，足陽明脉氣所發，刺可入同身寸八分，若灸者可灸三壯。巨虛下廉，足陽明與小腸合，在上廉下同身寸之三寸，足陽明脉氣所發，刺可入同身寸之三分，若灸者可灸三壯也。**雲門、髃骨、委中、髓空，此八者，以寫四支之熱也；**雲門，在巨骨下，胸中行兩傍，相去同身寸之六寸，動脉應手，足太陰脉氣所發，○新校正云：按《甲乙經》同。《氣穴》注作『手太陰』，《刺熱》注亦作『手太陰』。○舉臂取之，刺可入同身寸之七分，若灸者可灸五壯。驗今《中誥孔穴圖經》無髃骨穴，有肩髃穴，穴③在肩端兩骨間，手陽明、蹻脉之會，刺可入同身寸之六分，留六呼，若灸者可灸三壯。委中，在足膝後屈處，膕中央約文中動脉，足太陽脉之所入也，刺可入同身寸之五分，留七呼，若灸者可灸三壯。按今《中誥孔穴圖經》云：『腰俞穴一名④髓空，在脊中第二十一椎節下，主汗不出，足清不仁，督脉氣所發也，刺可入同身寸之二寸，留七呼，若灸者可灸三壯。』○新校正云：詳腰俞『刺入二寸』，當作『二分』，已具前《水穴》注中。**五藏俞傍五，此十者，以寫五藏之熱也。**俞傍五者，謂魄戶、神堂、魂門、意舍、志室五穴，俠脊兩傍各相去同身寸之三寸，並足太陽脉氣所發也。魄戶，在第三椎下兩傍，正坐取之，刺可入同身寸之五分，若灸者可灸五壯。神堂，在第五椎下兩傍，刺可入同身寸之三分，若灸者可灸五壯。魂門，在第九椎下兩傍，正坐取之，刺可入同身寸之五分，若灸者可灸三壯。意舍，在第十一椎下兩傍，正坐取之，刺可入同身寸之五分，若灸者可灸三壯。志室，在第十四椎下兩傍，正坐取之，刺可入同身寸之五分，若灸者可灸五壯⑤也。**凡此五十九穴者，皆熱之左右也。**

---

① 五分：原作『三分』，據金刻本、讀書堂本、古林堂本改，與《刺熱篇》王冰注合。
② 三注：原誤作『三經』，據金刻本、讀書堂本、古林堂本、趙府本改。
③ 穴：金刻本作『正』。
④ 名：原誤作『各』，據金刻本、讀書堂本、古林堂本、趙府本改。
⑤ 五壯：金刻本、讀書堂本、古林堂本、趙府本及《刺熱篇》王注皆作『三壯』；《氣穴論》王注作『五壯』。

帝曰：人傷於寒而傳爲熱，何也？

岐伯曰：夫寒盛則生熱也。寒氣外凝，陽氣内鬱，腠理堅緻，玄府①閉封，緻則氣不宣通，封則濕氣内結，中外相薄，寒盛熱生，故人傷於寒，轉而爲熱。汗之而愈，則外凝内鬱之理可知，斯乃新病數日者也。

重廣補注黄帝内經素問卷第十六

【釋音】

骨空論

膞②博音　楗健音　齧若結切

水熱穴論

菟兔音　閟秘音　溜力救切　鼷音奚　緻馳二切

① 玄府：原作「元府」，據金刻本、讀書堂本、古林堂本、趙府本改。

② 膞：據正文當作「髆」。

重廣補注黄帝内經素問卷第十七

啓玄子　次注　林億　孫奇　高保衡等奉敕　校正　孫兆　重改誤

調經論篇第六十二

新校正云：按全元起本在第一卷。

黄帝問曰：余聞《刺法》言，有餘寫之，不足補之。何謂有餘？何謂不足？

岐伯對曰：有餘有五，不足亦有五。帝欲何問？

帝曰：願盡聞之。

岐伯曰：神有餘有不足，氣有餘有不足，血有餘有不足，形有餘有不足，志有餘有不足。凡此十者，其氣不等也。神屬心，氣屬肺，血屬肝，形屬脾，志屬腎，以各有所宗，故不等也。

帝曰：人有精氣津液，四支九竅，五藏十六部，三百六十五節，乃生百病，百病之生，皆有虚實。今夫子乃言有餘有五，不足亦有五，何以生之乎？《鍼經》曰：『兩神相薄①，合而成形，常先身生，是謂精。』『上焦開發，宣五穀味，熏膚充身澤毛，若霧露之溉，是謂氣。』『腠理發

① 薄：明刊本《靈樞·決氣》作『搏』。

泄，汗出湊理①，是謂津。』津②之滲於空竅，留而不行者，爲液也。十六部者，謂手足二，九竅九，五藏五，合爲十六部也。三百六十五節者，非謂骨節，是神氣出入之處也。《鍼經》曰：『所謂節之交三百六十五會，皆神氣出入遊行之所，非骨節也。』言人身所有則多，所舉則少，病生之數，何以論之？

岐伯曰：皆生於五藏也。謂五神藏也。夫心藏神，肺藏氣，肝藏血，脾藏肉，腎藏志，而此成形。言所以病皆生於五藏者何哉？以内藏五神而成形也。志意通③，内連骨髓，而成身形五藏④。志意者，通言五神之大凡也。骨髓者，通言表裏之成化也。言五神通泰，骨髓化成，身形既立，乃五藏互相爲有矣。○新校正云：按《甲乙經》無『五藏』二字。五藏之道，皆出於經隧，以行血氣，血氣不和，百病乃變化而生，是故守經隧焉。隧，潛道也。經脉伏行而不見，故謂之經隧焉。血氣者人之神，邪侵之則血氣不正，血氣不正，故變化而百病乃生矣。然經脉者，所以決死生，處百病，調虚實，故守經隧焉。○新校正云：按《甲乙經》『經隧』作『經渠』，義各通。

帝曰：神有餘不足何如？

岐伯曰：神有餘則笑不休，神不足則悲。心之藏也。《鍼經》曰：『心藏脉，脉舍神，心氣虚則悲，實則笑不休也。』悲，一爲『憂』，誤也。○新校正云：詳王注云：『悲一爲憂，誤也。』按《甲乙經》及《太素》并全元起注本並作『憂』。皇甫士安云：『心虚則悲，悲則憂。心實則笑，笑則喜。夫心之與肺，脾之與心，互相成也。故喜發於心而成於肺，思發於脾而成於心，一過其節則二藏俱傷。』楊上善云：『心之憂⑤，在心變動也。肺之憂，在肺之志。是則肺主秋，憂爲正也；心主於夏，變而生憂也。』血氣未并，五藏安定，邪客於形，洒淅起於毫毛，未入於經絡也，故命曰神之微。

---

① 湊理：當據《靈樞・決氣》改作『溱溱』。

② 津：原誤作『液』，據金刻本、讀書堂本、古林堂本、趙府本改。

③ 志意通：《甲乙・卷六・第三》此下有『達』字。

④ 而成身形五藏：古鈔本與《太素・卷二十四・虚實補寫》同。金刻本、讀書堂本、古林堂本、趙府本皆無『身』字；《甲乙・卷六・第三》作『而成形』三字。

⑤ 心之憂：『心』，原誤作『脾』，據金刻本、讀書堂本、古林堂本、趙府本及《甲乙・卷一・第一》改。

并，謂并合也。未與邪合，故曰未并也。洒淅，寒皃①也。始起於毫毛，尚在於小絡，神之微病，故命曰神之微也。○新校正云：按《甲乙經》『洒淅』作『悽厥』；《太素》作『洫泝』。楊上善云：『洫，毛孔也。水逆流曰泝，謂邪氣入於腠理，如水逆流於洫。』

帝曰：補寫奈何？

岐伯曰：神有餘，則寫其小絡之血，出血勿之深斥，無中其大經，神氣乃平。邪入小絡，故可寫其小絡之脉，出其血。勿深推鍼，鍼深則傷肉也。以邪居小絡，故不欲令鍼中大經也。絡血既出，神氣自平。斥，推也。小絡，孫絡也。《鍼經》曰：『經脉爲裏，支而横者爲絡，絡之别者爲孫絡。』平，謂平調也。○新校正云：詳此注引《鍼經》曰，與《三部九候論》注兩引之，在彼云《靈樞》，而此曰《鍼經》，則王氏之意指《靈樞》爲《鍼經》也。按今《素問》注中引《鍼經》者多《靈樞》之文，但以《靈樞》今不全，故未得盡知也。神不足者，視其虚絡，按而致之，刺而利之，無出其血，無泄其氣，以通其經，神氣乃平。但通經脉，令其和利；抑按虚絡，令其氣致。以神不足，故不欲出血及泄氣也。○新校正云：按《甲乙經》『按』作『切』；『利』作『和』。

帝曰：刺微奈何？覆前初起於毫毛，未入於經絡者。

岐伯曰：按摩勿釋，著鍼勿斥，移氣於不足，神氣乃得復。按摩其病處，手不釋散；著鍼於病處，亦不推之。使其人神氣内朝於鍼，移其人神氣，令自充足，則微病自去，神氣乃得復常。○新校正云：按《甲乙經》及《太素》云『移氣於足』，無『不』字。楊上善云：『按摩使氣至於踵也。』

帝曰：善。有餘不足奈何？

岐伯曰：氣有餘則喘欬上氣，不足則息利少氣。肺之藏也。肺藏氣，息不利則喘。《鍼經》曰：『肺氣虚則鼻息利少氣，實則喘喝胸憑仰息也。』血氣未并，五藏安定，皮膚微病，命曰白氣微泄。肺合皮②，其色白，故皮膚微病，命曰白氣微泄。

---

① 皃：古『貌』字。

② 肺合皮：『皮』，原作『脾』，音訛。據金刻本、讀書堂本、古林堂本、古鈔本、趙府本改。

帝曰：補寫奈何？

岐伯曰：氣有餘，則寫其經隧，無傷其經，無出其血，無泄其氣；不足，則補其經隧，無出其氣。氣，謂榮氣也。鍼寫若傷其經，則血出而榮氣泄脱，故不欲出血泄氣，但寫其衛氣而已。鍼補則又宜謹閉穴俞，然其衛氣亦不欲泄之。○新校正云：按楊上善云：『經隧者，手太陰之别，從手太陰走手陽明，乃是手太陰向手陽明之道，欲道①藏府陰陽，故補寫皆從正經别走之絡，寫其陰經别走之路②，不得傷其正經也。』

帝曰：刺微奈何？覆前白氣微泄者。

岐伯曰：按摩勿釋，出鍼視之，曰我將深之，適人必革，精氣自伏，邪氣散亂，無所休息，氣泄腠理，真氣乃相得。亦謂按摩其病處也。革，皮也。『我將深之，適人必革』者，謂其深而淺刺之也。如是脇從，則人懷懼色，故精氣潛伏也。以其調適於皮，精氣潛伏，邪無所據，故亂散而無所休息，發泄於腠理也。邪氣既泄，真氣乃與皮腠相得矣。○新校正云：按楊上善云：『革，改也。夫人聞樂至，則身心忻悦；聞痛及體，情必改異。忻悦則百體俱縱，改革則情志必拒，拒則邪氣消伏。』

帝曰：善。血有餘不足奈何？

岐伯曰：血有餘則怒，不足則恐。肝之藏也。《鍼經》曰：『肝藏血，肝氣虚則恐，實則怒。』○新校正云：按全元起本『恐』作『悲』；《甲乙經》及《太素》並同。血氣未并，五藏安定，孫絡水溢③，則經有留血。絡有邪，盛則入於經，故云孫絡水溢，則經有留血。

帝曰：補寫奈何？

---

① 道：當據《太素·卷二十四·虚實補寫》改作『通』。
② 路：當據《太素·卷二十四·虚實補寫》改作『絡』。
③ 水溢：『水』，金刻本及《太素·卷二十四·虚實補寫》皆作『外』，義勝。

岐伯曰：血有餘，則寫其盛經，出其血；不足，則視其虛經內鍼其脉中，久留而視，○新校正云：按《甲乙經》云『久留之血至』。《太素》同。脉大，疾出其鍼，無令血泄。脉盛滿則血有餘，故出之。經氣虛則血不足，故無令血泄也。久留疾出，是謂補之①。《鍼解論》曰：『徐而疾則實。』義與此同。

帝曰：刺留血奈何？

岐伯曰：視其血絡，刺出其血，無令惡血得入於經，以成其疾。血絡滿者，刺按出之，則惡色之血不得入於經脉。

帝曰：善。形有餘不足奈何？

岐伯曰：形有餘，則腹脹，涇溲不利；不足，則四支不用。脾之藏也。《鍼經》曰：『脾氣虛則四支不用，五藏不安；實則腹脹涇溲不利。』涇，大便。溲，小便也。○新校正云：按楊上善云：『「涇」作「經」②，婦人月經也。』血氣未并，五藏安定，肌肉蠕動，命曰微風。邪薄肉分，衛氣不通，陽氣內鼓，故肉蠕動。○新校正云：按全元起本及《甲乙經》『蠕』作『溢』；《太素》作『濡』。

帝曰：補寫奈何？

岐伯曰：形有餘則寫其陽經，不足則補其陽絡。並胃之經絡。

帝曰：刺微奈何？

岐伯曰：取分肉間，無中其經，無傷其絡，衛氣得復，邪氣乃索。衛氣者，所以温分肉而充皮膚，肥腠理而司開闔，故肉蠕動即取分肉間。但開肉分，以出其邪，故無中其經，無傷其絡，衛氣復舊，而邪氣盡。索，散盡也。

---

① 補之：金刻本作『下之』。

② 涇作經：《太素·卷二十四·虛實補寫》作『有本經溲者，經即』七字。

帝曰：善。志有餘不足奈何？

岐伯曰：志有餘則腹脹飧泄，不足則厥。腎之藏也。《鍼經》曰：『腎藏精，精舍①志。腎氣虛則厥，實則脹。』脹，謂脹起。厥，謂逆行上衝也。足少陰脉下行，令氣不足，故隨衝脉逆行而上衝也。

血氣未并，五藏安定，骨節有動。腎合骨，故骨有邪薄，則骨節叚②動，或骨節之中如有物鼓動之也。

帝曰：補寫奈何？

岐伯曰：志有餘則寫然筋血者，〇新校正云：按《甲乙經》及《太素》云：『寫然筋血者，出其血。』楊上善云：『然筋，當是然谷下筋。』再詳諸處引『然谷』者，多云『然骨之前血者』，疑少『骨之』二字，『前』字誤作『筋』字。不足則補其復溜。然，謂然谷，足少陰滎也，在内踝之前大骨之下陷者中，血絡盛則泄之，其刺可入同身寸之三分，留三呼，若灸者可灸三壯。復溜，足少陰經也，在内踝上同身寸之二寸陷者中，刺可入同身寸之三分，留三呼，若灸者可灸五壯。

帝曰：刺未并奈何？

岐伯曰：即取之，無中其經，邪所乃能立虛。不求穴俞而直取居邪之處，故云『即取之』。〇新校正云：按《甲乙經》『邪所』作『以去其邪』。

帝曰：善。余已聞虛實之形，不知其何以生。

岐伯曰：氣血以并，陰陽相傾，氣亂於衛，血逆於經，血氣離居，一實一虛。衛行脉外，故氣亂於衛；血行經内，故血逆於經；血氣不和，故一虛一實。血并於陰，氣并於陽，故爲驚狂；氣并於陽，則陽氣外盛，故爲驚狂。血并於陽，氣并於陰，乃爲炅中；氣并於陰，則陽氣内盛，故爲熱中。炅，熱也。血并於上，氣并於下，心煩惋善怒；血并於下，氣并於上，亂而喜忘。上，謂鬲上。下，謂鬲下。

---

① 舍：原誤作『含』，據金刻本、讀書堂本、古林堂本、趙府本改。

② 叚：疑爲『間』之壞字，待考。

帝曰：血并於陰，氣并於陽，如是血氣離居，何者爲實？何者爲虛？

岐伯曰：血氣者，喜温而惡寒，寒則泣不能流，温則消而去之，泣，謂如雪在水中，凝住而不行去也。是故氣之所并爲血虛，血之所并爲氣虛。氣并於血則血少，故血虛；血并於氣則氣少，故氣虛。

帝曰：人之所有者，血與氣耳。今夫子乃言血并爲虛，氣并爲虛，是無實乎？

岐伯曰：有者爲實，無者爲虛，氣并於血則血無，血并於氣則氣無。故氣并則無血，血并則無氣，今血與氣相失，故爲虛焉。氣并於血則血失其氣，血并於氣則氣失其血，故曰血與氣相失。絡之與孫脉俱輸於經，血與氣并，則爲實焉。血之與氣并走於上，則爲大厥，厥則暴死，氣復反則生，不反則死。

帝曰：實者何道從來？虛者何道從去？虛實之要，願聞其故。

岐伯曰：夫陰與陽皆有俞會，陽注於陰，陰滿之外，陰陽匀平，以充其形，九候若一，命曰平人。平人，謂平和之人。夫邪之生也，或生於陰，或生於陽。其生於陽者，得之風雨寒暑；其生於陰者，得之飲食居處，陰陽喜怒。

帝曰：風雨之傷人奈何？

岐伯曰：風雨之傷人也，先客於皮膚，傳入於孫脉，孫脉滿則傳入於絡脉，絡脉滿則輸於大經脉，血氣與邪并客於分腠之間，其脉堅大，故曰實。實者外堅充滿，不可按之，按之則痛。

帝曰：寒濕之傷人奈何？

岐伯曰：寒濕之中人也，皮膚不收，○新校正云：按全元起云：『不收，不仁也。』《甲乙經》及《太素》云『皮膚收』，無『不』字。肌肉堅緊，榮血泣，衛氣去，故曰虛。虛者聶辟氣不足①，按之則氣足以温之，故快然而不痛。聶，謂聶皺。辟，謂辟疊也。○新校正云：按《甲乙經》作「攝辟」；《太素》作「懾②辟」。

帝曰：善。陰之生實奈何？實，謂邪氣盛也。

岐伯曰：喜怒不節則陰氣上逆，上逆則下虛，下虛則陽氣走之，故曰實矣。○新校正云：按經云：「喜怒不節則陰氣上逆。」疑剩「喜」字。

帝曰：陰之生虛奈何？虛，謂精氣奪也。

岐伯曰：喜則氣下，悲則氣消，消則脉虛空，因寒飲食，寒氣熏滿，○新校正云：按《甲乙經》作「動藏」。則血泣氣去，故曰虛矣。

帝曰：經言陽虛則外寒，陰虛則內熱，陽盛則外熱，陰盛則內寒，余已聞之矣，不知其所由然也。經言，謂上古經言也。

岐伯曰：陽受氣於上焦，以温皮膚分肉之間，令寒氣在外則上焦不通，上焦不通則寒氣獨留於外，故寒慄。慄，謂振慄也。

帝曰：陰虛生內熱奈何？

岐伯曰：有所勞倦，形氣衰少，穀氣不盛，上焦不行，下脘不通，○新校正云：按《甲乙經》作「下焦不通」。胃氣熱，熱氣熏胸中，故內熱。甚用其力，致勞倦也。貪役不食，故穀氣不盛也。

---

① 氣不足：《太素·卷二十四·虛實所生》此下有「血泣」二字；《甲乙·卷六·第三》有「血濇」二字。

② 懾：原誤作「攝」，與前引《甲乙經》同，必誤。今據《太素》改。

帝曰：陽盛生外熱奈何？

岐伯曰：上焦不通利，則皮膚緻密，腠理閉塞，玄府不通，〇新校正云：按《甲乙經》及《太素》無『玄府』二字。衛氣不得泄越，故外熱。外傷寒毒，内薄諸陽，寒外盛則皮膚收，皮膚收則腠理密，故衛氣穡聚，無所流行矣。寒氣外薄，陽氣内爭，積火内燔，故生外熱也。

帝曰：陰盛生内寒奈何？

岐伯曰：厥氣上逆，寒氣積於胸中而不寫，不寫則温氣去，寒獨留則血凝泣，凝則脉不通，〇新校正云：按《甲乙經》作『腠理不通』。其脉盛大以濇，故中寒。温氣，謂陽氣也。陰逆内滿，則陽氣去於皮外也。

帝曰：陰與陽并，血氣以并，病形以成，刺之奈何？

岐伯曰：刺此者取之經隧，取血於營，取氣於衛，用形哉，因四時多少高下。營主血，陰氣也。衛主氣，陽氣也。夫行鍼之道，必先知形之長短，骨之廣狹，循《三備》法，通計身形，以施分寸，故曰用形也。四時多少高下，具在下篇。

帝曰：血氣以并，病形以成，陰陽相傾，補寫奈何？

岐伯曰：寫實者氣盛乃内鍼，鍼與氣俱内，以開其門，如[1]利其戶，鍼與氣俱出，精氣不傷，邪氣乃下，外門不閉，以出其疾，摇大其道，如利其路，是謂大寫，必切而出，大氣乃屈。言欲開其穴而泄其氣也。切，謂急也，言急出其鍼也。《鍼解論》曰：『疾而徐則虚者，疾出鍼而徐按之也。』大氣，謂大邪氣也。屈，謂退屈也。

---

① 如：通『而』。下同。

帝曰：補虛奈何？

岐伯曰：持鍼勿置，以定其意，候呼内鍼，氣出鍼入，鍼空四塞，精無從去，方實而疾出鍼，氣入鍼出，熱不得還，閉塞其門，邪氣布散，精氣乃得存，動氣候時，〇新校正云：按《甲乙經》作『動無後時』。近氣不失，遠氣乃來，是謂追之。言但密閉穴俞，勿令其氣散泄也。近氣，謂已至之氣。遠氣，謂未至之氣也。欲動經氣而爲補，補者①皆必候水刻氣之所在而刺之，是謂得時而調之。追，言補也。《鍼經》曰：『追而濟之，安得無實。』則此謂也。

帝曰：夫子言虛實者有十，生於五藏，五藏五脉耳。夫十二經脉皆生其病，〇新校正云：按《甲乙經》云：『皆生百病。』《太素》同。今夫子獨言五藏。夫十二經脉者，皆絡三百六十五節，節有病必被經脉，經脉之病皆有虛實，何以合之？

岐伯曰：五藏者，故得六府與爲表裏，經絡支節，各生虛實，其病所居，隨而調之。從其左右經氣支節而調之。病在脉，調之血；脉者血之府，脉實血實，脉虛血虛，由此脉病而調之血也。〇新校正云：按全元起本及《甲乙經》云『病在血，調之脉』。病在血，調之絡；血病則絡脉易，故調之於絡也。病在氣，調之衛；衛主氣，故氣病而調之衛也。病在肉，調之分肉；候寒熱而取之。病在筋，調之筋；適緩急而刺熨之。病在骨，調之骨。察輕重而調之。燔鍼劫刺其下及與急者；調筋法也。筋急則燒鍼而劫刺之。病在骨，焠鍼藥熨；調骨法也。焠鍼，火鍼也。病不知所痛，兩蹻爲上；兩蹻，謂陰陽蹻脉。陰蹻之脉，出於照海。陽蹻之脉，出於申脉。申脉，在足外踝下陷者中容爪甲，〇新校正云：按《刺腰痛》注云：『在踝下五分。』〇刺可入同身寸之三分，留六呼，若灸者可灸三壯。照海，在足内踝下，刺可入同身寸之四分，留六呼，若灸者可灸三壯。身形有痛，九候莫病，則繆刺之；莫病，謂無病也。繆刺者，刺絡脉，左痛刺右，右痛刺左。痛在於左而右脉病者，巨刺之。巨刺者，刺經脉，左痛刺右，右痛刺左。必

---

① 欲動經氣而爲補，補者：人衛本删上『補』字；四庫本『補補』作『補益』。

謹察其九候，鍼道備矣。

重廣補注黃帝内經素問卷第十七

【釋音】

調經論

隧音遂　飧音孫　燔音煩

重廣補注黄帝内經素問卷第十八

啓玄子　次注　林億　孫奇　高保衡等奉敕　校正　孫兆　重改誤

繆刺論篇第六十三

新校正云：按全元起本在第二卷。

黄帝問曰：余聞繆刺，未得其意，何謂繆刺？繆刺，言所刺之穴，應用如紕繆綱紀也。

岐伯對曰：夫邪之客於形也，必先舍於皮毛，留而不去入舍於孫脉，留而不去入舍於絡脉，留而不去入舍於經脉，内連五藏，散於腸胃，陰陽俱感，五藏乃傷。此邪之從皮毛而入，極於五藏之次也。如此則治其經焉。今邪客於皮毛，入舍於孫絡，留而不去，閉塞不通，不得入於經，流溢於大絡，而生奇病也。病在血絡，是謂奇邪。○新校正云：按全元起云：『大絡，十五絡也。』夫邪客大絡者，左注右，右注左，上下左右與經相干，而布於四末，其氣無常處，不入於經俞，命曰繆刺。四末，謂四支也。

帝曰：願聞繆刺，以左取右，以右取左奈何？其與巨刺何以别之？

岐伯曰：邪客於經，左盛則右病，右盛則左病。亦有移易者，○新校正云：按《甲乙經》作『病易且移』。左痛未已而右脉先病，如此者，必巨刺之，必中其經，非絡脉也。先病者，謂彼痛未止，而此先病以承之。故絡病者，其痛與經脉繆處，故命曰繆刺。絡，謂正經之傍支，非正别也，亦兼公孫、飛揚等之别絡也。○新校正云：按王氏云『非正别也』。按本論『邪客足太陰絡，令人腰痛』，注引『從髀合陽明，上絡嗌，貫舌中』，乃太陰之正也，亦是①兼脉之正，安得謂之非②正别也。

帝曰：願聞繆刺奈何？取之何如？

岐伯曰：邪客於足少陰之絡，令人卒心痛，暴脹，胸脇支滿，以其絡支别者，並正經從腎上貫肝鬲，走於心包，故邪客之，則病如是。無積者，刺然骨之前出血，如食頃而已。然骨之前，然谷穴也，在足内踝前起大骨下陷者中，足少陰滎也。刺可入同身寸之三分，留三呼，若灸者可灸三壯。刺此多見血，令人立飢欲食。不已，左取右，右取左，言痛在左，取之右；痛在右，取之左。餘如此例。病新發者，取五日已。素有此病而新發，先刺之，五日乃盡已。

邪客於手少陽之絡，令人喉痹舌卷，口乾心煩，臂外廉痛，手不及頭，以其脉循手表出臂外，上肩入缺盆，布膻中，散絡心包；其支者，從膻中上出缺盆上項。又心主其舌，故病如是。刺手中指次指爪甲上，去端如韭葉各一痏，謂關衝穴，少陽之井也，刺可入同身寸之一分，留三呼，若灸者可灸三壯。左右手皆刺之，故言各一痏。痏，瘡也。○新校正云：按《甲乙經》關衝穴出手小指次指之端，今言中指者誤也。壯者立已，老者有頃已，左取右，右取左，此新病數日已。

邪客於足厥陰之絡，令人卒疝暴痛，以其絡去内踝上同身寸之五寸，别走少陽；其支别者，循脛上睾結於莖，故令人卒疝暴痛。睾，陰丸也。刺足大指爪甲上與肉

---

① 亦是：金刻本作『是亦』，於義爲順。

② 非：原作『作』，形誤。據金刻本、古林堂本改，與上文合。

交者各一痏，謂大敦穴，足大指之端，去爪甲角如韭葉，厥陰之井也，刺可入同身寸之三分，留十呼，若灸者可灸三壯。男子立已，女子有頃已，左取右，右取左。

邪客於足太陽之絡，令人頭項肩痛，以其經之正者，從腦出，別下項；支別者，從髆内左右別下。又其絡自足上行，循背上頭。故項頭肩痛也。○新校正云：按《甲乙經》云：『其支者，從巔入絡腦，還出別下項。』王氏云『經之正者』，『正』當作『支』。刺足小指爪甲上與肉交者各一痏，立已，謂至陰穴，太陽之井也，刺可入同身寸之一分，留五呼，若灸者可灸三壯。○新校正云：按《甲乙經》云：『在足小指外側，去爪甲角如韭葉。』不已，刺外踝下三痏，左取右，右取左，如食頃已。謂金門穴，足太陽郄也，在外踝下，刺可入同身寸之三分，若灸者可灸三壯。

邪客於手陽明之絡，令人氣滿胸中，喘息而支胠，胸中熱，以其經自肩端入缺盆，絡脉；其支別者，從缺盆中直而上頸，故病如是。刺手大指次指爪甲上，去端如韭葉各一痏，左取右，右取左，如食頃已。謂商陽穴，手陽明之井也，刺可入同身寸之一分，留一呼，若灸者可灸一壯。○新校正云：按《甲乙經》云：『商陽在手大指次指内側，去爪甲角如韭葉。』

邪客於臂掌之間，不可得屈，刺其踝後，○新校正云：按全元起云：『是人手之本節踝也』。先以指按之痛，乃刺之，以月死生爲數，月生一日一痏，二日二痏，十五日十五痏，十六日十四痏。隨日數也。月半以①前謂之生，月半以後謂之死，虧滿而異也。

邪客於足陽蹻之脉，令人目痛從内眥始，以其脉起於足，上行至頭而屬目内眥，故病令人目痛從内眥始也。何以明之？《八十一難經》曰：『陽蹻脉者，起於跟中，循外踝上行，入風池。』《鍼經》曰：『陰蹻脉入鼽屬目内眥，合於太陽、陽蹻而上行。』尋此則至於目内眥也。刺外踝之下半寸所各二痏，謂申脉穴，陽蹻之所生也。在外踝下陷者中容爪甲，刺可入同身寸之三分，留六呼，若灸者可灸三壯。○新校正云：詳《刺腰痛②》注云『外踝下五分』。左刺右，右刺左，如行十里頃而已。

---

① 以：原作『已』，爲通假字，今據金刻本改爲本字，與下文『以』字合。

② 刺腰痛：原誤作『血脉痛』，據金刻本、讀書堂本、古林堂本、趙府本改。

人有所墮墜，惡血留内，腹中滿脹，不得前後，先飲利藥。此上傷厥陰之脉，下傷少陰之絡，刺足内踝之下，然骨之前血脉出血，此少陰之絡也。○新校正云：詳「血脉出血」，「脉」字疑是「絡」字。刺足跗上動脉，謂衝陽穴，胃之原也，刺可入同身寸之三分，留十呼，若灸者可灸三壯。主腹大不嗜食。以腹脹滿，故爾取之。不已，刺三毛上各一痏，見血立已，左刺右，右刺左。謂大敦穴，厥陰之井也。善悲驚不樂，刺如右方。善悲驚不樂，亦如上法刺之。

邪客於手陽明之絡，令人耳聾，時不聞音，以其經支者，從缺盆上頸貫頰；又其絡支別者，入耳會於宗脉。故病令人耳聾，時不聞聲。刺手大指次指爪甲上去端如韭葉各一痏，立聞，亦同前商陽穴。不已，刺中指爪甲上與肉交者，立聞，謂中衝穴，手心主之井也。在手中指之端，去爪甲如韭葉陷者中，刺可入同身寸之一分，留三呼，若灸者可灸三壯。古經脫簡，無絡可尋之，恐是刺小指爪甲上，與肉交者也。何以言之？下文云，「手少陰絡會於耳中」也。若小指之端，是謂少衝，手少陰之井，刺可入同身寸之一分，留一呼，若灸者可灸一壯。○新校正云：按王氏云：「恐是小指爪甲上少衝穴。」按《甲乙經》「手心主之正，上循喉嚨，出耳後，合少陽完骨之下。」如是，則安得不刺中衝，而疑爲少衝也？其不時聞者，不可刺也。不時聞者，絡氣已絶，故不可刺。耳中生風者，亦刺之如此數，左刺右，右刺左。

凡痺往來行無常處者，在分肉間痛而刺之，以月死生爲數。用鍼者，隨氣盛衰以爲痏數，鍼過其日數則脱氣，不及日數則氣不寫，左刺右，右刺左，病已止。不已，復刺之如法。言所以約月死生爲數者何？以隨氣之盛衰也。月生一日一痏，二日二痏，漸多之；十五日十五痏，十六日十四痏，漸少之。如是刺之，則無過數，無不及也。

邪客於足陽明之經，令人鼽衄上齒寒，以其脉起於鼻，交頞中，下循鼻外入上齒中，還出俠口環脣，下交承漿，却循頤後下廉出大迎，循頰車上耳前。故病令人鼽衄上齒寒也。復以其脉左右交於面部，故舉經脉之病，以明繆處之類。故下文云：○新校正云：按全元起本與《甲乙經》「陽明之經」作「陽明之絡」。刺足中指次指爪甲上與肉交者，各一痏，左刺右，右刺左。『中』當爲『大』，亦傳寫『中』、『大』之誤也。據《靈樞經》、《孔穴圖經》，中指次指爪甲上無穴，當言『刺大指次指爪甲上』，乃厲兑穴，陽明之井，不當更有『次指』二字也①。厲兑者，刺可入同身寸之一分，留一呼，若灸者可灸一壯。○新校正云：按《甲乙經》云：『刺足中指爪甲上』，無『次指』二字。蓋以『大指次指』爲『中指』，義與王注同。下文云『足陽明中指爪甲上』，亦謂此穴也。厲兑，在足大指次指之端，去爪甲角如韭葉。

邪客於足少陽之絡，令人脇痛不得息，欬而汗出，以其脉支别者從目鋭眥下大迎，合手少陽於䪼，下加頰車，下頸合缺盆以下胸中，貫鬲絡肝膽②循脇，故令人脇痛，欬而汗出。刺足小指次指爪甲上與肉交者，各一痏，謂竅陰穴，少陽之井也，刺可入同身寸之一分，留一呼，若灸者可灸三壯。○新校正云：按《甲乙經》『竅陰在足小指次指之端，去爪甲角如韭葉。』不得息立已，汗出立止，欬者温衣飲食，一日已。左刺右，右刺左，病立已。不已，復刺如法。

邪客於足少陰之絡，令人嗌痛，不可内食，無故善怒，氣上走賁上，以其經支别者從肺出絡心，注胸中。又其正經，從腎上貫肝鬲入肺中，循喉嚨，俠舌本，故病令人嗌乾痛，不可内食，無故善怒，氣上走賁上也。賁，謂氣奔也。○新校正云：詳王注以『賁上』爲『氣奔』者，非。按《難經》：『胃爲賁門。』楊玄操③云：『賁，鬲也。』是氣上走鬲上也。經既云氣上走，安得更以賁爲奔上之解邪？刺足下中央之脉，各三痏，凡六刺，立已，左刺右，右刺左。謂涌泉穴④，少陰之井也，在足心陷者中，屈足踡指宛宛中，刺可入同身寸之三分，留三呼，若灸者可灸三壯。嗌中腫，不能内唾，時不能出唾者，刺⑤然骨之前，出血立已，左刺右，右刺左。亦足少陰之絡也，以其絡並大經循⑥喉嚨，故爾刺之。此二十九字，本錯簡在『邪客手足少陰太陰足陽明之絡』前，今遷於此。○新校正云：詳王注以『其絡並大經循喉嚨』，差互。按《甲乙經》：『足少陰之絡並經上走心包，少陰之經循喉嚨。』今王氏之注，經與絡交互，當以《甲乙經》爲正也。

① 不當更有『次指』二字也：按，王冰意謂經文『中指次指』或當爲『大指次指』之誤，或當作『中指』。本篇下文曰：『刺足中指爪甲上各一痏。』王冰注：『（中指）謂第二指，足陽明之井也。』王氏稱足第二指爲『中指』，與今人理解不同，現難考其所據。

② 絡肝膽：人衛本作『絡肝屬膽』，疑底本脱『屬』字。

③ 楊玄操：金刻本、讀書堂本、古林堂本、古鈔本皆作『楊操』，蓋北宋始祖名『玄朗』，因避諱而減『玄』字。

④ 涌泉穴：『涌』原作『勇』，據金刻本、讀書堂本、古林堂本、趙府本改。

⑤ 刺：《甲乙・卷五・第四》、《太素・卷二十三・量繆刺》作『繆刺』。當補『繆』字，與注文稱『二十九字』合。

⑥ 循：原脱，據金刻本補，與下文『新校正』引王冰注合。

邪客於足太陰之絡，令人腰痛，引少腹控眇，不可以仰息，足太陰之絡，從髀合陽明，上貫尻骨中，與厥陰少陽絡於下髎，而循尻骨内入腹，上絡嗌，貫舌中①。故腰痛則引少腹，控於眇中也。眇，謂季脇下之空軟處也。受邪氣則絡拘急，故不可以仰伸而喘息也。《刺腰痛篇》中無「息」字。○新校正云：詳王注云「足太陰之絡」，按《甲乙經》乃「太陰之正」，非絡也。王氏謂之絡者，未詳其旨。刺腰尻之解，兩胂之上，是腰俞，以月死生爲痏數，發鍼立已，左刺右，右刺左。腰尻骨間曰解，當中有腰俞，刺可入同身寸之二寸，○新校正云：按《氣府論》注作「二分」。《刺熱論》注作「二分」。《水穴篇》注作「二分」。《熱穴篇》注作「二寸」。《甲乙經》作「二寸」。○留七呼，主與經同。《中誥孔穴經》云：「『左取右，右取左』，穴當中，不應爾也。」次腰下俠尻有骨空各四，皆主腰痛，下髎主與經同，是足太陰、厥陰、少陽所結，刺可入同身寸之二寸，留十呼，若灸者可灸三壯。胂，謂兩髁胂也。腰俞、髁伸②，皆當取之也。○新校正云：按此邪客足太陰之絡，并刺法一項，已見《刺腰痛篇》中，彼注甚詳，此特多「是腰俞」三字耳。別按全元起本舊無此三字，王氏頗知腰俞無左右取之理而注之，而不知全元起本舊無。

邪客於足太陽之絡，令人拘攣背急，引脇而痛，以其經從髆③内左右別下，貫胂合膕中，故病令人拘攣背急，引脇而痛。○新校正云：按全元起本及《甲乙經》「引脇而痛」下更云「内引心而痛」。刺之從項始數脊椎俠脊，疾按之應手如痛，刺之傍三痏，立已。從項始數脊椎者，謂從大椎數之，至第二椎兩傍，各同身寸之一寸五分，内循脊兩傍，按之有痛應手，則邪客之處也，隨痛應手深淺，即而刺之。邪客在脊骨兩傍，故言刺之傍也。

邪客於足少陽之絡，令人留於樞中痛，髀不可舉，以其經出氣街，繞毛際，橫入髀厭中，故痛令人留於髀樞，後痛解不可舉也。樞，謂髀樞也。刺樞中以毫鍼，寒則久留鍼，以月死生爲數，立已。髀樞之後，則環銚穴也，正在髀樞後，故言刺髀樞後也。環銚者，足少陽脉氣所發，刺可入同身寸之一寸，留二十呼，若灸者可灸三壯。毫鍼者，第七鍼也。○新

① 貫舌中：四庫本同。金刻本、讀書堂本、古林堂本、古鈔本、趙府本皆作「貫肩中」。
② 伸：據上文，當作「胂」。
③ 髆：原誤作「髁」，據金刻本、讀書堂本、古林堂本、趙府本改。

校正云：按《甲乙經》『環銚在髀樞中』，《氣穴論》云『在兩髀厭分中』，此經云『刺樞中』，而王氏以謂『髀樞之後』者，誤也。

治諸經刺之，所過者不病，則繆刺之。正①言也。經不病則邪在絡，故繆刺之。若經所過有病，是則經病，不當繆刺矣。

耳聾，刺手陽明，不已，刺其通脈出耳前者。手陽明，謂前手大指次指去端如韭葉者也，是謂商陽。據《中誥孔穴圖經》，手陽明脈中商陽、合谷、陽谿、偏歷四穴，並主耳聾。今經所指，謂前商陽，不謂此合谷等穴也。耳前通脈，手陽明脈，正當聽會之分，刺入同身寸之四分，若灸者可灸三壯。

齒齲，刺手陽明，不已，刺其脈入齒中②，立已。據《甲乙》、《流注圖經》，手陽明脈中商陽、二間、三間、合谷、陽谿、偏歷、溫留七穴，並主齒痛。手陽明脈貫頰入下齒中，足陽明脈循鼻外入上齒中也。

邪客於五藏之間，其病也，脈引而痛，時來時止，視其病，繆刺之於手足爪甲上，各刺其井，左取右，右取左。視其脈，出其血，間日一刺，一刺不已，五刺已。有血脈者，則刺之如此數。

繆傳引上齒，齒脣寒痛，視其手背脈血者去之，若病繆傳而引上齒，齒脣寒痛者，刺手背陽明絡也。足陽明中指爪甲上一痏，手大指次指爪甲上各一痏，立已，左取右，右取左。謂第二指厲兑穴也。手大指次指，謂商陽穴，手陽明井也。《鍼經》曰：『齒痛不惡清飲，取足陽明。惡清飲，取手陽明。』○新校正云：詳前文『邪客足陽明，刺中指次指爪甲上』，是誤剩『次指』二字，當如此只言『中指爪甲上』乃是也。

邪客於手足少陰、太陰、足陽明之絡，此五絡皆會於耳中，上絡左角，手少陰，真心脈；足少陰，腎脈；手太陰，肺脈；足太陰，脾脈；足陽

① 正：原誤作『王』，據金刻本、讀書堂本、古林堂本、趙府本改。
② 入齒中：古鈔本、四庫本同。金刻本、讀書堂本、古林堂本、趙府本及《太素·卷二十三·量繆刺》、《甲乙·卷五·第三》作『入齒中者』。

明，胃脉。此五絡皆會於耳中，而出絡左額角也。五絡俱竭，令人身脉皆動，而形無知也，其狀若尸，或曰尸厥，言其卒冒悶而如死尸，身脉猶如常人而動也。然陰氣盛於上，則下氣熏上①而邪氣逆，邪氣逆則陽氣亂，陽氣亂則五絡閉結而不通，故其狀若尸也。以是從厥而生，故或曰尸厥。刺其足大指内側爪甲上，去端如韭葉，謂隱白穴，足太陰之井也，刺可入同身寸之一分，留三呼，若灸者可灸三壯。後刺足心，謂涌泉穴，足少陰之井也，刺同前取涌泉穴法。後刺足中指爪甲上各一痏，謂第二指，足陽明之井也，刺同前取厲兑穴法。後刺手大指内側，去端如韭葉，謂少商穴，手太陰之井也，刺可入同身寸之一分，留三呼，若灸者可灸三壯。後刺手心主，謂中衝穴，手心主之井也，刺可入同身寸之一分，留三呼，若灸者可灸一壯。○新校正云：按《甲乙經》不刺手心主，詳此五絡之數，亦不及手心主，而此刺之，是有六絡。未會王冰相隨注之，不爲明辨之旨也。少陰鋭骨之端各一痏，立已。謂神門穴，在掌後鋭骨之端陷者中，手少陰之俞也，刺可入同身寸之三分，留七呼②，若灸者可灸三壯。不已，以竹管吹其兩耳，言使氣入耳中，内助五絡，令氣復通也。當内管入耳，以手密擫之，勿令氣泄，而極吹之，氣蹙然從絡脉通也。○新校正云：按陶隱居云：『吹其左耳極三度，復吹其右耳三度也。』鬄其左角之髮方一寸，燔治，飲以美酒一杯，不能飲者灌之，立已。左角之髮，是五絡血之餘，故鬄之燔治，飲之以美酒也。酒者所以行藥，勢又炎上而内走於心。心主脉，故以美酒服之。

凡刺之數，先視其經脉，切而從之，審其虚實而調之，不調者經刺之，有痛而經不病者繆刺之，因視其皮部有血絡者盡取之，此繆刺之數也。

---

① 熏上：古鈔本、趙府本、四庫本同。金刻本、讀書堂本、古林堂本作『重上』。
② 留七呼：原作『留三呼』，據金刻本、讀書堂本、古林堂本、古鈔本、趙府本改，與《刺瘧篇》王冰注合。

四時刺逆從論篇第六十四

新校正云：按『厥陰有餘』至『筋急目痛』，全元起本在第六卷；『春氣在經脉』至篇末，全元起本在第一卷。

厥陰有餘病陰痺，痺，謂痛也。陰，謂寒也。有餘，謂厥陰氣盛滿，故陰發於外而爲寒痺。○新校正云：詳王氏以『痺』爲『痛』，未通。不足病生熱痺，陰不足則陽有餘，故爲熱痺。滑則病狐疝風，濇則病少腹積氣。厥陰脉循股陰入髦中，環陰器抵少腹；又其絡支別者，循脛上睪結於莖，故爲狐疝，少腹積氣也。○新校正云：按楊上善云：『狐夜不得尿，日出方得。人之所病與狐同，故曰狐疝。一曰孤疝，謂三焦孤府爲疝，故曰孤疝。』

少陰有餘病皮痺隱軫，不足病肺痺，腎水逆連於肺母故也。足少陰脉從腎上貫肝鬲入肺中，故有餘，病皮痺隱軫；不足，病肺痺也。滑則病肺風疝，濇則病積溲血。以其正經入肺貫腎絡膀胱，故爲肺疝及積溲血也。

太陰有餘病肉痺寒中，不足病脾痺，脾主肉，故如是。滑則病脾風疝，濇則病積心腹時滿。太陰之脉入腹屬脾絡胃，其支別者復從胃別上鬲疰心中，故爲脾疝心腹時滿也。

陽明有餘病脉痺身時熱，不足病心痺，胃有餘則上歸於心，不足則心下痺，故爲是。滑則病心風疝，濇則病積時善驚。心主之脉起於胸中，出屬心包，下鬲歷絡三焦，故爲心疝，時善驚。

太陽有餘病骨痺身重，不足病腎痺，太陽與少陰爲表裏，故有餘不足皆病歸於腎也。滑則病腎風疝，濇則病積善時巔疾。太陽之脉交於巔上，入絡腦，下循膂絡腎，故爲腎風及巔病也。

少陽有餘病筋痺脇滿，不足病肝痺，少陽與厥陰爲表裏，故病歸於肝①。滑則病肝風疝，濇則病積時筋急目痛。肝主筋，故時筋急。厥陰之脉上出額，與督脉會於巔；其支別者，從目系下頰裏，故目痛。

是故春氣在經脉，夏氣在孫絡，長夏氣在肌肉，秋氣在皮膚，冬氣在骨髓中。

帝曰：余願聞其故。

岐伯曰：春者，天氣始開，地氣始泄，凍解冰釋，水行經通，故人氣在脉。夏者，經滿氣溢，入孫絡受血，皮膚充實。長夏者，經絡皆盛，内溢肌中。秋者，天氣始收，腠理閉塞，皮膚引急。引，謂牽引以縮急也。冬者蓋藏，血氣在中，内著骨髓，通於五藏。是故邪氣者，常隨四時之氣血而入客也，至其變化不可爲度，然必從其經氣，辟除其邪，除其邪則亂氣不生。得氣而調，故不亂。

帝曰：逆四時而生亂氣奈何？

岐伯曰：春刺絡脉，血氣外溢，令人少氣；血氣溢於外則中不足，故少氣。〇新校正云：按自『春刺絡脉』至『令人目不明』與《診要經終論》義同文異，彼注甚詳於此，彼分四時，此分五時，然此有長夏刺肌肉之分，而逐時各闕刺秋分之事，疑此肌肉之分，即彼秋皮膚之分也。春刺肌肉，血氣環逆，令人上氣；血逆氣上，故上氣。〇新校正云：按經闕『春刺秋分』。春刺筋骨，血氣内著，令人腹脹。内著不散故脹。

夏刺經脉，血氣乃竭，令人解㑊；血氣竭少，故解㑊然不可名之也。解㑊，謂寒不寒，熱不熱，壯不壯，弱不弱，故不可名之也。夏刺肌肉，血氣内却，令人

---

① 肝：原誤作『脾』，據金刻本、讀書堂本、古林堂本、趙府本改。

善恐；却，閉也。血氣内閉，則陽氣不通，故善恐。夏刺筋骨，血氣上逆，令人善怒。血氣上逆，則怒氣相應，故善怒。○新校正云：按經闕『夏刺秋分』。秋刺經脉，血氣上逆，令人善忘；血氣上逆，滿於肺中，故善忘。秋刺絡脉，氣不外行，○新校正云：按别本作『血氣不行』。全元起本作『氣不衛外』，《太素》同。令人臥，不欲動；以虚甚故。○新校正云：按經闕『秋刺長夏分』。秋刺筋骨，血氣内散，令人寒慄。血氣内散則中氣虚，故寒慄。冬刺經脉，血氣皆脱，令人目不明；以血氣無所營故也。冬刺絡脉，内氣外泄，留爲大痹；冬刺肌肉，陽氣竭絶，令人善忘。陽氣不壯，至春而竭，故善忘。○新校正云：按經闕『冬刺秋分』。

凡此四時刺者，大逆之病，○新校正云：按全元起本作『六經之病』。不可不從也。反之，則生亂氣，相淫病焉。淫，不次也。不次而行，如浸淫相染而生病也。故刺不知四時之經，病之所生，以從爲逆，正氣内亂，與精相薄。必審九候，正氣不亂，精氣不轉。不轉，謂不逆轉也。

帝曰：善。

刺五藏，中心一日死，其動爲噫。《診要經終論》曰：『中心者環死。』《刺禁論》曰：『一日死，其動爲噫。』中肝五日死，其動爲語。《診要經終論》闕而不論。《刺禁論》曰：『中肝五日死，其動爲語。』○新校正云：按《甲乙經》『語』作『欠』。中肺三日死，其動爲欬。《診要經終論》曰：『中肺五日死。』《刺禁論》曰：『中肺三日死，其動爲欬。』中腎六日死，○新校正云：按《甲乙經》作『三日死』。其動爲嚏欠。《診要經終論》曰：『中腎七日死。』《刺禁論》曰：『中腎六日死，其動爲嚏。』○新校正云：按《甲乙經》無『欠』字。中脾十日死，○新校正云：按《甲乙經》作『十五日』。其動爲吞。《診要經終論》曰：『中脾五日死。』《刺禁論》曰：『中脾十日死，其動爲吞。』然此三論皆歧伯之言，而死日動變不同，傳之誤也。刺傷人五藏必死，其動則依其藏之所變，候知其死也。變，謂氣動變也。『中心』下至此，並爲《逆從》重文也。

標本病傳論篇第六十五

新校正云：按全元起本在第二卷《皮部論篇》前。

黃帝問曰：病有標本，刺有逆從奈何？

岐伯對曰：凡刺之方，必別陰陽，前後相應，逆從得施，標本相移，故曰：有其在標而求之於標，有其在本而求之於本，有其在本而求之於標，有其在標而求之於本。故治有取標而得者，有取本而得者，有逆取而得者，有從取而得者。得病之情，知治大體，則逆從皆可，施必中焉。故知逆與從，正行無問；知標本者，萬舉萬當；道不疑惑，識既深明①，則無問於人，正行皆當。不知標本，是謂妄行。識猶褊淺，道未高深，舉且見違，故行多妄。

夫陰陽逆從標本之爲道也，小而大，言一而知百病之害；著之至也。言別陰陽，知逆順，法明著，見精微，觀其所舉則小，尋其所利則大，以斯明著，故言一而知百病之害。少而多，淺而博，可以言一而知百也。言少可以貫多，舉淺可以料大者，何法之明！故非聖人之道，孰能至於是耶？故學之者，猶可以言一而知百病也。博，大也。以淺而知深，察近而知遠，言標與本，易而勿及。雖事極深玄，人非咫尺，略以淺近，而悉貫之。然標本之道，雖易可爲言，而世人識見無能及者。治反爲逆，治得爲從。

先病而後逆者治其本，先逆而後病者治其本，先寒而後生病者治其本，先病而後生寒者治其本，先熱而後生病者治其本②，先熱而後生中滿者治其標，先病而後泄者治其本，先泄而後生他病者治其本，

---

① 識既深明：金刻本、讀書堂本、古林堂本、古鈔本作『識斷深明』。

② 治其本：《甲乙·卷六·第二》此下有『先病而後生熱者治其本』十字，疑本書脫文。

必且①調之，乃治其他病。先病而後生②中滿者治其標，先中滿而後煩心者治其本。人有客氣，有同氣。○新校正云：按全元起本『同』作『固』。小大不利治其標，小大利治其本。本，先病；標，後病。必謹察之。病發而有餘，本而標之，先治其本，後治其標；病發而不足，標而本之，先治其標，後治其本。本而標之，謂有先病，復有後病也。以其有餘，故先治其本，後治其標也。標而本之，謂先發輕微緩者，後發重大急者。以其不足，故先治其標，後治其本也。謹察間甚，以意調之，間者并行，甚者獨行。間，謂多也。甚，謂少也。多，謂多形證而輕易。少，謂少形證而重難也。以意調之，謂審量標本不足有餘，非謂捨法而以意妄爲也。先小大不利而後生病者治其本。并，謂他脉共受邪氣而合病也。獨，爲一經受病而無異氣相參也。并甚則相傳，傳急則亦死。

夫病傳者，心病先心痛，藏真通於心，故心先痛。一日而欬，心火勝金，傳於肺也。肺在變動爲欬故爾。三日脇支痛，肺金勝木，傳於肝也。以其脉循脇肋，故如是。五日閉塞不通，身痛體重；肝木勝土，傳於脾也。脾性安鎮，木氣乘之，故閉塞不通，身痛體重。三日不已死，以勝相伐，唯弱是從，五藏四傷，豈其能久，故爲即死。冬夜半，夏日中。謂正子午之時也。或言冬夏有異，非也。晝夜之半，事甚昭然。○新校正云：按《靈樞經》『大③氣入藏，病先發於心，一日而之肺，三日而之肝，五日而之脾，三日不已死，冬夜半，夏日中。』《甲乙經》曰：『病先發於心，心痛，一日之肺而欬，三日④之肝，肋支痛，五日之脾，閉塞不通，身病體重，三日不已死，冬夜半，夏日中。』詳《素問》言其病，《靈樞》言其藏，《甲乙經》乃并《素問》、《靈樞》二經之文，而病與藏兼舉之。

肺病喘欬，藏真高於肺而主息，故喘欬也。三日而脇支滿痛，肺傳於肝。一日身重體痛，肝傳於脾。五日而脹，自傳於府。十

①且：《甲乙·卷六·第二》作『先』。
②生：原誤作『先』，據金刻本、讀書堂本、古林堂本、趙府本改。
③大：原作『夫』，據金刻本、讀書堂本、古林堂本、趙府本改，與《靈樞·淫邪發夢》合。
④三日：原誤作『五日』，據金刻本、讀書堂本、古林堂本、趙府本改，與《甲乙·卷六·第十》合。

日不已死，冬日入，夏日出。孟冬之中，日入於申之八刻三分①。仲冬之中，日入於申之七刻三分。季冬之中，日入於申，與孟月等。孟夏之中，日出於寅之八刻一分。仲夏之中，日出於寅之七②刻三分。季夏之中，日出於寅，與孟月等也。

肝病頭目眩，脇支滿，藏真散於肝，脉内連目脇，故如是。三日體重身痛，肝傳於脾③。五日而脹，自傳於府。三日腰脊少腹痛，脛痠，謂胃傳於腎。以其脉起於足，循腨内，出膕内廉，上股内後廉，貫脊屬腎絡膀胱，故如是也。腰爲腎之府，故腰痛。三日不已死，冬日入，○新校正云：按《甲乙經》作「日中」。夏早食。日入早晏，如冬法也。早食，謂早於食時，則卯正之時也。

脾病身痛體重，藏真濡於脾而主肌肉，故爾。一日而脹，自傳於府。二日少腹腰脊痛，脛痠，胃傳於腎。三日背䐈筋痛，小便閉。自傳於府，及之䐈也。十日不已死，冬人定，夏晏食。人定，謂申後二十五刻。晏食，謂寅後二十五刻。

腎病少腹腰脊痛，䯒痠，藏真下於腎，故如是。三日背䐈筋痛，小便閉，自傳於府。○新校正云：按《靈樞經》云：「三日之䐈膀胱。」是自傳於府，及之䐈也。三日腹脹，膀胱傳於小腸。○新校正云：按《甲乙經》云：「三日上之心，心脹」。三日兩脇支痛，府傳於藏。○新校正云：按《靈樞經》云：「三日之小腸，三日上之心。」今云「兩脇支痛」，是小腸府傳心藏而發痛也。三日不已死，冬大晨，夏晏晡。大晨，謂寅後九刻，大明之時也。晏晡，謂申後九刻，向昏之時也。

胃病脹滿，以其脉循腹，故如是。五日少腹腰脊痛，䯒痠；胃傳於腎。三日背䐈筋痛，小便閉；自傳於府，及之䐈也。五日身體

---

① 三分：金刻本、讀書堂本、古林堂本作「二分」。
② 之七：原作「十」。據金刻本、讀書堂本、古林堂本、趙府本補改，與上文合。
③ 脾：原誤作「肺」，據金刻本、讀書堂本、古林堂本、趙府本改。

重；膀胱水府傳於脾也。○新校正云：按《靈樞經》及《甲乙經》各云「五日上之心」，是膀胱傳心，爲相勝而身體重。今王氏言傳脾者，誤也。六日不已死，冬夜半後，夏日昳。夜半後，謂子後八刻丑正時也。日昳，謂午後八刻未正時也。

膀胱病小便閉，以其爲津液之府，故爾。五日少腹脹，腰脊痛，骭痠；自歸於藏。一日腹脹，腎復傳於小腸。一日身體痛，小腸傳於脾。○新校正云：按《靈樞經》云：「一日上之心。」是府傳於藏也。《甲乙經》作「之脾」，與王注同。二日不已死，冬雞鳴，夏下晡。雞鳴，謂早雞鳴，丑正之分也。下晡，謂日下於晡時，申之後五刻也。

諸病以次①相傳，如是者，皆有死期，不可刺；五藏相移皆如此，有緩傳者，有急傳者。緩者或一歲二歲三歲而死，其次或三月若六月而死；急者一日二日三日四日或五六日而死，則此類也。尋此病傳之法，皆五行之氣，考其日數，理不相應。夫以五行爲紀，以不勝之數傳於所勝者，謂火傳於金當云一日，金傳於木當云二日，木傳於土當云四日，土傳於水當云三日，水傳於火當云五日也。若以己勝之數傳於不勝者，則木三日傳於土，土五日傳於水，水一日傳於火，火二日傳於金，金四日傳於水。經之傳日，似法三陰三陽之氣。《玉機真藏論》曰：「五藏相通，移皆有次。不治，三月若六月，若三日若六日，傳而當死。」此與同也。雖爾，猶當臨病詳視日數，方悉是非爾。間一藏止，○新校正云：按《甲乙經》無「止」字。及至三四藏者，乃可刺也。間一藏止者，謂隔過前一藏而不更傳也，則謂木傳土，土傳水，水傳火，火傳金，金傳木而止，皆間隔一藏也。及至三四藏者，皆謂至前第三第四藏也。諸至三藏者，皆是其己不勝之氣也。至四藏者，皆至己所生之父母也。不勝則不能爲害，於彼所生則父子無剋伐之期，氣順以行，故刺之可矣。

重廣補注黄帝内經素問卷第十八

① 以次：此下原有「是」字，涉下而衍。據金刻本刪，與《靈樞·病傳》、《甲乙·卷六·第十》合。

重廣補注黄帝内經素問卷第十九

啓玄子　次注　林億　孫奇　高保衡等奉敕　校正　孫兆　重改誤

天元紀大論篇第六十六

黄帝問曰：天有五行，御五位，以生寒暑燥濕風。人有五藏，化五氣，以生喜怒思憂恐。御，謂臨御。化，謂生化也。天真之氣，無所不周，器象雖殊，參應一也。〇新校正云：按《陰陽應象大論》云：『喜怒悲憂恐。』二論不同者，思者脾也，四藏皆受成焉。悲者，勝怒也，二論所以互相成也。論言五運相襲而皆治之，終期之日，周而復始，余已知之矣。願聞其與三陰三陽之候奈何合之？論，謂《六節藏象論》也。運，謂五行應天之五運，各周三百六十五日而爲紀者也。故曰終期之日，周而復始也。以六合五，數未參同，故問之也。

鬼臾區稽首再拜對曰：昭乎哉問也！夫五運陰陽者，天地之道也，萬物之綱紀，變化之父母，生殺之本始，神明之府也，可不通乎！道，謂化生之道。綱紀，謂生長化成收藏之綱紀也。父母，謂萬物形之先也。本始，謂生殺皆因而有之也。夫有形稟氣而不爲五運陰陽之所攝者，未之有也。所以造化不極，能爲萬物生化之元始者，何哉？以其是神明之府故也。然合散不測，生化無窮，非神明運爲，無能爾也。○新校正云：詳『陰陽者』至『神明之府也』，與《陰陽應象大論》同，而兩論之注頗異。故物生謂之化，物極謂之變，陰陽不測謂之神，神用無方謂之聖。所謂化變聖神之道也。化，施化也。變，散易也。神，無期也。聖，無思也。氣之施化故曰生，氣之散易故曰極，無期禀候故曰神，無思測量故曰聖。由化與變，故萬物無能逃五運陰陽。由聖與神，故衆妙無能出幽玄之理。深乎妙用，不可得而稱之。○新校正云：按《六微旨大論》云：『物之生，從於化；物之極，由乎變。變化之相薄，成敗之所由也。』又《五常政大論》云：『氣始而生化，氣散而有形，氣布而蕃育，氣終而象變。其致一也。』夫變化之爲用也，應萬化之用也。在天爲玄，玄，遠也。天道玄遠，變化無窮。《傳》曰：『天道遠，人道邇。』在人爲道，道，謂妙用之道也。經術政化，非道不成。在地爲化，化，謂生化也。生萬物者地，非土氣孕育，則形質不成。化生五味，金石草木，根葉華實，酸苦甘淡辛鹹，皆化氣所生，隨時而有。道生智，智通妙用，唯道所生。玄生神。玄遠幽深，故生神也。神之爲用，觸遇玄通，契物化成，無不應也。神在天爲風，風者，教之始，天之使也，天之號令也。在地爲木；東方之化。在天爲熱，應火爲用。在地爲火；南方之化。在天爲濕，應土爲用。在地爲土；中央之化。在天爲燥，應金爲用。在地爲金；西方之化。在天爲寒，應水爲用。在地爲水。北方之化。神之爲用，如上五化。木爲風所生，火爲熱所熾，金爲燥所發，水爲寒所資，土爲濕所全，蓋初因而成立也。雖初因之以化成，卒因之以敗散爾。豈五行之獨有是哉！凡因所因而成立者，悉因所因而散落爾。○新校正云：詳『在天爲玄』至此，則與《陰陽應象大論》及《五運行大論》文重，注頗異。故在天爲氣，氣，謂風熱濕燥寒。形，謂水火土金水。在地成形，形氣相感而化生萬物矣。此造化生成之大紀。然天地者，萬物之上下也；天覆地載，上下相臨，萬物化生，無遺略也。由是故萬物自生自長，自化自成，自盈自虛，自復自變也。夫變者何？謂生之氣極本而更始化也。孔子曰：『曲成萬物而不遺。』左右者，陰陽之道路也；天有六氣御下，地有五行奉上。當歲者爲上，主司天。承歲者爲下，主司地。不當歲者，二氣居右，北行轉之；二氣居左，南行轉之。金木水火運，北面正之，常左爲右，右爲左，則左者南行，右者北行①而反也。○新校正云：詳上下左右之說，義具《五運行大論》中。水火者，陰陽之徵兆也；徵，信也，驗也。兆，先也。以水火之寒熱，彰信陰陽之先兆也。金木者，生成之終始也。

① 左者南行，右者北行：《素問校勘記》曰：『「左」、「右」二字當互易』。

木主發生，應春，春爲生化之始。金主收斂，應秋，秋爲成實之終。終始不息，其化常行，故萬物生長化成收藏自久。○新校正云：按《陰陽應象大論》曰：『天地者，萬物之上下也；陰陽者，血氣之男女；左右者，陰陽之道路；水火者，陰陽之徵兆；陰陽者，萬物之能始也。』與此論相出入也。

氣有多少，形有盛衰，上下相召而損益彰矣。氣有多少，謂天之陰陽三等，多少不同秩也。形有盛衰，謂五運之氣有太過不及也。由是少多衰盛，天地相召，而陰陽損益昭然彰著可見也。○新校正云：詳『陰陽三等』之義，具下文注中。

帝曰：願聞五運之主時也何如？時，四時也。

鬼臾區曰：五氣運行，各終期日，非獨主時也。一運之日，終三百六十五日四分度之一乃易之，非主一時當其王相囚死而爲絶①法也。氣交之内迢然而別有之也。

帝曰：請聞其所謂也。

鬼臾區曰：臣積考《太始天元册文》曰：《天元册》，所以記天真元氣運行之紀也。自神農之世，鬼臾區十世祖始誦而行之，此太古占候靈文。洎乎伏羲之時，已鐫諸玉版，命曰《册文》。太古靈文，故命曰《太始天元册》也。○新校正云：詳今世有《天元玉册》，或者以謂即此《太始天元册文》，非是。**太虛廖廓，肇基化元，**太虛，謂空玄之境，真氣之所充，神明之宮府也。真氣精微，無遠不至，故能爲生化之本始，運氣之真元矣。肇，始也。基，本也。**萬物資始，五運終天，**五運，謂木火土金水運也。終天，謂一歲三百六十五日四分度之一也，終始更代，周而復始也。言五運更統於太虛，四時隨部而遷復，六氣分居而異主，萬物因之以化生，非曰自然，其誰能始？故曰萬物資始。《易》曰：『大哉乾元，萬物資始，乃統天，雲行雨施，品物流形。』孔子曰：『天何言哉，四時行焉，百物生焉。』此其義也。**布氣真靈，總統坤元，**太虛真氣，無所不至也，氣齊生有，故禀氣含靈者，抱真氣以生焉。總統坤元，言天元氣常司地氣，化生之道也。《易》曰：『至哉坤元，萬物資生，乃順承天也。』**九星懸朗，七曜周旋，**九星，上古之時也。上古世質人淳，歸真反朴，九星懸朗，五運齊宣。中古道德稍衰，標星藏曜，故計星之見者七焉。九星，謂天蓬、天内、天衝、天輔、天禽、天心、天任、天柱、天英，此蓋從標而爲始，遁甲式法，今猶用焉。七曜，謂日月五星，今外蕃具以此曆爲舉動吉凶之信也。周，謂周天之度。旋，謂左循天度而行。五星之行，猶各有進退高下小大矣。

① 絶：人衛本注：『疑「紀」。』

曰陰曰陽，曰柔曰剛，陰陽，天道也。柔剛，地道也。天以陽生陰長，地以柔化剛成也。《易》曰：『立天之道，曰陰與陽。立地之道，曰柔與剛。』此之謂也。幽顯既位，寒暑弛張，幽顯既位，言人神各得其序。寒暑弛張，言陰陽不失其宜也。人神各守所居，無相干犯；陰陽不失其序，物得其宜。天地之道且然，人神之理亦猶也。○新校正云：按《至真要大論》云：『幽明何如？岐伯曰：兩陰交盡故曰幽，兩陽合明故曰明。幽明之配，寒暑之異也。』生生化化，品物咸章。上『生』，謂生之有情有識之類也。下『生』，謂生之無情無識之類也。上『化』，謂形容彰顯者也。下『化』，謂蔽匿形容者也。有情有識，彰顯形容，天氣主之；無情無識，蔽匿形質，地氣主之。稟元靈氣之所化育爾。《易》曰：『天地絪緼，萬物化醇。』斯之謂歟。臣斯十世，此之謂也。傳習斯文，至鬼臾區，十世于兹，不敢失墜。

帝曰：善。何謂氣有多少，形有盛衰？

鬼臾區曰：陰陽之氣，各有多少，故曰三陰三陽也。由氣有多少，故隨其升降，分爲三别也。○新校正云：按《至真要大論》云：『陰陽之三也，何謂？岐伯曰：氣有多少異用。』王冰云：『太陰爲正陰，太陽爲正陽，次少者爲少陰，次少者爲少陽，又次爲陽明，又次爲厥陰。』形有盛衰，謂五行之治各有太過不及也。太過，有餘也。不及，不足也。氣至不足，太過迎之；氣至太過，不足隨之。天地之氣，虧盈如此。故云『形有盛衰』也。故其始也，有餘而往，不足隨之；不足而往，有餘從之。知迎知隨，氣可與期。言虧盈無常，互有勝負爾。始，謂甲子歲也。《六微旨大論》曰：『天氣始於甲，地氣始於子，子甲相合，命曰歲立。』此之謂也。則始甲子之歲，三百六十五日，所稟之氣，當不足也，次而推之，終六甲也，故有餘已則不足，不足已則有餘。亦有歲運非有餘非不足者，蓋以同天地之化也。若餘已復餘，少已復少，則天地之道變常，而災害作，苛疾生矣。○新校正云：按《六微旨大論》云：『木運臨卯，火運臨午，土運臨四季，金運臨酉，水運臨子，所謂歲會，氣之平也。』又按《五常政大論》云：『委和之紀，上角與正角同，上商與正商同，上宫與正宫同。伏明之紀，上商與正商同。卑監之紀，上宫與正宫同，上角與正角同。從革之紀，上商與正商同，上角與正角同。涸流之紀，上宫與正宫同。赫曦之紀，上羽與正徵同。堅成之紀，上徵與正商同。』又《六元正紀大論》云：『不及而加同歲會。已前諸歲，並爲正歲，氣之平也。』今王注以同天之化爲非有餘不足者，非也。應天爲天符，承歲爲歲直，三合爲治。應天，謂木運之歲上見厥陰，火運之歲上見少陽、少陰，土運之歲上見太陰，金運之歲上見陽明，水運之歲上見太陽。此五者天氣下降，如合符運，故曰應天爲天符也。承歲，謂木運之歲，歲當于卯①；火運之歲，歲當于午②；土運之歲，歲當辰戌丑未；金運之歲，歲當于酉③；水運之歲，歲當于子④。此五者歲之所直，故曰承歲爲歲直也。三合，謂火運之歲，上見少陰，年辰臨午；土運之歲，上見太陰，年辰臨丑未；金運之歲，上見陽明，年辰臨酉。此三者，天氣、運氣與年辰俱會，故云三合爲治也。歲直亦曰歲會⑤，三合亦爲天符。《六微旨大論》曰：『天符歲會，曰太一天符。』謂天、運與歲俱會也。○新校正云：按天符歲會之詳，具《六微旨大論》中。又詳火運，上少陰，年辰臨午，即戊午歲也。土運，上太陰，年辰臨丑未，即己丑、己未歲也。金運，上陽明，年辰臨酉，即乙酉歲也。

帝曰：上下相召奈何？

鬼臾區曰：寒暑燥濕風火，天之陰陽也，三陰三陽上奉之。太陽爲寒，少陽爲暑，陽明爲燥，太陰爲濕，厥陰爲風，少陰爲火，皆其元在天，故曰天之陰陽也。木火土金水火，地之陰陽也，生長化收藏下應之。木，初氣也。火，二氣也。相火，三氣也。土，四氣也。金，五氣也。水，終氣也。以其在地應天，故云下應也。氣在地，故曰地之陰陽也。○新校正云：按《六微旨大論》曰：『地理之應六節氣位何如？岐伯曰，顯明之右，君火之位。退行一步，相火治之。復行一步，土氣治之。復行一步，金氣治之。復行一步，水氣治之。復行一步，木氣治之。』此即木火土金水火，地之陰陽之義也。天以陽生陰長，地以陽殺陰藏。生長者，天之道；藏殺者地之道。天陽主生，故以陽生陰長；地陰主殺，故以陽殺陰藏。天地雖高下不同，而各有陰陽之運用也。○新校正云：詳此經與《陰陽應象大論》文重，注頗異。天有陰陽，地亦有陰陽。天有陰故能下降，地有陽故能上騰，是以各有陰陽也。陰陽交泰，故化變由之成也。木火土金水火，地之陰陽也，生長化收藏。故陽中有陰，陰中有陽。陰陽之氣，極則過亢，故各兼之。《陰陽應象大論》曰：『寒極生熱，熱極生寒。』又曰：『重陰必陽，重陽必陰。』言氣極則變也。故陽中兼陰，陰中兼陽。《易》之卦，离中虛，坎中實。此其義象也。所以欲知天地之陰陽者，應天之氣，動而不息，故五歲而右遷；應地之氣，靜而守位，故六期而環會。天有六氣，地有五位，

① 于卯：讀書堂本、古林堂本、古鈔本、趙府本作『亥卯』。
② 于午：讀書堂本、古林堂本、古鈔本、趙府本作『寅午』。
③ 于酉：讀書堂本、古林堂本、古鈔本、趙府本作『巳酉』。
④ 于子：讀書堂本、古林堂本、古鈔本、趙府本作『申子』。
⑤ 歲會：原作『歲位』，據《六元正紀大論》『新校正』引王冰本注改。

天以六氣臨地，地以五位承天，蓋以天氣不加君火故也。以六加五，則五歲而餘一氣，故遷一位。若以五承六，則常六歲乃備盡天元之氣，故六年而環會，所謂周而復始也。地氣左行，往而不返，天氣東轉，常自火運數五歲已，其次氣正當君火氣之上，法不加臨，則右遷君火氣上，以臨相火之上，故曰五歲而右遷也。由斯動靜，上下相臨，而天地萬物之情，變化之機可見矣。

動靜相召，上下相臨，陰陽相錯，而變由生也。天地之道，變化之微，其由是矣。孔子曰：『天地設位，而易行乎其中。』此之謂也。〇新校正云：按《五運行大論》云：『上下相遘，寒暑相臨，氣相得則和，不相得則病。』又云：『上者右行，下者左行，左右周天，餘而復會。』

帝曰：上下周紀，其有數乎？

鬼臾區曰：天以六爲節，地以五爲制。周天氣者，六期爲一備；終地紀者，五歲爲一周。六節，謂六氣之分。五制，謂五位之分。位應一歲，氣統一年，故五歲爲一周，六年爲一備。備，謂備歷天氣。周，謂周行地位。所以地位六而言五者，天氣不臨君火故也。君火以明①，相火以位。君火在相火之右，但立名於君位，不立歲氣，故天之六氣，不偶其氣以行，君火之政，守位而奉天之命，以宣行火令爾。以名奉天，故曰『君火以名』。守位禀命，故云『相火以位』。五六相合，而七百二十氣爲一紀，凡三十歲；千四百四十氣，凡六十歲而爲一周，不及太過，斯皆見矣。歷②法一氣十五日，因而乘之，積七百二十氣，即三十年。積千四百四十氣，即六十年也。經云：『有餘而往，不足隨之；不足而往，有餘從之。』故六十年中，不及太過，斯皆見矣。〇新校正云：按《六節藏象論》云：『五日謂之候，三候謂之氣，六氣謂之時，四時謂之歲，而各從其主治焉。五運相襲，而皆治之，終期之日，周而復始，時立氣布，如環無端，候亦同法。故曰不知年之所加，氣之盛衰，虛實之所起，不可爲工③矣。』

帝曰：夫子之言，上終天氣，下畢地紀，可謂悉矣。余願聞而藏之，上以治民，下以治身，使百姓昭著，上下和親，德澤下流，子孫無憂，傳之後世，無有終時，可得聞乎？安不忘危，存不忘亡，大聖之至教也。求民之瘼，恤民之隱，大聖之深仁也。

---

① 明：據王冰注『故曰君火以名』，疑當作『名』。
② 歷：與『曆』同。《廣韻・錫韻》：『歷，或作曆。』按，底本『歷』、『曆』二字每互用，今不作改動。
③ 工：原誤作『立』，據讀書堂本、古林堂本、趙府本改。

鬼臾區曰：至數之機，迫迮以微，其來可見，其往可追，敬之者昌，慢之者亡，無道行私，必得天殃，謂傳非其人，授於情狹①及寄求名利者也。謹奉天道，請言真要。申誓戒於君王，乃明言天道，至真之要旨也。

帝曰：善言始者，必會於終；善言近者，必知其遠。數術明著，應用不差，故遠近於言，始終無謬。是則至數極而道不惑，所謂明矣。願夫子推而次之，令有條理，簡而不匱，久而不絕，易用難忘，爲之綱紀，至數之要，願盡聞之。簡，省要也。匱，乏也。久，遠也。要，樞紐也。

鬼臾區曰：昭乎哉問！明乎哉道！如鼓之應桴，響之應聲也。桴，鼓椎也。響，應聲也。臣聞之，甲己之歲，土運統之；乙庚之歲，金運統之；丙辛之歲，水運統之；丁壬之歲，木運統之；戊癸之歲，火運統之。太始天地初分之時，陰陽析位之際，天分五氣，地列五行。五行定位，布政於四方；五氣分流，散支於十干。當是黃氣橫於甲己，白氣橫於乙庚，黑氣橫於丙辛，青氣橫於丁壬，赤氣橫於戊癸。故甲己應土運，乙庚應金運，丙辛應水運，丁壬應木運，戊癸應火運。大古聖人，望氣以書天冊。賢者謹奉，以紀天元。下論文義備矣。○新校正云：詳運有太過、不及、平氣，甲庚丙壬戊主太過，乙辛丁癸己主不及，大法如此。取平氣之法，其說不一，具如諸篇。

帝曰：其於三陰三陽，合之奈何？

鬼臾區曰：子午之歲，上見少陰；丑未之歲，上見太陰；寅申之歲，上見少陽；卯酉之歲，上見陽明；辰戌之歲，上見太陽；巳亥之歲，上見厥陰。少陰所謂標也，厥陰所謂終也。標，謂上首也。終，謂當三甲六甲之終。○新校正云：詳午未寅酉戌亥之歲爲正化，正司化合之實。子丑申卯辰巳之歲爲對化，對司化令之虛。此其大法也。厥陰之上，風氣主之；少陰之上，熱氣主之；太陰之上，濕

① 狹：原作「押」，據讀書堂本、古林堂本、趙府本改。

氣主之；少陽之上，相火主之；陽明之上，燥氣主之；太陽之上，寒氣主之。所謂本也，是謂六元。三陰三陽爲標，寒暑燥濕風火爲本，故云所謂本也。天真元氣，分爲六化，以統坤元生成之用，徵其應用則六化不同，本其所生則正是真元之一氣，故曰六元也。○新校正云：按別本『六元』作『天元』也。帝曰：光乎哉道！明乎哉論！請著之玉版，藏之金匱，署曰『天元紀』。

五運行大論篇第六十七

黄帝坐明堂，始正天綱，臨觀八極，考建五常，明堂，布政宫也。八極，八方目極之所也。考，謂考校。建，謂建立也。五常，謂五氣，行天地之中者也。端居正氣，以候天和。請天師而問之曰：論言天地之動静，神明爲之紀。陰陽之升降，寒暑彰其兆。○新校正云：詳論謂《陰陽應象大論》及《氣交變大論》文。彼云：『陰陽之往復，寒暑彰其兆。』余聞五運之數於夫子，夫子之所言，正五氣之各主歲爾，首甲定運，余因論之。鬼臾區曰：土主甲己，金主乙庚，水主丙辛，木主丁壬，火主戊癸。子午之上，少陰主之；丑未之上，太陰主之；寅申之上，少陽主之；卯酉之上，陽明主之；辰戌之上，太陽主之；巳亥之上，厥陰主之。不合陰陽，其故何也？首甲，謂六甲之初，則甲子年也。

岐伯曰：是明道也，此天地之陰陽也。上古聖人，仰觀天象，以正陰陽。夫陰陽之道，非不昭然，而人昧宗源，述其本始，則百端疑議從是而生。黄帝恐至理真宗，便因誣廢，愍念黎庶，故啓問曰①：天師知道出從真，必非謬述，故對上曰：『是明道也，此天地之陰陽也。』《陰陽法》曰：『甲己合，乙庚合，丙辛合，丁壬合，戊癸合。』蓋取聖人仰觀天象之義。不然，則十干之位，各在一方，徵其離合，事亦寥闊。嗚呼遠哉！百姓日用而不知爾。故太上立言曰：

① 曰：人衛本作『之』。

『吾言甚易知，甚易行。天下莫能知，莫能行。』此其類也。○新校正云：詳金主乙庚者，乙者庚之柔，庚者乙之剛。大而言之陰與陽，小而言之夫與婦，是剛柔之事也。餘並如此。夫數之可數者，人中之陰陽也，然所合，數之可得者也。夫陰陽者，數之可十，推之可百，數之可千，推之可萬。天地陰陽者，不以數推以象之謂也。言智識偏淺，不見原由，雖所指彌遠，其知彌近，得其元始，桴鼓非遙。

帝曰：願聞其所始也。

岐伯曰：昭乎哉問也！臣覽《太始天元册文》，丹天之氣，經于牛女戊分；黅天之氣，經于心尾己分；蒼天之氣，經于危室柳鬼；素天之氣，經于亢氐昴畢；玄天之氣，經于張翼婁胃。所謂戊己分者，奎壁角軫，則天地之門戶也。戊土屬乾，己土屬巽。《遁甲經》曰：『六戊爲天門，六己爲地戶，晨暮占雨，以西北、東南。』義取此。雨爲土用，濕氣生之，故此占焉。夫候之所始，道之所生，不可不通也。

帝曰：善。論言天地者，萬物之上下，左右者，陰陽之道路，未知其所謂也。論，謂《天元紀》及《陰陽應象論》也。

岐伯曰：所謂上下者，歲上下見陰陽之所在也。左右者，諸上見厥陰，左少陰右太陽；見少陰，左太陰右厥陰；見太陰，左少陽右少陰；見少陽，左陽明右大陰；見陽明，左太陽右少陽；見太陽，左厥陰右陽明。所謂面北而命其位，言其見也。面向北而言之也。上，南也。下，北也。左，西也。右，東也。

帝曰：何謂下？

岐伯曰：厥陰在上則少陽在下，左陽明右太陰；少陰在上則陽明在下，左太陽右少陽；太陰在上則太陽在下，左厥陰右陽明；少陽在上則厥陰在下，左少陰右太陽；陽明在上則少陰在下，左太陰右厥陰；太陽在上則太陰在下，左少陽右少陰。所謂面南而命其位，言其見也。主歲者位在南，故面北而言其左右。在下者位在北，故面南而言其左右也。上，天位也。下，地位也。面南，左東也，右西也，上下異而左右殊也。上下相遘，寒暑相臨，氣相得則和，不相得則病。木火相臨，金水相臨，水木相臨，火土相臨，土金相臨，爲相得也。土木相臨，土水相臨，水火相臨，火金相臨，金木相臨，爲不相得也。上臨下爲順，下臨上爲逆，逆亦鬱抑而病生，土臨相火君火之類者也。

帝曰：氣相得而病者何也？

岐伯曰：以下臨上，不當位也。六位相臨，假令土臨火，火臨木，木臨水，水臨金，金臨土，皆爲以下臨上，不當位也。父子之義，子爲下，父爲上。以子臨父，不亦逆乎？

帝曰：動静何如？言天地之行左右也。

岐伯曰：上者右行，下者左行，左右周天，餘而復會也。上，天也。下，地也。周天，謂天周地五行之位也。天垂六氣，地布五行，天順地而左迴，地承天而東轉。木運之後，天氣常餘，餘氣不加於君火，却退一步加臨相火之上，是以每五歲已，退一位而右遷，故曰左右周天，餘而復會。會，遇也，合也。言天地之道，常五歲畢，則以餘氣遷加，復與五行座位再相會合，而爲歲法也。周天，謂天周地位，非周天之六氣也。

帝曰：余聞鬼臾區曰：應地者静。今夫子乃言下者左行，不知其所謂也，願聞何以生之乎？詰異也。○新校正云：按鬼臾區言『應地者静』，見《天元紀大論》中。

岐伯曰：天地動静，五行遷復，雖鬼臾區其上候而已，猶不能徧明。不能徧明，無求備也。夫變化之用，天垂象，地成形，七曜緯虚，五行麗地。地者，所以載生成之形類也。虚者，所以列應天之精氣也。形精之動，猶根本之與枝葉也，仰觀其象，雖遠可知也。觀五星之東轉，則地體左行之理昭然可知也。麗，著也。有形之物，未有不依據物而得全者也。

帝曰：地之爲下否乎？言轉不居，爲下乎，爲否乎？

岐伯曰：地爲人之下，太虚之中者也。言人之所居，可謂下矣，徵其至理，則是太虚之中一物爾。《易》曰：『坤厚載物，德合無疆。』此之謂也。

帝曰：馮乎？言太虛無礙，地體何馮而止住？

岐伯曰：大氣舉之也。大氣，謂造化之氣，任持太虛者也。所以太虛不屈，地久天長者，蓋由造化之氣任持之也。氣化而變，不任持之，則太虛之器亦敗壞①矣。夫落葉飛空，不疾而下，爲其乘氣，故勢不得速焉。凡之有形，處地之上者，皆有生化之氣任持之也。然器有大小不同，壞有遲速之異，及至氣不任持，則大小之壞一也。燥以乾之，暑以蒸之，風以動之，濕以潤之，寒以堅之，火以温之。故風寒在下，燥熱在上，濕氣在中，火遊行其間，寒暑六入，故令虛而生化也。地體之中，凡有六入：一曰燥，二曰暑，三曰風，四曰濕，五曰寒，六曰火。受燥故乾性生焉，受暑故蒸性生焉，受風故動性生焉，受濕故潤性生焉，受寒故堅性生焉，受火故温性生焉，此謂天之六氣也。故燥勝則地乾，暑勝則地熱，風勝則地動，濕勝則地泥，寒勝則地裂，火勝則地固矣。六氣之用。

帝曰：天地之氣，何以候之？

岐伯曰：天地之氣，勝復之作，不形於診也。言平氣及勝復，皆以形證觀察，不以診知也。《脉法》曰：天地之變，無以脉診。此之謂也。天地以氣不以位，故不當以脉知之。

帝曰：間氣何如？

岐伯曰：隨氣所在，期於左右。於左右尺寸四部，分位承之，以知應與不應，過與不過。

帝曰：期之奈何？

岐伯曰：從其氣則和，違其氣則病，謂當沈不沈，當浮不浮，當濇不濇，當鉤不鉤，當弦不弦，當大不大之類也。○新校正云：按《至真要大論》云：『厥陰之至其脉弦，少陰之至其脉鉤，太陰之至其

① 壞：原誤作『瓌』，據讀書堂本、趙府本改。下文二『壞』字同。

脉沈，少陽之至大而浮，陽明之至短而濇，太陽①之至大而長②。至而和則平，至而甚則病，至而反則病，至而不至者病，未至而至者病，陰陽易者危。』不當其位者病，見於他位也。迭移其位者病，謂左見右脉，右見左脉，氣差錯故爾。失守其位者危，已見於他鄉，本宮見賊殺之氣，故病危。尺寸反者死，子午卯酉四歲有之。反，謂歲當陰在寸脉而反見於尺，歲當陽在尺而脉反見於寸，尺寸俱乃謂反也。若尺獨然，或寸獨然，是不應氣，非反也。陰陽交者死。寅申巳亥丑未辰戌八年有之。交，謂歲當陰在右脉反見左，歲當陽在左脉反見右，左右交見，是謂交。若左獨然，或右獨然，是不應氣，非交也。先立其年，以知其氣，左右應見，然後乃可以言死生之逆順。經言歲氣備矣。○新校正云：詳此備《六元正紀大論》中。

帝曰：寒暑燥濕風火，在人合之奈何？其於萬物何以生化？合，謂中外相應。生，謂承化而生。化，謂成立衆象也。

岐伯曰：東方生風，東者日之初，風者教之始，天之使也，所以發號施令，故生自東方也。景霽山昏，蒼埃際合，崖谷若一，巖岫之風也。黃白昏埃，晚空如堵，獨見天垂，川澤之風也。加以黃黑，白埃承下，山澤之猛風也。

風生木，陽升風鼓，草木敷榮，故曰風生木也。此和氣之生化也，若風氣施化則飄揚敷拆③，其爲變極則木拔草除也。運乘丁卯、丁丑、丁亥、丁酉、丁未、丁巳之歲，則風化不足。若乘壬申、壬午、壬辰、壬寅、壬子、壬戌之歲，則風化有餘於萬物也。○新校正云：詳王注以丁壬分運之有餘不足。或者以丁卯、丁亥、丁巳、壬申、壬寅五歲爲天符、同天符、正歲會，非有餘不足，爲平木運，以王注爲非，是不知大統也。必欲細分，雖除此五歲，亦未爲盡。下文火土金水運等，並同此。木生酸，萬物味酸者，皆始自木氣之生化也。酸生肝，酸味入胃，生養於肝藏。肝生筋，酸味入肝，自肝藏布化，生成於筋膜也。筋生心。酸氣榮養筋膜畢已，自筋流化，乃入④於心。其在天爲玄，玄，謂玄冥也。丑之終，東方白。寅之初，天色反黑，太虛皆闇，在天爲玄象可見。○新校正云：詳『在天爲玄』至『化生氣』七句，通言六氣五行生化之大法，非東方獨有之也。而王注『玄』，謂『丑之終，寅之初』、『天色黑』，則專言在東方，不兼諸方。此注未通。在人爲道，正理之道，生養之政化也。在地爲化。化，生化也。有生化而後有萬物，萬物無非化氣以生成者也。化生五味，金玉土石，草木菜果，根莖枝葉，花殼實核，無識之類，皆地化生也。道生智，

---

① 太陽：原誤作『太陰』，據讀書堂本、古林堂本、趙府本改，與《至真要大論》合。
② 大而長：『大』原作『太』，據讀書堂本、古林堂本、趙府本改。
③ 拆：原作『折』，據讀書堂本、古林堂本改。
④ 乃入：原誤作『入乃』，據讀書堂本、古林堂本、趙府本乙正。

智，正知也，慮遠也。知正則不疑於事，慮遠則不涉於危，以道處之，理符於智。《靈樞經》曰：『因慮而處物謂之智。』**玄主神，**神用無方，深微莫測，迹見形隱，物鮮能期。由是則玄冥之中，神明棲據，隱而不見，玄生神明也。**化生氣。**飛走蚑行，鱗介毛倮羽，五類變化，内屬神機，雖爲五味所該，然其生稟則異，故又曰化生氣也。此上七句，通言六氣五行生化之大法，非東方獨有之也。○新校正云：按《陰陽應象大論》及《天元紀大論》無『化生氣』一句。**神在天爲風，**鳴紊啓坼，風之化也。振拉摧拔，風之用也。歲屬厥陰在上，則風化於天；厥陰在下，則風行於地。**在地爲木，**長短曲直，木之體也。幹舉機發，木之用也。**在體爲筋，**維結束絡，筋之體也。繻縱卷舒，筋之用也。**在氣爲柔，**木化宣發，風化所行，則物體柔耎。**在藏爲肝。**肝有二布葉，一小葉，如木甲拆之象也。各有支絡①，脉遊中②，以宣發陽和之氣，魂之宫也。爲將軍之官，謀慮出焉。乘丁歲，則肝藏及經絡先受邪而爲病也。膽府同。**其性爲暄，**暄，温也，肝木之性也。**其德爲和，**敷布和氣於萬物，木之德也。○新校正云：按《氣交變大論》云，『其德敷和』。**其用爲動，**風摇而動，無風則萬類皆靜。○新校正云：按木之用爲動，火太過之政亦爲動，蓋火木之主暴速，故俱爲動。**其色爲蒼，**有形之類，乘木之化，則外色皆見薄青之色。今東方之地，草木之上色皆蒼。遇丁歲則蒼物兼白及黄，色不純也。**其化爲榮，**榮，美色也。四時之中，物見華榮，顔色鮮麗者，皆木化之所生也。○新校正云：按《氣交變大論》云『其化生榮』。**其蟲毛，**萬物發生，如毛在皮。**其政爲散，**發散生氣於萬物。○新校正云：按《氣交變大論》云『其政舒啓』。詳木之政散，平木之政發散，木太過之政散，土不及之氣散，金之用散落，木之災散落。所以爲散之異有六，而散之義惟二，一謂發散之散，是木之氣也；二謂散落之散，是金之氣所爲也。**其令宣發，**陽和之氣，舒而散也。**其變摧拉，**摧拔成者也。○新校正云：按《氣交變大論》云『其變振發』。**其眚爲隕，**隕，墜也。大風暴起，草泯木墜。○新校正云：按《氣交變大論》云『其災散落』。**其味爲酸，**夫物之化之變而有酸味者，皆木氣之所成敗也。今東方之野，生味多酸。**其志爲怒。**怒，直聲也。怒所以威物。**怒傷肝，**凡物之用極，皆自傷也。怒發於肝，而反傷肝藏。**悲勝怒；**悲發而怒止，勝之信也。○新校正云：詳五志，『悲』當爲『憂』，蓋憂傷意，悲傷魂，故云『悲勝怒』也。**風傷肝，**亦猶風之折木也。風生於木而反折之，用極而衰③。○新校正云：按《陰陽應象大論》云：『風傷筋。』**燥勝風；**風自木生，燥爲金化，風餘則制之以燥，肝盛則治之以涼，涼清所行，金之氣也。**酸傷筋，**酸寫肝氣，寫甚則傷其氣。《靈樞經》曰：『酸走筋，筋病無多

---

①支絡：原誤作『支給』，據讀書堂本、古林堂本、古鈔本改。

②脉遊中：人衛本作『脉遊於中』，補入『於』字。

③衰：原誤作『舒』，據讀書堂本、古林堂本、趙府本改。

食酸。』以此爾。走筋，謂宣行其氣速疾也。氣血肉骨同。○新校正云：詳注云『《靈樞經》云』，乃是《素問・宣明五氣篇》文。按《甲乙經》以此爲《素問》，王云《靈樞經》者誤也。**辛勝酸。**辛，金味，故勝木之酸，酸餘則勝之以辛也。

南方生熱，陽盛所生，相火、君火之政也。太虚昏翳，其若輕塵，山川悉然，熱之氣也。大明不彰，其色如丹，鬱熱之氣也。若行雲暴升，嵸然葉積，乍盈乍縮，崖谷之熱也。**熱生火，**熱甚之氣，火運盛明，故曰熱生火。火者盛陽之生化也，熱氣施化則炎暑鬱燠，其爲變極則燔灼銷融。運乘癸酉、癸未、癸巳、癸卯、癸丑、癸亥歲，則熱化不足。若乘戊辰、戊寅、戊子、戊戌、戊申、戊午歲，則熱化有餘。火有君火、相火，故曰熱生火，又云火也。**火生苦，**物之味苦者，皆始自火之生化也。甘物遇火，體焦則苦，苦從火化，其可徵也。**苦生心，**苦物入胃，化入於心，故諸癸歲則苦化少，諸戊歲則苦化多。**心生血，**苦味自心化已，則布化生血脈。**血生脾。**苦味營血已，自血流化，生養脾也。**其在天爲熱，**亦神化氣也。暄暑鬱蒸，熱之化也。炎赫沸騰，熱之用也。歲屬少陰、少陽，在上則熱化於天，在下則熱行於地。**在地爲火，**光顯炳明，火之體也。燔燎焦然，火之用也。**在體爲脈，**流行血氣，脈之體也。壅泄虚實，脈之用也。絡脈同。**在氣爲息，**息，長也。**在藏爲心，**心形如未敷蓮花，中有九空，以導引天真之氣，神之宇也。爲君主之官，神明出焉。乘癸歲，則心與經絡受邪而爲病。小腸府亦然。**其性爲暑，**暑，熱也，心之氣性也。**其德爲顯，**明顯見象，定而可取，火之德也。○新校正云：按《氣交變大論》云『其德彰顯』。**其用爲躁，**火性躁動，不專定也。**其色爲赤，**生化之物，乘火化者，悉表備赭丹之色。今南方之地，草木之上皆兼赤色。乘癸歲，則赤色之物兼黑及白也。**其化爲茂，**茂，蕃盛也。○新校正云：按《氣交變大論》云『其化蕃茂』。**其蟲羽，**參差長短，象火之形。**其政爲明，**明曜彰見，無所蔽匿，火之政也。○新校正云：按《氣交變大論》云『其政明曜』。又按，火之政明，水之氣明。水火異而明同者，火之明明于外，水之明明于内，明雖同而實異也。**其令鬱蒸，**鬱，盛也。蒸，熱也。言盛熱氣如蒸也。○新校正云：詳注謂鬱爲盛，其義未安。按王冰注《五常政大論》云：『鬱，謂鬱燠，不舒暢也。』當如此解。**其變炎爍，**熱甚炎赫，爍石流金，火之極變也。○新校正云：按《氣交變大論》云『其變銷爍』。**其眚燔焫，**燔焫山川，旋及屋宇，火之災也。○新校正云：按《氣交變大論》云『其災燔焫』。**其味爲苦，**物之化之變而有若味者，皆火氣之所合散也。今南方之野，生物多苦。**其志爲喜。**喜，悦樂也，悦以和志。**喜傷心，**言其過也。喜發於心而反傷心，亦由風之折木也。過則氣竭，故見傷也。**恐勝喜；**恐至則喜樂皆泯，勝喜之理，目擊道存。恐則水之氣也。**熱傷氣，**天熱則氣伏不見，人熱則氣促喘急。熱之傷氣，理亦可徵。此皆謂大熱也，小熱之氣，猶生諸氣也。《陰陽應象大論》曰：『壯火散氣，少火生氣。』此其義也。**寒勝熱；**寒勝則熱退，陰盛則陽衰，制熱以寒，是求勝也。**苦傷氣，**大凡如此尔。苦之傷氣，以其燥也。苦加以熱，則傷尤甚也。何以明之？飲酒氣促，多則喘急，此其信也。苦寒之物，偏服歲久，益火滋甚，亦傷氣也。

暫以方治，乃同少火，反生氣也。○新校正云：詳此論所傷之旨有三：東方曰風傷肝，酸傷筋；中央曰濕傷肉，甘傷脾；西方曰辛傷皮毛，是自傷者也；南方曰熱傷氣，苦傷氣；北方曰寒傷血，鹹傷血。是傷己所勝也。西方曰熱傷皮毛，是被勝傷己也。凡此五方所傷之例有三，若《太素》則俱云自傷焉。**鹹勝苦。**酒得鹹而解，物理昭然。火苦之勝，制以水鹹。

中央生濕，中央，土也。高山土濕，泉出地中，水源山隈，雲生巖谷，則其象也。夫性內蘊，動而爲用，則雨降雲騰，中央生濕，不遠信矣。故《歷候》記土潤溽暑於六月，謂是也。**濕生土，**濕氣內蘊，土體乃全，濕則土生，乾則土死，死則庶類凋喪，生則萬物滋榮，此濕氣之化爾。濕氣施化，則土宅而雲騰雨降，其爲變極則驟注土崩也。運乘己巳、己卯、己丑、己亥、己酉、己未之歲，則濕化不足。乘甲子、甲戌、甲申、甲午、甲辰、甲寅之歲，則濕化有餘也。**土生甘，**物之味甘者，皆始自土之生化也。**甘生脾，**甘物入胃，先入於脾，故諸己歲則甘少化，諸甲歲甘多化。**脾生肉，**甘味入脾，自脾藏布化，長生脂肉。**肉生肺。**甘氣營肉已，自肉流化，乃生養肺藏也。**其在天爲濕，**言神化也。柔潤重澤，濕之化也。埃鬱雲雨，濕之用也。歲屬太陰在上則濕化於天，太陰在下則濕化於地。**在地爲土，**敦靜安鎮，聚散復形，群品以生，土之體也。含垢匿穢，靜而下民，爲變化母，土之德也。○新校正云：詳注云『靜而下民，爲土之德。』『下民』之義，恐字誤也。**在體爲肉，**覆裹筋骨，氣發其間，肉之用也。疏密不時，中外否閉，肉之動也。**在氣爲充，**土氣施化，則萬象盈。**在藏爲脾。**形象馬蹄，內包胃脘，象土形也。經絡之氣，交歸於中，以營運真靈之氣，意之舍也。爲倉廩之官，化物出焉。乘己歲，則脾及經絡受邪而爲病。○新校正云：詳肝心肺腎四藏注，各言府同。獨此注不言『胃府同』者，闕文也。**其性靜兼，**兼，謂兼寒熱暄涼之氣也。《白虎通》曰：『脾之爲言并也。』謂四氣并之也。**其德爲濡，**津濕潤澤，土之德也。○新校正云：按《氣交變大論》云：『其德溽蒸。』**其用爲化，**化，謂兼諸四化，并己爲五化，所謂風化、熱化、燥化、寒化，周萬物而爲生長化成收藏也。**其色爲黃，**物乘土化，則表見黅黃之色。今中央之地，草木之上，皆兼黃色。乘己歲，則黃色之物兼蒼及黑。**其化爲盈，**盈，滿也。土化所及，則萬物盈滿。○新校正云：按《氣交變大論》云『其化豐備』。**其蟲倮，**倮露皮革，無毛介也。**其政爲謐，**謐，靜也。土性安靜。○新校正云：按《氣交變大論》云『其政安靜』。詳土之政謐，水太過其政謐者，蓋水太過而土下承之，故其政亦謐。**其令雲雨，**濕氣布化之所成。**其變動注，**動，反靜也。地之動則土失性，風摇不安，注雨久下也。久則垣岸復爲土矣。○新校正云：按《氣交變大論》云：『其變驟注。』**其眚淫潰，**淫，久雨也。潰，土崩潰也。○新校正云：按《氣交變大論》云：『其災霖潰。』**其味爲甘，**物之化之變而有甘味者，皆土化之所終始也。今中原之地，物味多甘淡。**其志爲思。**思以成務。○新校正云：按《靈樞經》曰：『因志而存變謂之思。』**思傷脾，**思勞於智，過則傷脾。**怒勝思；**怒則不思，忿而忘禍，則勝可知矣。思甚不解，以怒制之，調性之道也。**濕傷肉，**濕甚爲水，水盈則腫，水下去已，形肉已消，傷肉之驗，近可知矣。**風勝濕；**風，木氣，故勝土濕，濕甚則制之以風。**甘傷脾，**過節也。〇新校正云：按《陰陽應象大論》云：『甘傷肉。』**酸勝甘。**甘餘則制之以酸，所以救脾氣也。

西方生燥，陽氣已降，陰氣復升，氣爽風勁，故生燥也。夫巖谷青埃，川源蒼翠，煙浮草木，遠望氤氳，此金氣所生，燥之化也。夜起白曚，輕如微霧，遐邇一色，星月皎如，此萬物陰成，亦金氣所生，白露之氣也。太虛埃昏，氣鬱黄黑，視不見遠，無風自行，從陰之陽，如雲如霧，此殺氣也。亦金氣所生，霜之氣也。山谷川澤，濁昏如霧，氣鬱蓬勃，慘然戚然，咫尺不分，此殺氣將用，亦金氣所生，運之氣也。天雨大霖，和氣西起，雲卷陽曜，太虛廓清，燥生西方，義可徵也。若西風大起，木偃雲騰，是爲燥與濕爭，氣不勝也，故當復雨。然西風雨晴，天之常氣，假有東風雨止，必有西風復雨，因雨而乃自晴，觀是之爲，則氣有往復，動有燥濕，變化之象，不同其用矣。由此則天地之氣以和爲勝，暴發奔驟，氣所不勝，則多爲復也。**燥生金，**氣勁風切，金鳴聲遠，燥生之信，視聽可知，此則燥化，能令萬物堅定也。燥之施化於物如是，其爲變極則天地悽慘，肅殺氣行，人悉畏之，草木凋落。運乘乙丑、乙卯、乙巳、乙未、乙酉、乙亥之歲，則燥化不足。乘庚子、庚寅、庚辰、庚午、庚申、庚戌之歲，則燥化有餘。歲氣不同，生化異也。**金生辛，**物之有辛味者，皆始自金化之所成也。**辛生肺，**辛味入胃，先入於肺，故諸乙歲則辛少化，諸庚歲則辛多化。**肺生皮毛，**辛物入肺，自肺藏布化，生養皮毛也。**皮毛生腎。**辛氣自入皮毛，乃流化生氣，入腎藏也。**其在天爲燥，**神化也。霧露清勁，燥之化也。肅殺凋零，燥之用也。歲屬陽明在上則燥化於天，陽明在下則燥行於地者也。**在地爲金，**從革堅剛，金之體也。鋒劒銛束①，金之用也。〇新校正云：按別本『銛』作『括』。**在體爲皮毛，**柔靭包裹，皮毛之體也。滲泄津液，皮毛之用也。**在氣爲成，**物乘金化則堅成。**在藏爲肺。**肺之形似人肩，二布葉，數小葉，中有二千四空，行列以分布諸藏清濁之氣，主藏魄也。爲相傅之官，治節出焉。乘乙歲，則肺與經絡受邪而爲病也。大腸府亦然。**其性爲涼，**涼，清也，肺之性也。**其德爲清，**金以清涼爲德化。〇新校正云：按《氣交變大論》云：『其德清潔。』**其用爲固，**固，堅定也。**其色爲白，**物乘金化，則衣彰縞素之色。今西方之野，草木之上色皆兼白。乘乙歲，則白色之物兼赤及蒼也。**其化爲斂，**斂，收也。金化流行，則物體堅斂。〇新校正云：按《氣交變大論》云：『其化緊斂。』詳金之化爲斂，而

---

① 鋒劒銛束：『劒』與『劍』同。讀書堂本、趙府本作『鋒刃銛利』；古鈔本作『鋒釖銛束』。按《龍龕手鏡·金部》：『釖，劍刃也。』疑本書『劒』字爲『釖』形誤。

木①不及之氣亦斂者，蓋木不及而金勝之，故爲斂也。其蟲介，介，甲也。外被介甲，金堅之象也。其政爲勁，勁，前鋭也。○新校正云：按《氣交變大論》云：『其政勁切。』其令霧露，涼氣化生。其變肅殺，天地慘悽，人所不喜，則其氣也。其眚蒼落，青乾而凋落。其味爲辛，夫物之化之變而有辛味者，皆金氣之所離合也。今西方之野，草木多辛。其志爲憂。憂，慮也，思也。○新校正云：詳王注以『憂』爲『思』，有害於義。按本論『思』爲脾之志，『憂』爲肺之志，是憂非思明矣。又《靈樞經》曰：『愁憂則閉塞而不行。』又云：『愁憂而不解則傷意。』若是，則憂者『愁』也，非『思』也。憂傷肺，愁憂則氣閉塞而不行，肺藏氣，故憂傷肺。喜勝憂；神悅則喜，故喜勝憂。熱傷皮毛，火有二別，故此再舉熱傷之形證也。火氣薄爍則物焦乾，故熱氣盛則皮毛傷也。寒勝熱；以陰消陽，故寒勝熱。○新校正云：按《太素》作『燥傷皮毛，熱勝燥』。辛傷皮毛，過節也。辛熱又甚焉。苦勝辛。苦，火味，故勝金之辛。

北方生寒，陽氣伏，陰氣升，政布而大行，故寒生也。太虛澄淨，黑氣浮空，天色黯然，高空之寒氣也。若氣似散麻，本末皆黑，微見②川澤之寒氣也。太虛清白，空猶雪映，遐邇一色，山谷之寒氣也。太虛白昏，火明不翳，如霧雨氣，遐邇肅然，北望色玄，凝雰夜落，此水氣所生，寒之化也。太虛凝陰，白埃昏翳，天地一色，遠視不分，此寒濕凝結，雪之將至也。地裂水冰，河渠乾涸，枯澤浮鹹，木③斂土堅，是土勝水。水不得自清，水所生，寒之用也。寒生水，寒資陰化，水所由生，此寒氣之生化爾。寒氣施化則水冰雪雰，其爲變極則水涸冰堅。運乘丙寅、丙子、丙戌、丙申、丙午、丙辰之歲，則寒化大行。乘辛未、辛巳、辛卯、辛丑、辛亥、辛酉之歲，則寒化少。水生鹹，物之有鹹味者，皆始自水化之所成結也。水澤枯涸，鹵鹹乃蓄，滄海味鹹，鹽從水化，則鹹因水產，其事炳然，煎水味鹹，近而可見。鹹生腎，鹹物入胃，先歸於腎，故諸丙歲鹹物多化，諸辛歲鹹物少化。腎生骨髓，鹹味入腎，自腎藏布化，生養骨髓也。髓生肝。鹹氣自生骨髓，乃流化生氣，入肝藏也。其在天爲寒，神化也。凝慘冰雪，寒之化也。凛冽霜雹，寒之用也。歲屬太陽在上則寒化於天，太陽在下則寒行於地。在地爲水，陰氣布化，流於地中，則爲水泉。澄澈流衍，水之體也。漂蕩没溺，水之用也。在體爲骨，強幹堅勁，骨之體也。包裹髓腦，骨之用也。在氣爲堅，柔耎之物，遇寒則堅，寒之化也。在藏爲腎，腎藏有二，形如豇豆相並，而曲附於膂筋，外有脂裹，裏白表黑，主

① 木：原誤作『本』，據讀書堂本、古林堂本、趙府本改，與下文合。
② 微見：《素問校勘記》曰：『以《六元正紀大論》考之，此下當有「黄色」二字。』
③ 木：據文義當作『水』。人衛本據守山閣本改作『水』，可從。

藏精也。爲作強之官，伎巧出焉。乘辛歲，則腎藏及經絡受邪而爲病。膀胱府同。其性爲凜，凜，寒也。腎之性也。其德爲寒，水以寒爲德化。○新校正云：按《氣交變大論》『其德淒滄』。其用爲□，本闕。其色爲黑，物稟水成，則表被玄黑之色，今北方①之野，草木之上色皆兼黑。乘辛歲，則黑色之物兼黄及赤也。其化爲肅，肅，靜也。○新校正云：按《氣交變大論》云：『其化清謐。』詳水之化爲肅，而金之政太過者爲肅，平金之政勁肅，金之變肅殺者，何也？蓋水之化肅者，肅靜也；金之政肅者，肅殺也。文雖同而事異者也。其蟲鱗。鱗，謂魚蛇之族類。其政爲靜，水性澄澈而清靜。○新校正云：按《氣交變大論》云：『其政凝肅。』詳水之政爲靜，而平土之政安靜。土太過之政亦爲靜，土不及之政亦爲靜定。水土異而『靜』同者，非同也。水之靜，清淨也；土之靜，安靜也。其令□□，本闕。其變凝冽，寒甚故致是。○新校正云：按《氣交變大論》云：『其變凜冽。』其眚冰雹，非時而有及暴過也。○新校正云：按《氣交變大論》云：『其災冰雪霜雹。』其味爲鹹，夫物之化之變而有鹹味者，皆水化之所凝散也。今北方川澤，地多鹹鹵。其志爲恐。恐以遠禍。恐傷腎，恐甚動中則傷腎。《靈樞經》曰：『恐懼而不解則傷精。』腎藏精，故精傷而傷及於腎也。思勝恐；思見禍機，故無憂恐。『思』一作『憂』，非也。寒傷血，明勝心也。寒甚血凝，故傷血也。燥勝寒；寒化則水積，燥用則物堅，燥與寒兼，故相勝也。天地之化，物理之常也。鹹傷血，味過於鹹，則咽乾引飲，傷血之義，斷可知矣。甘勝鹹。渴飲甘泉，咽乾自已。甘爲土味，故勝水鹹。○新校正云：詳自上『岐伯曰』至此，與《陰陽應象大論》同，小有增損，而注頗異。五氣更立，各有所先，當其歲時，氣乃先也。非其位則邪，當其位則正。先立運，然後知非位與當位者也。

帝曰：病生之變何如？

岐伯曰：氣相得則微，不相得則甚。木居火位，火居土位，土居金位，金居水位，水居木位，木居君位，如是者爲相得。又木居水位，水居金位，金居土位，土居火位，火居木位，如是者雖爲相得，終以子僭居父母之位，下陵其上，猶爲小逆也。木居金土位，火居金水位，土居水木位，金居火木位，水居火土位，如是者爲不相得，故病甚也。皆先立運氣及司天之氣，則氣之所在，相得與不相得可知矣。

帝曰：主歲何如？

岐伯曰：氣有餘，則制己所勝而侮所不勝；其不及，則己所不勝侮而乘之，己所勝輕而侮之。

① 北方：『北』原作『比』，形誤。據讀書堂本、古林堂本、趙府本改。

木餘，則制土，輕忽於金，以金氣不爭，故木恃其餘而欺侮也。又木少金勝，土反侮木，以木不及，故土妄凌之也。四氣卒同①。侮，謂而②凌忽之也。侮反受邪，或以己強盛，或遇彼衰微，不度卑弱，妄行凌忽，雖侮而求勝，故終必受邪。侮而受邪，寡於畏也。受邪，各謂受己不勝之邪也。然捨己宮觀，適他鄉邦，外強中乾，邪盛真弱，寡於敬畏，由是納邪，故曰寡於畏也。○新校正云：按《六節藏象論》曰：『未至而至，此謂太過，則薄所不勝而乘所勝，命曰氣淫。至而不至，此謂不及，則所勝妄行而所生受病，所不勝而薄之，命曰氣迫。』即此之義也。

帝曰：善。

六微旨大論篇第六十八

黃帝問曰：嗚呼遠哉！天之道也，如迎浮雲，若視深淵，視深淵尚可測，迎浮雲莫知其極。深淵靜瀅而澄澈，故視之可測其深淺；浮雲飄泊而合散，故迎之莫詣其邊涯。言蒼天之象，如淵可視乎鱗介；運化之道，猶雲莫測其去留。六氣深微，其於運化，當如③是喻矣。○新校正云：詳此文與《疏五過論》文重。夫子數言謹奉天道，余聞而藏之，心私異之，不知其所謂也。願夫子溢志盡言其事，令終不滅，久而不絕。天之道可得聞乎？運化生成之道也。

岐伯稽首再拜對曰：明乎哉，問天之道也！此因天之序，盛衰之時也。

① 卒同：人衛本作『率同』。

② 謂而：讀書堂本作『謂侮慢而』，疑底本脫文。

③ 如：原誤作『知』，據讀書堂本、古林堂本、趙府本改。

帝曰：願聞天道六六之節，盛衰何也？六六之節，經已答問①，天師未敷其旨，故重問之。

歧伯曰：上下有位，左右有紀。上下，謂司天地之氣二也。餘左右四氣，在歲之左右也。故少陽之右，陽明治之；陽明之右，太陽治之；太陽之右，厥陰治之；厥陰之右，少陰治之；少陰之右，太陰治之；太陰之右，少陽治之。此所謂氣之標，蓋南面而待也。標，末也。聖人南面而立，以閲氣之至也。故曰：因天之序，盛衰之時，移光定位，正立而待之。此之謂也。移光，謂日移光。定位，謂面南觀氣，正立觀歲，數氣之至，則氣可待之也。少陽之上，火氣治之，中見厥陰；少陽南方火，故上見火氣治之。與厥陰合，故中見厥陰也。陽明之上，燥氣治之，中見太陰；陽明西方金，故上燥氣治之。與太陰合，故氣燥之下，中見太陰也。太陽之上，寒氣治之，中見少陰；太陽北方水，故上寒氣治之。與少陰合，故寒氣之下，中見少陰也。〇新校正云：按《六元正紀大論》云：『太陽所至爲寒生，中爲温。』與此義同。厥陰之上，風氣治之，中見少陽；厥陰東方木，故上風氣治之。與少陽合，故風氣之下，中見少陽也。少陰之上，熱氣治之，中見太陽；少陰東南方君火，故上熱氣治之。與太陽合，故熱氣之下，中見太陽也。〇新校正云：按《六元正紀大論》云：『少陰所至爲熱生，中爲寒。』與此義同。太陰之上，濕氣治之，中見陽明。太陰西南方土，故上濕氣治之。與陽明合，故濕氣之下，中見陽明也。所謂本也，本之下，中之見也。見之下，氣之標也。本標不同，氣應異象。本者應之元，標者病之始。病生形用求之標，方施其用求之本，標本不同求之中，見法萬全。〇新校正云：按《至真要大論》云：『六氣標本不同，氣有從本者，有從②標本者，有不從標本者。少陽太陰從本，少陰太陽從本從標，陽明厥陰不從標本，從乎中。故從本者，化生於本；從標本者，有標本之化；從中者，以中氣爲化。』本，謂元氣也。氣則爲主，則文言著矣。〇新校正云：詳注云『文言著矣』，疑誤。

帝曰：其有至而至，有至而不至，有至而太過，何也？皆謂天之六氣也。初之氣，起於立春前十五日。餘二三四五終氣次至，而分治六十日餘八十七刻半。

---

① 答問：讀書堂本、古林堂本、古鈔本作『啓問』，據文義是。
② 從：原脱，據讀書堂本、古林堂本、趙府本補。

岐伯曰：至而至者和；至而不至，來氣不及也；未至而至，來氣有餘也。時至而氣至，和平之應，此則爲平歲也。假令甲子歲氣有餘，於癸亥歲未當至之期，先時而至也。乙丑歲氣不足，於甲子歲當至之期，後時而至也。故曰「來氣不及」、「來氣有餘」也。言初氣之至期如此，歲氣有餘，六氣之至皆先時；歲氣不及，六氣之至皆後時。先時後至，後時先至，各差十三日①而應也。○新校正云：按《金匱要略》云：「有未至而至，有至而不至，有至而不去，有至而太過。冬至之後得甲子，夜半少陽起，少陰②之時陽始生，天得温和。以未得甲子，天因温和，此爲未至而至也。以得甲子而天未温和，此爲至而不至。以得甲子而天寒不解，此爲至而不去。以得甲子而天温如盛夏時，此爲至而太過。」此亦論氣應之一端也。

帝曰：至而不至，未至而至如何？言太過不及歲，當至晚至早之時應也。

岐伯曰：應則順，否則逆，逆則變生，變則病。當期爲應，愆時爲否，天地之氣生化不息，無止礙也。不應有而有，應有而不有，是造化之氣失常，失常則氣變，變常則氣血紛撓而爲病也。天地變而失常，則萬物皆病。

帝曰：善。請言其應。

岐伯曰：物生其應也，氣脉其應也。物之生榮有常時，脉之至有常期，有餘歲早，不及歲晚，皆依期至也。

帝曰：善。願聞地理之應六節氣位何如？

岐伯曰：顯明之右，君火之位也；君火之右，退行一步，相火治之；日出謂之顯明，則卯地氣分春③也。自春分後六十日有奇，斗建卯正至于巳

---

①　十三日：《素問校勘記》曰：「『十三』當作『三十』。」

②　少陰：《金匱·卷上·第一》同。按，人衛本改作「少陽」，是。

③　分春：《素問校勘記》曰：「『分春』二字疑倒。」

正，君火位也。自斗建巳正至未之中，三之氣分，相火治之，所謂少陽也。君火之位，所謂少陰，熱之分也，天度至此，暄淑大行。居熱之分，不行炎暑，君之德也。少陽居之爲僭逆，大熱早行，疫癘乃生。陽明居之爲溫涼不時。太陽居之爲寒雨間熱。厥陰居之爲風濕，雨生羽蟲。少陰居之爲天下疵疫，以其得位，君令宣行故也。太陰居之爲時雨。火有二位，故以君火爲六氣之始也。相火，則夏至日前後各三十日也，少陽之分，火之位也，天度至此，炎熱大行。少陽居之，爲熱暴至，草萎河乾，炎亢，濕化晚布。陽明居之爲涼氣間發。太陽居之爲寒氣間至，熱爭冰雹。厥陰居之爲風熱大行，雨生羽蟲。少陰居之爲大暑炎亢。太陰居之爲雲雨雷電。退，謂南面視之，在位之右也。一步，凡六十日又八十七刻半。餘氣同法。**復行一步，土氣治之；**雨之分也，即秋分前六十日而有奇，斗建未正至酉之中，四之氣也，天度至此，雲雨大行，濕蒸乃作。少陽居之爲炎熱沸騰，雲雨雷雹。陽明居之爲清雨霧露。太陽居之爲寒雨害物。厥陰居之爲暴風雨摧拉，雨生倮蟲。少陰居之爲寒熱氣反用，山澤浮雲，暴雨溽蒸。太陰居之爲大雨霪霔。**復行一步，金氣治之；**燥之分也，即秋分後六十日而有奇，自斗建酉正至亥之中，五之氣也，天度至此，萬物皆燥。少陽居之爲溫清更正，萬物乃榮。陽明居之爲大涼燥疾。太陽居之爲早寒。厥陰居之爲涼風大行，雨生介蟲。少陰居之爲秋濕，熱病時行。太陰居之爲時雨沈陰。**復行一步，水氣治之；**寒之分也，即冬至日前後各三十日，自斗建亥至丑之中，六之氣也，天度至此，寒氣大行。少陽居之爲冬溫，蟄蟲不藏，流水不冰。陽明居之爲燥寒勁切。太陽居之爲大寒凝冽。厥陰居之爲寒風摽揚，雨生鱗蟲。少陰居之爲蟄蟲出見，流水不冰。太陰居之爲凝陰寒雪，地氣濕也。**復行一步，木氣治之；**風之分也，即春分前六十日而有奇也，自斗建丑正至卯之中，初之氣也，天度至此，風氣乃行，天地神明號令之始也，天之使也。少陽居之爲溫疫至。陽明居之爲清風，霧露朦昧。太陽居之爲寒風切冽，霜雪水冰。厥陰居之爲大風發榮，雨生毛蟲。少陰居之爲熱風傷人，時氣流行。太陰居之爲風雨，凝陰不散。**復行一步，君火治之。**熱之分也，復春分始也，自斗建卯正至巳之中，二之氣也。凡此六位，終紀一年，六六三百六十日，六八四百八十刻，六七四十二刻，其餘半刻積而爲三，約終三百六十五度也，餘奇細分率之可也。**相火之下，水氣承之；**熱盛水承，條蔓柔弱，湊潤衍溢，水象可見。○新校正云：按《六元正紀大論》云：『少陽所至爲火生，終爲蒸溽。』則水承之義可見。又云：『少陽所至爲摽風燔燎霜凝。』亦下承之水氣也。**水位之下，土氣承之；**寒甚物堅，水冰流涸，土象斯見，承下明矣。○新校正云：按《六元正紀大論》云：『太陽所至爲寒雪冰雹白埃。』則土氣承之之義也。**土位之下，風氣承之；**疾風之後，時雨乃零。是則濕爲風吹，化而爲雨。○新校正云：按《六元正紀大論》云：『太陰所至爲濕生，終爲注雨。』則土位之下，風氣承之而爲雨也。又云：『太陰所至爲雷霆驟注列風①。』則風承之義也。**風位之下，金氣承之；**風動氣清，萬物皆燥，金承木下，其象昭然。○新校正云：按《六元正紀大論》云：『厥陰所至爲風

① 列風：『列』與『烈』通。讀書堂本、古林堂本、趙府本皆作『烈風』。

生，終爲肅。』則金承之義可見。又云：『厥陰所至，飄怒大涼。』亦金承之義也。金位之下，火氣承之；鍛金生熱，則火流金，乘火之上，理無妄也。○新校正云：按《六元正紀大論》云：『陽明所至，爲散落溫。』則火乘之義也。君火之下，陰精承之。君火之位，大熱不行，蓋爲陰精制承其下也。諸以所勝之氣乘於下者，皆折其摽盛，此天地造化之大體爾。○新校正云：按《六元正紀大論》云：『少陰所至爲熱生，中爲寒。』則陰承之義可知。又云：『少陰所至爲大暄寒。』亦其義也。又按《六元正紀》云：『水發而雹雪，土發而飄驟，木發而毀折，金發而清明，火發而曛昧，何氣使然？曰：氣有多少，發有微甚，微者當其氣，甚者兼其下，徵其下氣而見可知也。』所謂『徵其下』者，即此六承氣也。

帝曰：何也？

岐伯曰：亢則害，承迺制，制則生化，外列盛衰，害則敗亂，生化大病。亢，過極也。物惡其極。

帝曰：盛衰何如？

岐伯曰：非其位則邪，當其位則正，邪則變甚，正則微。

帝曰：何謂當位？

岐伯曰：木運臨卯，火運臨午，土運臨四季，金運臨酉，水運臨子，所謂歲會，氣之平也。非太遇，非不及，是謂平運主歲也。平歲之氣，物生脉應，皆必合期，無先後也。○新校正云：詳木運臨卯，丁卯歲也。火運臨午，戊午歲也。土運臨四季，甲辰、甲戌、己丑、己未歲也。金運臨酉，乙酉歲也。水運臨子，丙子歲也。内戊午、己丑、己未、乙酉，又爲太一天符。

帝曰：非位何如？

岐伯曰：歲不與會也。不與本辰相逢會也。

帝曰：土運之歲，上見太陰；火運之歲，上見少陽、少陰；少陰、少陽皆火氣。金運之歲，上見陽明；木運之歲，上見厥陰；水運之歲，上見太陽，奈何？

岐伯曰：天之與會也。天氣與運氣相逢會也。○新校正云：詳土運之歲，上見太陰，己丑、己未也。火運之歲，上見少陽，戊寅、戊申也；上見少陰，戊子、戊午也。金運之歲，上見陽明，乙卯、乙酉也。木運之歲，上見厥陰，丁巳、丁亥也。水運之歲，上見太陽，丙辰、丙戌也①。内己丑、己未、戊午、乙酉，又爲太一天符。按《六元正紀大論》云：『太過而同天化者三，不及而同天化者亦三。』戊子、戊午太徵上臨少陰，戊寅、戊申太徵上臨少陽，丙辰、丙戌太羽上臨太陽，如是者三。丁巳、丁亥少角上臨厥陰，乙卯、乙酉少商上臨陽明，己丑、己未少宫上臨太陰，如是者三。臨者太過不及，皆曰天符。故《天元册》曰天符。

天符歲會何如？

岐伯曰：太一天符之會也。是謂三合，一者天會，二者歲會，三者運會也。《天元紀大論》曰：『三合爲治。』此之謂也。○新校正云：按太一天符之詳，具②《天元紀大論》注中。

帝曰：其貴賤何如？

岐伯曰：天符爲執法，歲位爲行令，太一天符爲貴人。執法猶相輔，行令猶方伯，貴人猶君主。

帝曰：邪之中也奈何？

岐伯曰：中執法者，其病速而危；執法官人之繩準，自爲邪僻，故病速而危。中行令者，其病徐而持③，方伯無執法之權，故無速害，病但執持而已。中貴人者，其病暴而死。義無凌犯，故病則暴而死。

帝曰：位之易也何如？

岐伯曰：君位臣則順，臣位君則逆。逆則其病近，其害速；順則其病遠，其害微。所謂二火也。相火居君火，是臣位居君位④，故逆也。君火居相火，是君居臣位，君臨臣位，故順也。遠，謂里遠；近，謂里近也。

---

①也：原脱。據讀書堂本、古林堂本、趙府本補。
②具：原誤作『其』，據讀書堂本、古林堂本、趙府本改。
③持：原作『特』，形誤。據讀書堂本、趙府本改，與王冰注合。
④臣位居君位：據下文『君居臣位』，疑上『位』字衍。

帝曰：善。願聞其步何如？

岐伯曰：所謂步者，六十度而有奇，奇，謂八十七刻又十分刻之五也。故二十四步積盈百刻而成日也。此言天度之餘也。夫言周天之度者，三百六十五度四分度之一也。二十四步，正四歲也。四分度之一，二十五刻也。四歲氣乘積已盈百刻，故成一日。度，一日也。

帝曰：六氣應五行之變何如？

岐伯曰：位有終始，氣有初中，上下不同，求之亦異也。位，地位也。氣，天氣也。氣與位互有差移，故氣之初，天用事；氣之中，地主之。地主則氣流于地，天用則氣騰於天。初與中皆分天步而率刻爾，初中各三十日餘四十三刻四分刻之三也。

帝曰：求之奈何？

岐伯曰：天氣始於甲，地氣始於子，子甲相合，命曰歲立，謹候其時，氣可與期。子甲相合，命曰歲立，則甲子歲也。謹候水刻早晏，則六氣悉可與期爾。

帝曰：願聞其歲，六氣始終，早晏何如？

岐伯曰：明乎哉問也！甲子之歲，初之氣，天數始於水下一刻，常起於平明寅初一刻，艮中之南也。○新校正云：按戊辰、壬申、丙子、庚辰、甲申、戊子、壬辰、丙申、庚子、甲辰、戊申、壬子、丙辰、庚申歲同，此所謂辰申子歲氣會同，《陰陽法》以是爲三合。終於八十七刻半；子正之中，夜之半也。外十二刻半，入二氣之初，諸餘刻同入也。二之氣，始於八十七刻六分，子中之左也。終於七十五刻；戌之後四刻也。外二十五刻，入次三氣之初率。三之氣，始於七十六刻，亥初之一刻。終於六十二刻半；酉正之中也。外三十七刻半差入後。四之氣，始於六十二刻六分，酉中之北。終於五十刻；未後之四刻也。外五十刻差入後。五之氣，始於五十一刻，申初之一刻。終於三十七刻半；午正之中，晝之半也。外六十二刻半差入後。六之氣，始於三十七刻六分，午中之西①。終於二十五刻。辰正之後四刻，外七十五刻差入後。所謂初六，天之數也。天地之數，二十四氣乃大會而同，故命此曰『初六天數』也。

乙丑歲，初之氣，天數始於二十六刻，巳初之一刻。○新校正云：按己巳、癸酉、丁丑、辛巳、乙酉、己丑、癸巳、丁酉、辛丑、乙巳、己酉、癸丑、丁巳、辛酉歲同，所謂巳酉丑歲氣會同也。終於一十二刻半；卯正之中。二之氣，始於一十二刻六分，卯中之南。終於水下百刻；丑後之四刻。三之氣，始於一刻，又寅初之一刻。終於八十七刻半；子正之中。四之氣，始於八十七刻六分，子中正東。終於七十五刻；戌後之四刻。五之氣，始於七十六刻，亥初之一刻。終於六十二刻半；酉正之中。六之氣，始於六十二刻六分，酉中之北。終於五十刻。未後之四刻。所謂六二，天之數也。一六爲初六，二六爲六二，名次也。

丙寅歲，初之氣，天數始於五十一刻，申初之一刻。○新校正云：按庚午、甲戌、戊寅、壬午、丙戌、庚寅、甲午、戊戌、壬寅、丙午、庚戌、甲寅、戊午、壬戌歲同，此所謂寅午戌歲氣會同。終於三十七刻半；午正之中。二之氣，始於三十七刻六分，午中之西。終於二十五刻；辰後之四刻。三之氣，始於二十六刻，巳初之一刻。終於一十二刻半；卯正之中。四之氣，始於一十二刻六分，卯中之南。終於水下百刻；丑後之四刻。五之氣，始於一刻，寅初之一刻。終於八十七刻半；子正之中。六之氣，始於八十七刻六分，子中之左。終於七十五刻。戌後之四刻。所謂六三，天之數也。

---

① 午中之西：『西』原作『酉』，形誤。據人衛本改。讀書堂本、古林堂本、趙府本皆作『南』。

丁卯歲，初之氣，天數始於七十六刻，亥初之一刻。〇新校正云：按辛未、乙亥、己卯、癸未、丁亥、辛卯、乙未、己亥、癸卯、丁未、辛亥、乙卯、己未、癸亥歲同，此所謂卯未亥歲氣會同。終於六十二刻半；酉正之中。二之氣，始於六十二刻六分，酉中之北。終於五十刻；未後之四刻。三之氣，始於五十一刻，申初之一刻。終於三十七刻半；午正之中。四之氣，始於三十七刻六分，午中之西。終於二十五刻；辰後之四刻。五之氣，始於二十六刻，巳初之一刻。終於一十二刻半；卯正之中。六之氣，始於一十二刻六分，卯中之南。終於水下百刻，丑後之四刻。所謂六四，天之數也。

次戊辰歲，初之氣，復始於一刻，常如是無已，周而復始。始自甲子年，終於癸亥歲，常以四歲爲一小周，一十五周爲一大周，以辰命歲，則氣可與期。

帝曰：願聞其歲候何如？

岐伯曰：悉乎哉問也！日行一周，天氣始於一刻；甲子歲也。日行再周，天氣始於二十六刻；乙丑歲也。日行三周，天氣始於五十一刻；丙寅歲也。日行四周，天氣始於七十六刻；丁卯歲也。日行五周，天氣復始於一刻，戊辰歲也。餘五十五歲循環，周而復始矣。所謂一紀也。法以四年爲一紀，循環不已。餘三歲一會同，故有三合也。是故，寅午戌歲氣會同，卯未亥歲氣會同，辰申子歲氣會同，巳酉丑歲氣會同，終而復始。《陰陽法》以是爲三合者，緣其氣會同也。不爾，則各在一方，義無由合。

帝曰：願聞其用也。

岐伯曰：言天者求之本，言地者求之位，言人者求之氣交。本，謂天六氣，寒、暑、燥、濕、風、火也。三陰三陽由是生化，故云本，所謂六元者也。位，謂金、木、火、土、水、君火也。天地之氣，上下相交，人之所處者也。

帝曰：何謂氣交？

岐伯曰：上下之位，氣交之中，人之居也。自天之下，地之上，則二氣交合之分也。人居地上，故氣交合之中，人之居也。是以化生變易，皆在氣交之中也。故曰：天樞之上，天氣主之；天樞之下，地氣主之；氣交之分，人氣從之，萬物由之。此之謂也。天樞，當齊之兩傍也，所謂身半矣。伸臂指天，則天樞正當身之半也。三分折之，上分應天，下分應地，中分應氣交。天地之氣交合之際，所遇寒暑燥濕風火勝復之變之化，故人氣從之，萬物生化，悉由而合散也。

帝曰：何謂初中？

岐伯曰：初凡三十度而有奇，中氣同法。奇，謂三十日餘四十三刻又四十分刻之三十也。初中相合，則六十日餘八十七刻半也。以各餘四十分刻之三十，故云中氣同法也。

帝曰：初中何也？

岐伯曰：所以分天地也。以是知氣高下，生人病主之也。

帝曰：願卒聞之。

岐伯曰：初者地氣也，中者天氣也。氣之初，天用事，天用事則地氣上騰於太虚之内。氣之中，地氣主之，地氣主則天氣下降於有質之中。

帝曰：其升降何如？

岐伯曰：氣之升降，天地之更用也。升，謂上升。降，謂下降。升極則降，降極則升，升降不已，故彰天地之更用也。

帝曰：願聞其用何如？

岐伯曰：升已而降，降者謂天；降已而升，升者謂地。氣之初，地氣升；氣之中，天氣降。升已而降以下，彰天氣之下流；降已而升以上，表地氣之上應。天氣下降，地氣上騰，天地交合，泰之象也。《易》曰：『天地交泰。』是以天地之氣升降，常以三十日半下上，下上不已，故萬物生化，無有休息，而各得其所也。天氣下降，氣流于地；地氣上升，氣騰于天。

故高下相召，升降相因，而變作矣。氣有勝復，故變生也。○新校正云：按《六元正紀大論》云：『天地之氣，盈虛何如？曰：天氣不足地氣隨之，地氣不足天氣從之，運居其中而常先也。惡所不勝，歸所和同，隨運歸從而生其病也。故上勝則天氣降而下，下勝則地氣遷而上，多少而差其分，微者小差，甚者大差，甚則位易氣交，易則大變生而病作矣。

帝曰：善。寒濕相遘，燥熱相臨，風火相值，其有間①乎？

岐伯曰：氣有勝復，勝復之作，有德有化，有用有變，變則邪氣居之。夫撫掌成聲，沃火生沸，物之交合，象出其間，萬類交合，亦由是矣。天地交合，則八風鼓拆，六氣交馳於其間，故氣不能正者，反成邪氣。

帝曰：何謂邪乎？邪者，不正之目也。天地勝復，則寒暑燥濕風火六氣互爲邪也。

岐伯曰：夫物之生從於化，物之極由乎變，變化之相薄，成敗之所由也。夫氣之有生化也，不見其形，不知其情，莫測其所起，莫究其所止，而萬物自生自化，近成無極，是謂天和。見其象，彰其動，震烈剛暴，飄泊驟卒，拉堅摧殘，摺拆鼓慄，是謂邪氣。故物之生也靜而化成，其毁也躁而變革，是以生從於化，極由乎變，變化不息，則成敗之由常在，生有涯分者，言有終始爾。○新校正云：按《天元紀大論》云：『物生謂之化，物極謂之變也。』故氣有往復，用有遲速，四者之有，而化而變，風之來也。天地易位，寒暑移方，水火易處，當動用時，氣之遲速往復，故不常在。雖不可究識意端，然微甚之用，而爲化爲變，風所由來也。人氣不勝，因而感之，故病生焉，風匪求②勝於人也。

帝曰：遲速往復，風所由生，而化而變，故因盛衰之變耳。成敗倚伏遊乎中何也？夫倚伏者，禍福之萌也。有禍者，福之所倚也；有福者，禍之所伏也。由是故禍福互爲倚伏。物盛則衰，樂極則哀，是福之極，故爲禍所倚。否極之泰，未濟之濟，是禍之極，故爲福所伏。然吉凶成敗，目擊道存，不可以終，自然之理，故無尤也。

---

① 間：原誤作『聞』，據讀書堂本、古林堂本、趙府本改，與王冰注合。

② 求：據經文，疑當作『來』。

岐伯曰：成敗倚伏生乎動，動而不已，則變作矣。動靜之理，氣有常運，其微也爲物之化，其甚也爲物之變。化流於物，故物得之以生；變行於物，故物得之以死。由是成敗倚伏，生於動之微甚遲速爾，豈唯氣獨有是哉？人在氣中，養生之道，進退之用，當皆然也。〇新校正云：按《至真要大論》云：「陰陽之氣，清靜則化生治，動則苛疾起。」此之謂也。

帝曰：有期乎？

岐伯曰：不生不化，靜之期也。人之期可見者，二也。天地之期，不可見也。夫二可見者，一曰生之終也，其二曰變易，與土①同體。然後捨小生化，歸於大化，以死後猶化變未已，故可見者二也。天地終極，人壽有分，長短不相及，故人見之者鮮矣。

帝曰：不生化乎？言亦有不生不化者乎？

岐伯曰：出入廢則神機化滅，升降息則氣立孤危。出入，謂喘息也。升降，謂化氣也。夫毛羽倮鱗介，及飛走蚑行，皆生氣根於身中，以神爲動靜之主，故曰神機也。然金玉土石，鎔埏草木，皆生氣根於外，假氣以成立主持②，故曰氣立也。《五常政大論》曰：「根于中者，命曰神機，神去則機息。根于外者，命曰氣立，氣止則化絶。」此之謂也。故無是四者則神機與氣立者，生死皆絶。〇新校正云：按《易》云：「本乎天者親上，本乎地者親下。」《周禮·大宗伯》有天産、地産，《大司徒》云動物、植物。即此神機、氣立之謂也。故非出入，則無以生長壯老已；非升降，則無以生長化收藏。夫自東自西，自南自北者，假出入息以爲化主。因物以全質者，陰陽升降③之氣以作生源。若非此道，則無能致是十者也。是以升降出入，無器不有。包藏生氣者，皆謂生化之器，觸物然矣。夫竅橫者，皆有出入去來之氣。竅竪者，皆有陰陽升降之氣往復於中。何以明之？則壁窗戶牖兩面伺之，皆承來氣衝擊於人，是則出入氣也。夫陽升則井寒，陰升則水暖，以物投井，及葉墜空中，翩翩不疾，皆升氣所礙也。虛管溉滿，捻上懸之，水固不泄，爲無升氣而不能降也。空瓶小口，頓溉不入，爲氣不出而不能入也。由是觀之，升無所不降，降無所不升，無出則不入，無入則不出。夫群品之中，皆出入升降不失常守，而云非化者，未之有也。有識無識，有情無情，去出入，已升降，而云存者，未之有也。故曰升降出入，無器不有。故器者生化之宇，

---

① 土：原作「上」，據讀書堂本、古林堂本、趙府本改。

② 持：原誤作「特」，據讀書堂本、古林堂本、趙府本改。

③ 陰陽升降：讀書堂本此上闕一字，空一格；趙府本此上有「之」字。按，據上文「假出入」，疑此上脫「假」字。

器散則分之，生化息矣。器，謂天地及諸身也。宇，謂屋宇也。以其身形，包藏府藏，受納神靈，與天地同，故皆名器也。諸身者，小生化之器宇。太虚者，廣生化之器宇也。生化之器，自有小大，無不散也。夫小大器，皆生有涯分，散有遠近也。故無不出入，無不升降，真生假立，形器者無不有此二者。化有小大，期有近遠，近者不見遠，謂遠者無涯。遠者無常，見近而嘆，有其涯矣。既近遠不同期，合散殊時節，即有無交競，異見常乖。及至分散之時，則近遠同歸於一變。四者之有，而貴常守。四者，謂出入升降也。有出入升降，則爲常守。有出無入，有入無出，有升無降，有降無升，則非生之氣也。若非胎息道成，居常而生，則未之有屏出入息，泯升降氣而能存其生化者，故貴常①守。反常則災害至矣。出入升降，生化之元主②，故不可無之。反常之道，則神去其室，生化③微絶，非災害而何哉！故曰：無形無患。此之謂也。夫喜於遂，悦於色，畏於難，懼於禍，外惡風寒暑濕，內繁飢飽愛欲，皆以形無所隱，故常嬰患累於人間也。若便想慕滋蔓，嗜慾無厭，外附權門，內豐情僞，則動以牢網，坐招燔焫，欲思釋縛，其可得乎！是以身爲患階爾。《老子》曰：『吾所以有大患者，爲吾有身。及吾無身，吾有何患。』此之謂也。夫身形與太虚釋然消散，復未知生化之氣，爲有而聚耶？爲無而滅乎？

帝曰：善。有不生不化乎？言人有逃陰陽，免生化，而不生不化，無始無終，同太虚自然者乎？

岐伯曰：悉乎哉問也！與道合同，惟真人也。真人之身，隱見莫測，出入天地内外，順道至真以生，其爲小也入於無間，其爲大也過虚空界，不與道如一，其孰能爾乎！

帝曰：善。

重廣補注黃帝内經素問卷第十九

---

① 常：原作『當』，據讀書堂本、古林堂本、趙府本改，與經文合。
② 主：原作『生』，形誤。據讀書堂本、古林堂本改。
③ 化：原作『之』，據讀書堂本、古林堂本、趙府本改。

【釋音】

天元紀大論

鐫子泉切

五運行大論

凴扶冰切　礙音芰①　倮音晝②　眚所景切　嵸音總　塹慈濫切　溽音辱　黅音今　銛音括　疚音救

六微旨大論

霪音淫　霔音注　涸胡各切　蚑音祁　埏式連切

① 芰：疑爲「艾」字形誤。
② 晝：趙府本作「果」。

重廣補注黄帝内經素問卷第二十

啓玄子　次注　林億　孫奇　高保衡等奉敕　校正　孫兆　重改誤

氣交變大論篇第六十九

新校正云：詳此論專明氣交之變，乃五運太過不及，德化政令，災變勝復，爲病之事。

黄帝問曰：五運更治，上應天期，陰陽往復，寒暑迎隨，真邪相薄，内外分離，六經波蕩，五氣傾移，太過不及，專勝兼并，願言其始，而有常名，可得聞乎？期，三百六十五日四分日之一也。專勝，謂五運主歲太過也。兼并，謂主歲之不及也。常名，謂布化於太虛，人身參應，病之形診也。〇新校正云：按《天元紀大論》云：『五運相襲而皆治之，終期之日，周而復始。』又云：『五氣運行，各終期日。』《太始天元冊文》曰：『萬物資始，五運終天。』即五運更治上應天期之義也。

岐伯稽首再拜對曰：昭乎哉問也！是明道也。此上帝所貴，先師傳之，臣雖不敏，往聞其旨。言非己心之生知，備聞先人往古受傳之遺旨也。

帝曰：余聞得其人不教，是謂失道；傳非其人，慢泄天寶。余誠菲德，未足以受至道，然而衆子哀其不終，願夫子保於無窮，流於無極，余司其事，則而行之，奈何？至道者，非傳之難，非知之艱，行之難。聖人愍念蒼生，同居永壽，故屈身降志，請受於天師。太上貴德，故後己先人，苟非其人，則道無虛授。黃帝欲仁慈惠遠，博愛流行，尊道下身，拯乎黎庶，乃曰『余司其事，則而行之』也。

岐伯曰：請遂言之也。《上經》曰：夫道者，上知天文，下知地理，中知人事，可以長久。此之謂也。夫道者，大無不包，細無不入，故天文、地理、人事咸通。○新校正云：詳『夫道者』一節，與《著至教論》文重。

帝曰：何謂也？

岐伯曰：本氣位也。位天者，天文也。位地者，地理也。通於人氣之變化者，人事也。故太過者先天，不及者後天，所謂治化而人應之也。三陰三陽，司天司地，以表定陰陽生化之紀，是謂位天、位地也。五運居中，司人氣之變化，故曰『通於人氣』也。先天後天，謂生化氣之變化所主時也。太過，歲化先時至。不及，歲化後時至。

帝曰：五運之化，太過何如？太過，謂歲氣有餘也。○新校正云：詳太過五化，具《五常政大論》中。

岐伯曰：歲木太過，風氣流行，脾土受邪。木餘，故土氣卑屈。民病飧泄食減，體重煩冤，腸鳴腹支滿，上應歲星。飧泄，謂食不化而下出也。脾虛，故食減，體重煩冤，腸鳴腹支滿也。歲木氣太盛，歲星光明逆守，星屬分皆災也。○新校正云：按《藏氣法時論》云：『脾虛則腹滿腸鳴，飧泄食不化。』甚則忽忽善怒，眩冒巔疾。凌犯太甚，則遇於金，故自病。○新校正云：按《玉機真藏論》云：『肝脉太過，則令人喜怒，忽忽眩冒巔疾。』爲肝實而然，則此病不獨木太過遇金自病，肝實亦自病也。化氣不政，生氣獨治，雲物飛動，草木不寧，甚而摇落，反脇痛而吐甚，衝陽絶者死不治，上應太白星。諸壬歲也。木餘土抑，故不能布政於萬物也。生氣，木氣也，太過故獨治而生化也。風不務德，非分而動，則太虛之中，雲物飛動，草木不寧，動而不止，金則勝之，故甚則草木摇落也。脇反痛，木乘土也。衝陽，胃脉也。木氣勝而土氣乃絶，故死也。金復而太白逆守，屬星者危也。其災之發，害於東方。人之內應，則先害於脾，後傷肝也。《書》曰：

『滿招損。』此其類也。〇新校正云：詳此太過五化，言星之例有三：木與土運，先言歲鎮，後言勝己之星；火與金運，先言熒惑太白，次言勝己之星，後再言熒惑太白；水運先言辰星，次言鎮星，後再言辰星，兼見己勝之星也。

歲火太過，炎暑流行，金肺①受邪。火不以德，則邪害於金。若以德行，則政和平也。民病瘧，少氣欬喘，血溢血泄注下，嗌燥耳聾，中熱肩背熱，上應熒惑星。少氣，謂氣少不足以息也。血泄，謂血利便血也。血溢，謂血上出於七竅也。注下，謂水利也。中熱，謂胸心之中也。背，謂胸中之府，肩接近之，故胸心中及肩背熱也。火氣太盛，則熒惑光芒逆臨，宿屬分皆災也。〇新校正云：詳火盛而剋金，寒熱交爭，故爲瘧。按《藏氣法時論》云：『肺病者，欬喘。肺虛者，少氣不能報息，耳聾嗌乾。』甚則胸中痛，脅支滿脅痛，膺背肩胛間痛，兩臂內痛，〇新校正云：按《藏氣法時論》云：『心病者，胸中痛，脅支滿，脅下痛，膺背肩甲間痛，兩臂內痛。』身熱骨痛而爲浸淫。火無德令，縱熱害金，水爲復讎，故火自病。〇新校正云：按《玉機真藏論》云：『心脈太過，則令人身熱而膚痛，爲浸淫。』此云『骨痛』者，誤也。收氣不行，長氣獨明，雨水霜寒，今詳『水』字當作『冰』。上應辰星，金氣退避，火氣獨行，水氣折之，故雨零冰雹及徧降霜寒而殺物也。水復於火，天象應之，辰星逆凌，乃寒災於物也。占辰星者，常在日之前後三十度。其災發之，當至南方。在人之應，則內先傷肺，後反傷心。〇新校正云：按《五常政大論》『雨水霜寒』作『雨水霜雹』。上臨少陰少陽，火燔焫，水泉②涸，物焦槁，〇新校正云：按《五常政大論》云：『赫曦之紀，上徵而收氣後。』又《六天正紀大論》云：『戊子、戊午太徵上臨少陰。戊寅、戊申太徵上臨少陽。臨者太過不及，皆曰天符。』病反譫妄狂越，欬喘息鳴，下甚血溢泄不已，太淵絕者死不治，上應熒惑星。諸戊歲也。戊午、戊子歲少陰上臨，戊寅、戊申歲少陽上臨，是謂天符之歲也。太淵，肺脈也，火勝而金絕，故死。火既太過，又火熱上臨，兩火相合，故形斯候。熒惑逆犯，宿屬皆危。〇新校正云：詳戊辰、戊戌歲上見太陽，是謂天刑運，故當盛而不得盛，則火化減半，非太過，又非不及也。

歲土太過，雨濕流行，腎水受邪。土無德乃爾。民病腹痛，清厥意不樂，體重煩冤，上應鎮星。腹痛，謂大腹、小腹痛也。清厥，謂足逆冷也。意不樂，如有隱憂也。土來刑水，象應之。鎮星逆犯，宿屬則災。〇新校正云：按《藏氣法時論》云：『腎病者，身重。腎虛者，大腹、小腹痛，清厥，意不樂。』甚則肌肉萎，足痿不收，行善瘈，

---

① 金肺：人衛本改作『肺金』，與前後文合。金刻本作『金肺金』，疑上『金』字衍。

② 水泉：原誤作『冰泉』，據金刻本、讀書堂本、古林堂本、趙府本改。

脚下痛，飲發中滿食減，四支不舉。脾主肌肉，外應四支。又其脉起於足中指之端，循核骨内側，斜出絡跗。故病如是。○新校正云：按《藏氣法時論》云：『脾病者，身重善飢①，肉痿，足不收，行善瘈，脚下痛。』又《玉機真藏論》云：『脾太過，則令人四支不舉。』變生得位，○新校正云：詳太過五化，獨此言變生得位者，舉一而四氣可知也。又以土王時月難知，故此詳言之也。藏氣伏，化氣獨治之，泉涌河衍，涸澤生魚，風雨大至，土崩潰，鱗見于陸，病腹滿溏泄腸鳴，反下甚而太谿絶者，死不治，上應歲星。諸甲歲也。得位，謂季月也。藏，水氣也。化，土氣也。化太過，故水藏②伏匿而化氣獨治。土勝木復，故風雨大至，水泉涌，河渠溢，乾澤生魚。濕既甚矣，風又鼓之，故土崩潰。土崩潰，謂垣頽岸仆，山落地入也。河溢泉涌，枯澤水滋，鱗物豐盛，故見于陸地也。太谿，腎脉也。土勝而水絶，故死。木來折土，天象逆臨，加其宿屬，正可憂也。○新校正云：按《藏氣法時論》云：『脾虚則腹滿，腸鳴飧泄，食不化也。』

歲金太過，燥氣流行，肝木受邪。金暴虐乃爾。民病兩脇下少腹痛，目赤痛眥瘍，耳無所聞。兩脇，謂兩乳之下，脇之下也。少腹，謂齊下兩傍，髎骨内也。目赤，謂白睛色赤也。痛，謂㾓③痛也。眥，謂四際瞼④睫之本也。肅殺而甚，則體重煩寃，胸痛引背，兩脇滿且痛引少腹，上應太白星。金氣已過，肅殺又甚，木氣内畏，感而病生。金盛應天，太白明大，加臨宿屬，心受災害。○新校正云：按《藏氣法時論》云：『肝病者，兩脇下痛引少腹。肝虚，則目䀮䀮無所見，耳無所聞。』又《玉機真藏論》云：『肝脉不及，則令人胸痛引背，下則兩脇胠滿也。』甚則喘欬逆氣，肩背痛，尻⑤陰股膝髀腨䯒足皆病，上應熒惑星。火氣復之，自生病也。天象示應，在熒惑逆，加守宿屬，則可憂也。○新校正云：按《藏氣法時論》云：『肺病者，喘欬逆氣，肩背痛汗出，尻陰股膝髀腨䯒足皆痛。』收氣峻，生氣下，草木斂，蒼乾凋隕，病反暴痛，胠脇不可反側，○新校正云：

---

① 善飢：今本《藏氣法時論》作『善肌』；《甲乙·卷六·第九》作『善飢，肌』。
② 水藏：人衛本據經文改作『藏氣』。
③ 㾓：原作『滲』，據金刻本、讀書堂本、古林堂本、趙府本改。
④ 瞼：與『瞼』通。
⑤ 尻：原作『尻』，形誤。據金刻本、讀書堂本、古林堂本、趙府本改。此下新校正『尻』字同。

詳此云『反暴痛』，不言何所痛者，按《至真要大論》云：『心脇暴痛，不可反側。』則此乃心脇暴痛也。欬逆甚而血溢，太衝絶者死不治，上應太白星。諸庚歲也。金氣峻虐①，木氣被刑，火未來復，則如是也。斂，謂已生枝葉，斂附其身也。太衝，肝脉也。金勝而木絶，故死。當是之候，太白應之，逆守星屬，病皆危也。○新校正云：按庚子、庚午、庚寅、庚申歲，上見少陰、少陽司天，是謂天刑運，金化減半，故當盛而不得盛，非太過，又非不及也。

歲水太過，寒氣流行，邪害心火。水不務德，暴虐乃然。民病身熱煩心，躁悸陰厥，上下中寒，譫妄心痛，寒氣早至，上應辰星。悸，心跳動也。譫，亂語也。妄，妄見聞也。天氣水盛，辰星瑩明，加其宿屬，災乃至。○新校正云：按『陰厥』，在後金不及『復則陰厥』有注。甚則腹大脛腫，喘欬，寖②汗出憎風，○新校正云：按《藏氣法時論》云：『腎病者，腹大脛腫，喘欬身重，寖汗出，憎風。』再詳太過五化，木言化氣不政，生氣獨治；火言收氣不行，長氣獨明；土言藏氣伏，長氣獨治；金言收氣峻，生氣下。水當言『藏氣乃盛，長氣失政』。今獨亡者，闕文也。大雨至，埃霧朦鬱，上應鎮星。水盛不已，爲土所乘，故彰斯候。埃霧朦鬱，土之氣。腎之脉，從足下上行入腹，從腎上貫肝鬲，入肺中，循喉嚨，故生是病。腎爲陰，故寖則汗出而憎風也。臥寖汗出，即其病也。夫土氣勝，折水之強，故鎮星明盛，昭其應也。上臨太陽，則③雨冰雪，霜不時降，濕氣變物。○新校正云：按《五常政大論》云：『流衍之紀，上羽而長氣不化。』又《六元正紀大論》云：『丙辰、丙戌太羽上臨太陽。臨者，太過不及，皆曰天符。』病反腹滿腸鳴，溏泄食不化，○新校正云：按《藏氣法時論》云：『脾虚則腹滿腸鳴，飧泄食不化。』渴而妄冒，神門絶者死不治，上應熒惑、辰星。諸丙歲也。丙辰、丙戌歲太陽上臨，是謂天符之歲也。寒氣太甚，故雨化爲冰雪。雨冰，則雹也。霜不時降，彰其寒也。土復其水，則大雨霖霪。濕氣內深，故物皆濕變。神門，心脉也。水勝而火絶，故死。水盛太甚，則熒惑減曜，辰星明瑩，加以逆守宿屬，則危亡也。○新校正云：詳太過五，獨記火水之上臨者，火臨火，水臨水，爲天符故也。火臨水爲逆，水臨木爲順，火臨土爲順，水臨土爲運勝天，火臨金爲天刑運，水臨金爲逆，更不詳出也。又此獨言上應④熒惑、辰星，舉此一例，餘從而可知也。

---

① 虐：原作『瘧』，形誤。據金刻本、讀書堂本、古林堂本、趙府本改。
② 寖：同『寢』。金刻本等皆作『寑』。下同。
③ 則：原脱，據《五常政大論》新校正引本文補。
④ 上應：原誤作『土應』，據金刻本、讀書堂本、古林堂本、趙府本改。

帝曰：善。其不及何如？謂政化少也。○新校正云：詳不及五化，具《五常政大論》中。

岐伯曰：悉乎哉問也！歲木不及，燥廼大行，清冷時至，加之薄寒，是謂燥氣。燥，金氣也。生氣失應，草木晚榮，後時之謂失應也。肅殺而甚，則剛木辟著，柔①萎蒼乾，上應太白星，天地淒滄，日見朦昧，謂雨非雨，謂晴非晴，人意慘然，氣象凝斂，是爲肅殺甚也。剛，勁硬也。辟著，謂辟著枝莖，乾而不落也。柔，耎也。蒼，青也。柔木之葉，青色不變而乾卷也。木氣不及，金氣乘之，太白之明，光芒而照其空②也。民病中清，胠脇痛，少腹痛，腸鳴溏泄，涼雨時至，上應太白星，○新校正云：按不及五化，民病證中，上應之星，皆言運星失色，畏星加臨，宿屬爲災，此獨言畏星，不言運星者，經文闕也。當云『上應太白星、歲星。』其穀蒼，金氣乘木，肝之病也。乘此氣者，腸中自鳴而溏泄者，即無胠脇少腹之痛疾也。微者善之，甚者止之，遇夏之氣，亦自止也，遇秋之氣，而復有之。涼雨時至，謂應時而至也。金土齊化，故涼雨俱行，火氣來復，則夏雨少。金氣勝木，太白臨之，加其宿屬分皆災也。金勝畢歲，火氣不復，則蒼色之穀不成實也。○新校正云：詳中清，胠脇痛，少腹痛，爲金乘木，肝病之狀。腸鳴溏泄，乃脾病之證。蓋以木少，脾土無畏，侮反受邪之故也。上臨陽明，生氣失政，草木再榮，化氣廼急，上應太白、鎮星，其主蒼早。諸丁歲也。丁卯、丁酉歲陽明上臨，是謂天刑之歲也。金氣承天，下勝於木，故生氣失政，草木再榮。生氣失政，故木華晚啓。金氣抑木，故秋夏始榮，結實成熟，以化氣急速，故晚結成就也。金氣勝木，天應同之，故太白之見，光芒明盛。木氣既少，土氣無制，故化氣生長急速。木少金勝，天氣應之，故鎮星、太白，潤而明也。蒼色之物，又早凋落，木少金乘故也。○新校正云：按不及五化，獨紀木上臨陽明，土上臨厥陰，水上臨太陰，不紀木上臨厥陰，土上臨太陰，金上臨陽明者，經之旨各記其甚者也。故於太過運中，只言火臨火，水臨水。此不及運中，只言木臨金，土臨木，水臨土。故不言厥陰臨木，太陰臨土，陽明臨金也。復則炎暑流火，濕性燥，柔脆草木焦槁，下體再生，華實齊化，病寒熱瘡瘍疿胗癰痤，上應熒惑、太白，其穀白堅。火氣復金，夏生大熱，故萬物濕性，時變爲燥。流火爍物，故柔脆草木及蔓延之類，皆上乾死而下體再生。若辛熱之草，死不再生也。小熱者死少，大熱者死多，火大復已，土氣間至，則涼雨降，其酸苦甘鹹性寒之物，乃再發生，新開之與先結者，齊承化而成熟。火復其金，太白減曜，熒惑上應，則益光芒，加其宿屬則皆災也。以火反復，故曰白堅之穀，秀而不實。白露

---

① 柔：原誤作『悉』，據金刻本、讀書堂本、古林堂本、趙府本改，與王冰注合。

② 空：金刻本作『盛』。

早降，收殺氣行，寒雨害物，蟲食甘黃，脾土受邪，赤氣後化，心氣晚治，上勝肺金，白氣迺屈，其穀不成，欬而鼽，上應熒惑、太白星。（陽明上臨，金自用事，故白露早降。寒涼大至，則收殺氣行。以太陽居土濕之位，寒濕相合，故寒雨害物，少於成實。金行伐木，假途於土，子居母內，蟲之象也，故甘物黃物，蟲蠹食之。清氣先勝，熱氣後復，復已乃勝，故火赤之氣後生化也。赤後化，謂草木赤華及赤實者，皆後時而再榮秀也。其①五藏則心氣晚王，勝於肺，心勝於肺，則金之白氣乃屈退也。金穀，稻也。鼽，鼻中水出也。金爲火勝，天象應同，故太白芒減，熒惑益明。）

歲火不及，寒迺大行，長政不用，物榮而下，凝慘而甚，則陽氣不化，迺折榮美，上應辰星，（火少水勝，故寒迺大行。長政不用，則物容卑下。火氣既少，水氣洪盛，天象出見，辰星益明。）民病胸中痛，脇支滿，兩脇痛，膺背肩胛間及兩臂內痛，（○新校正云：詳此證與火太過甚則反病之狀同，傍見《藏氣法時論》。）鬱冒矇昧，心痛暴瘖，胸腹大，脇下與腰背相引而痛，（○新校正云：按《藏氣法時論》云：『心虛則胸腹大，脇下與腰背②相引而痛。』）甚則屈不能伸，髖髀如別，上應熒惑、辰星，其穀丹。（諸癸歲也。患，以其脉行於是也。火氣不行，寒氣禁固，髖髀如別，屈不得伸。水行乘火，故熒惑芒減，丹穀不成，辰星臨其宿屬之分，則皆災也。）復則埃鬱，大雨且至，黑氣迺辱，病鶩溏腹滿，食飲不下，寒中腸鳴，泄注腹痛，暴攣痿痹，足不任身，上應鎮星、辰星，玄穀不成。（埃鬱雲雨，土之用也。復寒之氣必以濕，濕氣內淫則生腹疾身重，故如是也。黑氣，水氣也。辱，屈辱也。鶩，鴨也。土復於水，故鎮星明潤，臨犯宿屬，則民受病災矣。）

歲土不及，風迺大行，化氣不令，草木茂榮，飄揚而甚，秀而不實，上應歲星。（木無德也。木氣專行，故化氣不令。生氣獨擅，故草木茂榮。飄揚而甚，是木不以德。土氣薄少，故物實不成。不實，謂粃惡也。土不及，木乘之，故歲星之見，潤而明也。）民病飧泄霍亂，體重腹痛，筋骨繇復，肌肉瞤酸，善怒，藏氣舉事，蟄蟲早附，咸病寒中，上應歲星、鎮星，其穀黅。（諸己歲也。風客於胃，故病如是。土氣不及，水與齊化，故藏氣舉事，蟄蟲早附於陽氣之所，人

---

① 其：金刻本作『其於』。

② 腰背：本書《藏氣法時論》無『背』字。

皆病中寒之疾也。繇，搖也。筋骨搖動已復常，則已繇復也。土抑不伸，若歲星臨宿屬，則皆災也。〇新校正云：詳此文云『筋骨繇復』，王氏雖注，義不可解。按《至真要大論》云：『筋骨繇併。』疑此『復』字，『併』字之誤也。復則收政嚴峻，名木蒼凋，胸脇暴痛，下引少腹，善大息，蟲食甘黄，氣客於脾，黅穀迺減，民食少失味，蒼穀迺損，金氣復木，故名木蒼凋。金入於土，母懷子也，故甘物黄物，蟲食其中。金入土中，故氣客於脾。金氣大來，與土仇復，故黅減實，穀不成也①。上應太白、歲星。太白芒盛，歲減明也。一經少此六字，缺文耳。上臨厥陰，流水不冰，蟄蟲來見，藏氣不用，白迺不復，上應歲星，民迺康。己亥、己巳歲，厥陰上臨，其歲少陽在泉，火司于地，故蟄蟲來見，流水不冰也。金不得復，故歲星之象如常，民康不病。〇新校正云：詳木不及上臨陽明，水不及上臨太陰，俱後言復。此先言復而後舉上臨之候者，蓋白迺不復，嫌於此年有復也。

歲金不及，炎火迺行，生氣迺用，長氣專勝，庶物以茂，燥爍以行，上應熒惑星，火不務德，而襲金危，炎火既流，則夏生大熱。生氣舉用，故庶物蕃茂。燥爍氣至，物不勝之，爍勝之②，爍石流金，涸泉焦草，山澤燔燎③，雨乃不降。炎火大盛，天象應之，熒惑之見而大明也。民病肩背瞀重，鼽嚏血便注下，收氣迺後，上應太白星，其穀堅芒。諸乙歲也。瞀，謂悶也。受熱邪，故生是病。收，金氣也。火先勝，故收氣後。火氣勝金，金不能盛，若熒惑④逆守，宿屬之分皆受病。〇新校正云：詳其穀堅芒，白色可見，故不云其穀白也。經云『上應太白』，以前後例相照，經脱『熒惑』二字。及詳王注言熒惑逆守之事，益知經中之闕也。復則寒雨暴至，迺零冰雹霜雪殺物，陰厥且格，陽反上行，頭腦戶痛，延及囟頂發熱，上應辰星，〇新校正云：詳不及之運，剋我者行勝，我⑤之子來復，當來復之後，勝星減曜，復星明大。此只言上應辰星，而不言熒惑者，闕文也。當云『上應辰星、熒惑。』丹穀不成，民病口瘡，甚則心痛。寒氣折火，則見冰雹霜雪，冰雹先傷，而霜雪後損，皆寒氣之常也。其災害迺傷於赤化也。諸不及而爲勝所犯，子氣復之者，皆歸其方也。陰厥，謂寒逆也。格，至也，亦拒也。水行折火，以救困金，

① 故黅減實，穀不成也：人衛本據文義補入『穀』、『蒼』二字，作『故黅穀減實，蒼穀不成也』。
② 爍勝之：金刻本作『燥勝之』，似是。
③ 燔燎：原作『燔爍』，據金刻本、讀書堂本、古林堂本、古鈔本、趙府本改。
④ 惑：原作『感』，形誤。據金刻本、讀書堂本、古林堂本、趙府本改。
⑤ 我：此下原衍『者』字，據金刻本删。

天象應之，辰星明瑩。赤色之穀，爲霜雹損之。

歲水不及，濕迺大行，長氣反用，其化迺速，暑雨數至，上應鎮星，濕大行，謂數雨也。化速，謂物早成也。火濕齊化，故暑雨數至。乘水不及，而土勝之，鎮星之象，增益光明，逆凌留犯，其又甚矣。民病腹滿身重，濡泄寒瘍流水，腰股痛發，膕腨股膝不便，煩寃足痿清厥，脚下痛，甚則跗腫，藏氣不政，腎氣不衡，上應辰星，其穀秬。藏氣不能申其政令，故腎氣不能内致和平。衡，平也。辰星之應，當減其明，或遇鎮星臨屬宿者乃災。○新校正云：詳經云『上應辰星』，注言『鎮星』，以前後例相校，此經闕『鎮星』二字。上臨太陰，則大寒數舉，蟄蟲早藏，地積堅冰，陽光不治，民病寒疾於下，甚則腹滿浮腫，上應鎮星，○新校正云：詳木不及上臨陽明，上應太白、鎮星，此獨言鎮星，而不言熒惑者，文闕也。蓋水不及而又上臨太陰，則鎮星明盛，以應土氣專盛。水既益弱，則熒惑無畏而明大。其主黅穀。諸辛歲也。辛丑、辛未歲上臨太陰，太陽在泉，故大寒數舉也。土氣專盛，故鎮星益明，黅穀應天歲成也。復則大風暴發，草偃木零，生長不鮮，面色時變，筋骨併辟，肉瞤①瘛，目視䀮䀮，物疏璺，肌肉胗發，氣并鬲中，痛於心腹，黃氣迺損，其穀不登，上應歲星。木復其土，故黃氣反損，而黅穀不登也。謂實不成，無以登祭器也。木氣暴復，歲星下臨宿屬分者災。○新校正云：詳此當云『上應歲星、鎮星』爾。

帝曰：善。願聞其時也。

岐伯曰：悉哉問也！木不及，春有鳴條律暢之化，則秋有霧露清涼之政，春有慘淒殘賊之勝，則夏有炎暑燔爍之復，其眚東，化，和氣也。勝，金氣也。復，火氣也。火復於金，悉因其木，故災眚之作，皆在東方。餘眚同。○新校正云：按木火不及，先言春夏之化，秋冬之政者，先言木火之政化，次言勝復之變也。

① 瞤：原作『膶』，形誤。據金刻本、讀書堂本、古林堂本、趙府本改。

其藏肝，其病内舍胠脇，外在關節。東方，肝①之主也。

火不及，夏有炳明光顯之化，則冬有嚴肅霜寒之政，夏有慘凄凝冽之勝，則不時有埃昏大雨之復，其眚南，化，火德也。勝，水虐也。復，土變也。南方，火也。其藏心，其病内舍膺脇，外在經絡。南方，心之主也。

土不及，四維有埃雲潤澤之化，則春有鳴條鼓拆之政，四維發振拉飄騰之變，則秋有肅殺霖霪之復，其眚四維，東南、東北、西南、西北方也。維，隅也，謂日在四隅月也。○新校正云：詳土不及，亦先言政化，次言勝復。其藏脾，其病内舍心腹，外在肌肉四支。四維中央，脾之主也。

金不及，夏有光顯鬱蒸之令，則冬有嚴凝整肅之應，夏有炎爍燔燎之變，則秋有冰雹霜雪之復，其眚西，其藏肺，其病内舍膺脇肩背，外在皮毛。西方，肺之主也。

水不及，四維有湍潤埃雲之化，則不時有和風生發之應，四維發埃昏驟注之變，則不時有飄蕩振拉之復，其眚北，飄蕩振拉，大風所作。○新校正云：詳金水不及，先言火土之化令與應，故不當秋冬而言也。次言者，火土勝復之變也。與木火土之例不同者，互文也。其藏腎，其病内舍腰脊骨髓，外在谿谷踹膝。肉之大會爲谷，肉之小會爲谿。肉分②之間，谿谷之會，以行榮衛，以會大氣。

夫五運之政，猶權衡也，高者抑之，下者舉之，化者應之，變者復之，此生長化成收藏之理，氣之常也，失常則天地四塞矣。失常之理，則天地四時之氣閉塞而無所運行。故動必有静，勝必有復，乃天地陰陽之道。故曰：天地之動静，神明爲之紀，陰陽之

---

① 肝：原誤作『用』，據金刻本、讀書堂本、古林堂本、趙府本改。

② 肉分：金刻本作『内外』。

往復，寒暑彰其兆，此之謂也。〇新校正云：按「故曰」已下，與《五運行大論》同，上兩句又與《陰陽應象大論》文重，彼云①：「陰陽之升降，寒暑彰其兆」也。

帝曰：夫子之言五氣之變，四時之應，可謂悉矣。夫氣之動亂，觸遇而作，發無常會，卒然災合，何以期之？

岐伯曰：夫氣之動變，固不常在，而德化政令災變，不同其候也。

帝曰：何謂也？

岐伯曰：東方生風，風生木，其德敷和，其化生榮，其政舒啓，其令風，其變振發，其災散落。敷，布也。和，和氣也。榮，滋榮也。舒，展也。啓，開也。振，怒也。發，出也。散，謂物飄零而散落也。〇新校正云：按《五運行大論》云：「其德爲和，其化爲榮，其政爲散，其令宣發，其變摧拉，其眚爲隕。」義與此通。

南方生熱，熱生火，其德彰顯，其化蕃茂，其政明曜，其令熱，其變銷爍，其災燔焫。〇新校正云：詳《五運行大論》云：「其德爲顯，其化爲茂，其政爲明，其令鬱蒸，其變炎爍，其眚燔焫。」

中央生濕，濕生土，其德溽蒸，其化豐備，其政安靜，其令濕，其變驟注，其災霖潰。溽，濕也。蒸，熱也。驟注，急雨也。霖，久雨也。潰，爛泥也。〇新校正云：按《五運行大論》云：「其德爲濡，其化爲盈，其政爲謐，其令雲雨，其變動注，其眚淫潰。」

西方生燥，燥生金，其德清潔，其化緊斂，其政勁切，其令燥，其變肅殺，其災蒼隕。緊，縮也。斂，收也。勁，鋭也。切，急也。燥，乾也。肅殺，謂風動草樹，聲若乾也。殺氣太甚，則木青乾而落也。〇新校正云：按《五運行大論》云：「其德爲清，其化爲斂，其政爲勁，其令霧露，其變肅殺，其眚蒼落。」

① 彼云：按，此指《五運行大論》。

北方生寒，寒生水，其德淒滄，其化清謐，其政凝肅，其令寒，其變凓冽，其災冰雪霜雹。淒滄，薄寒也。謐，靜也。肅，中外①嚴整也。凓冽，甚寒也。冰雪霜雹，寒氣凝結所成，水復火則非時而有也。〇新校正云：按《五運行大論》云：「其德爲寒，其化爲肅，其政爲靜，其變凝冽，其眚冰雹。」是以察其動也，有德有化，有政有令，有變有災，而物由之，而人應之也。夫德化政令，和氣也。其動靜勝復，施於萬物，皆悉生成。變與災，殺氣也。其出暴速，其動驟急，其行損傷，雖皆天地自爲動靜之用，然物有不勝其動者，且損且病且死焉。

帝曰：夫子之言歲候，不及其②太過，而上應五星。今夫德化政令，災眚變易，非常而有也，卒然而動，其亦爲之變乎？

岐伯曰：承天而行之，故無妄動，無不應也。卒然而動者，氣之交變也，其不應焉。故曰：應常不應卒。此之謂也。德化政令，氣之常也。災眚變易，氣卒交會而有勝負者也。常，謂歲四時之氣不差晷刻者。不常，不久也。

帝曰：其應奈何？

岐伯曰：各從其氣化也。歲星之化，以風應之；熒惑之化，以熱應之；鎮星之化，以濕應之；太白之化，以燥應之；辰星之化，以寒應之。氣變則應，故各從其氣化也。上文言「復勝皆上應之」，今經言「應常不應卒」，所謂無大變易而不應。然其勝復，當色有枯燥潤澤之異，無見小大以應之。

帝曰：其行之徐疾逆順何如？

岐伯曰：以道留久，逆守而小，是謂省下。以道，謂順行。留久，謂過應留之日數也。省下，謂察天下人君之有德有過者也。以道而去，去而速來，

① 中外：原誤作「中列」，據金刻本、讀書堂本、古林堂本、趙府本改。
② 不及其：《素問校勘記》曰：「「其」字當在「不及」上。」

曲而過之，是謂省遺過也。順行已去，已去輒逆行而速，委曲而經過，是謂遺其過而輒省察之也。行急行緩，住多住少①，蓋謂罪之有大有小，按其遺而斷之。久留而環，或離或附，是謂議災與其德也；環，謂如環之遶，盤迴而不去也。火議罪，金議殺，土木水議德也。應近則小，應遠則大，近，謂犯星常在。遠，謂犯星去久。大小，謂喜慶及罰罪事。芒而大倍常之一，其化甚；大常之二，其眚即也②；甚，謂政令大行也。發，謂起也。即，至也。金火有之。小常之一，其化減；小常之二，是謂臨視，省下之過與其德也。省，謂省察萬國人吏侯王有德有過者也。故侯王人吏，安可不深思誡慎③邪！德者福之，過者伐之。有德，則天降福以應之。有過者，天降禍以淫之。則知禍福無門，惟人所召爾。是以象之見也，高而遠則小，下而近則大，見物之理也。故大則喜怒邇，小則禍福遠。象見高而小，既未即禍，亦未即福。象見下而大，福既不遠，禍亦未遙。但當脩德省過，以候厥終。苟未能慎禍，而務求福祐，豈有是者哉！歲運太過，則運星北越；火運火星，木運木星之類也。北越，謂北而行也。運氣相得，則各行以道。無剋伐之嫌，故守常而各行於中道。故歲運太過，畏星失色而兼其母。木失色而兼玄④，火失色而兼蒼，土失色而兼赤，金失色而兼黃，水失色而兼白，是謂兼其母也。不及，則色兼其所不勝。木兼白色，火兼玄色，土兼蒼色，金兼赤色，水兼黃色，是謂兼不勝也。肖者瞿瞿，莫知其妙，閔閔之當，孰者爲良，〇新校正云：詳『肖者』至『爲良』，與《蘭靈秘典論》重，彼有注。妄行無徵，示畏侯王。不識天意，心私度之，妄言災咎，卒無徵驗，適足以示畏之兆於侯王，熒惑於庶民矣。

帝曰：其災應何如？

岐伯曰：亦各從其化也。故時至有盛衰，凌犯有逆順，留守有多少，形見有善惡，宿屬有勝負，徵

---

① 住多住少：原作『往多往少』，據金刻本、讀書堂本、古林堂本、古鈔本改。按，二『住』字與上文『行急行緩』二『行』字互文。
② 其眚即也：《素問校勘記》曰：『依注，則正文當有「發」字在「即」字下。』此說似是。
③ 深思誡慎：『誡』，原誤作『誠』，據金刻本、讀書堂本、古林堂本、古鈔本、趙府本改。
④ 玄：原誤作『火』，據金刻本、讀書堂本、古林堂本、趙府本改。

應有吉凶矣。五星之至，相王爲時盛，囚死爲衰。東行凌犯爲順，災輕；西行凌犯爲逆，災重。留守日多則災深，留守日少①則災淺。星喜潤則爲見善，星怒燥②憂喪則爲見惡。宿屬，謂所生月之屬二十八宿，及十二辰相，分所屬之位也。命勝星不災不害，不勝星爲災小重，命與星相得雖災無害。災者，獄訟疾病之謂也。雖五星凌犯之事，時遇星之囚死時月，雖災不成。然火犯留守逆臨，則有誣譖獄訟之憂。金犯，則有刑殺氣鬱之憂。木犯，則有震驚風鼓之憂。土犯，則有中滿下利跗腫之憂。水犯，則有寒氣衝稸之憂。故曰『徵應有吉凶』也。

帝曰：其善惡何謂也？

岐伯曰：有喜有怒，有憂有喪，有澤有燥，此象之常也，必謹察之。夫五星之見也，從夜深見之。人見之喜，星之喜也。見之畏，星之怒也。光色微曜③，乍明乍暗，星之憂也。光色迥然，不彰不瑩，不與衆同，星之喪也。光色圓明，不盈不縮，怡然瑩然，星之喜也。光色勃然臨人，芒彩滿溢，其象懍然，星之怒也。澤，洪潤也。燥，乾枯也。

帝曰：六者高下異乎？

岐伯曰：象見高下，其應一也，故人亦應之。觀象覩色，則中外之應，人天咸一矣。

帝曰：善。其德化政令之動靜損益皆何如？

岐伯曰：夫德化政令災變，不能相加也。天地動靜，陰陽往復，以德報德，以化報化，政令災眚及動復亦然，故曰『不能相加』也。勝復盛衰，不能相多也。勝盛復盛，勝微復微，不應以盛報微，以化報變，故曰『不能相多』也。往來小大，不能相過也。勝復日數④，多少皆同，故曰『不能相過』也。用之升降，不能相無也。

---

① 留守日少：『日』，原誤作『曰』，據金刻本等改，與上文『留守日多』合。
② 燥：原誤作『操』，據金刻本、讀書堂本、趙府本改。
③ 微曜：金刻本作『微茫』。
④ 日數：『日』原誤作『曰』，據金刻本、讀書堂本等改。

木之勝，金必報，火土金水皆然，未有勝而無報者，故氣不能相使無也。各從其動而復之耳。動必有復，察動以言復也。《易》曰：『吉凶悔吝者生乎動。』此之謂歟。天雖高不可度，地雖廣不可量，以氣動復言之，其猶視其掌①矣。

帝曰：其病生何如？

岐伯曰：德化者氣之祥，政令者氣之章，變易者復之紀，災眚者傷之始，氣相勝者和，不相勝者病，重感於邪則甚也。祥，善應也。章，程也，式也。復紀，謂報復之綱紀也。重感，謂年氣已不及，天氣又見剋殺之氣，是爲重感。重，謂重累也。

帝曰：善。所謂精光之論，大聖之業，宣明大道，通於無窮，究於無極也。余聞之，善言天者，必應於人；善言古者，必驗於今；善言氣者，必彰於物；善言應者，同天地之化；善言化言變者，通神明之理。非夫子孰能言至道歟！太過不及，歲化無窮，氣交遷變，流於無極。然天垂象，聖人則之，以知吉凶。何者？歲太過而星大或明瑩，歲不及而星小或失色，故吉凶可指而見也。吉凶者何？謂物稟五常之氣以生成，莫不上參應之，有否有宜，故曰『吉凶斯至』矣，故曰『善言天者，必應於人』也。言古之道，而今必應之，故曰『善言古者，必驗於今』也。化氣生成，萬物皆稟，故言『氣應者，以物明之』，故曰『善言應者，必彰於物』也。彰，明也。氣化之應，如四時行，萬物備，故『善言應者，必同天地之造化』也。物生謂之化，物極謂之變，言萬物化變終始，必契於神明運爲，故言『化變者，通於神明之理』。聖人智周萬物，無所不通，故言必有發，動無不應之也。迺擇良兆，而藏之靈室，每旦讀之，命曰『氣交變』，非齋戒不敢發，慎傳也。靈室，謂靈蘭室，黃帝之書府也。○新校正云：詳此文與《六元正紀大論》末同。

---

① 其猶視其掌：疑下『其』字衍，金刻本、讀書堂本、古林堂本、趙府本皆作『其猶視掌』。

五常政大論篇第七十

新校正云：詳此篇統論五運有平氣、不及、太過之事；次言地理有四方、高下、陰陽之異；又言歲有不病，而藏氣不應爲天氣制之，而氣有所從之説；仍言六氣五類相制勝，而歲有胎孕不育之理；而後明在泉六化，五味有薄厚之異，而以治法終之。此篇之大概如此，而專名『五常政大論』者，舉其所先者言也。

黄帝問曰：太虚寥廓，五運迴薄，衰盛不同，損益相從，願聞平氣何如而名？何如而紀也？

岐伯對曰：昭乎哉問也！木曰敷和，敷布和氣，物以生榮。火曰升明，火氣高明。土曰備化，廣被化氣，於群品。金曰審平，金氣清，審平而定。水曰靜順。水體清靜，順於物也。

帝曰：其不及奈何？

岐伯曰：木曰委和，陽和之氣，委屈而少用也。火曰伏明，明曜之氣，屈伏不申。土曰卑監，土雖卑少，猶監萬物之生化也。金曰從革，從順革易，堅成萬物。水曰涸流。水少，故流注乾涸。

帝曰：太過何謂？

岐伯曰：木曰發生，宣發生氣，萬物以榮。火曰赫曦，盛明也。土曰敦阜，敦，厚也。阜，高也。土餘，故高而厚。金曰堅成，氣爽風勁，堅成庶物。水曰流衍。衍，泮衍也，溢也。

帝曰：三氣之紀，願聞其候。

---

①資：原誤作『損』，據金刻本、讀書堂本、古林堂本、趙府本改。

岐伯曰：悉乎哉問也！〇新校正云：按此論與《五運行大論》及《陰陽應象大論》、《金匱真言論》相通。敷和之紀，木德周行，陽舒陰布，五化宣平，自當其位，不與物爭，故五氣之化，各布政令於四方，無相干犯。〇新校正云：按王注大過不及，各紀年辰。此『平木運』注不紀年辰者，平氣之歲，不可以定紀也。或者欲補注云：謂丁巳、丁亥、丁卯①、壬寅、壬申歲者，是未達也。其氣端，端，直也，麗也。其性隨，順於物化。其用曲直，曲直材幹，皆應用也。其化生榮，木化宣行，則物生榮而美。其類草木，木體堅高，草形卑下，然各有堅脆剛柔，蔓結條屈者。其政發散，春氣發散，物禀以生，木之化也。其候溫和，和，春之氣也。其令風，木之令，行以和風。其藏肝，五藏之氣與肝同。肝其畏清，清，金令也。木性暄，故畏清。《五運行大論》曰：『木，其性暄。』又曰：『燥勝風。』其主目，陽升明見，目與同也。其穀麻，色蒼也。〇新校正云：按《金匱真言論》云『其穀麥』，與此不同。其果李，味酸也。其實核，中有堅核者。其應春，四時之中，春化同。其蟲毛，木化宣行，則毛蟲生。其畜犬，如草木之生，無所避也。〇新校正云：按《金匱真言論》云：『其畜雞。』其色蒼，木化宣行，則物浮蒼翠。其養筋，酸入筋。其病裏急支滿，木氣所生。〇新校正云：按《金匱真言論》云：『是以知病之在筋也。』其味酸，木化敷和，則物酸味厚。其音角，調而直也。其物中堅，象土中之有木也。其數八。成數也。

升明之紀，正陽而治，德施周普，五化均衡，均，等也。衡，平也。其氣高，火炎上。其性速，火性躁疾。其用燔灼，燔，燒也。燔之與灼，皆火之用。其化蕃茂，長氣盛，故物大②。其類火，五行之氣，與火類同。其政明曜，德合高明，火之政也。其候炎暑，氣之至也，以是候之。其令熱，熱至乃令行。其藏心，心氣應之。心其畏寒，寒，水令也。心性暑熱，故畏寒。《五運行大論》曰：『心其性暑。』又曰：『寒勝熱。』其主舌，火以燭幽，舌申明也。其穀麥，色赤也。〇新校正云：按《金匱真言論》云『其穀黍』。又《藏氣法時論》云『麥』也。其果杏，味苦也。其實絡，中有支絡者。其應夏，四時之氣，夏氣同。其蟲羽，羽，火象也。火化宣行，則羽蟲生。其

① 丁卯：原脫，據金刻本、讀書堂本、古林堂本、趙府本補。
② 大：原誤作『火』，據金刻本、讀書堂本、古林堂本、趙府本改。

畜馬，健決躁速，火類同。〇新校正云：按《金匱真言論》云：『其畜羊。』其色赤，色同又明。其養血，其病瞤瘛，火之性動也。〇新校正云：按《金匱真言論》云：『是以知病之在脉也。』其味苦，升明氣化，則物苦味純。其音徵，和而美。其物脉，中多支脉，火之化也。其數七。成數也。

備化之紀，氣協天休，德流四政，五化齊脩，土之德靜，分助四方，贊成金木水火之政。土之氣厚，應天休和之氣，以生長收藏，終而復始，故五化齊脩。其氣平，土之生也，平而正。其性順，應順群品，悉化成也。其用高下，田土高下，皆應用也。其化豐滿，豐滿萬物，非土化不可也。其類土，五行之化，土類同。其政安靜，土體厚，土德靜，故政化亦然。其候溽蒸，溽，濕也。蒸，熱也。其令濕，濕化不絕竭，則土令延長。其藏脾，脾氣同。脾其畏風，風，木令也。脾性雖四氣兼并，然其所主，猶畏木也。《五運行大論》云：『脾，其性靜兼。』又曰：『風勝濕。』其主口，土①體包容，口主受納。其穀稷，色黃也。〇新校正云：按《金匱真言論》作『稷』；《藏氣法時論》作『粳②』。其果棗，味甘也。其實肉，中有肌肉者。其應長夏，長夏，謂長養之夏也。六月氣同③。〇新校正云：按王注《藏氣法時論》云：『夏爲土母，土長于中，以長而治，故云長夏。』又注《六節藏象論》云：『所謂長夏者，六月也。土生於火，長在夏中，既長而王，故云長夏。』其蟲倮，無毛羽鱗甲，土形同。其畜牛，成彼稼穡，土之用也。牛之應用，其緩而和。其色黃，土同也。其養肉，所養者，厚而靜。其病否，土性擁礙。〇新校正云：按《金匱真言論》云：『病在舌本。』是以知病之在肉也。其味甘，備化氣豐，則物味甘厚。其音宮，大而重。其物膚，物禀備化之氣，則多肌肉。其數五。生數也，正土不虛加故也。

審平之紀，收而不爭，殺而無犯，五化宣明，犯，謂刑犯於物也。收而不爭，殺而無犯，匪審平之德，何以能爲是哉！其氣潔，金氣以潔白瑩明爲事。其性剛，性剛，故摧缺於物。其用散落，金用，則萬物散落。其化堅斂，收斂堅強，金之化也。其類金，審平之化，金類同。其政勁肅，化急速而整肅也。勁，鋭也。其候清切，

---

① 土：原誤作『上』，據金刻本、讀書堂本、古林堂本、趙府本改。

② 粳：《藏氣法時論》作『大豆』。

③ 也，六月氣同：此五字原脱，據金刻本、讀書堂本、古林堂本、古鈔本、趙府本補。

清，大涼也。切，急也，風聲也。其令燥，燥，乾也。其藏肺，肺氣之用，同金化也。肺其畏熱，熱，火令也。肺性涼，故畏火熱。《五運行大論》曰：『肺，其性涼』。其主鼻，肺藏氣，鼻通息也。其穀稻，色白也。○新校正云：按《金匱真言論》作『稻』；《藏氣法時論》作『黄黍』。其果桃，味辛也。其實殼，外有堅殼者。其應秋，四時之化，秋氣同。其蟲介，外被堅甲者。其畜雞，性善鬬傷，象金用也。○新校正云：按《金匱真言論》云：『其畜馬。』其色白，色同也。其養皮毛，堅同也。其病欬，有聲之病，金之應也。○新校正云：按《金匱真言論》云：『病在背，是以知病之在皮毛也。』其味辛，審平化治，則物辛味正。其音商，和利而揚。其物外堅，金化宣行，則物體外堅。其數九。成數也。

靜順之紀，藏而勿害，治而善下，五化咸整，治，化也。水之性下，所以德全。江海所以能爲百谷主①者，以其善下之也。其氣明，清淨明昭，水氣所主②。其性下，歸流於下。其用沃衍，用非淨事，故沫生而流溢。沃，沫也。衍，溢也。其化凝堅，藏氣布化，則水物凝堅。其類水，淨順之化，水同類。其政流演，井泉不竭，河流不息，則流演之義也。其候凝肅，凝，寒也。肅，靜也。寒來之氣候。其令寒。水令宣行，則寒司物化。其藏腎，腎藏之用，同水化也。腎其畏濕，濕，土氣也。腎性凜，故畏土濕。《五運行大論》曰：『腎，其性凜。』其主二陰，流注應同。○新校正云：按《金匱真言論》曰：『北方黑色，入通於腎，開竅於二陰。』其穀豆，色黑也。○新校正云：按《金匱真言論》及《藏氣法時論》同。其果栗，味鹹也。其實濡，中有津液也。其應冬，四時之化，冬氣同。其蟲鱗，鱗，水化生。其畜彘，善下也。彘，豕也。其色黑，色同也。其養骨髓，氣入也。其病厥，厥，氣逆也，凌上也，倒行不順也。○新校正云：按《金匱真言論》云：『病在谿。』是以知病之在骨也。其味鹹，味同也。其音羽，深而和也。其物濡，水化豐洽，庶物濡潤。其數六。成數也。故生而勿殺，長而勿罰，化而勿制，收而勿害，藏而勿抑，是謂平氣。生氣主歲，收氣不能縱其殺。長氣主歲，藏氣不能縱其罰。化氣主歲，生氣不能縱其制。收氣主歲，長氣不能縱其害。藏氣主歲，化氣不能縱其抑。夫如是者，皆天氣平，地氣正，五化之氣，不以勝剋爲用，故謂曰平和氣也。

① 主：金刻本、讀書堂本、古林堂本、古鈔本、趙府本作『王』。
② 主：金刻本、讀書堂本、古林堂本、古鈔本、趙府本作『生』。

委和之紀，是謂勝生，丁卯、丁丑、丁亥、丁酉、丁未、丁巳之歲。生氣不政，化氣迺揚，木少，故生氣不政。土寬，故化氣迺揚。長氣自平，收令迺早，火無忤犯，故長氣自平。木氣既少，故收令迺早。涼雨時降，風雲並興，涼，金化也。雨，濕氣也。風，木化也。雲，濕氣也。草木晚榮，蒼乾凋落，金氣有餘，木不能勝故也。○新校正云：詳委和之紀，木不及而金氣乘之，故蒼乾凋落。非金氣有餘，木不能勝也，蓋木不足而金勝之也。物秀而實，膚肉内充，歲生雖晚，成者滿實，土化氣速，故如是也。其氣斂，收斂，兼金氣故。其用聚，不布散也。其動緛戾拘緩，緛，縮短也。戾，了戾也。拘，拘急也。緩，不收也。其發驚駭，木①屈卒伸，驚駭象也。其藏肝，内應肝。其果棗李，棗，土。李，木實也。○新校正云：詳「李，木實也」，按火土金水不及之果，「李」當作「桃」，王注亦非。其實核殼，核，木。殼，金主。其穀稷稻，金土穀也。其味酸辛，味酸之物孰②，兼辛也。其色白蒼，蒼色之物孰，兼白也。其畜犬雞，木從金畜。其蟲毛介，毛從介。其主霧露淒滄，金之化也。其聲角商，角從商。其病搖動注恐，木受邪也。從金化也，木不自政③，故化從金。少角與判商同，少角木不及，故半與商金化同。判，半也。○新校正云：按火土金水之文，「判」作「少」，則此當云「少角與少商同」，不云少商者，蓋少角之運共有六年，而丁巳、丁亥上角與正角同，丁卯、丁酉上商與正商同，丁未、丁丑上宮與正宮同，是六年者各有所同，與火土金水之少運不同，故不云『同少商』，只大約而言，半從商化也。上角與正角同，上見厥陰，與敷和歲化同，謂丁亥、丁巳歲，上之所見者也。上商與正商同，上見陽明，則與平金歲化同，丁卯、丁酉歲上見陽明。其病支廢癰腫瘡瘍，金刑木也。其甘蟲，子在母中。邪傷肝也，雖化悉與金同，然其所傷，則歸於肝木也。上宮與正宮同，土蓋其木，與未出等也。木未出土，與無木同。土自用事，故與正土運歲化同也。上見太陰，是謂上宮。丁丑、丁未歲上見太陰，司天化之也。蕭飋肅殺則炎赫沸騰，蕭飋肅殺，金無德也。炎赫沸騰，火之復也。眚於三，火爲木復，故其眚在東。三，東方也。此言金之物勝也。○新校正云：按《六元正紀大論》云「災三宮」也。所謂復也，

①木：原作「大」，據金刻本、讀書堂本、古林堂本、古鈔本、趙府本改。
②孰：通「熟」。金刻本、讀書堂本、古林堂本、趙府本皆作「熟」。下「孰」字同。
③政：原誤作「攻」，據金刻本、讀書堂本、古林堂本、趙府本改。

復，報復也。其主飛蠹蛆雉，飛，羽蟲也。蠹，內生蟲也。蛆，蠅之生者，此則物內自化爾。雉，鳥耗也。迺爲雷霆。雷，謂大聲生於太虛雲暝之中也。霆，謂迅雷，卒如火之爆者，即霹靂也。

伏明之紀，是謂勝長，藏氣勝長也，謂癸酉、癸未、癸巳、癸卯、癸丑、癸亥之歲也。長氣不宣，藏氣反布，火之長氣不能施化，水之藏氣反布於時。故收氣自政，化令迺衡，金土之義，與歲氣素無干犯，故金自行其政，土自平其氣也。寒清數舉，暑令迺薄，火氣不用故。承化物生，生而不長，火令不振，故承化生之物皆不長也。成實而稚，遇化已老，物實成孰，苗尚稚短，及遇化氣，未長極而氣已老矣。陽氣屈伏，蟄蟲早藏，陽不用而陰勝也。若上臨癸卯、癸酉歲，則蟄反不藏。〇新校正云：詳癸巳、癸亥之歲，蟄亦不藏。其氣鬱，鬱燠不舒暢。其用暴，速也。其動彰伏變易，彰，明也。伏，隱也。變易，謂不常其象見也。其發痛，痛由心所生。其藏心，歲運之氣通於心。其果栗桃，栗，水。桃，金果也。其實絡濡，絡，支脉也。濡，有汁也。其穀豆稻，豆，水。稻，金穀也。其味苦鹹，苦兼鹹也。其色玄丹，色丹之物孰，兼玄也。其畜馬彘，火從水畜。其蟲羽鱗，羽從鱗。其主冰雪霜寒，水之氣也。其聲徵羽，徵從羽。其病昏惑悲忘，火之躁動，不拘常律，陰冒陽火，故昏惑不治。心氣不足，故喜悲善忘也。從水化也，火弱水強，故伏明之紀，半從水之政化。少徵與少羽同，火少，故半同水化。〇新校正云：詳少徵運六年內，癸卯、癸酉同正商，癸巳、癸亥同歲會外，癸未、癸丑二年，少徵與少羽同，故不云判羽也。上商與正商同，歲上見陽明，則與平金歲化同也。癸卯及癸酉歲上見陽明。〇新校正云：詳此不言上宮、上角者，蓋宮、角於火無大剋罰，故經不備云。邪傷心也，受病者心。凝慘凓①冽則暴雨霖霪，凝慘凓冽，水無德也。暴雨霖霪，土之復也。眚於九，九，南方也。〇新校正云：按《六元正紀大論》云：『災九宮。』其主驟注雷霆震驚，天地氣爭而生是變，氣交之內，害及粢盛，及傷鱗類。沈黅淫雨。沈陰淫雨，濕變所生也。黅，音陰。

卑監之紀，是謂減化，謂化氣減少，己巳、己卯、己丑、己亥、己酉、己未之歲也。化氣不令，生政獨彰，土少而木專其用。長氣整，雨迺愆，收

① 凓：原誤作『漂』，據金刻本、讀書堂本、古林堂本改，與王冰注合。

氣平，不相干犯，則平整。化氣減，故雨愆期。風寒並興，草木榮美，風，木也。寒，水也。土少，故寒氣得行；生氣獨彰，故草木敷榮而端美。秀而不實，成而粃也，榮秀而美，氣生於木。化氣不滿，故物實中空，是以粃惡。其氣散，氣不安靜，水且乘之，從木之風，故施散也。其用靜定，雖不能專政於時物，然或舉用，則終歸土德而靜定。其動瘍涌分潰癰腫，瘍，瘡也。涌，嘔吐也。分，裂也。潰，爛也。癰腫，膿瘡也。其發濡滯，土性也。濡，濕也。其藏脾，主藏病。其果李栗，李，木。栗，水果也。其實濡核，濡，中有汁者。核，中堅者。○新校正云：詳前後濡實主水，此『濡』字當作『肉』，王注亦非。其穀豆麻，豆，水。麻，木穀也。其味酸甘，甘味之物熟，兼酸也。其色蒼黃，色黃之物，外兼蒼也。其畜牛犬，土從木畜。其蟲倮毛，倮從毛。其主飄怒振發，木之氣用也。其聲宮角，宮從角。其病留滿否塞，土氣擁礙故。從木化也，不勝，故從佗①化。少宮與少角同，土少，故半從木化也。○新校正云：詳少宮之運六年內，除己丑、己未與正宮同，己巳、己亥與正角同外，有己卯、己酉二年，少宮與少角同，故不云判角也。上宮與正宮同，上見太陰，則與平土運生化同也。己丑、己未，其歲見也。上角與正角同，上見厥陰，則悉是敷和之紀也。己亥、己巳，其歲見也。其病飧泄，風之勝也。邪傷脾也，縱諸氣金病即自傷脾。○新校正云：詳此不言上商者，土與金無相剋罰，故經不紀之也。又注云『縱諸氣金病即自傷脾也』，『金』字疑誤。振拉飄揚則蒼乾散落，振拉飄揚，木無德也。蒼乾散落，金之復也。其眚四維，東南、西南、東北、西北，土之位也。○新校正云：按《六元正紀大論》云：『災五宮。』其主敗折虎狼，虎狼猴豺豹鹿馬獐麂，諸四足之獸，害於粢盛及生命也。清氣迺用，生政迺辱。金氣行，則木氣屈。

從革之紀，是謂折收，火折金收之氣也，謂乙丑、乙亥、乙酉、乙未、乙巳、乙卯之歲也。收氣迺後，生氣迺揚，後，不及時也。收氣不能以時而行，則生氣自應布揚而用之也。長化合德，火政迺宣，庶類以蕃，火土之氣，同生化也。宣，行也。其氣揚，順火也。其用躁切，少雖後用，用則切急，隨火躁也。其動鏗禁瞀厥，鏗，欬聲也。禁，謂二陰禁止也。瞀，悶也。厥，謂氣上逆也。其發欬喘，欬，金之有聲。喘，肺藏氣也。其藏肺，主藏病。其果李杏，李，木。杏，火果也。其實殼絡，外有殼，內有支絡之實也。其

① 佗：通『他』。

穀麻麥，麻，木。麥，火穀也。麥色赤也。其味苦辛，苦味勝辛，辛兼苦也。其色白丹，赤加白也。其畜雞羊，金從火土之兼化。○新校正云：詳火畜馬，土畜牛，今言羊，故王注云『從火土之兼化』，爲羊也。或者①當去注中之『土』字，甚非。其蟲介羽，介從羽。其主明曜炎爍，火之勝也。其聲商徵，商從徵。其病嚏欬鼽衄，金之病也。從火化也，火氣來勝，故屈己以從之。少商與少徵同，金少，故半同火化也。○新校正云：詳少商運六年内，除乙卯、乙酉同正商，乙巳、乙亥同正角外，乙未、乙丑二年爲少商同少徵，故不云判徵也。上商與正商同，上見陽明，則與平金運生化同，乙卯、乙酉，其歲上②見也。上角與正角同，上見厥陰，則與平木運生化同，乙巳、乙亥，其歲上見也。○新校正云：詳金土無相勝剋，故經不言上宫與正宫同也。邪傷肺也，有邪之勝則歸肺。炎光赫烈則冰雪霜雹，炎光赫烈，火無德也。冰雪霜雹，水之復也。水復之作，雹形如半珠。○新校正云：詳注云『雹形如半珠』，『半』字疑誤。眚於七，七，西方也。○新校正云：按《六元正紀大論》云：『災七宫。』其主鱗伏彘鼠，突戾潛伏，歲主縱之，以傷赤實及羽類也。歲氣早至，迺生大寒。水之化也。

涸流之紀，是謂反陽，陰氣不及，反爲陽氣代之，謂辛未、辛巳、辛卯、辛酉、辛亥、辛丑之歲也。藏令不舉，化氣迺昌，少水而土盛。長氣宣布，蟄蟲不藏，太陽在泉，經文背也。厥陰、陽明司天，乃如經謂也。土潤水泉減，草木條茂，榮秀滿盛，長化之氣，豐而厚也。其氣滯，從土也。其用滲泄，不能流也。其動堅止，謂便寫也。水少不濡，則乾而堅止。藏氣不能固，則注下而奔速。其發燥槁，陰少而陽盛故爾。其藏腎，主藏病也。其果棗杏，棗，土。杏，火果也。其實濡肉，濡，水。肉，土化也。其穀黍稷，黍，火。稷，土穀也。○新校正云：按本論上文，麥爲火之穀，今言黍者，疑『麥』字誤爲『黍』也。雖《金匱真言論》作『黍』，然本論作『麥』，當從本篇之文也。其味甘鹹，甘入於鹹，味甘美也。其色黅玄，黅加黑也。其畜彘牛，水從土畜。其蟲鱗倮，鱗從倮。其主埃鬱昏翳，土之勝也。其聲羽宫，羽從宫。其病痿厥堅下，水土參并，故如是。從土化也，不勝於土，故從他化。少羽與少宫同，水土各半化也。○新校正云：詳少羽之運六年内，除辛丑、辛未與正宫同外，辛卯、辛酉、辛巳、辛亥四歲爲同

① 或者：人衛本此下補『云』字。

② 上：原誤作『止』，據金刻本、讀書堂本、古林堂本、趙府本改。

少宫，故不言判宫也。上宫與正宫同，上見太陰，則與平土運生化同。辛丑、辛未歲上見之。○新校正云：詳此不言上角、上商者，蓋水於金木無相剋罰故也。其病癃閟，癃，小便不通。閟，大便乾澀不利也。邪傷腎也，邪勝則歸腎。埃昏驟雨則振拉摧拔，埃昏驟雨，土之虐也。振拉摧拔，木之復也。眚於一，一，北方也。諸謂方者，國郡州縣境之方也。○新校正云：按《六元正紀大論》云：「災一宫。」其主毛顯狐狢，變化不藏，毛顯，謂毛蟲、麋、鹿、麞、麂、猯①、兔、虎、狼顯見，傷於黄實，兼害倮蟲之長也。變化，謂爲魅狐狸當之。不藏，謂害粢盛，鼠、猯、兔、狸、狢當之，所謂毛顯不藏也。故乘危而行，不速而至，暴虐無德，災反及之，微者復微，甚者復甚，氣之常也。通言五行氣少，而有勝復之大凡也。乘彼孤危，恃乎強盛，不召而往，專肆威刑，怨禍自招，又誰咎也！假令木弱，金氣來乘，暴虐蒼卒，是無德也。木被金害，火必讎之，金受火燔，則災及也。夫如是者，刑甚則復甚，刑微則復微，氣動之常，固其宜也，五行之理，咸迭然乎。○新校正云：按五運不及之詳，具《氣交變大論》中。

發生之紀，是謂啓敕，物乘木氣，以發生而啓陳其容質也。是謂壬申、壬午、壬辰、壬寅、壬子、壬戌之六歲化也。敕，古「陳」字。土疏泄，蒼氣達，生氣上發，故土體疏泄。木之專政，故蒼氣上達。達，通也，出也，行也。陽和布化，陰氣迺隨，少陽先生，發於萬物之表。厥陰次隨，營運於萬象之中也。生氣淳化，萬物以榮，歲木有餘，金不來勝，生令布化，故物以舒榮。其化生，其氣美，木化宣行，則物容端美。其政散，布散生榮，無所不至。其令條舒，條，直也，理也。舒，啓也。端直舒啓，萬物隨之。發生之化，無非順理者也。其動掉眩巔疾，掉，摇動也。眩，旋轉也。巔，上首也。疾，病氣也。○新校正云：詳王不解「其動」之義。蓋謂氣既變②，因動以生病。則木火土金水之動，義皆同也。按後敦阜之紀，「其動濡積并稸」，王注云：「動，謂變動。」又堅成之紀，「其動暴折瘍疰」，王注云：「動以生病。」又按王注《脉要精微論》云：「巔疾，上巔疾也。」又注《奇病論》云：「巔，謂上巔，則頭首也。」此注云：「巔，上首也。疾，病氣也。」「氣」字爲衍。其德鳴靡啓坼，風氣所生。○新校正云：按《六元正紀大論》云：「其化鳴紊啓坼。」其變振拉摧拔，振，謂振怒。拉，謂中折。摧，謂仆落。拔，謂出本。○新校正云：按《六元正紀大論》同。其穀麻稻，木化齊金。其畜雞犬，齊雞孕也。其果李桃，李齊桃實也。其色青黄白，青加於黄白，自正也。其味酸甘辛，酸入於甘辛，齊化也。其象春，如春之氣，布散陽和。其經足厥陰、少陽，厥陰，肝脉。少陽，膽脉。

---

① 猯：同「貒」，即野豬。《集韻·换韻》：「貒，獸名，野豕也。」

② 氣既變：古鈔本、四庫本同。金刻本、讀書堂本、古林堂本、趙府本此下有「動」字。

其藏肝脾，肝勝脾。其蟲毛介，木餘，故毛齊介育。其物中堅外堅，中堅有核之物，齊等於皮殼之類也。其病怒，木餘故。太角與上商同，太過之木氣，與金化齊等。○新校正云：按太過五運，獨太角言與上商同，餘四運並不言者，疑此文爲衍。上徵則其氣逆，其病吐利，上見少陰、少陽，則其氣逆行。壬子、壬午歲上見少陰。壬寅、壬申歲上見少陽。木餘遇火，故氣不順。○新校正云：按《五運行大論》云：『氣相得而病者，以下臨上，不當位也。』不云上羽者，水臨木爲相得故也。不務其德則收氣復，秋氣勁切，甚則肅殺，清氣大至，草木凋零，邪迺傷肝。恃己太過，凌犯於土，土氣屯極，金爲復讎，金行殺令，故邪傷肝木也。

赫曦之紀，是謂蕃茂，物遇太陽，則蕃而茂，是謂戊辰、戊寅、戊子、戊戌、戊申、戊午之歲也。○新校正云：按或者云注中『太陽』當作『太徵』。詳木土金水之太過，注俱不言角宮商羽等運，而水太過注云『陰氣大行』，此火太過，是物遇太陽也，安得謂之太徵乎？陰氣内化，陽氣外榮，陰陽之氣，得其序也。炎暑施化，物得以昌，長氣多故爾。其化長，其氣高，長化行，則物容大。高氣達，則物色明。其政動，革易其象不常也。其令鳴顯，火之用而有聲，火之燔而有焰，象無所隱，則其信也。顯，露也。其動炎灼妄擾，妄，謬也。擾，撓也。其德暄暑鬱蒸，熱化所生，長於物也。○新校正云：按《六元正紀大論》云：『其化暄囂鬱燠。』又作『暄曜①。』其變炎烈沸騰，勝復之有，極於是也。其穀麥豆，火齊水化也。其畜羊彘，齊孕育也。○新校正云：按本論上文馬爲火之畜，今言『羊』者，疑『馬』字誤爲『羊』。《金匱真言論》及《藏氣法時論》俱作『羊』，然本論作『馬』，當從本論之文也。其果杏栗，等實也。其色赤白玄，赤色加白黑，自正也。其味苦辛鹹，辛物兼苦與鹹，化齊成也。其象夏，如夏氣之熱也。其經手少陰、太陽，少陰，心脉。太陽，小腸脉。手厥陰、少陽，厥陰，心包脉。少陽，三焦脉。其藏心肺，心勝肺。其蟲羽鱗，火餘，故鱗羽齊化。其物脉濡，脉，火物。濡，水物。水火齊也。○新校正云：詳『脉』即『絡』也，文雖殊而義同。其病笑瘧瘡瘍血流狂妄目赤，火盛故。上羽與正徵同，其收齊，其病痓，上見太陽，則天氣且制，故太過之火，反與平火運生化同也。戊辰、戊戌歲上見之。若平火運同，則五常之氣無相凌犯，故金收之氣生化同等。上

① 曜：原作『曜』，爲『曜』之俗訛。據金刻本、讀書堂本、古林堂本、趙府本改。

徵而收氣後也，上見少陰、少陽，則其生化自政，金氣不能與之齊化。戊子、戊午歲上見少陰，戊寅、戊申歲上見少陽。火盛，故收氣後化。○新校正云：按《氣交變大論》云：『歲火太過，上臨少陰、少陽，火燔焫，水泉涸，物焦槁。』暴烈其政，藏氣迺復，時見凝慘，甚則雨水霜雹切寒，邪傷心也。不務其德，輕侮致之也。○新校正云：按《氣交變大論》云：『雨冰霜寒。』與此互文也。

敦阜之紀，是謂廣化，土餘，故化氣廣被於物也，是謂甲子、甲戌、甲申、甲午、甲辰、甲寅之歲也。厚德清靜，順長以盈，土性順用，無與物爭，故德厚而不躁。順火之長育，使萬物化氣盈滿也。至陰內實，物化充成，至陰，土精氣也。夫萬物所以化成者，皆以至陰之靈氣生化於中也。煙埃朦鬱，見於厚土，厚土，山也。煙埃，土氣也。大雨時行，濕氣迺用，燥政迺辟，濕氣用則燥政辟，自然之理爾。其化圓，其氣豐，化氣豐圓，以其清靜故也。其政靜，靜而能久，故政常存。其令周備，氣緩故周備。其動濡積并稸，動，謂變動。其德柔潤重淖，靜而柔潤，故厚德常存。○新校正云：按《六元正紀大論》云：『其化柔潤重澤。』其變震驚飄驟崩潰，震驚，雷霆之作也。飄驟，暴風雨至也。大雨暴注，則山崩土潰，隨水流注①。其穀稷麻，土木齊化。其畜牛犬，齊孕育也。其果棗李，土齊木化。其色黅玄蒼，黃色加黑蒼，自正也。其味甘鹹酸，甘入於鹹酸，齊化也。其象長夏，六月之氣生化同。其經足太陰、陽明，太陰，脾脈。陽明，胃脈。其藏脾腎，脾勝腎。其蟲倮毛，土餘，故毛倮齊化。其物肌核，肌，土。核，木化也。其病腹滿四支不舉，土性靜，故病如是。○新校正云：詳此不云上羽、上徵者，徵羽不能虧盈於土，故無他候也。大風迅至，邪傷脾也。木盛怒，故土脾傷。

堅成之紀，是謂收引，引，斂也。陽氣收，陰氣用，故萬物收斂，謂庚午、庚辰、庚寅、庚子、庚戌、庚申之歲也。天氣潔，地氣明，秋氣高潔，金氣同。陽氣隨，陰治化，陽順陰而生化。燥行其政，物以司成，燥氣行化萬物，專司其成熟，無遺略也。收氣繁布，化洽不終，收殺氣早，土之化不得終其用也。○新校正云：詳『繁』字疑誤。

① 流注：金刻本、讀書堂本、古林堂本、趙府本作『流沒』，似是。

其化成，其氣削，減削也。其政肅，肅，清也，靜也。其令銳切，氣用不屈，勁而急。其動暴折瘍疰，動以病生。其德霧露蕭飋，燥之化也。蕭飋，風聲也。靜爲霧露，用則風生。○新校正云：按《六元正紀大論》『德』作『化』。其變肅殺凋零，隕墜於物。其穀稻黍，金火齊化也。○新校正云：按本論上文麥爲火之穀，當言其穀稻麥。其畜雞馬，齊孕育也。其果桃杏，金火齊實。其色白青丹，白加於青丹，自正也。其味辛酸苦，辛入酸苦齊化。其象秋，氣爽清潔，如秋之化。其經手太陰、陽明，太陰，肺脉。陽明，大腸脉。其藏肺肝，肺勝肝。其蟲介羽，金餘，故介羽齊育。其物殼絡，殼，金。絡，火化也。其病喘喝胸憑仰息，金氣餘故。上徵與正商同，其生齊，其病欬，上見少陰、少陽，則天氣見抑，故其生化與平金歲同。庚子、庚午歲上見少陰，庚寅、庚申歲上見少陽。上火制金，故生氣與之齊化。火乘金肺，故病欬。○新校正云：詳此不言『上羽』者，水與金非相勝剋故也。政暴變則名木不榮，柔脆焦首，長氣斯救，大火流，炎爍且至，蔓將槁，邪傷肺也。變，謂太甚也。政太甚則生氣抑，故木不榮，草首焦死。政暴不已，則火氣發怒，故火流炎爍至，柔條蔓草脆之類皆乾死也。火乘金氣，故肺傷也。

流衍之紀，是謂封藏，陰氣大行，則天地封藏之化也，謂丙寅、丙子、丙戌、丙申、丙午、丙辰之歲。寒司物化，天地嚴凝，陰之氣也。藏政以布，長令不揚，藏氣用則長化止，故令不發揚。其化凜，其氣堅，寒氣及物則堅定。其政謐，謐，靜也。其令流注，水之象也。其動漂泄沃涌，沃，沫也。涌，溢也。其德凝慘寒雰，寒之化也。○新校正云：按《六元正紀大論》作『其化凝慘凓①冽。』其變冰雪霜雹，非時而有。其穀豆稷，水齊土化。其畜彘牛，齊孕育也。其果栗棗，水土齊實。其色黑丹黅，黑加於丹黃，自正也。其味鹹苦甘，鹹入於苦甘，化齊焉。其象冬，氣序凝肅，似冬之化。其經足少陰、太陽，少陰，腎脉。太陽，膀胱脉也。其藏腎心，腎勝心。其蟲鱗倮，水餘，故鱗倮齊育。其物濡滿，濡，水。滿，土化也。○新校正云：按土不及作肉，土太過作

① 凓：原誤作『慓』，據讀書堂本、古林堂本、趙府本改。

肌，此作『滿』，互相成也。其病脹，水餘也。上羽而長氣不化也。上見太陽，則火不能布化以長養也，丙辰、丙戌之歲，上見天符水運也。○新校正云：按《氣交變大論》云：『上臨太陽，則雨冰雪，霜不時降，溼氣變物。』不云上徵者，運所勝也。政過則化氣大舉，而埃昏氣交，大雨時降，邪傷腎也。暴寒數舉，是謂政過。火被水凌，土來仇復，故天地昏翳，土水氣交，大雨斯降，而邪傷腎也。故曰：不恒其德，則所勝來復；政恒其理，則所勝同化。此之謂也。不恒，謂恃已有餘，凌犯不勝。恒，謂守常之化，不肆威刑。如是則剋己之氣，歲同治化也。○新校正云：詳五運太過之說，具《氣交變大論》中。

帝曰：天不足西北，左寒而右涼。地不滿東南，右熱而左溫。其故何也？面巽言也。

岐伯曰：陰陽之氣，高下之理，太少之異也。高下，謂地形。太少，謂陰陽之氣盛衰之異。今中原地形，西北方高，東南方下，西方涼，北方寒，東方溫，南方熱，氣化猶然矣。東南方，陽也。陽者其精降於下，故右熱而左溫。陽精下降，故地以溫而知之於下矣。陽氣生於東而盛於南，故東方溫而南方熱，氣之多少明矣。西北方，陰也。陰者其精奉於上，故左寒而右涼。陰精奉上，故地以寒而知之於上矣。陰氣生於西而盛於北，故西方涼，北方寒，君面巽而言，臣面乾而對也。○新校正云：詳天地不足陰陽之說，亦具《陰陽應象大論》中。是以地有高下，氣有溫涼，高者氣寒，下者氣熱，○新校正云：按《六元正紀大論》云：『至高之地，冬氣常在。至下之地，春氣常在。』故適寒涼者脹，之溫熱者瘡，下之則脹已，汗之則瘡已，此湊理開閉之常，太少之異耳。西北、東南，言其大也。夫以氣候驗之，中原地形所居者，悉以居高則寒，處下則熱。嘗試觀之，高山多雪，平川多雨；高山多寒，平川多熱。則高下寒熱，可徵見矣。中華之地，凡有高下之大者，東西、南北各三分也。其一者，自漢蜀江南至海也；二者，自漢江北至平遥縣也；三者，自平遥北山北至蕃界北海也。故南分大熱，中分寒熱兼半，北分大寒。南北分外，寒熱尤極。大熱之分其寒微，大寒之分其熱微。然其登陟①極高山頂，則南面北面，寒熱懸殊，榮枯倍異也。又東西高下之別亦三矣，其一者，自汧源縣西至沙州；二者，自開封縣西至汧源縣；三者，自開封縣東至滄海也。故東分大溫，中分溫涼兼半，西分大涼。大溫之分，

① 陟：原誤作『涉』，據金刻本、讀書堂本、趙府本改。

其寒五分之二；大涼之分，其熱五分之二；温涼分外，温涼尤極，變爲大暄大寒也。約其大凡如此。然九分之地，寒極於東北，熱極於西南①。九分之地，其中有高下不同，地高處則濕，下處則燥②，此一方之中小異也。若大而言之，是則高下之有二③也。何者？中原地形，西高北高，東下南下。今百川滿湊，東之滄海，則東南西北高下可知。一爲地形高下，故寒熱不同；二則陰陽之氣有少有多，故表温涼之異爾。今以氣候驗之，乃春氣西行，秋氣東行，冬氣南行，夏氣北行。以中分校之，自開封至汧源，氣候正與《曆候》同。以東行校之，自開封至滄海，每一百里，秋氣至晚一日，春氣發早一日。西行校之，自汧源縣西至蕃界磧石④，其以南向及西北東南者，每四十里，春氣發晚一日，秋氣至早一日；北向及東北西南者，每一十五里，春氣發晚一日，秋氣至早一日。南行校之，川形有北向及東北西南者，每五百里，○新校正云：按别本作『十五⑤里。』○陽氣行晚一日，陰氣行早一日⑥；南向及東南西北川，每一十五里，熱氣至早一日，寒氣至晚一日；廣平之地，則每五十⑦里，陽氣發早一日，寒氣至晚一日。北行校之，川形有南向及東南西北者，每二十五里，陽氣行晚一日，陰氣行早一日；北向及東北西南川，每一十五里，寒氣至早一日，熱氣至晚一日；廣平之地，則每二十里，熱氣行晚一日，寒氣至早一日。大率如此。然高處峻處，冬氣常在；平處下處，夏氣常在。觀其雪零草茂，則可知矣。然地土固有弓形川、蛇行川、月形川，地勢不同，生殺榮枯，地同而天異。凡此之類，有离向、丙向、巽向、乙向、震向處，則春氣早至，秋氣晚至。早晚校十五日，有丁向、坤向、庚向、兑向、辛向、乾向、坎向、艮向處，則秋氣早至，春氣晚至，早晚亦校二十日，是所謂帶山之地也。審觀向背，氣候可知。寒涼之地，湊理開少而閉多，閉多則陽氣不散，故適寒涼腹必脹也。濕熱之地，湊理開多而閉少，開多則陽發散，故往温熱皮必瘡也。下之則中氣不餘，故脹已。汗之則陽氣外泄，故瘡愈。

帝曰：其於壽夭何如？言土地居人之壽夭。

岐伯曰：陰精所奉其人壽，陽精所降其人夭。陰精所奉，高之地也；陽精所降，下之地也。陰方之地，陽不妄泄，寒氣外持，邪不數中而正氣堅守，故壽延。陽方之地，陽氣耗散，發

---

① 寒極於東北，熱極於西南：《素問校勘記》曰：『「東」、「西」二字互誤，當依《類經》改。』
② 高處則濕，下處則燥：《素問校勘記》曰：『「濕」、「燥」二字互誤，當依《類經》改。』
③ 二：原作「一」，據讀書堂本、古林堂本、趙府本改。
④ 磧石：《素問校勘記》改作『積石』，注曰：『積，原誤「磧」，今改。然「釋音」已出「磧」字。』
⑤ 十五：《素問校勘記》曰：『以下文校之，當作「二十五里」。』
⑥ 陽氣行晚一日，陰氣行早一日：《素問校勘記》曰：『「晚」、「早」二字當互易。』
⑦ 五十：《素問校勘記》曰：『當作「二十里」。下文不誤。』

泄無度，風濕數中，真氣傾竭，故夭折。即事驗之，今中原之境，西北方衆人壽，東南方衆人夭，其中猶各有微甚爾，此壽夭之大異也，方者審之乎！

帝曰：善。其病也，治之奈何？

岐伯曰：西北之氣散而寒之，東南之氣收而溫之，所謂同病異治也。西方北方，人皮膚腠理密，人皆食熱，故宜散宜寒。東方南方，人皮膚疏，腠理開，人皆食冷，故宜收宜溫。散，謂溫浴，使中外條達。收，謂溫中，不解表也。今土俗皆反之，依而療之則反甚矣。○新校正云：詳分方爲治，亦具《異法方宜論》中。故曰：氣寒氣涼，治以寒涼，行水漬之。氣溫氣熱，治以溫熱，強其内守。必同其氣，可使平也，假者反之。寒方以寒，熱方以熱，溫方以溫，涼方以涼，是正法也，是同氣也。行水漬之，謂湯浸漬①也。平，謂平調也。若西方北方有冷病，假熱方溫方以除之；東方南方有熱疾，須涼方寒方以療者，則反上正法以取之。

帝曰：善。一州之氣，生化壽夭不同，其故何也？

岐伯曰：高下之理，地勢使然也。崇高則陰氣治之，污下則陽氣治之，陽勝者先天，陰勝者後天，先天，謂先天時也。後天，謂後天時也。悉言土地生榮枯落之先後也。物既有之，人亦然。此地理之常，生化之道也。

帝曰：其有壽夭乎？

岐伯曰：高者其氣壽，下者其氣夭，地之小大異也，小者小異，大者大異。大，謂東南西北相遠萬里許也。小，謂居所高下相近二十、三十里或百里許也。地形高下懸倍不相計者，以近爲小，則十里二十里。高下平慢氣相接者，以遠爲小，則三百里、二百里。地氣不同乃異也。故治病者，必明天道地理，陰陽更勝，氣之先後，人之壽夭，生化之期，乃可以知人之形氣矣。不明天地之氣，又昧陰陽之候，則以壽爲夭，以夭爲壽，雖盡上聖救生之道，畢經脉藥石之妙，猶未免世中之誣斥也。

---

① 謂湯浸漬：原作『是湯漫漬』，據金刻本、讀書堂本、古林堂本、趙府本改。

帝曰：善。其歲有不病，而藏氣不應不用者何也？

岐伯曰：天氣制之，氣有所從也。（從，謂從事於彼，不及營於私應用之。）

帝曰：願卒聞之。

岐伯曰：少陽司天，火氣下臨，肺氣上從，白起金用，草木眚，火見燔焫，革金且耗，大暑以行，欬嚏鼽衄鼻窒，曰瘍，寒熱胕腫。（寅申之歲候也。臨，謂御①於下。從，謂從事於上。起，謂價高於市。用，謂用行刑罰也。臨從起用同之。革，謂皮革，亦謂革易也。金，謂器屬也。耗，謂費用也。火氣燔灼，故曰生瘡。瘡，身瘡也。瘍，頭瘡也。寒熱，謂先寒而後熱，則瘧疾也。肺爲熱害，水且救之，水守肺中，故爲胕腫。胕腫，謂腫滿，按之不起。此天氣之所生也。〇新校正云：詳注云：『故曰生瘡。瘡，身瘡也。瘍，頭瘡也。』今經只言『曰瘍』，疑經脱一『瘡』字。别本『曰』字作『口』。）風行于地，塵沙飛揚，心痛胃脘痛，厥逆鬲不通，其主暴速。（厥陰在泉，故風行于地。風淫所勝，故是病生焉。少陽、厥陰，其化急速，故病氣起發，疾速而爲，故云『其主暴速』。此地②氣不順而生是也。〇新校正云：詳厥陰與少陽在泉，言其主暴速，其發機速，故不言甚則某病也。）

陽明司天，燥氣下臨，肝氣上從，蒼起木用而立，土廼眚，凄滄數至，木伐草萎，脇痛目赤，掉振鼓慄，筋痿不能久立。（卯酉之歲候也。木用，亦謂木功也。凄滄，大涼也。此病之起，天氣生焉。）暴熱至，土廼暑，陽氣鬱發，小便變，寒熱如瘧，甚則心痛，火行于稿③，流水不冰，蟄蟲廼見。（少陰在泉，熱監于地而爲是也。病之所有，地氣生焉。）

太陽司天，寒氣下臨，心氣上從，而火且明，（〇新校正云：詳『火且明』三字當作『火用』二字。）丹起金廼眚，寒清時擧，勝則水

---

① 御：人衛本此上補『臨』字，可參。

② 地：原誤作『也』，據金刻本、讀書堂本、古林堂本、趙府本改。

③ 稿：金刻本、古林堂本作『槁』。

冰，火氣高明，心熱煩，嗌乾善渴，鼽嚔，喜悲數欠，熱氣妄行，寒廼復，霜不時降，善忘，甚則心痛。辰戌之歲候也。寒清時擧，太陽之令也。火氣高明，謂燔焫於物也。不時，謂太早及偏害，不循時令，不普及於物也。病之所起，天氣生焉。土廼潤，水豐衍，寒客至，沈陰化，濕氣變物，水飲内稸，中滿不食，皮𤸷肉苛，筋脉不利，甚則胕腫身後癰。太陰在泉，濕監于地而爲是也。病之源始，地氣生焉。○新校正云：詳「身後癰」，當作「身後難」。

厥陰司天，風氣下臨，脾氣上從，而土且隆，黄起水廼眚，土用革，體重肌肉萎，食減口爽，風行太虚，雲物摇動，目轉耳鳴。巳亥之歲候也。土隆、土用革，謂土氣有用而革易其體，亦謂土功事①也。雲②物摇動，是謂風高。此病所生，天之氣也。火縱其暴，地廼暑，大熱消爍，赤沃下，蟄蟲數見，流水不冰，其發機速。少陽在泉，火監于地，而爲是也。病之宗兆，地氣生焉。少陽厥陰之氣，變化卒急，其爲疾病，速若發機，故曰其發機速。

少陰司天，熱氣下臨，肺氣上從，白起金用，草木眚，喘嘔寒熱，嚔鼽衄鼻窒，大暑流行，子午之歲候也。熱司天氣，故是病生。天氣之作也。甚則瘡瘍燔灼，金爍石流。天之交也。地廼燥清，淒滄數至，脇痛善太息，肅殺行，草木變。變，謂變易容質③也。脇痛太息，地氣生也。

太陰司天，濕氣下臨，腎氣上從，黑起水變，○新校正云：詳前後文，此少「火廼眚」三字。埃冒雲雨，胸中不利，陰痿，氣大衰而不起不用。○新校正云：詳「不用」二字當作「水用」。當其時反腰脽痛，動轉不便也，丑未之歲候也。水變，謂甘泉變鹹也。埃，土霧也。冒，不分遠也。雲雨，土化也。脽，

① 事：原作「土」，據金刻本、讀書堂本、古林堂本、趙府本改。
② 雲：原作「云」，據金刻本、讀書堂本、古林堂本、趙府本改。
③ 容質：原作「客質」，據金刻本、讀書堂本、古林堂本、趙府本改。

謂臀肉也。病之有者，天氣生焉。厥逆。○新校正云：詳『厥逆』二字，疑當連上文。地迺藏陰，大寒且至，蟄蟲早附，心下否痛，地裂冰堅，少腹痛，時害於食，乘金則止水增，味迺鹹，行水減也。止水，井泉也。行水，河渠流注者也。止水雖長，迺變常甘美而爲鹹味也。病之有者，地氣生焉。○新校正云：詳太陰司天之化，不言『甚則病某①』，而云『當其時』，又云『乘金則云云②』者，與前條互相發明也。

帝曰：歲有胎孕不育，治之不全，何氣使然？

岐伯曰：六氣五類，有相勝制也，同者盛之，異者衰之，此天地之道，生化之常也。故厥陰司天，毛蟲靜，羽蟲育，介蟲不成；謂乙巳、丁巳、己巳、辛巳、癸巳、乙亥、丁亥、己亥、辛亥、癸亥之歲也。靜，無聲也，亦謂靜退，不先用事也。羽爲火蟲，氣同地也。火制金化，故介蟲不成，謂白色有甲之蟲少孕育也。在泉，毛蟲育，倮蟲耗，羽蟲不育。地氣制土，黄倮耗損，歲乘木運，其又甚也。羽蟲不育，少陽自抑之，是則五寅五申歲也。凡稱不育不成，皆謂少，非悉無也。

少陰司天，羽蟲靜，介蟲育，毛蟲不成；謂甲子、丙子、戊子、庚子、壬子、甲午、丙午、戊午、庚午、壬午之歲也。靜，謂胡越鷰、百舌鳥之類也。是歲黑色毛蟲孕育少成。在泉，羽蟲育，介蟲耗不育。地氣制金，白介蟲不育，歲乘火運，斯復甚焉，是則五卯五酉歲也。○新校正云：詳介蟲耗，以少陰在泉，火剋金也。介蟲不育，以陽明在天，自抑之也。

太陰司天，倮蟲靜，鱗蟲育，羽蟲不成；謂乙丑、丁丑、己丑、辛丑、癸丑、乙未、丁未、己未、辛未、癸未之歲也。倮蟲，謂人及蝦蟇之類也。羽蟲，謂青緑色者，則鸚鵡、鴷鳥、翠碧鳥之類，諸青緑色之有羽者也。歲乘金運，其復甚焉。在泉，倮蟲育，鱗蟲○新校正云：詳此少一『耗』字。不成。地氣制水，黑鱗不育，歲乘土運，而又甚乎，是則五辰五戌歲也。

少陽司天，羽蟲靜，毛蟲育，倮蟲不成；謂甲寅、丙寅、戊寅、庚寅、壬寅、甲申、丙申、戊申、庚申、壬申之歲也。倮蟲，謂青緑色者也。羽蟲，謂黑色諸有羽翼者，則越鷰、百舌鳥之類是也。

---

① 某：金刻本作『甚』。
② 云云：金刻本作『止水』。

在泉，羽蟲育，介蟲耗，毛蟲不育。地氣制金，白介耗損，歲乘火運，其又甚也。毛蟲不育，天氣制之。是則五巳五亥歲也。陽明司天，介蟲靜，羽蟲育，介蟲不成；謂乙卯、丁卯、己卯、辛卯、癸卯、乙酉、丁酉、己酉、辛酉、癸酉歲也。羽爲火蟲，故蕃育也。介蟲，諸有赤色甲殼者也。赤介不育，天氣制之也。在泉，介蟲育，毛蟲耗，羽蟲不成。地氣制木，黑毛蟲耗，歲乘金運，損復甚焉。是則五子五午歲也。羽蟲不就，以上見少陰也。太陽司天，鱗蟲靜，倮蟲育；謂甲辰、丙辰、戊辰、庚辰、壬辰、甲戌、丙戌、戊戌、庚戌、壬戌之歲也。倮蟲育，地氣同也。鱗蟲靜，謂黄鱗不用也。是歲雷霆少舉，以天氣抑之也。○新校正云：詳此當云『鱗蟲不成。』在泉，鱗蟲耗，倮蟲不育。天氣制勝，黄黑鱗耗。是則五丑五未歲也。○新校正云：詳此當爲『鱗蟲育，羽蟲耗，倮蟲不育。』注中『鱗』字亦當作『羽』。

諸乘所不成①之運，則甚也。乘水之運，倮蟲不成。乘火之運，介蟲不成。乘土之運，鱗蟲不成。乘金之運，毛蟲不成。乘水之運，羽蟲不成。當是歲者，與上文同，悉少能孕育也。斯並運與氣同者，運乘其勝，復遇天符及歲會者，十孕不全一二也。故氣主有所制，歲立有所生，地氣制己勝，天氣制勝己，天制色，地制形，天氣隨己不勝者制之，謂制其色也。地氣隨己所勝者制之，謂制其形也。故又曰天制色，地制形焉。是以天地之間，五類生化，互有所勝，互有所化，互有所生，互有所制矣。五類衰盛，各隨其氣之所宜也。宜則蕃息。故有胎孕不育，治之不全，此氣之常也，天地之間，有生之物，凡此五類也。五，謂毛、羽、倮、鱗、介也。故曰：毛蟲三百六十，鱗爲之長。羽蟲三百六十，鳳爲之長。倮蟲三百六十，人爲之長。鱗蟲三百六十，龍爲之長。介蟲三百六十，龜爲之長。凡諸有形，跂行飛走，喘息胎息，大小高下，青黄赤白黑，身被毛羽鱗介者，通而言之，皆謂之蟲矣。不具是四者，皆謂倮蟲。凡此五物，皆有胎生、卵生、濕生、化生也。因人致問，言及五類也。所謂中根也。生氣之根本，發自身形之中，中根也。非是五類，則生氣根系，悉因外物以成立，去之則生氣絶矣。根于外者亦五，謂五味五色類也。然木火土金水之形類，悉假外物色藏，乃能生化。外物既去，則生氣離絶，故皆是『根于外』也。○新校正云：詳注中『色藏』二字，當作『已成』。故生化之别，有五氣、五味、五色、五類、五宜也。然是二十五者，根②中根外悉有之。五氣，謂臊焦香腥腐也。五味，謂酸苦辛鹹甘也。

---

① 成：金刻本作『盛』。

② 根：金刻本、讀書堂本、古林堂本、趙府本作『皆』，似誤。

五色，謂青黄赤白黑也。五類有二矣，其一者，謂毛羽倮鱗介；其二者，謂燥濕液堅耎也。夫如是等，於萬物之中互有所宜。

帝曰：何謂也？

岐伯曰：根于中者，命曰神機，神去則機息。根于外者，命曰氣立，氣止則化絶。諸有形之類，根於中者，生源繫天，其所動静，皆神氣爲機發之主，故其所爲也，物莫之知，是以神捨去，則機發動用之道息矣。根于外者，生源繫地，故其所生長化成收藏，皆爲造化之氣所成立，故其所出也，亦物莫之知，是以氣止息，則生化結成之道絶滅矣。其木火土金水，燥濕液堅柔，雖常性不易，及乎外物去，生氣离，根化絶止，則其常體性顔色，皆必小變移其舊也。○新校正云：按《六微旨大論①》云：『出入廢則神機化滅，升降息則氣立孤危。故非出入，則無以生長壯老已；非升降，則無以生長化收藏。』故各有制，各有勝，各有生，各有成。根中根外悉如是。故曰：不知年之所加，氣之同異，不足以言生化。此之謂也。○新校正云：按《六節藏象論》云：『不知年之所加，氣之盛衰，虚實之所起，不可以爲工矣。』

帝曰：氣始而生化，氣散而有形，氣布而蕃育，氣終而象變，其致一也。始，謂始發動。散，謂流散於物中。布，謂布化於結成之形。所②終亟③於收藏之用也。故始動而生化，流散而有形，布化而成結，終極而萬象皆變也。即事驗之，天地之間，有形之類，其生也柔弱，其死也堅強。凡如此類，皆謂變易生死之時形質，是謂氣之終極。○新校正云：按《天元紀大論》云：『物生謂之化，物極謂之變。』又《六微旨大論》云：『物之生從於化，物之極由乎變，變化相薄，成敗之所由也。』然而五味所資，生化有薄厚，成熟有少多，終始不同，其故何也？

岐伯曰：地氣制之也，非天不生，地不長也④。天地雖無情於生化，而生化之氣自有異同爾。何者？以地體之中有六入故也。氣有同異，故有生有化，有不生有不化，有少生少化，

① 六微旨大論：『六』下原衍『元』字，據金刻本等删。
② 所：人衛本改作『終，謂』二字。
③ 亟：與『極』通。金刻本、讀書堂本、古林堂本、趙府本皆作『極』。
④ 地不長也：金刻本、讀書堂本、古林堂本、古鈔本、趙府本『地』上皆有『而』字，疑底本脱文。

有廣生廣化矣。故天地之間，無必生必化，必不生必不化，必少生少化，必廣生廣化也①。各隨其氣分所好、所惡、所異、所同也。

帝曰：願聞其道。

岐伯曰：寒熱燥濕，不同其化也。舉寒熱燥濕四氣不同，則温清異化，可知之矣。故少陽在泉，寒毒不生，其味辛，其治苦酸，其穀蒼丹。巳亥歲氣化也。夫毒者，皆五行標盛暴烈之氣所爲也。今火在地中，其氣正熱，寒毒之物，氣與地殊，生死不同，故生少也。火制金氣，故味辛者不化也。少陽之氣上奉厥陰，故其歲化苦與酸也。六氣主歲，唯此歲通和，木火相承，故無間氣也。苦丹地氣所化，酸蒼天氣所生矣。餘所生化，悉有上下勝剋，故皆有間氣矣。陽明在泉，濕毒不生，其味酸，其氣濕，○新校正云：詳在泉六②，唯陽明與太陰在泉之歲，云其氣濕、其氣熱，蓋以濕燥未見寒温之氣，故再云其氣也。其治辛苦甘，其穀丹素。子午歲氣化也。燥在地中，其氣凉清，故濕温毒藥少生化也。金木相制，故味酸者少化也。陽明之氣上奉少陰，故其歲化辛與苦也。辛素，地氣也。苦丹，天氣也。甘，間氣也。所以間金火之勝剋，故兼治甘。太陽在泉，熱毒不生，其味苦，其治淡鹹，其穀黅秬。丑未歲氣化也。寒在地中，與熱殊③化，故其歲物熱毒不生。水④勝火，味故當苦也。太陽之氣上奉太陰，故其歲化⑤生淡鹹也。太陰土氣上主⑥於天，氣遠而高，故甘之化薄而爲淡也。味以淡亦屬甘，甘之類也。淡黅，天化也。鹹秬，地化也。黅，黃也。○新校正云：詳注云『味故當苦』當作『故味苦者不化』，傳寫誤也。厥陰在泉，清毒不生，其味甘，其治酸苦，其穀蒼赤，寅申歲氣化也。温在地中，與清殊性，故其歲物清毒不生。木勝其土，故味甘少化也。厥陰之氣上合少陽，所合之氣既無乖忤，故其治化酸與苦也。酸蒼，地化也。苦赤，天化也。氣無勝剋，故不間氣，以甘化也。其氣專，其味正。厥陰少陽在泉之歲，皆氣化專一，其味純正。然餘歲悉上下有勝剋之氣，故皆有間氣、間味矣。少陰在泉，寒毒不生，其味

---

① 也：此字原誤置於上文『少生少化』之後，據讀書堂本、古林堂本、趙府本乙正。
② 六：原誤作『云』，據金刻本、讀書堂本、古林堂本、趙府本改。
③ 殊：原誤作『味』，據金刻本、讀書堂本、古林堂本、趙府本改。
④ 水：原誤作『木』，據金刻本、讀書堂本、古林堂本、趙府本改。
⑤ 歲化：金刻本、讀書堂本、古林堂本、趙府本作『氣化』，疑底本誤。
⑥ 上主於天：『主』，原誤作『生』，據金刻本、讀書堂本、古林堂本、趙府本改。

辛，其治辛苦甘，其穀白丹。卯酉歲氣化也。熱在地中，與寒殊化，故其歲藥寒毒甚微。火氣爍金，故味辛少化也。故①少陰陽明主天主地，故其所治苦與辛焉。苦丹爲地氣所育，辛白爲天氣所生。甘，間氣也，所以間止剋伐也。

太陰在泉，燥毒不生，其味鹹，其氣熱②，其治甘鹹，其穀黅秬。辰戌歲氣化也。地中有濕，與燥不同，故乾毒之物不生化也。土制於水③，故味鹹少化也。太陰之氣上承太陽，故其歲化甘與鹹也。甘黅，地化也。鹹秬，天化也。寒濕不爲大忤，故間氣同而氣熱者應之。化淳則鹹守，氣專則辛化而俱治。淳，和也。化淳，謂少陽在泉之歲也。火來居水而反能化育，是水鹹自守，不與火爭化也。氣專，謂厥陰在泉之歲④也。木居于水而復下化，金不受害，故辛復生化，與鹹俱王也。唯此兩歲，上下之氣無剋伐之嫌，故辛得與鹹同應王而生化也。餘歲皆上下有勝剋之變，故其中間甘味兼化以緩其制。抑餘苦鹹酸三味不同其生化也，故天地之間，藥物辛甘者多也。

故曰：補上下者從之，治上下者逆之，以所在寒熱盛衰而調之。上，謂司天。下，謂在泉也。司天地氣太過，則逆其味以治之；司天地氣不及，則順其味以和之。從，順也。

故曰：上取下取，内取外取，以求其過。能毒者以厚藥，不勝毒者以薄藥。此之謂也。上取，謂以藥制有過之氣也，制而不順則吐之。下取，謂以迅疾之藥除下病，攻之不去則下之。内取，謂食及以藥内之，審其寒熱而調之。外取，謂藥熨令所病氣調適也。當寒反熱，以冷調之；當熱反寒，以溫和之；上盛不已，吐而脱之；下盛不已，下而奪之。謂求得氣過之道也。藥厚薄，謂氣味厚薄者也。〇新校正云：按《甲乙經》云：『胃厚色黑大骨肉肥者，皆勝毒。其瘦而薄胃者，皆不勝毒。』又按《異法方宜論》云：『西方之民，陵居而多風，水土剛強，不衣而褐薦，華食而脂肥，故邪不能傷其形體，其病生於内，其治宜毒藥。』

氣反者，病在上，取之下；病在下，取之上；病在中，傍取之。下取，謂寒逆於下，而熱攻於上，不利於下，氣盈於上，則溫下以調之。上取，謂寒積於下，溫之不去，陽藏不足，則補其陽也。傍取，謂氣并於左，則藥熨其右；氣并於右，則熨其左以和之，必隨寒熱爲適。凡是七者，皆病無所逃，動而必中，斯爲妙用矣。

治熱以寒，溫而行之；治寒以熱，涼而行之；治溫以清，冷而行之；治清以溫，熱而行之。氣性有剛柔，形證有輕重，方用有大小，調制有寒溫。盛大則順氣性以取之，小耎則逆氣性以伐之，氣殊則主必不容，力倍則攻之必勝，是則謂湯飲調氣之制也。〇新校

① 故：涉上而衍，當據讀書堂本、古林堂本、趙府本刪。
② 其氣熱：此上原衍『其』字，據金刻本、讀書堂本、古林堂本、趙府本刪。
③ 水：原誤作『木』，據金刻本、讀書堂本、古林堂本、趙府本改。
④ 歲：原誤作『氣』，據金刻本、讀書堂本、趙府本改。

正云：按《至真要大論》云：『熱因寒用，寒因熱用，必伏①其所主，而先其所因，其始則同，其終則異，可使破積，可使潰堅，可使氣和，可使必已②。』故消之削之，吐之下之，補之寫之，久新同法。量氣盛虚，而行其法，病之新久，無異道也。

帝曰：病在中而不實不堅，且聚且散，奈何？

岐伯曰：悉乎哉問也！無積者求其藏，虚則補之，隨病所在，命其藏以補之。藥以袪之，食以隨之，食以無毒之藥，隨湯丸以迫逐之，使其盡也。行水漬之，和其中外，可使畢已。中外通和，氣無流礙，則釋然消散，真氣自平。

帝曰：有毒無毒，服有約乎？

岐伯曰：病有久新，方有大小，有毒無毒，固宜常制矣。大毒治病，十去其六；下品藥毒，毒之大也。常毒治病，十去其七；中品藥毒，次於下也。小毒治病，十去其八；上品藥毒，毒之小也。無毒治病，十去其九。上品、中品、下品，無毒藥悉謂之平。穀肉果菜，食養盡之，無使過之，傷其正也。大毒之性烈，其爲傷也多。小③毒之性和，其爲傷也少。常毒之性，減大毒之性一等，加小毒之性一等，所傷可知也。故至約必止之，以待來證爾。然無毒之藥，性雖平和，久而多之，則氣有偏勝，則有偏絶，久攻之則藏氣偏弱，既弱且困，不可長④也，故十去其九而止。服至約已，則以五穀、五肉、五果、五菜，隨五藏宜者食之，已盡其餘病，藥食兼行亦通也。○新校正云：按《藏氣法時論》云：『毒藥攻邪，五穀爲養，五果爲助⑤，五畜爲益，五菜爲充。』不盡，行復如法。法，謂前四約也。餘病不盡，然再行之，毒之大小，至約而止，必無過也。必先歲氣，無伐天和，歲有六氣分主，有南面北面之政，先知此六氣所在，人脉至

---

① 伏：原作『代』，據金刻本、讀書堂本、古林堂本、趙府本改，與《至真要大論》合。
② 可使必已：此下原衍『者也』二字，據金刻本、讀書堂本、古林堂本、趙府本刪，與《至真要大論》合。
③ 小：原作『少』，形誤。據金刻本、讀書堂本、古林堂本、趙府本改。
④ 長：原作『畏』，形誤。據金刻本、讀書堂本、古林堂本、趙府本改。
⑤ 助：原作『肋』，形誤。據金刻本、讀書堂本、古林堂本、趙府本改。

尺寸應之。太陰所在其脉沈，少陰所在其脉鈎，厥陰所在其脉弦，太陽所在其脉大而長，陽明所在其脉短而濇，少陽所在其脉大而浮。如是六脉，則謂天和，不識不知，呼爲寒熱。攻寒令熱，脉不變而熱疾已生；制熱令寒，脉如故而寒病又起。欲求其適，安可得乎！夭枉之來，率由於此。無盛盛，無虚虚，而遺人夭①殃，不察虚實，但思攻擊，而盛者轉盛，虚者轉虚，萬端之病，從兹而甚，真氣日消，病勢日侵，殃咎之來，苦夭之興，難可逃也，悲夫！無致邪，無失正，絶人長命。所謂伐②天和也。攻虚謂實，是則致邪。不識藏之虚，斯爲失正。氣③既失，則爲死之由矣。

帝曰：其久病者，有氣從不康，病去而瘠，奈何？從，謂順也。

岐伯曰：昭乎哉聖人之問也！化不可代，時不可違。化，謂造化也。代大匠斲，猶傷其手，況造化之氣，人能以力代之乎！夫生長收藏，各應四時之化，雖巧智者亦無能先時而致之，明非人力所及。由是觀之，則物之生長收藏化，必待其時也。物之成敗理亂，亦待其時也。物既有之，人亦宜然。或言力必可致，而能代造化，違四時者，妄也。夫經絡以通，血氣以從，復其不足，與衆齊同，養之和之，靜以待時，謹守其氣，無使傾移，其形迺彰，生氣以長，命曰聖王。故《大要》曰：無代化，無違時，必養必和，待其來復。此之謂也。

帝曰：善。《大要》，上古經法也。引古之要旨，以明時化之不可違，不可以力代也。

重廣補注黃帝内經素問卷第二十

① 夭：原作『天』，形誤。據金刻本、讀書堂本、趙府本改，與王注合。

② 伐：原作『代』，形誤。據金刻本、讀書堂本、古林堂本、趙府本改，與經文合。

③ 氣：人衛本作『正氣』。

【釋音】

氣交變大論

槁芒①老切　瞼音撿　睫②音接　蠹音妬　鶩音木　璺音問　謐音蜜

五常政大論

瞤如匀切　凊妻逕切　颸音瑟　黅音令③　麂音几　鏗音坑　瞀音冒　拉音蠟　猯他端切　磧妻力切　鴷音列

① 芒：疑爲『苦』誤。
② 睫：正文作『睫』。
③ 令：此爲『今』字之誤。

重廣補注黃帝内經素問卷第二十一

啓玄子　次注　林億　孫奇　高保衡等奉敕　校正　孫兆　重改誤

新校正云：詳此二篇，亡在王注之前。按《病能論》篇末王冰注云：『世本既闕第七二篇』，謂此二篇也。而今世有《素問亡篇》及《昭明隱旨論》，以謂此三篇，仍託名王冰爲注，辭理鄙陋，無足取者。舊本此篇名在《六元正紀篇》後列之，後人移於此。若以《尚書》亡篇之名皆在前篇之末，則舊本爲得。

六元正紀大論篇第七十一

黃帝問曰：六化六變，勝復淫治，甘苦辛鹹酸淡先後，余知之矣。夫五運之化，或從五氣，〇新校正云：詳『五氣』疑作『天氣』，則與下文相協。或逆天氣，或從天氣而逆地氣，或從地氣而逆天氣，或相得，或不相得，余未能明其事。欲通天之紀，從地之理，和其運，調其化，使上下合德，無相奪倫，天地升降，不失其宜，五運宣行，勿乖其政，調之正味，從逆奈何？氣同謂之從，氣異謂之逆，勝制爲不相得，相生爲相得。司天地之氣更淫勝復，各有主治法則。欲令平調氣性，不違忤天地之氣，以致清静和平也。

岐伯稽首再拜對曰：昭乎哉問也！此天地之綱紀，變化之淵源，非聖帝孰能窮其至理歟！臣雖不敏，請陳其道，令終不滅，久而不易。氣主循環，同於天地，太過不及，氣序常然。不言永定之制，則久而更易，去聖遼遠，何以明之？

帝曰：願夫子推而次之，從其類序，分其部主，別其宗司，昭其氣數，明其正化，可得聞乎？部主，謂分六氣所部主者也。宗司，謂配五氣運行之位也。氣數，謂天地五運氣更用之正數也。正化，謂歲直氣味所宜，酸苦甘辛鹹，寒温冷熱也。

岐伯曰：先立其年以明其氣，金木水火土運行之數，寒暑燥濕風火臨御之化，則天道可見，民氣可調，陰陽卷舒，近而無惑，數之可數者，請遂言之。遂，盡也。

帝曰：太陽之政奈何？

岐伯曰：辰戌之紀也。

太陽　太角　太陰　壬辰　壬戌　其運風，其化鳴紊啓拆，○新校正云：按《五常政大論》云：「其德鳴靡啓拆。」其變振拉摧拔，○新校正云：詳此其運其化其變，從太角等運起。其病眩掉目瞑。○新校正云：詳此病證，以運加司①天地爲言。

太角初正　少徵　太宮　少商　太羽終

太陽　太徵　太陰　戊辰　戊戌同正徵。○新校正云：按《五常政大論》云：「赫曦之紀，上羽與正徵同。」其運熱，其化暄暑鬱燠，○新校正云：按《五常政大論》「燠」作「蒸。」其變炎烈沸騰，其病熱鬱。

① 司：原作「同」，據讀書堂本、古林堂本、趙府本改。

太徵　少宮　太商　少羽終　少角初

太陽　太宮　太陰　甲辰歲會同天符①　甲戌歲會同天符○新校正云：按《天元紀大論》云：「承歲爲歲直。」又《六微旨大論》云：「木運臨卯，火運臨午，土運臨四季，金運臨酉，水運臨子，所謂歲會，氣之平也。」王冰云：「歲直亦曰歲會。」此甲爲太宮，辰戌爲四季，故曰歲會。又云「同天符」者，按本論下文云：「太過而加同天符。」是此歲一爲歲會，又爲同天符也。

其運陰埃，○新校正云：詳太宮三運，兩②曰陰雨，獨此曰③陰埃，「埃」疑作「雨」。其化柔潤重澤，○新校正云：按《五常政大論》「澤」作「淖」。其變震驚飄驟，其病濕下重。

太宮　少商　太羽終　太角初　少徵

太陽　太商　太陰　庚辰　庚戌　其運涼，其化霧露蕭飂，其變肅殺凋零，其病燥背瞀胸滿。

太商　少羽終　少角初　太徵　少宮

太陽　太羽○新校正云：按《五常政大論》云：「上羽而長氣不化。」　太陰　丙辰天符　丙戌天符。○新校正云：按《天元紀大論》云：「應天爲天符。」又《六微旨大論》云：「土運之歲，上見太陰；火運之歲，上見少陽、少陰；金運之歲，上見陽明；木運之歲，上見厥陰；水運之歲，上見太陽。曰天與之會，故曰天符。」又本論下文云：「五運同行天化者，命曰天符。」又云：「臨者太過不及，皆曰天符。」其運寒，○新校正云：詳太羽三運，此爲上羽，少陽、少陰司天爲太徵④。而少陽司天，運言寒肅，此與少陰司天，運言「其運寒」者，疑此太陽司天，運合太羽，當言「其運寒肅」。少陽、少陰司天，運當云「其運寒」也。其化凝慘凓冽，○新校正云：按《五常政大論》作「凝慘寒雰」。

---

① 同天符：「天」，原作「大」，據讀書堂本、古林堂本、趙府本改。
② 兩：原作「雨」，據讀書堂本、古林堂本改。
③ 曰：原作「日」，據讀書堂本、古林堂本、趙府本改。
④ 爲太徵：《素問校勘記》曰：「『太』當作『上』。」

其變冰雪霜雹，其病大寒留於谿谷。

太羽終　太角初　少徵　太宫　少商

凡此太陽司天之政，氣化運行先天。六步之氣，生長化成收藏，皆先天時而應至也。餘歲先天同之也。天氣肅，地氣靜，寒臨太虚，陽氣不令，水土合德，上應辰星鎮星，明而大也。其穀玄黅，天地正氣之所生長化成也。黅，黄也。其政肅，其令徐。寒政大舉，澤無陽燄，則火發待時。寒甚則火鬱，待四氣乃發，暴爲炎熱也。少陽中治，時雨迺涯，止極雨散，還於太陰，雲朝北極，濕化迺布，北極，雨府也。澤流萬物，寒敷于上，雷動于下，寒濕之氣，持於氣交。歲氣之大體也。民病寒濕，發肌肉萎，足痿不收，濡寫血溢。○新校正云：詳血溢者，火發待時所爲之病也。初之氣，地氣遷，氣迺大温，畏火致之。草迺早榮，民迺厲，温病迺作，身熱頭痛嘔吐，肌腠瘡瘍。赤班①也，是爲膚腠中瘡，在皮内也。二之氣，大涼反至，民迺慘，草迺遇寒，火氣遂抑，民病氣鬱中滿，寒迺始。因涼而又②之於寒氣，故寒氣始來近人也。三之氣，天政布，寒氣行，雨迺降。民病寒，反熱中，癰疽注下，心熱瞀悶，不治者死。當寒反熱，是反天常，熱起於心，則神之危亟，不急扶救，神必消亡，故治者則生，不治則死。四之氣，風濕交爭，風化爲雨，迺長迺化迺成。民病大熱少氣，肌肉萎足痿，注下赤白。五之氣，陽復化，草迺長迺化迺成，民迺舒。大火臨御，故萬物舒榮。終之氣，地氣正，濕令行，陰凝太虚，埃昏郊野，民迺慘悽，寒風以至，反者孕迺死。故歲宜苦以燥之

---

① 班：與『斑』通。

② 又：趙府本作『反』。

温之，○新校正云：詳『故歲宜苦以燥之温之』九字，當在『避虛邪以安其正』下，錯簡在此。必折其鬱氣，先資其化源，化源，謂九月，迎而取之，以補心火。○新校正云：詳水將勝也，先於九月迎取其化源，先寫腎之源也。蓋以水王十月，故先於九月迎而取之，瀉水所以補火也。抑其運氣，扶其不勝，太角歲脾不勝，太徵歲肺不勝，太宮歲腎不勝，太商歲肝不勝，太羽歲心不勝，歲之宜也如此。然太陽司天五歲之氣，通宜先助心，後扶腎氣。無使暴過而生其疾，食歲穀以全其真，避虛邪以安其正。木過則脾病生，火過則肺病生，土過則腎病生，金過則肝病生，水過則心病生，天地之氣過亦然也。歲穀，謂黃色、黑色。虛邪，謂從衝後來之風也。適氣同異，多少制之，同寒濕者燥熱化，異寒濕者燥濕化，太宮太商太羽，歲同寒濕，宜治以燥熱化。太角太徵歲異寒濕，宜治以燥濕化也。故同者多之，異者少之，多，謂燥熱。少，謂燥濕。氣用少多，隨其歲也。用寒遠寒，用涼遠涼，用温遠温，用熱遠熱，食宜同法。有假者反常，反是者病，所謂時也。時，謂春夏秋冬及間氣所在，同則遠之，即雖①其時。若六氣臨御，假寒熱温涼以除疾病者，則勿遠之。如太陽司天，寒爲病者，假熱以療，則熱用不遠夏，餘氣例同，故曰『有假反常』也。食同藥法爾。若無假反法，則爲病之媒，非方制養生之道。○新校正云：按『用寒遠寒』，及『有假者反常』等事，下文備矣。

帝曰：善。陽明之政奈何？

岐伯曰：卯酉之紀也。

陽明　少角　少陰　清熱勝復同，同正商。清勝少角，熱復清氣，故曰清熱勝復同也。餘少運皆同也。同正商者，上見陽明，上商與正商同，言歲木不及也。餘準此。○新校正云：按《五常政大論》云：『委和之紀，上商與正商同。』丁卯歲會　丁酉　其運風清熱。不及之運，常兼勝復之氣言之。風，運氣也。清，勝氣也。熱，復氣也。餘少運悉同。

少角初正　太徵　少宮　太商　少羽終

陽明　少徵　少陰　寒雨勝復同，同正商。○新校正云：按伏明之紀，上商與正商同。癸卯同歲會。癸酉同歲會。○新校正云：按本論下文云：『不及

① 雖：疑爲『離』字形誤。

而加同歲會。』此運少徵爲不及，下加少陰，故云同歲會。其運熱寒雨。

少徵　太宮　少商　太羽終　太角初

陽明　少宮　少陰　風涼勝復同。　己卯　己酉　其運雨風涼。

少宮　太商　少羽終　少角初　太徵

陽明　少商　少陰　熱寒勝復同，同正商。○新校正云：按《五常政大論》云：「從革之紀，上商與正商同。」　乙卯天符　乙酉歲會，太一天符。○新校正云：按《天元紀大論》云：「三合爲治。」又《六微旨大論》云：「天符歲會，曰太一天符。」王冰云：「是謂三合，一者天會，二者歲會，三者運會。」或云「此歲三合曰太一天符，不當更曰歲會」者，甚不然也。乙酉本爲歲會，又爲太一天符，歲會之名不可去也。或云：「己丑、己未、戊午，何以不連言歲會，而單言太一天符？」曰：舉一隅不以三隅反，舉一則三者可知，去之則亦太一天符，不爲歲會。故曰不可去也。其運涼熱寒。

少商　太羽終　太角初　少徵　太宮

陽明　少羽　少陰　雨風勝復同，辛卯少宮同。○新校正云：按《五常政大論》云：五運不及，除同正角、正商、正宮外，癸丑、癸未當云少徵與少羽同，己卯、己酉①少宮與少角同，乙丑、乙未少商與少徵同，辛卯、辛酉、辛巳、辛亥少羽與少宮同，合有十年。今此論獨於此言少宮同者，蓋以癸丑、癸未、丑未爲土，故不更同少羽。己卯、己酉爲金，故不更同少角。辛巳、辛亥爲太徵，不更同少宮。乙丑、乙未下見太陽爲水，故不更同少徵。又除此八年外，只有辛卯、辛酉二年爲少羽同少宮也。　辛酉　辛卯　其運寒雨風。

少羽終　少角初　太徵　太宮　太商

---

① 己酉：原作「乙酉」，據讀書堂本、古林堂本、趙府本改，與《五常政大論》新校正文合。

凡此陽明司天之政，氣化運行後天，六步之氣，生長化成，庶務動静，皆後天時而應。餘少歲同。天氣急，地氣明，陽專其令，炎暑大行，物燥以堅，淳風迺治，風燥横運，流於氣交，多陽少陰，雲趨雨府，濕化迺敷。雨府，太陰之所在也。燥極而澤，燥氣欲終，則化爲雨澤，是謂三氣之分也。其穀白丹，天地正氣所化生也。間穀命太者，命太者，謂前文太角商等氣之化者，間氣化生，故云間穀也。○新校正云：按《玄珠》云：『歲穀與間穀者何？即在泉爲歲穀，及在泉之左右間者皆爲歲穀。其司天及運間而化者，名間穀。又别有一名間穀者，是地①化不及，即反有所勝而生者，故名間穀。即邪氣之化，又名並化之穀也，亦名間穀。』與王注頗異。其耗白甲品羽，白色甲蟲，多品羽類，有羽翼者耗散粢盛，蟲鳥甲兵，歲爲災以耗竭物類。金火合德，上應太白熒惑。見大而明。其政切，其令暴，蟄蟲迺見，流水不冰，民病欬嗌塞，寒熱發，暴振凓癃閟，清先而勁，毛蟲迺死，熱後而暴，介蟲迺殃，其發躁，勝復之作，擾而大亂，金先勝，木已承害，故毛蟲死。火後勝，金不勝，故介蟲復殃。勝而行殺，羽者已亡，復者後來，强者又死，非大亂氣，其何謂也？清熱之氣，持於氣交。初之氣，地氣遷，陰始凝，氣始肅，水迺冰，寒雨化。其病中熱脹，面目浮腫，善眠，鼽衄嚏欠嘔，小便黄赤，甚則淋。太陰之化。○新校正云：詳氣肅水冰，疑②非太陰之化。二之氣，陽迺布，民迺舒，物迺生榮。厲大至，民善暴死。臣位君故爾。三之氣，天政布，涼迺行，燥熱交合，燥極而澤，民病寒熱。寒熱，瘧也。四之氣，寒雨降，病暴仆，振慄譫妄，少氣嗌乾引飲，及爲心痛癰腫瘡瘍瘧寒之疾，骨痿血便。骨痿，無力。五之氣，春令反行，草迺生榮，民氣和。終之氣，陽氣布，候反温，蟄蟲來見，流水不冰，民迺康平，其病温。君之化也。故食歲穀以安其氣，食間穀以去其

① 地：原作『也』，形誤。據讀書堂本、古林堂本、人衛本改。
② 疑：原作『凝』，形誤。據讀書堂本、古林堂本、趙府本改。

邪，歲宜以鹹以苦以辛，汗之清之散之，安其運氣，無使受邪，折其鬱氣，資其化源。化源，謂六月，迎而取之也。○新校正云：按金王七月，故逆於六月寫金氣。以寒熱輕重少多其制，同熱者多天化，同清者多地化，少角、少徵歲同熱，用方多以天清之化治之。少宮、少商、少羽歲同清，用方多以地熱之化治之。火在地，故同清者多地化。金在天，故同熱者多天化。用涼遠涼，用熱遠熱，用寒遠寒，用温遠温，食宜同法。有假者反之，此其道也。反是者，亂天地之經，擾陰陽之紀也。

帝曰：善。少陽之政奈何？

岐伯曰：寅申之紀也。

少陽　太角○新校正云：按《五常政大論》云：『上徵則其氣逆。』　厥陰　壬寅同天符　壬申同天符　其運風鼓，○新校正云：詳風火合勢，故其運風鼓。少陰司天，太角運亦同。其化鳴紊啓坼，○新校正云：按《五常政大論》云：『其德鳴靡啓坼。』其變振拉摧拔，其病掉眩支脇驚駭。

太角初正　少徵　太宮　少商　太羽終

少陽　太徵○新校正云：按《五常政大論》云：『上徵而收氣後。』　厥陰　戊寅天符　戊申天符　其運暑，其化暄囂鬱燠，○新校正云：按《五常政大論》作『暄暑鬱燠①』，此變『暑』爲『囂』者，以上臨少陽故也。其變炎烈沸騰，其病上熱鬱血溢血泄心痛。

太徵　少宮　太商　少羽終　少角初

少陽　太宮　厥陰　甲寅　甲申　其運陰雨，其化柔潤重澤，其變震驚飄驟，其病體重胕腫痞飲。

---

① 暄暑鬱燠：原作『暄暑鬯燠』，據讀書堂本、古林堂本、趙府本改。按，《五常政大論》作『暄暑鬱蒸』，疑『燠』字當作『蒸』。

太宮　少商　太羽終　太角初　少徵

少陽　太商　厥陰　庚寅　庚申　同正商。○新校正云：按《五常政大論》云：「堅成之紀，上徵與正商同。」　其運涼，其化霧露清切，○新校正云：按《五常政大論》云：「霧露蕭飋。」又大商三運，兩言蕭飋，獨此言清切。詳此下如厥陰，當此蕭飋。　其變肅殺凋零，其病肩背胸中。

太商　少羽終　少角初　太徵　少宮

少陽　太羽　厥陰　丙寅　丙申　其運寒肅，○新校正云：詳此運不當言寒肅，以注太陽司天太羽運中。　其化凝慘凓冽，○新校正云：按《五常政大論》云作①「凝慘寒雰。」　其變冰雪霜雹，其病寒浮腫。

太羽終　太角初　少徵　太宮　少商

凡此少陽司天之政，氣化運行先天，天氣正，○新校正云：詳少陽司天，太陰②司地，正得天地之正。又厥陰、少陽司地，各云得其正者，以地主生榮爲言也。本或作「天氣止」者，少陽火之性用動躁，云「止」義不通也。　地氣擾，風廼暴舉，木偃沙飛，炎火廼流，陰行陽化，雨廼時應，火木同德，上應熒惑歲星。見明而大。○新校正云：詳六氣惟少陽、厥陰司天司地爲上下通和，無相勝剋，故言火木同德。餘氣皆有勝剋，故言合德。　其穀丹蒼，其政嚴，其令擾。故風熱參布，雲物沸騰，太陰橫流，寒廼時至，涼雨並起。民病寒中，外發瘡瘍，内爲泄滿。故聖人遇之，和而不爭。往復之作，民病寒熱瘧泄，聾瞑③嘔吐，上怫腫色變。初之氣，地氣遷，風勝廼搖，寒廼去，候廼大溫，

① 云作：「作」字衍。
② 太陰：人衛本作「厥陰」，似是。
③ 瞑：原作「瞋」，形誤。據讀書堂本、古林堂本、趙府本改。

草木早榮。寒來不殺，温病迺起，其病氣怫於上，血溢目赤，欬逆頭痛，血崩今詳「崩」字當作「崩」。脇滿，膚腠中瘡。少陰之化。二之氣，火反鬱，太陰分故爾。白埃四起，雲趨雨府，風不勝濕，雨迺零，民迺康。其病熱鬱於上，欬逆嘔吐，瘡發於中，胸嗌不利，頭痛身熱，昏憒膿瘡。三之氣，天政布，炎暑至，少陽臨上，雨迺涯。民病熱中，聾瞑血溢，膿瘡欬嘔，鼽衄渴嚏欠，喉痺目赤，善暴死。四之氣，涼迺至，炎暑間化，白露降，民氣和平，其病滿身重。五之氣，陽迺去，寒迺來，雨迺降，氣門迺閉，○新校正云：按王注《生氣通天論》：『氣門，玄府也。所以發泄經脈榮衛之氣，故謂之氣門。』剛木早凋，民避寒邪，君子周密。終之氣，地氣正，風迺至，萬物反生，霿霧以行，其病關閉不禁，心痛，陽氣不藏而欬。抑其運氣，贊所不勝，必折其鬱氣，先取化源，化源，年之前十二月，迎而取之。○新校正云：詳王注『資取化源』，俱注云『取』，其意有四等：太陽司天取九月，陽明司天取六月，是二者先取在天之氣也；少陽司天取年前十二月，太陰司天取九月，是二者乃先時取在地之氣也。少陰司天取年前十二月，厥陰司天取四月，義不可解。按《玄珠》之說則不然，太陽、陽明之月與王注合，少陽、少陰俱取三月，太陰取五月，厥陰取年前十二月。《玄珠》之義可解，王注之月，疑有誤也。暴過不生，苛疾不起。苛，重也。○新校正云：詳此不言食歲穀、間穀者，蓋此歲天地氣正，上下通和，故不言也。故歲宜鹹辛宜酸，滲之泄之，漬之發之，觀氣寒溫，以調其過，同風熱者多寒化，異風熱者少寒化，太角太徵歲同風熱，以寒化多之。太宮太商太羽歲異風熱，以涼調其過也。用熱遠熱，用溫遠溫，用寒遠寒，用涼遠涼，食宜同法，此其道也。有假者反之，反是者病之階也。

帝曰：善。太陰之政奈何？

岐伯曰：丑未之紀也。

太陰　少角　太陽　清熱勝復同，同正宮。○新校正云：按《五常政大論》云：『委和之紀，太宮與正宮同。』　丁丑　丁未　其運風清熱。

少角初正　太徵　少宮　太商　少羽終

太陰　少徵　太陽　寒雨勝復同。　癸丑　癸未　其運熱寒雨。

少徵　太宮　少商　太羽終　太角

太陰　少宮　太陽　風清勝復同，同正宮。○新校正云：按《五常政大論》云：「卑監之紀，上宮與正宮同。」　己丑太一天符　己未太一天符　其運雨風清。

少宮　太商　少羽終　少角初　太徵

太陰　少商　太陽　熱寒勝復同。　乙丑　乙未　其運涼熱寒。

少商　太羽終　太角初　少徵　太宮

太陰　少羽　太陽　雨風勝復同，同正宮。○新校正云：按《五常政大論》云：「涸流之紀，上宮與正宮同。」或以此二歲爲同歲會，爲平水運，欲去「同正宮」三字者，非也。蓋此歲有二義，而輒去其一，甚不可也。　辛丑同歲會　辛未同歲會　其運寒雨風。

少羽終　少角初　太徵　少宮　太商

凡此太陰司天之政，氣化運行後天，萬物生長化成，皆後天時而生成也。陰專其政，陽氣退辟，大風時起，○新校正云：詳此太陰之政，何①以言大風時起？蓋厥陰爲初氣，居木位，春氣正，風迺來，故言大風時起。天氣下降，地氣上騰，原野昏霿，白埃四起，雲奔南極，寒雨數至，物成

① 何：原作「但」，形誤。據讀書堂本、古林堂本、趙府本改。

於差夏。南極，雨府也。差夏，謂立秋之後一十日①也。民病寒濕，腹滿身䐜憤胕腫，痞逆寒厥拘急。濕寒合德，黄黑埃昏，流行氣交，上應鎮星辰星。見而大明。其政肅，其令寂，其穀黅玄。正氣所生成也。故陰凝於上，寒積於下，寒水勝火，則爲冰雹，陽光不治，殺氣迺行。黄黑昏埃，是謂殺氣，自北及西，流行於東及南也。故有餘宜高，不及宜下，有餘宜晚，不及宜早，土之利，氣之化也。民氣亦從之，間穀命其太也。以間氣之大者，言其穀也。初之氣，地氣遷，寒迺去，春氣正，風迺來，生布萬物以榮，民氣條舒，風濕相薄，雨迺後。民病血溢，筋絡拘強，關節不利，身重筋痿。二之氣，大火正，物承化，民迺和。其病温厲大行，遠近咸若，濕蒸相薄，雨迺時降。應順天常，不愆時候，謂之時雨。○新校正云：詳此以少陰居君火之位，故言『大火正』也。三之氣，天政布，濕氣降，地氣騰，雨迺時降，寒迺隨之。感於寒濕，則民病身重胕腫，胸腹滿。四之氣，畏火臨，溽蒸化，地氣騰，天氣否隔，寒風曉暮，蒸熱相薄，草木凝煙，濕化不流，則白露陰布，以成秋令。萬物得之以成。民病腠理熱，血暴溢瘧，心腹滿熱臚脹，甚則胕腫。五之氣，慘令已行，寒露下，霜迺早降，草木黄落，寒氣及體，君子周密，民病皮腠。終之氣，寒大舉，濕大化，霜迺積，陰迺凝，水堅冰，陽光不治。感於寒，則病人關節禁固，腰脽痛，寒濕推於氣交而爲疾也。必折其鬱氣，而取化源，九月化源，迎而取之，以補益也。益其歲氣，無使邪勝，食歲穀以全其真，食間穀以保其精。故歲宜以苦燥之温之，甚者發之泄之。不發不泄，則濕氣外溢，肉潰皮拆而水血交流。必贊其陽火，令

① 一十日：《素問校勘記》云：『「一」字誤，當作「三」。』

禦甚寒，冬之分，其用五步，量氣用之也。從氣異同，少多其判也，通言歲運之同異也。同寒者以熱化，同濕者以燥化，少宮、少商、少羽歲同寒，少宮歲又同濕，濕過故宜燥，寒過故宜熱，少角、少徵歲，平和處之也。異者少之，同者多之，用涼遠涼，用寒遠寒，用溫遠溫，用熱遠熱，食宜同法。假者反之，此其道也，反是者病也。

帝曰：善。少陰之政奈何？

岐伯曰：子午之紀也。

少陰　太角○新校正云：按《五常政大論》云：『上徵則其氣逆。』　陽明　壬子　壬午　其運風鼓，其化鳴紊啓拆，○新校正云：按《五常政大論》云：『其德鳴靡啓拆。』其變振拉摧拔，其病支滿。

太角初正　少徵　太宮　少商　太羽終

少陰　太徵○新校正云：按《五常政大論》云：『上徵而收氣後。』　陽明　戊子天符　戊午太一天符　其運炎暑，○新校正云：詳太徵運太陽司天曰熱，少陽司天曰暑，少陰司天曰炎暑，兼司天之氣而言運也。其化暄曜鬱燠，○新校正云：按《五常政大論》作『暄暑鬱燠』，此變暑爲曜者，以上臨少陰故也。其變炎烈沸騰，其病上熱血溢。

太徵　少宮　太商　少羽終　少角初

少陰　太宮　陽明　甲子　甲午　其運陰雨，其化柔潤時雨，○新校正云：按《五常政大論》云：『柔潤重淖。』又太宮三運，兩①作『柔潤重澤』，此『時雨』二字疑誤。其變震驚飄驟，其病中滿身重。

① 兩：原誤作『雨』，據讀書堂本、古林堂本、趙府本改。

太宮　少商　太羽終　太角初　少徵

少陰　太商　陽明　庚子同天符　庚午同天符　同正商。○新校正云：按《五常政大論》云：「堅成之紀，上徵與正商同。」其運涼勁，○新校正云：詳此以運合在泉，故云涼勁。其化霧露蕭飋，其變肅殺凋零，其病下清。

太商　少羽終　少角初　太徵　少宮

少陰　太羽　陽明　丙子歲會　丙午　其運寒，其化凝慘凓冽，○新校正云：按《五常政大論》作「凝慘寒雰」。其變冰雪霜雹，其病寒下。

太羽終　太角初　少徵　太宮　少商

凡此少陰司天之政，氣化運行先天，地氣肅，天氣明，寒交暑，熱加燥，○新校正云：詳此云「寒交暑」者，謂前歲終之氣少陽，今歲初之氣太陽，太陽寒交前歲少陽之暑也。「熱加燥」者，少陰在上，而陽明在下也。雲馳雨府，濕化迺行，時雨迺降，金火合德，上應熒惑太白。見而明大。其政明，其令切，其穀丹白。水火寒熱持於氣交而爲病始也，熱病生於上，清病生於下，寒熱凌犯而爭於中，民病欬喘，血溢血泄鼽嚏，目赤眥瘍，寒厥入胃，心痛腰痛，腹大嗌乾腫上。初之氣，地氣遷，燥將去，○新校正云：按陽明在泉之前歲爲少陽，少陽者暑，暑往而陽明在地。太陽初之氣，故上文「寒交暑」，是暑去而寒始也。此「燥」字乃是「暑」字之誤也。寒迺始，蟄復藏，水迺冰，霜復降，風迺至，○新校正云：按王注《六微旨大論》云：「太陽居木位，爲寒風切列①。此『風迺至』當作『風迺列』。」陽氣鬱，民反周密，關節禁固，腰脽痛，炎暑將起，

① 列：同「冽」。讀書堂本、古林堂本、趙府本皆作「冽」。下「列」字同。

中外瘡瘍。二之氣，陽氣布，風迺行，春氣以正，萬物應榮，寒氣時至，民迺和。其病淋，目瞑目赤，氣鬱於上而熱。三之氣，天政布，大火行，庶類蕃鮮，寒氣時至。民病氣厥心痛，寒熱更作，欬喘目赤。四之氣，溽暑至，大雨時行，寒熱互至。民病寒熱，嗌乾黃癉，鼽衄飲發。五之氣，畏火臨，暑反至，陽迺化，萬物迺生迺長榮，民迺康，其病溫。終之氣，燥令行，餘火內格，腫於上，欬喘，甚則血溢。寒氣數舉，則霿霧翳。病生皮腠，內舍於脇，下連少腹而作寒中，地將易也。氣終則遷，何可長也。必抑其運氣，資其歲勝，折其鬱發，先取化源，先於年前十二月，迎而取之。無使暴過而生其病也。食歲穀以全真氣，食間穀以辟虛邪。歲宜鹹以耎之，而調其上，甚則以苦發之，以酸收之，而安其下，甚則以苦泄之。適氣同異而多少之，同天氣者，以寒清化，同地氣者以溫熱化，太角、太徵歲同天氣，宜以寒清治之。太宮、太商、太羽歲同地氣，宜以溫熱治之。化，治也。用熱遠熱，用涼遠涼，用溫遠溫，用寒遠寒，食宜同法。有假則反，此其道也，反是者病作矣。

帝曰：善。厥陰之政奈何？

岐伯曰：巳亥之紀也。

厥陰　少角　少陽　清熱勝復同，同正角。○新校正云：按《五常政大論》云：『委和之紀，上角與正角同。』　丁巳天符　丁亥天符　其運風清熱。

少角初正　太徵　少宮　太商　少羽終

厥陰　少徵　少陽　寒雨勝復同。癸巳同歲會　癸亥同歲會　其運熱寒雨。

少徵　太宮　少商　太羽終　太角初

厥陰　少宫　少陽　風清勝復同，同正角。〇新校正云：按《五常政大論》云：『卑監之紀，上角與正角同。』　己巳　己亥　其運雨風清。

少宫　太商　少羽終　少角初　太徵

厥陰　少商　少陽　熱寒勝復同，同正角。〇新校正云：按《五常政大論》云：『從革之紀，上角與正角同。』　乙巳　乙亥　其運涼熱寒。

少商　太羽終　太角初　少徵　太宫

厥陰　少羽　少陽　雨風勝復同。　辛巳　辛亥　其運寒雨風。

少羽終　少角初　太徵　少宫　太商

凡此厥陰司天之政，氣化運行後天，諸同正歲，氣化運行同天，太過歲運化氣行先天時，不及歲化生成後天時，同正歲化生成與天二十四氣遲速同，無先後也。〇新校正云：詳此注云『同正①歲與二十四氣同』，疑非。恐是與大寒日交司②氣候同。天氣擾，地氣正，風生高遠，炎熱從之，雲趨雨府，濕化迺行，風火同德，上應歲星熒惑。其政撓，其令速，其穀蒼丹，間穀言太者，其耗文角品羽。風燥火熱，勝復更作，蟄蟲來見，流水不冰，熱病行於下，風病行於上，風燥勝復形於中。初之氣，寒始肅，殺氣方至，民病寒於右之下。二之氣，寒不去，華雪水冰，殺氣施化，霜迺降，名草上焦，寒雨數至，陽復化，民病熱於中。三之氣，天政布，風迺時舉，民病泣出耳鳴掉眩。四之氣，溽暑濕熱相薄，爭於左之上，民病黃癉而爲胕腫。五之氣，燥濕更勝，沈陰迺布，寒氣及體，風雨迺行。終之氣，畏火司令，陽迺大

① 正：原作『王』，形誤。據讀書堂本、古林堂本、趙府本改。
② 司：原作『同』，形誤。據讀書堂本、古林堂本、趙府本改。

化，蟄蟲出見，流水不冰，地氣大發，草廼生，人廼舒，其病温厲。必折其鬱氣，資其化源，化源，四月也，迎而取之。贊其運氣，無使邪勝。歲宜以辛調上，以鹹調下，畏火之氣，無妄犯之。○新校正云：詳此運何以不言適氣同異少多之制者，蓋厥陰之政與少陽之政同，六氣分政，惟厥陰與少陽之政，上下無剋罰之異，治化惟一，故不再言同風熱者多寒化，異風熱者少寒化也。用温遠温，用熱遠熱，用涼遠涼，用寒遠寒，食宜同法。有假反常，此之道也，反是者病。

帝曰：善。夫子言可謂悉矣，然何以明其應乎？

岐伯曰：昭乎哉問也！夫六氣者，行有次，止有位，故常以正月朔日平旦視之，覩其位而知其所在矣。陰之所在，天應以雲。陽之所在，天應以清淨。自然分布，象見不差。運有餘，其至先，運不及，其至後，先後，皆寅時之先後也。先則丑後，後則卯初。此天之道，氣之常也。天道昭然，當期必應，見無差失，是氣之常。運非有餘，非不足，是謂正歲，其至當其時也。當時，謂當寅之正也。

帝曰：勝復之氣，其常在也。災眚時至，候也奈何？

岐伯曰：非氣化者，是謂災也。十二變備矣。

帝曰：天地之數，終始奈何？

岐伯曰：悉乎哉問也！是明道也。數之始，起於上而終於下，歲半之前，天氣主之，歲半之後，地氣主之，歲半，謂立秋之日也。○新校正云：詳初氣交司在前歲大寒日，歲半當在立秋前一氣十五日，不得云『立秋日』也。上下交互，氣交主之，歲紀畢矣。交互，互體也。上體下體之中，有二互體也。故曰：位明氣月可知乎，所謂氣也。大凡一氣，主六十日而有奇，以立位數之位，同一氣則月之節氣中氣可知也。故言天地氣者以上下體，言勝復者以氣交，言横運者以上下互，皆以節氣準之，候之災眚，變復可期矣。

帝曰：余司其事，則而行之，不合其數，何也？

岐伯曰：氣用有多少，化洽有盛衰，衰盛多少，同其化也。

帝曰：願聞同化何如？

岐伯曰：風温春化同，熱曛昏火夏化同，勝與復同，燥清煙露秋化同，雲雨昏暝埃長夏化同，寒氣霜雪冰冬化同，此天地五運六氣之化，更用盛衰之常也。

帝曰：五運行同天化者，命曰天符，余知之矣。願聞同地化者何謂也？

岐伯曰：太過而同天化者三，不及而同天化者亦三。太過而同地化者三，不及而同地化者亦三。此凡二十四歲也。六十年中，同天地之化者，凡二十四歲，餘悉隨己多少。

帝曰：願聞其所謂也。

岐伯曰：甲辰、甲戌太宫下加太陰，壬寅、壬申太角下加厥陰，庚子、庚午太商下加陽明，如是者三。癸巳、癸亥少徵下加少陽，辛丑、辛未少羽下加太陽，癸卯、癸酉少徵下加少陰，如是者三。戊子、戊午太徵上臨少陰，戊寅、戊申太徵上臨少陽，丙辰、丙戌太羽上臨太陽，如是者三。丁巳、丁亥少角上臨厥陰，乙卯、乙酉少商上臨陽明，己丑、己未少宫上臨太陰，如是者三。除此二十四歲，則不加不臨也。

帝曰：加者何謂？

岐伯曰：太過而加同天符，不及而加同歲會也。

帝曰：臨者何謂？

岐伯曰：太過不及，皆曰天符，而變行有多少，病形有微甚，生死有早晏耳。

帝曰：夫子言用寒遠寒，用熱遠熱，余未知其然也，願聞何謂遠？

岐伯曰：熱無犯熱，寒無犯寒，從者和，逆者病，不可不敬畏而遠之，所謂時興六位也。四時氣王之月，藥及食衣寒熱温涼同者，皆宜避之。差①四時同犯，則以水濟水，以火助火，病必生也。

帝曰：温涼何如？温涼減於寒熱，可輕犯之乎？

岐伯曰：司氣以熱，用熱無犯；司氣以寒，用寒無犯；司氣以涼，用涼無犯；司氣以温，用温無犯；間氣同其主無犯，異其主則小犯之。是謂四畏，必謹察之。

帝曰：善。其犯者何如？須犯者。

岐伯曰：天氣反時，則可依時②，反甚爲病，則可依時。及勝其主則可犯，夏寒③甚，則可以熱犯熱；寒氣不甚，則不可犯之。以平爲期，而不可過，氣平則止，過則病生，過而病生，與犯同也。是謂邪氣反勝者。氣動有勝是謂邪，客勝於主，不可不禦也。六步之氣，於六位中應寒反熱，應熱反寒，應温反涼，應涼反温，是謂六步之邪勝也。差④冬反温，差夏反冷，差秋反熱，差春反涼，是謂四時之邪勝也。勝則反其氣以平之。故曰：無失天信，無逆氣宜，無翼其勝，無贊其復，是謂至治。天信，謂至時必定。翼、贊，皆佐之。謹守天信，是謂至真妙理也。

帝曰：善。五運氣行主歲之紀，其有常數乎？

---

① 差：人衛本作『若』。
② 時：原作『則』，據讀書堂本、古林堂本、趙府本改，與王注合。
③ 寒：原作『熱』，據讀書堂本、古林堂本、趙府本改，與文義合。
④ 差：人衛本作『若』。下三『差』字同。

岐伯曰：臣請次之。

甲子　甲午歲

上少陰火　中太宮土運　下陽明金

熱化二，〇新校正云：詳對化從標成數，正化從本生數。甲子之年，熱化七，燥化九。甲午之年，熱化二，燥化四。雨化五〇新校正云：按本論正文云：『太過不及，其數何始①？太過者其數成，不及者其數生，土常以生也。』甲年太宮，土運太過，故言雨化五。五，土數也。燥化四，所謂正化日也。正氣化也。其化上鹹寒，中苦熱，下酸熱，所謂藥食宜也。〇新校正云：按《玄珠》云：『下苦熱。』又按《至真要大論》云：『熱淫所勝，平以鹹寒。燥淫于內，治以苦溫。』此云『下酸熱』，疑誤也。

乙丑　乙未歲

上太陰土　中少商金運　下太陽水

熱化寒化勝復同，所謂邪氣化日也。災七宮。〇新校正云：詳七宮，西室兑位，天住②司也。災之方，以運之當方言。濕化五，〇新校正云：詳太陰正司於未，對司於丑，其化皆五，以生數也。不以成數者，土王四季，不得正方，又天有九宮，不可至十。清化四，〇新校正云：按本論下文云：『不及者其數生。』乙年少商，金運不及，故言清化四。四，金生數也。寒化六，〇新校正云：詳乙丑寒化六，乙未寒化一。所謂正化日也。其化上苦熱，中酸和，下甘熱，所謂藥食宜也。〇新校正云：按《玄珠》云：『上酸平，下甘溫。』又按《至真要大論》云：『濕淫所勝，平以苦熱。寒淫于內，治以甘熱。』

丙寅　丙申歲〇新校正云：詳丙申之歲，申金生水，水化之令轉盛，司天相火爲病減半。

---

①始：當據本篇下文『帝曰：太過不及，其數何如』改作『如』。

②住：讀書堂本、古林堂本、趙府本作『任』。

上少陽相火　中太羽水運　下厥陰木

火化二，〇新校正云：詳丙寅，火化二。丙申，火化七。寒化六　風化三〇新校正云：詳丙寅，風化八。丙申，風化三。所謂正化日也。其化上鹹寒，中鹹温，下辛温，所謂藥食宜也。〇新校正云：按《玄珠》云：『下辛涼。』又按《至真要大論》云：『火淫所勝，平以鹹冷。風淫于內，治以辛涼。』

丁卯歲會　丁酉歲〇新校正云：詳丁年正月壬寅爲干德符①，便爲平氣，勝復不至，運同正角，金不勝木，木亦不災土。又丁卯年，得卯木佐之，即上陽明不能災之。

上陽明金　中少角木運　下少陰火

清化熱化勝復同，所謂邪氣化日也。災三宮。〇新校正云：詳三宮，東室震位，天衝司。燥化九，〇新校正云：詳丁卯，燥化九。丁酉，燥化四。風化三，熱化七，〇新校正云：詳丁卯，熱化二。丁酉，熱化七。所謂正化日也。其化上苦小温，中辛和，下鹹寒，所謂藥食宜也。〇新校正云：按《至真要大論》云：『燥淫所勝，平以苦温。熱淫于內，治以鹹寒。』又《玄珠》云：『上苦熱也。』

戊辰　戊戌歲

上太陽水　中太徵火運〇新校正云：詳此上見太陽，火化減半。下太陰土

寒化六，〇新校正云：詳戊辰，寒化六。戊戌，寒化一。熱化七，濕化五，所謂正化日也。其化上苦温，中甘和，下甘温，所謂藥食宜也。〇新校正云：按《至真要大論》云：『寒淫所勝，平以辛熱。濕淫于內，治以苦熱。』又《玄珠》云：『上甘温，下酸平』。

己巳　己亥歲

① 干德符：『干』，原誤作『午』，據讀書堂本、人衛本改。

上厥陰木　中少宮土運〇新校正云：詳至九月甲戌月，己得甲戌，方還正宮。　下少陽相火

風化清化勝復同，所謂邪氣化日也。災五宮。〇新校正云：按《五常政大論》云：『其眚四維。』又按《天元玉册》云：『中室天禽司，非維宮，同正宮寄位二宮坤位。』　風化三，〇新校正云：詳己巳，風化八。己亥，風化三。　濕化五，火化七，〇新校正云：詳己巳，熱化七。己亥，熱化二。　所謂正化日也。其化上辛涼，中甘和，下鹹寒，所謂藥食宜也。〇新校正云：按《至真要大論》云：『風淫所勝，平以辛涼。火淫于内，治以鹹冷。』

庚午同天符　庚子歲同天符

上少陰火　中太商金運〇新校正云：詳庚午年金令減半，以上見少陰君火，年午亦爲火故也。庚子年，子是水，金氣相得，與庚午年又異。　下陽明金

熱化七，〇新校正云：詳庚午年，熱化二，燥化四。庚子年，熱化七，燥化九。　清化九，燥化九，所謂正化日也。其化上鹹寒，中辛温，下酸温，所謂藥食宜也。〇新校正云：按《玄珠》云：『下苦熱。』又按《至真要大論》云：『燥淫于内，治以苦熱。』

辛未同歲會　辛丑歲同歲會

上太陰土　中少羽水運〇新校正云：詳此至七月丙申月，水還正羽。　下太陽水

雨化風化勝復同，所謂邪氣化日也。災一宮。〇新校正云：詳一宮，北室坎位，天玄司。　雨化五，寒化一，〇新校正云：詳此以運與在泉俱水，故只言寒化一。寒化一者，少羽之化氣也。若太陽在泉之化，則辛未寒化一，辛丑①寒化六。　所謂正化日也。其化上苦熱，中苦和，下苦熱，所謂藥食宜也。〇新校正云：

① 丑：原誤作『五』，據讀書堂本、趙府本改。

按《玄珠》云：『上酸和，下甘温。』又按《至真要大論》云：『濕淫所勝，平以苦熱。寒淫于内，治以甘熱。』

壬申同天符　壬寅歲同天符

上少陽相火　中太角木運　下厥陰木

火化二，〇新校正云：詳壬申，熱化七。壬寅，熱化二。風化八，〇新校正云：詳此以運與在泉俱木，故只言風化八。風化八乃大角之運化也。若厥陰在泉之化，則壬申風化三，壬寅風化八。所謂正化日也。其化上鹹寒，中酸和，下辛涼，所謂藥食宜也。

癸酉同歲會　癸卯歲同歲會

上陽明金　中少徵火運〇新校正云：詳此五月遇戊午月，火還正徵。　下少陰火

寒化雨化勝復同，所謂邪氣化日也。災九宫。〇新校正云：詳九宫，离位南室，天英司也。燥化九，〇新校正云：詳癸酉，燥化四。癸卯，燥化九。熱化二，〇新校正云：詳此以運與在泉俱火，故只言熱化二。熱化二者，少徵之運化也。若少陰在泉之化，癸酉熱化七，癸卯熱化二。所謂正化日也。其化上苦小温，中鹹温，下鹹寒，所謂藥食宜也。〇新校正云：按《玄珠》云：『上苦熱』。

甲戌歲會，同天符　甲辰歲歲會，同天符

上太陽水　中太宫土運　下太陰土

寒化六，〇新校正云：詳甲戌寒化一，甲辰寒化六。濕化五，〇新校正云：詳此以運與在泉俱土，故只言濕化五。正化日也。其化上苦熱，中苦温，下苦

温，藥食宜也。〇新校正云：按《玄珠》云：『上甘温，下酸平。』又按《至真要大論》云：『寒淫所勝，平以辛熱。濕淫①于内，治以苦熱。』

乙亥　乙巳歲

上厥陰木　中少商金運〇新校正云：詳乙亥年三月得庚辰月，早見干德符，即氣還正商，火未得王而先平，火不勝則水不復，又亥是水得力年，故火不勝也。乙巳歲火來小勝，巳爲火，佐於勝也。即於二月中氣君火時化日，火來行勝，不待水復，遇三月庚辰月，乙見庚而氣自全，金還正商。　下少陽相火

熱化寒化勝復同，邪氣化日也。災七宫。風化八，〇新校正云：詳乙亥風化三，乙巳風化八。清化四，火化二，〇新校正云：詳乙亥熱化二，乙巳熱化七。正化度也。度，謂日也。其化上辛涼，中酸和，下鹹寒，藥食宜也。

丙子歲會　丙午歲

上少陰火　中太羽水運　下陽明金

熱化二，〇新校正云：詳丙子歲熱化七，金之災得其半，以運水太過，勝於天令，天令減半。丙午熱化二，午爲火，少陰君火司天，運雖水，一水不能勝二火，故異於丙子歲。寒化六，清化四，〇新校正云：詳丙子燥化九，丙午燥化四。正化度也。其化上鹹寒，中鹹熱，下酸温，藥食宜也。〇新校正云：按《玄珠》云：『下苦熱。』又按《至真要大論》云：『燥淫于内，治以酸温。』

丁丑　丁未歲

上太陰土〇新校正云：詳此木運平氣上刑，天令減半。　中少角木運〇新校正云：詳丁年正月壬寅爲干德符，爲正角。　下太陽水

清化熱化勝復同，邪氣化度也。災三宫。雨化五，風化三，寒化一，〇新校正云：詳丁丑寒化六，丁未寒化一。正化度也。

---

①淫：原誤作『温』，據讀書堂本、古林堂本、趙府本改，與《至真要大論》合。

其化上苦温，中辛温，下甘熱，藥食宜也。○新校正云：按《玄珠》云：『上酸平，下甘温。』又按《至真要大論》云：『濕淫所勝，平以苦熱。寒淫于内，治以甘熱。』

戊寅　戊申歲天符○新校正云：詳戊申年與戊寅年小異，申爲金，佐於肺，肺受火刑，其氣稍實，民病得半。

上少陽相火　中太徵火運　下厥陰木

火化七，○新校正云：詳天符司天與運合，故只言火化七。火化七者，太徵之運氣也。若少陽司天之氣，則戊寅火化二，戊申火化七。風化三，○新校正云：詳戊寅風化八，戊申風化三。正化度也。其化上鹹寒，中甘和，下辛涼，藥食宜也。

己卯○新校正云：詳己卯金與運土相得，子臨父位，爲逆。　己酉歲

上陽明金　中少宫土運○新校正云：詳復罷土氣未正，後九月甲戌月土還正宫。己酉之年，木勝火微。　下少陰火

風化清化勝復同，邪氣化度也。災五宫。清化九，○新校正云：詳己卯燥化九，己酉燥化四。雨化五，熱化七，○新校正云：詳己卯熱化二，己酉熱化七。正化度也。其化上苦小温，中甘和，下鹹寒，藥食宜也。

庚辰　庚戌歲

上太陽水　中太商金運　下太陰土

寒化一，○新校正云：詳庚辰寒化六，庚戌寒化一。清化九，雨化五，正化度也。其化上苦熱，中辛温，下甘熱，藥食宜也。○新校正云：按《玄珠》云：『上甘温，下酸平。』又按《至真要大論》云：『寒淫所勝，平以辛熱。濕淫于内，治以苦熱。』

辛巳　辛亥歲

上厥陰木　中少羽水運○新校正云：詳辛巳年木復土罷，至七月丙申月，水還正羽。辛亥年爲水平氣，以亥爲水，相佐爲正羽，與辛巳年小異。　下少陽相火

雨化風化勝復同，邪氣化度也。災一宮。風化三，〇新校正云：詳辛巳風化八，辛亥風化三。寒化一，火化七，〇新校正云：詳辛巳熱化七，辛亥熱化二。正化度也。其化上辛涼，中苦和，下鹹寒，藥食宜也。

壬午　壬子歲

上少陰火　中太角木運　下陽明金

熱化二，〇新校正云：詳壬午熱化二，壬子熱化七。風化八，清化四，〇新校正云：詳壬午燥化四，壬子燥化九。正化度也。其化上鹹寒，中酸涼，下酸温，藥食宜也。〇新校正云：按《玄珠》云：「下苦熱」。又按《至真要大論》云：「燥淫于內，治以苦熱。」

癸未　癸丑歲

上太陰土　中少徵火運〇新校正云：詳癸未、癸丑，左右二火爲間相佐，又五月戊午干德符，癸見戊而氣全，水未行勝，爲正徵。　下太陽水

寒化雨化勝復同，邪氣化度也。災九宮。雨化五，火化二，寒化一，〇新校正云：詳癸未寒化一，癸丑寒化六。正化度也。其化上苦温，中鹹温，下甘熱，藥食宜也。〇新校正云：按《玄珠》云：「上酸和，下甘温。」又按《至真要大論》云：「濕淫所勝，平以苦熱。寒淫于內，治以甘熱。」

甲申　甲寅歲

上少陽相火　中太宮土運〇新校正云：詳甲寅之歲，小異於甲申，以寅木可刑土氣之平也。　下厥陰木

火化二，〇新校正云：詳甲申火化七，甲寅火化二。雨化五，風化八，〇新校正云：詳甲申風化三，甲寅風化八。正化度也。其化上鹹寒，中鹹和，下辛涼，藥食宜也。

乙酉太一天符　乙卯歲天符

上陽明金　中少商金運○新校正云：按乙酉爲正商，以酉金相佐，故得平氣。乙卯之年，二之氣君火分中，火來行勝，水未行復，其氣以平①。以三月庚辰，乙得庚合，金運正商，其氣乃平。　下少陰火

熱化寒化勝復同，邪氣化度也。災七宮。燥化四，○新校正云：詳乙酉燥化四，乙卯燥化九。清化四，熱化二，○新校正云：詳乙酉熱化七，乙卯熱化二。正化度也。其化上苦小温，中苦和，下鹹寒，藥食宜也。

丙戌②天符　丙辰歲天符

上太陽水　中太羽水運　下太陰土

寒化六，○新校正云：詳此以運與司天俱水運，故只言寒化六。寒化六者，太羽之運化也。若太陽司天之化，則丙戌寒化一，丙辰寒化六。雨化五，正化度也。其化上苦熱，中鹹温，下甘熱，藥食宜也。○新校正云：按《玄珠》云：「上甘温，下酸平。」又按《至真要大論》云：「寒淫所勝，平以辛熱。濕淫于内，治以苦熱。」

丁亥天符　丁巳歲天符

上厥陰木　中少角木運○新校正云：詳丁年正月壬寅，丁得壬合，爲干德符，爲正角平氣。　下少陽相火

清化熱化勝復同，邪氣化度也。災三宮。風化三，○新校正云：詳此運與司天俱木，故只言風化三。風化三者，少角之運化也。若厥陰司天之化，則丁亥風化三，丁巳風化八。火化七，○新校正云：詳丁亥熱化二，丁巳熱化七。正化度也。其化上辛涼，中辛和，下鹹寒，藥食宜也。

戊子天符　戊午歲太一天符

---

① 以平：《素問校勘記》曰：「『以』字誤，當作『未』。」

② 丙戌：「戌」，原誤作「戍」，據讀書堂本、古林堂本、趙府本改。

上少陰火　中太徵火運　下陽明金

熱化七，○新校正云：詳此運與司天俱火，故只言熱化七。熱化七者，太徵之運化也。若少陰司天之化，則戊子熱化七，戊午熱化二。清化九，○新校正云：詳戊子清化九，戊午清化四。正化度也。其化上鹹寒，中甘寒，下酸温，藥食宜也。○新校正云：按《玄珠》云：「下苦熱。」又按《至真要大論》云：「燥淫于內，治以苦温。」

己丑太一天符　己未歲太一天符

上太陰土　中少宮土運○新校正云：詳是歲木得初氣而來勝，脾乃病久，土至危，金乃來復，至九月甲戌月，己得甲合，土還正宮。　下太陽水

風化清化勝復同，邪氣化度也。災五宮。雨化五，○新校正云：詳此運與司天俱土，故只言雨化五。寒化一，○新校正云：詳己丑寒化六，己未寒化一。正化度也。其化上苦熱，中甘和，下甘熱，藥食宜也。○新校正云：按《玄珠》云：「上酸平。」又按《至真要大論》云：「濕淫所勝，平以苦熱。」

庚寅　庚申歲

上少陽相火　中太商金運○新校正云：詳庚寅歲爲正商得平氣，以上見少陽相火，下剋於金運，不能太過。庚申之歲，申金佐之，乃爲太商。　下厥陰木

火化七，○新校正云：詳庚寅熱化二，庚申熱化七。清化九，風化三，○新校正云：詳庚寅風化八，庚申風化三。正化度也。其化上鹹寒，中辛温，下辛涼，藥食宜也。

辛卯　辛酉歲

上陽明金　中少羽水運○新校正云：詳此歲七月丙申，水還正羽。　下少陰火

雨化風化勝復同，邪氣化度也。災一宮。清化九，○新校正云：詳辛卯燥化九，辛酉燥化四。寒化一，熱化七，○新校正云：詳辛卯熱化二，辛酉熱化七。正化度也。其化上苦小温，中苦和，下鹹寒，藥食宜也。

壬辰　壬戌歲

上太陽水　中太角木運　下太陰土

寒化六，〇新校正云：詳壬辰寒化六，壬戌寒化一。風化八，雨化五，正化度也。其化上苦温，中酸和，下甘温，藥食宜也。〇新校正云：按《玄珠》云：『上甘温，下酸平。』又按《至真要大論》云：『寒淫所勝，平以辛熱。濕淫于内，治以苦熱。』

癸巳同歲會　癸亥同歲會

上厥陰木　中少徵火運〇新校正云：詳癸巳正徵火氣平，一謂巳爲火，亦名歲會；二謂水未得化；三謂五月戊午月，癸得戊合，故得平氣。癸亥之歲，亥爲水，水得年力，便來行勝，至五月戊午，火還正徵，其氣始平。

下少陽相火

寒化雨化勝復同，邪氣化度也。災九宮。風化八，〇新校正云：詳癸巳風化八，癸亥風化三。火化二，〇新校正云：詳此運與在泉俱火，故只言火化二。火化二者，少徵火運之化也。若少陽在泉之化，則癸巳熱化七，癸亥熱化二。正化度也。其化上辛凉，中鹹和，下鹹寒，藥食宜也。

凡此定期之紀，勝復正化，皆有常數，不可不察。故知其要者，一言而終；不知其要，流散無窮。此之謂也。

帝曰：善。五運之氣，亦復歲乎？復，報也。先有勝制，則後必復也。

岐伯曰：鬱極迺發，待時而作也。待，謂五及差分位也。大温發於辰巳，大熱發於申未，大凉發於戌亥，大寒發於丑寅。上件所勝臨之，亦待間氣而發，故曰待時也。〇新校正云：詳注『及』字疑作『氣』。

帝曰：請問其所謂也？

岐伯曰：五常之氣，太過不及，其發異也。歲太過，其發早；歲不及，其發晚。

帝曰：願卒聞之。

岐伯曰：太過者暴，不及者徐，暴者爲病甚，徐者爲病持。持，謂相執持也。

帝曰：太過不及，其數何如？

岐伯曰：太過者其數成，不及者其數生，土常以生也。數，謂五常化行之數也。水數一，火數二，木數三，金數四，土數五。成數，謂水數六，火數七，木數八，金數九，土數五也。故曰『土常以生也』。數生者，各取其生數多少以占，故政令德化勝復之休作日，及尺寸分毫，並以準之，此蓋都明諸用者也。

帝曰：其發也何如？

岐伯曰：土鬱之發，巖谷震驚，雷殷氣交，埃昏黃黑，化爲白氣，飄驟高深，鬱，謂鬱抑天氣之甚也。故雖天氣亦有涯也，分終則衰，故雖鬱者怒發也。土化不行，炎亢無雨，木盛過極，故鬱怒發焉。土性靜定，至動也雷雨大作，而木土相持之氣乃休解也。《易》曰：『雷雨作，解。』此之謂也。土雖獨怒，木尚制之，故但震驚於氣交之中，而聲尚不能高遠也，故曰『雷殷氣交』。氣交，謂土之上盡，山之高也。《詩》云：『殷其雷也。』所謂雷雨生於山中者，土既鬱抑，天木制之，平川土薄，氣常乾燥，故不能先發也；山原土厚，濕化豐深，土厚氣深，故先怒發也。擊石飛空，洪水迺從，川流漫衍，田牧土駒。疾氣驟雨，岸落山化，大水橫流，石迸勢急，高山空谷，擊石先飛，而洪水隨至也。洪，大也。巨川衍溢，流漫平陸，漂蕩瘞没於粢盛。大水去已，石土危然，若羣駒散牧於田野。凡言土者，沙石同也。化氣迺敷，善爲時雨，始生始長，始化始成。化，土化也。土被制，化氣不敷，否極則泰，屈極則伸，處怫之時，化氣因之，乃能敷布於庶類，以時而雨，滋澤草木而成也。善，調應時也。化氣既少，長氣已過，故萬物始生、始長、始化、始成。言是四始者，明萬物化成之晚也。故民病心腹脹，腸鳴而爲數後，甚則心痛胸䐜，嘔吐霍亂，飲發注下，胕腫身重。脾熱之生。雲奔雨府，霞擁朝陽，山澤埃昏，其迺發也，以其四氣。雨府，太陰之所在也。埃，白氣似雲而薄也。埃固有微甚，微者如紗縠之騰，甚者如薄雲霧也。甚者發近，微音發遠。四氣，謂夏至後三十一日起，盡至秋分日也。雲橫天山，浮游生滅，怫之先兆。天際雲橫，山猶冠帶，巖谷叢薄，乍滅乍生，有土之見，怫兆已彰，皆平明占之。浮游，以午前候望也。

金鬱之發，天潔地明，風清氣切，大涼迺舉，草樹浮煙，燥氣以行，霿霧數起，殺氣來至，草木蒼乾，金迺有聲。（大涼，次寒也。舉，用事也。浮煙，燥氣也。殺氣，霜氛。正殺氣者，以丑時至，長者亦卯時辰時也。其氣之來，色黃赤黑，雜而至也。物不勝殺，故草木蒼乾。蒼，薄青色也。）故民病欬逆，心脅滿引少腹，善暴痛，不可反側，嗌乾面塵色惡。（金勝而木病也。）山澤焦枯，土凝霜鹵，怫迺發也，其氣五。（夏火炎亢，時雨既愆，故山澤焦枯，土上凝白鹹鹵，狀如霜也。五氣，謂秋分後，至立冬後十五日內也。）夜零白露，林莽聲悽，怫之兆也。（夜濡白露，曉聽風悽，有是乃爲金發徵也。）

水鬱之發，陽氣迺辟，陰氣暴舉，大寒迺至，川澤嚴凝，寒雰結爲霜雪，（雰，音紛。寒雰，白氣也。其狀如霧而不流行，墜地如霜雪，得日晞也。）甚則黃黑昏翳，流行氣交，迺爲霜殺，水迺見祥。（黃黑，亦濁惡氣，水氣也。祥，妖祥，亦謂泉出平地。）故民病寒客心痛，腰脽痛，大關節不利，屈伸不便，善厥逆，痞堅腹滿。（陰勝陽故。）陽光不治，空積沈陰，白埃昏瞑，而迺發也，其氣二火前後。（陰精與水，皆上承火，故其發也，在君相二火之前後，亦猶辰星迎隨日也。）太虛深玄，氣猶麻散，微見而隱，色黑微黃，怫之先兆也。（深玄，言高遠而黯黑也。氣似散麻，薄微可見之也。寅後卯時候之，夏月兼辰前之時亦可候也。）

木鬱之發，太虛埃昏，雲物以擾，大風迺至，屋發折木，木有變。（屋發，謂發鴟吻。折木，謂大樹摧拔摺落，懸竿①中拉也。變，謂土生異木奇狀也。）故民病胃脘當心而痛，上支兩脅，鬲咽不通，食飲不下，甚則耳鳴眩轉，目不識人，善暴僵仆。（筋骨強直而不用，卒倒而無所知也。）太虛蒼埃，天山一色，或氣濁色，黃黑鬱若，橫雲不起，雨而迺發也，其氣無常。（氣如塵如雲，或黃黑鬱然，猶在太虛

① 竿：原誤作『辛』，據讀書堂本、古林堂本、趙府本改。

之間，而特異於常，乃其候也。長川草偃，柔葉呈陰，松吟高山，虎嘯巖岫，怫之先兆也。草偃，謂無風而自低。柔葉，謂白楊葉也。無風而葉皆背見，是謂呈陰。如是皆通微甚，甚者發速，微者發徐也。山行之候，則以松虎期之，原行亦以麻黃爲候，秋冬則以梧桐蟬葉候之。

火鬱之發，太虚腫翳，大明不彰，腫翳，謂赤氣也。大明，日也。○新校正云：詳經注中『腫』字疑誤。炎火行，大暑至，山澤燔燎，材木流津，廣廈騰煙，上浮霜鹵，止水迺減，蔓草焦黃，風行惑言，濕化迺後。太陰、太陽在上，寒濕流於太虚，心火應天，鬱抑而莫能彰顯。寒濕盛已，火迺與行，陽氣火光，故曰澤燔燎。井水減少，妄作訛言，雨已愆期也。濕化迺後，謂陽亢主時，氣不爭長，故先旱而後雨也。故民病少氣，瘡瘍癰腫，脇腹胸背，面首四支，䐜憤臚脹，瘍疿嘔逆，瘛瘲骨痛，節迺有動，注下温瘧，腹中暴痛，血溢流注，精液迺少，目赤心熱，甚則瞀悶懊憹，善暴死。火鬱而怒，爲土水相持，客主皆然，悉無深犯，則無咎也。但熱已勝寒，則爲摧敵，而熱從心起，是神氣孤危，不速救之，天真將竭，故死。火之用速，故善暴死。刻終大温，汗濡玄府，其迺發也，其氣四。刻終，謂晝夜水刻之終盡時也。大温，次熱也。玄府，汗空也。汗濡玄府，謂早行而身蒸熱也。刻盡之時，陰盛於此，反無涼氣，是陰不勝陽，熱既已萌，故當怒發也。○新校正云：詳二火俱發四氣者何？蓋火有二位，爲水發之所，又大熱發於申未，故火鬱之發在四氣也。動復則静，陽極反陰，濕令迺化迺成。火怒爍金，陽極過亢，畏火求救土中，土救熱金，發爲飄驟，繼爲時雨，氣迺和平，故萬物由是迺生長化成。壯極則反，盛亦何長也。華發水凝，山川冰雪，焰陽午澤，怫之先兆也。謂君火王時有寒至也，故歲君火發亦待時也。有怫之應而後報也，皆觀其極而迺發也，木發無時，水隨火也。應爲先兆，發必後至，故先有應而後發也。物不可以終壯，觀其壯極則怫氣作焉，有鬱則發，氣之常也①。謹候其時，病可與期，失時反歲，五氣不行，生化收藏，政無恒也。人失其時，則候無期準也。

① 也：原脱。據讀書堂本、古林堂本、趙府本補。

帝曰：水發而雹雪，土發而飄驟，木發而毀折，金發而清明，火發而曛昧，何氣使然？

岐伯曰：氣有多少，發有微甚，微者當其氣，甚者兼其下，徵其下氣而見可知也。六氣之下，各有承氣也。則如火位之下，水氣承之；水位之下，土氣承之；土位之下，木氣承之；木位之下，金氣承之；金位之下，火氣承之；君位之下，陰清①承之。各徵其下，則象可見矣。故發兼其下，則與本氣殊異。

帝曰：善。五氣之發，不當位者何也？言不當其正月也。

岐伯曰：命其差。謂差四時之正月位也。○新校正云：按《至真要大論》云：『勝復之作，動不當位，或後時而至，其故何也？岐伯曰：夫氣之生化，與其衰盛異也。寒暑温涼，盛衰之用，其在四維。故陽之動，始於温，盛於暑；陰之動，始於清，盛於寒。春夏秋冬，各差其分。故《大要》曰：彼春之暖，爲夏之暑。彼秋之忿，爲冬之怒。謹按四維，斥候皆歸，其終可見，其始可知。』彼論勝復之不當位，此論五氣之發不當位，所論勝復五發之事則異，而命其差之義則同也。

帝曰：差有數乎？言日數也。

岐伯曰：後皆三十度而有奇也。後，謂四時之後也。差三十日餘八十七刻半，氣猶來去而甚盛也。度，日也。四時之後令常②爾。○新校正云：詳注云『八十七刻半』，當作『四十三刻又四十分刻之三十』。

帝曰：氣至而先後者何？謂未應至而至太早，應至而至反太遲之類也。正謂氣至在期前後。

岐伯曰：運太過則其至先，運不及則其至後，此候之常也。

帝曰：當時而至者何也？

岐伯曰：非太過，非不及，則至當時，非是者眚也。當時，謂應日刻之期也。非應先後至而有先後至者，皆爲災。眚，災也。

① 清：讀書堂本、古林堂本作『精』。
② 令常：讀書堂本、古林堂本、趙府本皆作『令當』。

帝曰：善。氣有非時而化者何也？

岐伯曰：太過者當其時，不及者歸其己勝也。冬雨、春涼、秋熱、冬寒①之類，皆爲歸己勝也。

帝曰：四時之氣，至有早晏高下左右，其候何如？

岐伯曰：行有逆順，至有遲速，故太過者化先天，不及者化後天。氣有餘，故化先；氣不足，故化後。

帝曰：願聞其行何謂也？

岐伯曰：春氣西行，夏氣北行，秋氣東行，冬氣南行。觀萬物生長收藏，如斯言。故春氣始於下，秋氣始於上，夏氣始於中，冬氣始於標。春氣始於左，秋氣始於右，冬氣始於後，夏氣始於前。此四時正化之常。察物以明之，可知也。故至高之地，冬氣常在；至下之地，春氣常在。高山之巔，盛夏冰雪；污下川澤，嚴冬草生。長在之義足明矣。○新校正云：按《五常政大論》云：『地有高下，氣有温涼，高者氣寒，下者氣暑②。』必謹察之。

帝曰：善。天地陰陽，視而可見，何必思諸冥昧，演法推求，智極心勞而無所得邪！

黃帝問曰：五運六氣之應見，六化之正，六變之紀何如？

岐伯對曰：夫六氣正紀，有化有變，有勝有復，有用有病，不同其候，帝欲何乎？

帝曰：願盡聞之。

---

① 冬寒：人衛本改作『夏寒』。

② 暑：當據讀書堂本、古林堂本、趙府本改作『熱』，與《五常政大論》同。

岐伯曰：請遂言之，遂，盡也。夫氣之所至也，厥陰所至爲和平，初之氣，木之化。少陰所至爲暄，二之氣，君火也。太陰所至爲埃溽，四之氣，土之化。少陽所至爲炎暑，三之氣，相火也。陽明所至爲清勁，五之氣，金之化。太陽所至爲寒雰。終之氣，水之化。時化之常也。四時氣正化之常候。

厥陰所至爲風府，爲璺啓；璺，微裂也。啓，開坼也。少陰所至爲火府，爲舒榮；太陰所至爲雨府，爲員盈；物承土化，質員盈滿。又雨界地綠，文見如環，爲員化明矣。少陽所至爲熱府，爲行出；藏熱者，出行也。陽明所至爲司殺府，爲庚蒼；庚，更也。更，代也，易也。太陽所至爲寒府，爲歸藏。物寒，故歸藏也。司化之常也。

厥陰所至爲生，爲風摇；木之化也。少陰所至爲榮，爲形見；火之化也。太陰所至爲化，爲雲雨；土之化也。少陽所至爲長，爲蕃鮮；火之化也。陽明所至爲收，爲霧露；金之化也。太陽所至爲藏，爲周密。水之化也。氣化之常也。

厥陰所至爲風生，終爲肅；風化以生，則風生也。肅，靜也。○新校正云：按《六微旨大論》云：「風位之下，金氣承之。」故厥陰爲風生，而終爲肅也。少陰所至爲熱生，中爲寒；熱化以生，則熱生也。陰精承上，故中爲寒也。○新校正云：按《六微旨大論》云：「少陰之上，熱氣治之，中見太陽。」故爲熱生而中爲寒也。又云：「君位之下，陰精①承之。」亦爲寒之義也。太陰所至爲濕生，終爲注雨；濕化以生，則濕生也。太陰在上，故終爲注雨。○新校正云：按《六微旨大論》云：「土位之下，風氣承之。」王注云：「疾風之後，雨乃零，濕爲風吹，化而爲雨。」故太陰爲濕生，而終爲注雨也矣。少陽所至爲火生，終

① 陰精：《六微旨大論》及本篇上文王冰注作「陰清」。

爲蒸溽；火化以生，則火生也。陽在上，故終爲蒸溽。〇新校正云：按《六微旨大論》云：「相火之下，水氣承之。」故少陽爲火生，而終爲蒸溽也矣。陽明所至爲燥生，終爲涼；燥化以生，則躁生也。陰在上，故終爲涼。〇新校正云：詳此六氣俱先言本化，次言所反之氣，而獨陽明之化言「躁生，終爲涼」，未見所反之氣。再尋上下文義，當云「陽明所至爲涼生，終爲燥」，方與諸氣之義同貫。蓋以金位之下，火氣承之，故陽明爲清生，而終爲燥也。太陽所至爲寒生，中爲温。寒化以生，則寒生也。陽在内，故中爲温。〇新校正云：按《五運行大論》云：「太陽之上，寒氣治之，中見少陰。」故爲寒生而中爲温。德化之常也。風生毛形，熱生翮形，濕生倮形，火生羽形，燥生介形，寒生鱗形，六化皆爲主歲及間氣所在而各化生，常無替也，非德化則無能化生也。

厥陰所至爲毛化，形之有毛者。少陰所至爲羽化，有羽翼①飛行之類也。太陰所至爲倮化，無毛羽鱗甲之類也。少陽所至爲羽化，薄明羽翼，蜂蟬之類，非翎羽之羽也。陽明所至爲介化，有甲之類。太陽所至爲鱗化，身有鱗也。德化之常也。

厥陰所至爲生化，温化也。少陰所至爲榮化，暄化也。太陰所至爲濡化，濕化也。少陽所至爲茂化，熱化也。陽明所至爲堅化，涼化也。太陽所至爲藏化，寒化也。布政之常也。

厥陰所至爲飄怒太涼，飄怒，木也。大涼，下承之金氣也。少陰所至爲大暄寒，太暄，君火也。寒，下承之陰精也。太陰所至爲雷霆驟注烈風，雷霆驟注，土也。烈風，下承之水氣也。少陽所至爲飄風燔燎霜凝，飄風，旋轉風也。霜凝，下承之水氣也。陽明所至爲散落温，散落，金也。温，下承之火氣也。太陽所至爲寒雪冰雹白埃，霜雪冰雹，水也。白埃，下承之土氣也。氣變之常也。變，謂變常平之氣而爲甚用也。用甚不已，則下承之氣兼行，故皆非本氣也。

厥陰所至爲撓動，爲迎隨；風之性也。少陰所至爲高明焰，爲曛，焰，陽焰也。曛，赤黄色也。太陰所至爲沈陰，爲

---

① 翼：讀書堂本、古林堂本、趙府本作「翮」。

白埃，爲晦暝；暗蔽不明也。少陽所至爲光顯，爲彤雲，爲曛；光顯，電也，流光也，明也。彤，赤色也。少陰氣同。陽明所至爲煙埃，爲霜，爲勁切，爲悽鳴；殺氣也。太陽所至爲剛固，爲堅芒，爲立。寒化也。令行之常也。令行則庶物無違。

厥陰所至爲裏急，筋緛①縮故急。少陰所至爲瘍胗身熱，火氣生也。太陰所至爲積飲否隔，土凝也。少陽所至爲嚏嘔，爲瘡瘍，火氣生也。陽明所至爲浮虚，浮虚，薄腫按之復起也。太陽所至爲屈伸不利。病之常也。

厥陰所至爲支痛；支，柱妨也。少陰所至爲驚惑，惡寒，戰慓②，譫妄；譫，亂言也。今詳『慓』字當作『慄③』字。太陰所至爲稸滿；少陽所至爲驚躁，瞀昧④暴病；陽明所至爲鼽尻⑤陰股膝髀腨䯒足病；太陽所至爲腰痛。病之常也。

厥陰所至爲緛戾，少陰所至爲悲妄衄衊，衊，污血，亦脂也。太陰所至爲中滿霍亂吐下，少陽所至爲喉痺耳鳴嘔涌，涌，謂溢食不下也。陽明所至⑥皴揭，身皮皺象。太陽所至爲寢汗痙。寢汗，謂睡中汗發於胸嗌頸掖之間也。俗誤呼爲盜汗。病之常也。

厥陰所至爲脇痛嘔泄，泄，謂利也。少陰所至爲語笑，太陰所至爲重胕腫，胕腫，謂肉泥，按之不起也。少陽所至爲暴注瞤瘛暴死，陽明所至爲鼽嚏，太陽所至爲流泄禁止。病之常也。

---

① 緛：原作『緩』，據讀書堂本、古林堂本、趙府本改。按，『緛』音軟，縮短之義。《玉篇·糸部》：『緛，縮也。』
② 慓：原作『慄』，形誤。據讀書堂本、趙府本改，與王冰注文合。
③ 慄：原作『慓』，形誤。據讀書堂本、古林堂本、趙府本改。
④ 昧：原作『味』，形誤。據讀書堂本、古林堂本、趙府本改。
⑤ 尻：原作『尻』，據讀書堂本、古林堂本、趙府本改。
⑥ 陽明所至：讀書堂本、古林堂本、趙府本此下有『爲脇痛』三字，疑底本脫文。

凡此十二變者，報德以德，報化以化，報政以政，報令以令，氣高則高，氣下則下，氣後則後，氣前則前，氣中則中，氣外則外，位之常也。氣報德報化，謂天地氣也。高下前後中外，謂生病所也。手之陰陽其氣高，足之陰陽其氣下；足太陽氣在身後，足陽明氣在身前，足太陰、少陰、厥陰氣在身中，足少陽氣在身側。各隨所在言之，氣變生病象也。故風勝則動，動，不寧也。○新校正云：詳『風勝則動』至『濕勝則濡泄』五句，與《陰陽應象大論》文重，而兩注不同。熱勝則腫，熱勝氣則爲丹熛，勝血則爲癰膿，勝骨肉則爲胕腫，按之不起。燥勝則乾，乾於外則皮膚皴拆；乾於内則精血枯涸；乾於氣及津液，則肉乾而皮著於骨。寒勝則浮，浮，謂浮起按之處見也。濕勝則濡泄，甚則水閉胕腫，濡泄，水利也。胕腫，肉泥，按之陷而不起也。水閉則逸於皮中也。隨氣所在，以言其變耳。

帝曰：願聞其用也。

岐伯曰：夫六氣之用，各歸不勝而爲化，用，謂施其化氣。故太陰雨化，施於太陽；太陽寒化，施於少陰；少陰熱化，施於陽明；陽明燥化，施於厥陰；厥陰風化，施於太陰。各命其所在以徵之也。○新校正云：詳此當云『少陰少陽』。

帝曰：自得其位何如？

岐伯曰：自得其位，常化也。

帝曰：願聞所在也。

岐伯曰：命其位而方月可知也。隨氣所在，以定其方，六分占之，則日及地分無差矣。

帝曰：六位之氣，盈虚何如？

岐伯曰：太少異也。太者之至徐而常，少者暴而亡。力強而作，不能久長，故暴而無也。亡，無也。

帝曰：天地之氣，盈虚何如？

岐伯曰：天氣不足，地氣隨之；地氣不足，天氣從之。運居其中而常先也。運，謂木火土金水各主歲者也。地氣勝則歲運上升，天氣勝則歲氣下降，上升下降，運氣常先迁降也。惡所不勝，歸所同和，隨運歸從而生其病也。非其位則變生，變生則病作。故上勝則天氣降而下，下勝則地氣遷而上。勝，謂多也。上多則自降，下多則自遷，多少相移，氣之常也。〇新校正云：按《六微旨大論》云：『升已而降，降者謂天；降已而升，升者謂地。天氣下降，氣流于地；地氣上升，氣騰于天。故高下相召，升降相因，而變作矣。』此亦升降之義也矣。多少而差其分，多則遷降多，少則遷降少，多少之應，有微有甚異之也①。微者小差，甚者大差。甚則位易氣交易，則大變生而病作矣。《大要》曰：甚紀五分，微紀七分，其差可見。此之謂也。以其五分七分之，所以知天地陰陽過差矣。

帝曰：善。論言熱無犯熱，寒無犯寒。余欲不遠寒，不遠熱，奈何？

岐伯曰：悉乎哉問也！發表不遠熱，攻裏不遠寒。汗泄，故用熱不遠熱；下利，故用寒不遠寒。皆以其不住於中也。如是則夏可用熱，冬可用寒。不發不泄而無畏忌，是謂妄遠，法所禁也。皆謂不獲已而用之也。秋冬亦同。〇新校正云：按《至真要大論》云：『發不遠熱，無犯温涼。』

帝曰：不發不攻而犯寒犯熱何如？

岐伯曰：寒熱内賊，其病益甚。以水濟水，以火濟火，適足以更生病，豈唯本病之益甚乎！

帝曰：願聞無病者何如？

岐伯曰：無者生之，有者甚之。無病者犯禁，猶能生病，況有病者而求②輕減，不亦難乎！

① 異之也：讀書堂本、古林堂本、趙府本作『之異也』。
② 求：原作『未』，據讀書堂本、古林堂本、趙府本改。

帝曰：生者何如？

岐伯曰：不遠熱則熱至，不遠寒則寒至，寒至則堅否腹滿，痛急下利之病生矣；食已不飢，吐利腥穢，亦寒之疾也。熱至則身熱，吐下霍亂，癰疽瘡瘍，瞀鬱注下，瞤瘛腫脹，嘔鼽衄頭痛，骨節變肉痛，血溢血泄，淋閟之病生矣。暴瘖冒昧①，目不識人，躁擾狂越，妄見妄聞，罵詈驚癇，亦熱之病。

帝曰：治之奈何？

岐伯曰：時必順之，犯者治以勝也。春宜涼，夏宜寒，秋宜温，冬宜熱，此時之宜，不可不順。然犯熱治以寒，犯寒治以熱，犯春宜用涼，犯秋宜用温，是以勝也。犯熱治以鹹寒，犯寒治以甘熱，犯涼治以苦温，犯温治以辛涼，亦勝之道也。

黄帝問曰：婦人重身，毒之何如？

岐伯曰：有故無殞，亦無殞也。故，謂有大堅癥瘕，痛甚不堪，則治以破積愈癥之藥。是謂不救必迺盡死，救之蓋存其大也，雖服毒不死也。上無殞，言母必全。亦無殞，言子亦不死也。

帝曰：願聞其故何謂也？

岐伯曰：大積大聚，其可犯也，衰其太半而止，過者死。衰其太半，不足以害生，故衰太半則止其藥。若過禁待盡，毒氣内餘，無病可攻，以當毒藥，毒攻不已，則敗損中和，故過則死。〇新校正云：詳此婦人身重一節，與上下文義不接，疑他卷脱簡於此。

帝曰：善。鬱之甚者，治之奈何？天地五行應運，有鬱抑不申甚者也。

岐伯曰：木鬱達之，火鬱發之，土鬱奪之，金鬱泄之，水鬱折之，然調其氣，達，謂吐之，令其條達也。發，謂汗之，令其疏散也。

---

① 昧：原作『味』，形誤。據讀書堂本、古林堂本、趙府本改。

奪，謂下之，令無擁礙也。泄，謂滲泄之，解表利小便也。折，謂抑之，制其衝逆也。通是五法，乃氣可平調，後乃觀其虛盛而調理之也。過者折之，以其畏也，所謂寫之。過，太過也。太過者，以其味寫之，以鹹寫腎，酸寫肝，辛寫肺，甘寫脾，苦寫心。過者畏寫，故謂寫爲畏也。

帝曰：假者何如？

岐伯曰：有假其氣，則無禁也。正氣不足，臨氣勝之，假寒熱溫涼，以資四正之氣，則可以熱犯熱，以寒犯寒，以溫犯溫，以涼犯涼也。所謂主氣不足，客氣勝也。客氣，謂六氣更臨之氣。主氣，謂五藏應四時，正王春夏秋冬也。

帝曰：至哉聖人之道！天地大化運行之節，臨御之紀，陰陽之政，寒暑之令，非夫子孰能通之！請藏之靈蘭之室，署曰『六元正紀』，非齋戒不敢示，慎傳也。○新校正云：詳此與《氣交變大論》末文同。

重廣補注黃帝內經素問卷第二十一

【釋音】

六元正紀大論

憒音會　矇①音蒙　憹奴董切　翮②胡革切　痓臣郢切

① 矇：據正文，似當作『朦』。
② 翮：原誤作『融』，據正文改。

重廣補注黃帝内經素問卷第二十二

啓玄子　次注　林億　孫奇　高保衡等奉敕　校正　孫兆　重改誤

至真要大論篇第七十四

黃帝問曰：五氣交合，盈虛更作，余知之矣。六氣分治，司天地者，其至何如？五行主歲，歲有少多，故曰盈虛更作也。《天元紀大論》曰：『其始也，有餘而往，不足隨之；不足而往，有餘從之。』則其義也。天分六氣，散生太虛，三之氣司天，終之氣監地，天地生化，是爲大紀，故言司天地者，餘四可知矣。

岐伯再拜對曰：明乎哉問也！天地之大紀，人神之通應也。天地變化，人神運爲，中外雖殊，然其通應則一也。

帝曰：願聞上合昭昭，下合冥冥奈何？

岐伯曰：此道之所主，工之所疑也。不知其要，流散無窮。

帝曰：願聞其道也。

岐伯曰：厥陰司天，其化以風；飛揚鼓拆，和氣發生，萬物榮枯，皆因而化變成敗也。少陰司天，其化以熱；炎蒸鬱燠，故庶類蕃茂。太陰司天，其化以濕；雲雨潤澤，津液生成。少陽司天，其化以火；炎熾赫烈，以爍寒災。陽明司天，其化以燥；乾化以行，物無濕敗。太陽司天，其化以寒。對陽之化也。〇新校正云：詳注云『對陽之化』，『陽』字疑誤。以所臨藏位，命其病者也。肝木位東方，心火位南方，脾土位西南方及四維，肺金位西方，腎水位北方，是五藏定位。然六氣御①，五運所至，氣不相得則病，相得則和，故先以六氣所臨，後言五藏之病也。

帝曰：地化奈何？

岐伯曰：司天同候，間氣皆然。六氣之本，自有常性，故雖位易，而化治皆同。

帝曰：間氣何謂？

岐伯曰：司左右者，是謂間氣也。六氣分化，常以二氣司天地，爲上下吉凶勝復客主之事，歲中悔吝從而明之，餘四氣散居左右也。故《陰陽應象大論》曰：『天地者，萬物之上下；左右者，陰陽之道路。』此之謂也。

帝曰：何以異之？

岐伯曰：主歲者紀歲，間氣者紀步也。歲，三百六十五日四分日之一。步，六十日餘八十七刻半也。積步之日，而成歲也。

帝曰：善。歲主奈何？

岐伯曰：厥陰司天爲風化，巳亥之歲，風高氣遠，雲飛物揚，風之化也。在泉爲酸化，寅申之歲，木司地氣，故物化從酸。司氣爲蒼化，木運之氣，丁壬之歲化。蒼，青也。間氣爲動化。偏主六十日餘八十七刻半也。○新校正云：詳丑未之歲厥陰爲初之氣，子午之歲爲二之氣，辰戌之歲爲四之氣，卯酉之歲爲五之氣。

少陰司天爲熱化，子午之歲，陽光熠耀，暄暑流行，熱之化也。在泉爲苦化，卯酉之歲，火司地氣，故物以苦生。不司氣化，君不主運。○新校正云：按《天元紀大論》云：『君火以名，相火以位。』謂君火不主運也。居氣爲灼化。六十日餘八十七刻半也。居本位君火爲居，不當間之也。○新校正云：詳少陰不曰『間氣』，而云『居氣』者，蓋尊君火無所不居，不當間之也。王注云：『居本位爲居，不當間之。』則居他位不爲居而可間

---

① 御：人衛本於此上補『所』字，可從。

也。寅申之歲爲初之氣，丑未之歲爲二之氣，巳亥之歲爲四之氣，辰戌之歲爲五之氣也。太陰司天爲濕化，丑未之歲，埃鬱曚昧，雲雨潤濕之化也。在泉爲甘化，辰戌之歲也。土司地氣，故甘化先焉。司氣爲黅化，土運之氣，甲己之歲。黅，黃也。間氣爲柔化。濕化行，則庶物柔耎。○新校正云：詳太陰卯酉之歲爲初之氣，寅申之歲爲二之氣，子午之歲爲四之氣，巳亥之歲爲五之氣。

少陽司天爲火化，寅申之歲也。炎光赫烈，燔灼焦然，火之化也。在泉爲苦化，巳亥之歲也。火司地氣，故苦化先焉。司氣爲丹化，火運之氣，戊癸歲也。間氣爲明化，明，炳明也。亦謂霞燒。○新校正云：詳少陽辰戌之歲爲初之氣，卯酉之歲爲二之氣，寅申之歲爲四之氣，丑未之歲爲五之氣。

陽明司天爲燥化，卯酉之歲，清切高明，霧露蕭瑟，燥之化也。在泉爲辛化，子午之歲也。金司地氣，故辛化先焉。司氣爲素化，金運之氣，乙庚歲也。間氣爲清化，風生高勁，草木清冷，清之化也。○新校正云：詳陽明巳亥之歲爲初之氣，辰戌之歲爲二之氣，寅申之歲爲四之氣，丑未之歲爲五之氣。

太陽司天爲寒化，辰戌之歲，嚴肅峻整，慘慄凝堅，寒之化也。在泉爲鹹化，丑未之歲，水司地氣，故化從鹹。司氣爲玄化，水運之氣，丙辛歲也。間氣爲藏化。陰凝而冷，庶物斂容，歲之化也。○新校正云：詳子午之歲太陽爲初之氣，巳亥之歲爲二之氣，卯酉之歲爲四之氣，寅申之歲爲五之氣也。

故治病者，必明六化分治，五味五色所生，五藏所宜，廼可以言盈虛病生之緒也。學不厭備習也。

帝曰：厥陰在泉，而酸化先，余知之矣。風化之行也何如？

岐伯曰：風行于地，所謂本也，餘氣同法。厥陰在泉，風行于地。少陰在泉，熱行于地。太陰在泉，濕行于地。少陽在泉，火行于地。陽明在泉，燥行于地。太陽在泉，寒行于地。故曰餘氣同法也。本，謂六氣之上元氣也。本乎天者，天之氣也；本乎地者，地之氣也。化於天者爲天氣，化於地者爲地氣。○新校正云：按《易》曰：『本乎天者親上，本乎地者親下。』此之謂也。天地合氣，六節分而萬物化生矣。萬物居天地之間，悉爲六氣所生化，陰陽之用，未嘗有逃生化出陰陽也。故曰：謹候氣宜，無失病機。此之謂也。病機，下文具矣。

帝曰：其主病何如？言采藥之歲也。

岐伯曰：司歲備物，則無遺主矣。謹候司天地所主化者，則其味正①當其歲也。故彼藥工，專司歲氣，所收藥物則一歲二歲，其所主用無遺略也。今詳「則」字當作「用」②。

帝曰：先歲物何也？

岐伯曰：天地之專精也。專精之氣，藥物肥膿，又於使用，當其正氣味也。○新校正云：詳「先歲」疑作「司歲」。

帝曰：司氣者何如？司運氣也。

岐伯曰：司氣者主歲同，然有餘不足也。五運主歲者，有餘不足，比之歲物，恐有薄③，有餘之歲藥專精也。

帝曰：非司歲物何謂也？

岐伯曰：散也，非專精則散氣，散氣則物不純也。故質同而異等也，形質雖同，力用則異，故不尚之。氣味有薄厚，性用有躁靜，治保有多少，力化有淺深，此之謂也。物與歲不同者何？以此爾。

帝曰：歲主藏害何謂？

岐伯曰：以所不勝命之，則其要也。木不勝金，金不勝火之類是也。

帝曰：治之奈何？

---

① 正：原誤作「王」，據讀書堂本、古林堂本、趙府本改。

② 則字當作用：原書「則」誤作「前」；「用」誤作「則」。據讀書堂本、古林堂本、趙府本改。

③ 恐有薄：人衛本注：此上「疑脱「然不足之岁」」。

歧伯曰：上淫于下，所勝平之；外淫于内，所勝治之。淫，謂行所不勝己者也。上淫于下，天之氣也。外淫于内，地之氣也。隨所制勝而以平治之也。制勝，謂五味寒熱温凉隨勝用之，下文備矣。○新校正云：詳天氣主①歲，雖有淫勝，但當平調之，故不曰『治』而曰『平』也。

帝曰：善。平氣何如？平，謂診平和之氣。

歧伯曰：謹察陰陽所在而調之，以平爲期，正者正治，反者反治。知陰陽所在，則知尺寸應與不應。不知陰陽所在，則以得爲失，以逆爲從。故謹察之也。陰病陽不病，陽病陰不病，是爲正病，則正治之，謂以寒治熱，以熱治寒也。陰位已見陽脉，陽位又見陰脉，是謂反病，則反治之，謂以寒治寒，以熱治熱也。諸方之制，咸悉不然，故曰反者反治也。

帝曰：夫子言察陰陽所在而調之，論言人迎與寸口相應，若引繩小大齊等，命曰平。○新校正云：詳『論言』至『曰平』，本《靈樞經》之文，今出《甲乙經》，云：『寸口主中，人迎主外，兩者相應，俱往俱來，若引繩小大齊等，春夏人迎微大，秋冬寸口微大者，故名曰平也。』陰之所在，寸口何如？陰之所在，脉沈不應，引繩齊等，其候頗乖，故問以明之。

歧伯曰：視歲南北，可知之矣。

帝曰：願卒聞之。

歧伯曰：北政之歲，少陰在泉，則寸口不應；木火金水運，面北受氣，凡氣之在泉者，脉悉不見，唯其左右之氣脉可見之。在泉之氣，善則不見，惡者可見，病以氣及客主淫勝名之。在天之氣，其亦然矣。厥陰在泉，則右不應；少陰在右故。太陰在泉，則左不應。少陰在左故。南政之歲，少陰司天，則寸口不應；土運之歲，面南行令，故少陰司天，則二手寸口不應也。厥陰司天，則右不應；太陰司天，則左不應。亦左右義也。諸不應者，反其診則見矣。不應皆爲脉沈，脉沈下者仰手而沈，覆其手則沈爲浮，細爲大也。

---

① 主：原作『生』，形誤。據讀書堂本、古林堂本、趙府本改。

帝曰：尺候何如？

岐伯曰：北政之歲，三陰在下，則寸不應；三陰在上，則尺不應。司天曰上，在泉曰下。南政之歲，三陰在天，則寸不應；三陰在泉，則尺不應。左右同。天不應寸，左右悉與寸不應義同。故曰：知其要者，一言而終；不知其要，流散無窮。此之謂也。要，謂知陰陽所在也。知則用之不惑，不知則尺寸之氣，沈浮小大，常三歲一差，欲求其意，猶遶樹問枝，雖白首區區，尚未知所詣，況其旬月，而可知乎！

帝曰：善。天地之氣，內淫而病何如？

岐伯曰：歲厥陰在泉，風淫所勝，則地氣不明，平野昧，草迺早秀。民病洒洒振寒，善伸數欠，心痛支滿，兩脇裏急，飲食不下，鬲咽不通，食則嘔，腹脹善噫，得後與氣，則快然如衰，身體皆重。謂甲寅、丙寅、戊寅、庚寅、壬寅、甲申、丙申、戊申、庚申、壬申歲也。氣不明，謂天圍之際，氣色昏暗。風行地上，故平野皆然。昧，謂暗也。脇，謂兩乳之下及胠外也。伸，謂以欲伸努筋骨也。○新校正云：按《甲乙經》洒洒振寒，善伸數欠，爲胃病。食則嘔，腹脹善噫，得後與氣，則快然如衰，身體皆重，爲脾病。飲食不下，鬲咽不通，邪在胃脘也。蓋厥陰在泉之歲，木王而剋脾胃，故病如是。又按《脉解》云：『所謂食則嘔者，物盛滿而上溢，故嘔也。所謂得後與氣則快然如衰者，十二月陰氣下衰而陽氣且出，故曰得後與氣則快然如衰也。』

歲少陰在泉，熱淫所勝，則焰浮川澤，陰處反明。民病腹中常鳴，氣上衝胸，喘不能久立，寒熱皮膚痛，目瞑①齒痛頔腫，惡寒發熱如瘧，少腹中痛腹大，蟄蟲不藏。謂乙卯、丁卯、己卯、辛卯、癸卯、乙酉、丁酉、己酉、辛酉、癸酉歲也。陰處，北方也。不能久立，足無力也。腹大，謂心氣不足也。金火相薄而爲是也。○新校正云：按《甲乙經》，齒痛頔腫，爲大腸病；腹中雷鳴，氣常衝胸，喘不能久立，邪在大腸也。蓋少陰在泉之歲，火剋金，故大腸病也。

---

① 瞑：與『瞑』通。讀書堂本、古林堂本、趙府本皆作『瞑』。

歲太陰在泉，草乃早榮，〇新校正云：詳此四字疑衍。濕淫所勝，則埃昏巖谷，黄反見黑，至陰之交。民病飲積，心痛，耳聾渾渾焞焞，嗌腫喉痹，陰病血見，少腹痛腫，不得小便，病衝頭痛，目似脱，項似拔，腰似折，髀不可以回，膕如結，腨如别。謂甲辰、丙辰、戊辰、庚辰、壬辰、甲戌、丙戌、戊戌、庚戌、壬戌歲也。太陰爲土，色見應黄於天中，而反見於北方黑處也。水土同見，故曰『至陰之交』，合其氣色也。衝頭痛，謂腦後眉間痛也。膕，謂膝後曲脚之中也。腨，䯒後軟肉處也。〇新校正云：按《甲乙經》，耳聾渾渾焞焞，嗌腫喉痹，爲三焦病。爲①病衝頭痛，目似脱，項似拔，腰似折，髀不可以回，膕如結，腨如列②，爲膀胱足太陽病。又少腹腫痛，不得小便，邪在三焦。蓋太陰在泉之歲，土正剋太陽，故病如是也。

歲少陽在泉，火淫所勝，則焰明郊野，寒熱更至。民病注泄赤白，少腹痛溺赤，甚則血便。少陰同候。謂乙巳、丁巳、己巳、辛巳、癸巳、乙亥、丁亥、己亥、辛亥、癸亥歲也。處寒之時，熱更其氣，熱氣既往，寒氣後來，故云『更至』也。餘候與少陰在泉正同。

歲陽明在泉，燥淫所勝，則霿霧清瞑。民病喜嘔，嘔有苦，善大息，心脇痛不能反側，甚則嗌乾面塵，身無膏澤，足外反熱。謂甲子、丙子、戊子、庚子、壬子、甲午、丙午、戊午、庚午、壬午歲也。霿霧，謂霧暗不分，似霧也。清，薄寒也。言霧起霿暗，不辨物形而薄寒也。心脇痛，謂心之傍，脇中痛也。面塵，謂面上如有觸冒塵土之色也。〇新校正云：按《甲乙經》，病喜嘔，嘔有苦，善大息，心脇痛不能反側，甚則面塵，身無膏澤，足外反熱，爲膽病。嗌乾面塵，爲肝病。蓋陽明在泉之歲，金王剋木，故病如是。又按《脉解》云：『少陽所謂心脇痛者，言少陽盛也，盛者心之所表也，九月陽氣盡而陰氣盛，故心脇痛。所謂不可反側者，陰氣藏物也，物藏則不動，故不可反側也。』

歲太陽在泉，寒淫所勝，則凝肅慘慄。民病少腹控睾，引腰脊，上衝心痛，血見，嗌痛頷腫。謂乙丑、

---

① 爲：疑衍。人衛本删此字。

② 列：《甲乙·卷二·第一（上）》作『裂』；讀書堂本、古林堂本、趙府本作『别』。

丁丑、己丑、辛丑、癸丑、乙未、丁未、己未、辛未、癸未歲也。凝肅，謂寒氣靄空，凝而不動，萬物靜肅其儀形也。慘慄，寒甚也。控，引也。睾，陰丸也。頷，頰車前牙之下也。〇新校正云：按《甲乙經》，嗌痛頷腫，爲小腸病。又少腹控睾，引腰脊，上衝心肺，邪在小腸也。蓋太陽在泉之歲，水剋火，故病如是。

帝曰：善。治之奈何？

岐伯曰：諸氣在泉，風淫于內，治以辛涼，佐以苦，以甘緩之，以辛散之。風性喜温而惡清，故治之涼，是以勝氣治之也。佐以苦，隨其所利也。木苦急，則以甘緩之。苦抑，則以辛散之。《藏氣法時論》曰：『肝苦急，急食甘以緩之。肝欲散，急食辛以散之。』此之謂也。『食』亦音『飼』，己曰『食』，他曰『飼』也。大法正味如此，諸爲方者不必盡用之，但一佐二佐，病已則止。餘氣皆然。熱淫于內，治以鹹寒，佐以甘苦，以酸收之，以苦發之。熱性惡寒，故治以寒也。熱之大盛，甚於表者以苦發之，不盡復寒制之，寒制不盡，復苦發之，以酸收之。甚者再方，微者一方，可使必已。時發時止，亦以酸收之。濕淫于內，治以苦熱，佐以酸淡，以苦燥之，以淡泄之。濕與燥反，故治以苦熱，佐以酸淡也。燥除濕，故以苦燥其濕也。淡利竅，故以淡滲泄也。《藏氣法時論》曰：『脾苦濕，急食苦以燥之。』《靈樞經》曰：『淡利竅也①。』《生氣通天論》曰：『味過於苦，脾氣不濡，胃氣乃厚。』明苦燥也。〇新校正云：按《六②元正紀大論》曰：『下太陰，其化下甘温。』火淫于內，治以鹹冷，佐以苦辛，以酸收之，以苦發之。火氣大行心腹，心怒之所生也，鹹性柔耎，故以治之，以酸收之。大法候其須汗者，以辛佐之，不必要資苦味令其汗也。欲柔耎者，以鹹治之。《藏氣法時論》曰：『心欲耎，急食鹹以耎之。心苦緩，急食酸以收之。』此之謂也。燥淫于內，治以苦温，佐以甘辛，以苦下之。温利涼性，故以苦治之。下，謂利之使不得③也。〇新校正云：按《藏氣法時論》曰：『肺苦氣上逆，急食苦以泄之。』『用辛寫之，酸補之。』又按，下文司天燥淫所勝，佐以酸辛。此云『甘辛』者，『甘』字疑當作『酸』。《六④元正紀大論》云：『下酸熱。』與苦温之治又異。又云：『以酸收之而安其下，甚則以苦泄之也。』寒淫于

---

① 淡利竅也：今本《靈樞》未見此語。
② 六：原誤作『天』，據本書篇名改。
③ 不得：人衛本注：『一本有「燥結」。』
④ 六：原誤作『天』，據本書篇名改。

內，治以甘熱，佐以苦辛，以鹹寫之，以辛潤之，以苦堅之。以熱治寒，是爲摧勝，折其氣用，令不滋繁也。苦辛之佐，通事行之。○新校正云：按《藏氣法時論》曰：『腎苦燥，急食辛以潤之。腎欲堅，急食苦以堅之，用苦補之，鹹寫之。』舊注引此在『濕淫于內』之下，無義，今移於此矣。

帝曰：善。天氣之變何如？

岐伯曰：厥陰司天，風淫所勝，則太虛埃昏，雲物以擾，寒生春氣，流水不冰。民病胃脘當心而痛，上支兩脇，鬲咽不通，飲食不下，舌本強，食則嘔，冷泄腹脹，溏泄瘕水閉，蟄蟲不去，病本于脾。謂乙巳、丁巳、己巳、辛巳、癸巳、乙亥、丁亥、己亥、辛亥、癸亥歲也。是歲民病集於中也。風自天行，故太虛埃起。風動飄蕩，故雲物擾也。埃，青塵也。不分遠物，是爲埃昏。土之爲病，其善泄利。若病水，則小便閉而不下。若大泄利，則經水亦多閉絶也。○新校正云：按《甲乙經》，舌本強，食則嘔，腹脹溏泄瘕水閉，爲脾病。又胃病者，腹脾①脹，胃脘當心而痛，上支兩脇，隔咽不通，食飲不下。蓋厥陰司天之歲，木勝土，故病如是也。衝陽絶，死不治。衝陽在足跗上動脈應手，胃之氣也。衝陽脉微則食飲減少，絶則藥食不入，亦下嗌還出也。攻之不入，養之不生，邪氣日強，真氣內絶，故其必死，不可復也。

少陰司天，熱淫所勝，怫熱至，火行其政。民病胸中煩熱，嗌乾，右胠滿，皮膚痛，寒熱欬喘，大雨且至，唾血血泄，鼽衄嚏嘔，溺色變，甚則瘡瘍胕腫，肩背臂臑及缺盆中痛，心痛肺䐜，腹大滿，膨膨而喘欬，病本于肺。謂甲子、丙子、戊子、庚子、壬子、甲午、丙午、戊午、庚午、壬午歲也。佛熱至，是火行其政乃爾。是歲民病集於右，蓋以小陽通心故也。病自肺生，故曰病本于肺也。○新校正云：按《甲乙經》，溺色變，肩背臂臑及缺盆中痛，肺脹滿膨膨而喘欬，爲肺病。鼽衄，爲大腸病。蓋少陰司天之歲，火剋金，故病如是。又王注『民病集於右，以小陽通心故』，按《甲乙經》小腸附脊左環，回腸附脊右②環。所說不應，得非火勝剋金而大腸病歟？尺澤絶，死

① 脾：當據《甲乙·卷九·第七》改作『䐜』。

② 右：原作『在』，形誤。據讀書堂本、趙府本改，與本書《奇病論》王冰注引《甲乙經》合。按，今本《甲乙·卷二·第七》作『左環』。

不治。尺澤，在肘内廉大文中，動脉應手，肺之氣也。火爍於金，承天之命①，金氣内絶，故必危亡。尺澤不至，肺氣已絶，榮衛之氣，宣行無主，真氣内竭，生之何有哉！

太陰司天，濕淫所勝，則沈陰且布，雨變枯槁，胕腫骨痛陰痺，陰痺者按之不得，腰脊頭項痛，時眩，大便難，陰氣不用，飢不欲食，欬唾則有血，心如懸，病本于腎。謂乙丑、丁丑、己丑、辛丑、癸丑、乙未、丁未、己未、辛未、癸未歲也。沈，久也。腎氣受邪，水無能潤，下焦枯涸，故大便難也。○新校正云：按《甲乙經》『飢不用食，欬唾則有血，心懸如飢狀』，爲腎病。又：『邪在腎，則骨痛陰痺，陰痺者按之而不得，腹脹腰痛，大便難，肩背頸項強痛，時眩。』蓋太陰司天之歲，土剋水，故病如是矣。太谿絶，死不治。太谿在足内踝後跟骨上，動脉應手，腎之氣也。土邪勝水，而腎氣内絶，邪甚正微，故方無所用矣。

少陽司天，火淫所勝，則温氣流行，金政不平。民病頭痛，發熱惡寒而瘧，熱上皮膚痛，色變黄赤，傳而爲水，身面胕腫，腹滿仰息，泄注赤白，瘡瘍欬唾血，煩心胸中熱，甚則鼽衄，病本于肺。謂甲寅、丙寅、戊寅、庚寅、壬寅、甲申、丙申、戊申、庚申、壬申歲也。火來用事，則金氣受邪，故曰『金政不平』也。火炎於上，金肺受邪，客熱内燔，水無能救，故化生諸病也。制火之客則已矣。○新校正云：按《甲乙經》：『邪在肺，則皮膚痛，發寒熱。』蓋少陽司天之歲，火剋金，故病如是也。天府絶，死不治。天府在肘後内側②上，掖下同身寸之三寸，動脉應手，肺之氣也。火勝而金脉絶，故死。

陽明司天，燥淫所勝，則木迺晚榮，草迺晚生，筋骨内變。民病左胠脇痛，寒清于中，感而瘧，大涼革候，欬，腹中鳴，注泄鶩溏，名木斂，生菀于下，草焦上首，心脇暴痛，不可反側，嗌乾面塵，腰痛，丈夫㿗疝，婦人少腹痛，目昧眥瘍，瘡痤癰，蟄蟲來見，病本于肝。謂乙卯、丁卯、己卯、辛卯、癸卯、乙酉、丁酉、己酉、辛酉、癸酉歲也。金勝，故草木晚生榮也。配於人身，則筋骨内應而不用也。大涼之氣，變易時候，則人寒清發於中，内感寒氣則爲痎瘧也。大腸居右，肺氣通之，今肺氣内淫，肝居于左，故左胠脇痛如刺割也。其歲民自注泄，則無淫勝之疾也。大涼，次寒也。大涼且甚，陽氣不行，故木容收

---

① 承天之命：『天』，原作『大』，形誤。據讀書堂本、古林堂本、趙府本改。

② 内側：原作『彼側』。據讀書堂本、古林堂本、趙府本改。

斂，草榮悉晚。生氣已升，陽不布令，故閉積生氣而稸於下也。在人之應，則少腹之内，痛氣居之。發疾於仲夏，瘡瘍之疾猶及秋中，瘡痓之類生於上，癰腫之患生於下，瘡色雖赤，中心正白，物氣之常也。〇新校正云：按《甲乙經》『腰痛不可以俛仰，丈夫㿗疝，婦人少腹腫，甚則嗌乾面塵』，爲肝病。又，『胸滿、洞泄』，爲肝病。又『心脇痛不能反側，目鋭眥痛，缺盆中腫痛，掖下腫，馬刀挾癭，汗出振寒瘧』，爲膽病。蓋陽明司天之歲，金剋木，故病如是。又按《脉解》云：『厥陰所謂㿗疝，婦人少腹腫者，厥陰者辰也，三月陽中之陰，邪在中，故曰㿗疝少腹腫也。』太衝絶，死不治。太衝，在足大指本節後二寸，脉動應手，肝之氣也。金來伐木，肝氣内絶，真不勝邪，死其宜也。

太陽司天，寒淫所勝，則寒氣反至，水且冰，血變于中，發爲癰瘍，民病厥心痛，嘔血血泄鼽衄，善悲時眩仆。運火炎烈，雨暴迺雹，胸腹滿，手熱肘攣掖腫①，心澹澹大動，胸脇胃脘不安，面赤目黄，善噫嗌乾，甚則色炲，渴而欲飲，病本于心。謂甲辰、丙辰、戊辰、庚辰、壬辰、甲戌、丙戌、戊戌、庚戌、壬戌歲也。太陽司天，寒氣布化，故水且冰，而血凝皮膚之間，衛氣結聚，故爲癰也。若乘火運，而火熱炎烈，與水交戰，故暴雨半珠形雹也。心氣爲噫，故善噫。是歲民病集於心脇之中也，陽氣内鬱，濕氣下蒸，故心厥痛而嘔血血泄鼽衄，面赤目黄，善噫，手熱肘攣掖腫，嗌乾。甚則寒氣勝陽，水行凌火，火氣内鬱，故渴而欲飲也。病始心生，爲陰凌犯故云病本于②心也。〇新校正云：按《甲乙經》『手熱肘攣掖腫，甚則胸脇支滿，心澹澹大動，面赤目黄』，爲手心主病。又『邪在心，則病心痛善悲，時眩仆』。蓋太陽司天之歲，水剋火，故病如是。神門絶，死不治。神門，在手之掌後鋭骨之端，動脉應手，真心氣也。水行乘火，而心氣内結，神氣已亡，不死何待？善知其診，故不治也。所謂動氣，知其藏也。所以診視而知死者何？以皆是藏之經脉動氣，知神藏之存亡爾。

帝曰：善。治之奈何？謂可攻治者。

岐伯曰：司天之氣，風淫所勝，平以辛涼，佐以苦甘，以甘緩之，以酸寫之。厥陰之氣，未爲盛熱，故曰涼藥平之。夫氣之用也，積涼爲寒，積温爲熱。以熱少之，其則温也。以寒少之，其則涼也。以温多之，其則熱也。以涼多之，其則寒也。各當其分，則寒寒也，温温也，熱熱也，涼涼也。方書之用，可不務乎！故寒熱温涼，遷③降多少，善爲方者，意必精通，餘氣皆然，從其制也。〇新校正云：按

---

① 腫：原作『衝』，形誤。據讀書堂本、古林堂本、趙府本改，王冰注合。
② 于：原作『手』，形誤。據讀書堂本、古林堂本、趙府本改，與經文合。
③ 遷：原作『商』，形誤。據讀書堂本、古林堂本、趙府本改。

本論上文云：『上淫于下，所勝平之。外淫于内，所勝治之。』故在泉曰治，司天曰平也。熱淫所勝，平以鹹寒，佐以苦甘，以酸收之。熱氣已退，時發動者，是爲心虚，氣散不斂，以酸收之。雖以酸收，亦兼寒助，乃能殄除其源本矣。熱見太甚，則以苦發之。汗已便涼，是邪氣盡，勿寒水之。汗已猶熱，是邪氣未盡，則以酸收之。已又熱，則復汗之。已汗復熱，是藏虚也，則補其心可矣。法則合爾，諸治熱者，亦未必得再三發三治，況四變而反覆者乎。濕淫所勝，平以苦熱，佐以酸辛，以苦燥之，以淡泄之。濕氣所淫，皆爲腫滿，但除其濕，腫滿自衰。因濕生病，不腫不滿者，亦爾治之。濕氣在上，以苦吐之，濕氣在下，以苦泄之，以淡滲之，則皆燥也。泄，謂滲泄，以利水道，下小便爲法。然酸雖熱，亦用利小便，去伏水也。治濕之病，不下小便，非其法也。○新校正云：按濕淫于内，佐以酸淡。此云『酸辛』者，『辛』疑當作『淡』。濕上甚而熱，治以苦温，佐以甘辛，以汗爲故而止，身半以上，濕氣餘，火氣復鬱，鬱濕相薄，則以苦温甘辛之藥，解表流汗而祛之，故云以汗爲除病之故而已也。火淫所勝，平以酸冷，佐以苦甘，以酸收之，以苦發之，以酸復之。熱淫同。同熱淫義，熱亦如此法，以酸復其本氣也。不復其氣，則淫氣空虚，招其損。燥淫所勝，平以苦濕，佐以酸辛，以苦下之。制燥之勝，必以苦濕，是以火之氣味也。宜下必以苦，宜補必以酸，宜寫必以辛。清甚生寒，留而不去，則以苦濕下之。氣有餘，則以辛寫之。諸氣同。○新校正云：按上文『燥淫于内，治以苦温』，此云『苦濕』者，『濕』當爲『温』，文注中『濕』字三，並當作『温』。又按《六元正紀大論①》亦作『苦小温』。寒淫所勝，平以辛熱，佐以甘苦，以鹹寫之。淫散止之，不可過也。○新校正云：按上文『寒淫于内，治以甘熱，佐以苦辛』，此云『平以辛熱，佐以甘苦』者，此文爲誤。又按《六元正紀大論》云：『太陽之政，歲宜苦以燥之也。』

帝曰：善。邪氣反勝，治之奈何？不能淫勝於他氣，反爲不勝之氣爲邪以勝之。

岐伯曰：風司于地，清反勝之，治以酸温，佐以苦甘，以辛平之。厥陰在泉，則風司于地，謂五寅歲、五申歲。邪氣勝盛，故先以酸寫，佐以苦甘。邪氣退則正氣虚，故以辛補養而平之。熱司于地，寒反勝之，治以甘熱，佐以苦辛，以鹹平之。少陰在泉，則熱司于地，謂五卯、五酉之歲也。先寫其邪，而後平其正氣也。

① 六元正紀大論：『六』原作『天』，據讀書堂本、古林堂本、趙府本改。下同。

濕司于地，熱反勝之，治以苦冷，佐以鹹甘，以苦平之。太陰在泉，則濕司于地，謂五辰、五戌歲也。補寫之義，餘氣皆同。火司于地，寒反勝之，治以甘熱，佐以苦辛，以鹹平之。少陽在泉，則火司于地，謂五巳、五亥歲也。燥司于地，熱反勝之，治以平寒，佐以苦甘，以酸平之，以和爲利。陽明在泉，則燥司于地，謂五子、五午歲也。燥之性，惡熱亦畏寒，故以冷熱和平爲方制也。寒司于地，熱反勝之，治以鹹冷，佐以甘辛，以苦平之。太陽在泉，則寒司于地，謂五丑、五未歲也。此六氣方治，與前淫勝法殊貫①，云『治』者，寫客邪之勝氣也；云『佐』者，皆所利所宜也；云『平』者，補已弱之正氣也。

帝曰：其司天邪勝何如？

岐伯曰：風化於天，清反勝之，治以酸温，佐以甘苦。亥巳歲也。熱化於天，寒反勝之，治以甘温，佐以苦酸辛。子午歲也。濕化於天，熱反勝之，治以苦寒，佐以苦酸。丑未歲也。火化於天，寒反勝之，治以甘熱，佐以苦辛。寅申歲也。燥化於天，熱反勝之，治以辛寒，佐以苦甘。卯酉歲也。寒化於天，熱反勝之，治以鹹冷，佐以苦辛。辰戌歲也。

帝曰：六氣相勝奈何？先舉其用爲勝。

岐伯曰：厥陰之勝，耳鳴頭眩，憒憒欲吐，胃鬲如寒，大風數舉，倮蟲不滋，胠脇氣并，化而爲熱，小便黄赤，胃脘當心而痛，上支兩脇，腸鳴飧泄，少腹痛，注下赤白，甚則嘔吐，鬲咽不通。五巳、五亥歲也。心下齊上，胃之分。胃鬲，謂胃脘之上及大鬲之下，風寒氣生也。氣并，謂偏著一邊。鬲咽，謂食飲入而復出也。〇新校正云：按《甲乙經》『胃病者，胃脘當心而痛，上支兩脇，鬲咽不通也。』

① 與前淫勝法殊貫：『貫』字費解，疑爲『其』形誤，屬下讀，待考。讀書堂本、古林堂本、趙府本『貫』下有『其』字，屬下讀。

少陰之勝，心下熱善飢，齊下反動，氣遊三焦，炎暑至，木廼津，草廼萎，嘔逆躁煩，腹滿痛溏泄，傳爲赤沃。五子、五午歲也。沃，沫①也。

太陰之勝，火氣内鬱，瘡瘍於中，流散於外，病在胠脇，甚則心痛熱格，頭痛喉痹項強，獨勝則濕氣内鬱，寒迫下焦，痛留頂，互引眉間，胃滿，雨數至，燥②化廼見，少腹滿，腰脽重強，内不便，善注泄，足下温，頭重足脛胕腫，飲發於中，胕腫於上。五丑、五未歲也。濕勝於上，則火氣内鬱。勝於中，則寒迫下焦。水溢河渠，則鱗蟲離水也。脽，謂臀肉也。不便，謂腰重内強直，屈伸不利也。獨勝，謂不兼鬱火也。胕腫於上，謂首面也。足脛腫，是火鬱所生也。〇新校正云：詳注云「水溢河渠，則鱗蟲離水也」，王作此注，於經文無所解。又按「太陰之復」云：「大雨時行，鱗見於陸。」則此文於「雨數至」下，脱少「鱗見於陸」四字，不然，則王注無因爲解也。

少陽之勝，熱客於胃，煩心心痛，目赤欲嘔，嘔酸善飢，耳痛溺赤，善驚譫妄，暑熱消爍，草萎水涸，介蟲廼屈，少腹痛，下沃赤白。五寅、五申歲也。熱暴甚，故草萎水涸，陰氣消爍。介蟲，金化也。火氣大勝，故介蟲屈伏。酸，醋水也。

陽明之勝，清發於中，左胠脇痛溏泄，内爲嗌塞，外發㿗疝，大凉肅殺，華英改容，毛蟲廼殃，胸中不便，嗌塞而欬。五卯、五酉歲也。大凉肅殺，金氣勝木，故草木華英，爲殺氣損削，改易形容，而焦其上首也。毛蟲木化，氣不宜金，故金政大行，而毛蟲死耗也。肝木之氣，下主於陰，故大凉行而㿗疝發也。胸中不便，謂呼吸回轉，或痛或緩急，而不利便也。氣太盛，故嗌塞而欬也。嗌，謂喉之下，接連胸中，肺兩葉之間者也。

太陽之勝，凝溧且至，非時水冰，羽廼後化，痔瘧發，寒厥入胃，則内生心痛，陰中廼瘍，隱曲不

① 沫：原作「洙」，據趙府本改。讀書堂本、古林堂本作「沐」，亦誤。
② 燥：《類經・卷二十七・第二十七》注：「當作『濕』。」

利，互引陰股，筋肉拘苛，血脉凝泣，絡滿色變，或爲血泄，皮膚否腫，腹滿食減，熱反上行，頭項囟頂腦戶中痛，目如脫，寒入下焦，傳爲濡寫。五辰、五戌歲也。寒氣凌逼，陽不勝之，故非寒時而止水冰結也。水氣大勝，陽火不行，故諸羽蟲生化而後也。拘，急也。苛，重也。絡，絡脉也。太陽之氣，摽①在於巔，故熱反上行於頭也。以其脉起於目内眥，上額交巔上，入絡腦，還出別下項，故囟頂及腦戶中痛，目如欲脫也。濡，謂水利也。○新校正云：按《甲乙經》痔瘧，頭項囟頂腦戶中痛，目如脫，爲太陽經病。

帝曰：治之奈何？

岐伯曰：厥陰之勝，治以甘清，佐以苦辛，以酸寫之。少陰之勝，治以辛寒，佐以苦鹹，以甘寫之。太陰之勝，治以鹹熱，佐以辛甘，以苦寫之。少陽之勝，治以辛寒，佐以甘鹹，以甘寫之。陽明之勝，治以酸溫，佐以辛甘，以苦泄之。太陽之勝，治以甘熱，佐以辛酸，以鹹寫之。六勝之至，皆先歸其不勝己者之②，故不勝者當先寫之以通其道，次寫所勝之氣令其退釋也。治諸勝而不寫遣之，則勝氣浸盛而内生諸病也。○新校正云：詳此爲治，皆先寫其不勝，而後寫其來勝，獨太陽之勝治以甘熱爲異，疑「甘」字「苦」之誤也，若云「治以苦熱」，則六勝之治皆一貫也。

帝曰：六氣之復何如？復，謂報復，報其勝也。凡先有勝，後必有復。○新校正云：按《玄珠》云：「六氣分正化對化，厥陰正司於亥，對化於巳。少陰正司於午，對化於子。太陰正司於未，對化於丑。少陽正司於寅，對化於申。陽明正司於酉，對化於卯。太陽正司於戌，對化於辰。正司化令之實，對司化令之虛。對化勝而有復，正化勝而不復。」此注云：「凡先有勝，後必有復。」似未然。

岐伯曰：悉乎哉問也！厥陰之復，少腹堅滿，裏急暴痛，偃木飛沙，倮蟲不榮，厥心痛，汗發嘔吐，飲食不入，入而復出，筋骨掉眩，清厥，甚則入脾，食痺而吐。裏，腹脇之内也。木偃沙飛，風之大也。風爲木勝，故土不榮。氣厥，謂氣衝胸脇而凌及心也，胃受逆氣而上攻心痛也。痛甚，則汗發泄。掉，謂肉中動也。清厥，手足冷也。食痺，謂食已心下痛，陰陰然不可名也，不可忍也，吐出乃止，此爲胃氣逆而不下流也。食飲不入，入而復出，肝乘脾胃，故令爾也。衝陽絶，死不治。衝陽，胃脉氣也。

---

① 摽：趙府本同。讀書堂本、古林堂本作「僄」。

② 之：疑爲「也」誤。

少陰之復，燠熱内作，煩躁鼽嚏，少腹絞痛，火見燔焫，嗌燥，分注時止，氣動於左，上行於右，欬，皮膚痛，暴瘖心痛，鬱冒不知人，迺洒淅惡寒，振慄譫妄，寒已而熱，渴而欲飲，少氣骨痿，隔腸不便，外爲浮腫噦噫，赤氣後化，流水不冰，熱氣大行，介蟲不復，病疿胗瘡瘍，癰疽痤痔，甚則入肺，欬而鼻淵。火熱之氣，自小腸從齊下之左入大腸，上行至左脇，甚則上行於右而入肺，故動於左，上行於右，皮膚痛也。分注，謂大小俱下也。骨痿，言骨弱而無力也。隔腸，謂腸如隔絶而不便寫也①，寒熱甚則然。陽明先勝，故赤氣後化。流水不冰，少陰之本司於地也。在人之應，則冬脉不凝。若高山窮谷，已是至高之處，水亦當冰；平下川流，則如經矣。火氣内蒸，金氣外拒，陽熱内鬱，故爲疿胗瘡瘍。胗甚，亦爲瘡也。熱少則外生疿胗，熱多則内結癰痤。小腸有熱則中外爲痔。其復熱之變，皆病於身後及外側也。瘡瘍疿胗生於上，癰疽痤痔生於下，反其處者皆爲逆也。天府絶，死不治。天府，肺脉氣也。○新校正云：按上文「少陰司天，熱淫所勝，尺澤絶，死不治。」「少陽司天，火淫所勝，天府絶，死不治。」此云少陰之復，「天府絶，死不治。」下文少陽之復，「尺澤絶，死不治。」文如相反者，蓋尺澤、天府，俱手太陰脉之所發動，故此互文也。

太陰之復，濕變迺舉，體重中滿，食飲不化，陰氣上厥，胸中不便，飲發於中，欬喘有聲，大雨時行，鱗見於陸，頭頂痛重，而掉瘛尤甚，嘔而密默，唾吐清液，甚則入腎，竅寫無度。濕氣内逆，寒氣不行，太陽上流，故爲是病。頭頂痛重，則腦中掉瘛尤甚。腸胃寒濕，熱無所行，重灼胸府，故胸中不便，食飲不化。嘔而密默，欲靜定也。喉中惡冷，故唾吐冷水也。寒氣易位，上入肺喉，則息道不利，故欬喘而喉中有聲也。水居平澤，則魚遊於市。頭頂囟痛，女人亦兼痛於眉間也。○新校正云：按上文太陰在泉，「頭痛項似拔」，又太陰司天云「頭項痛」。此云「頭頂痛」，「頂」疑當作「項」。太谿絶，死不治。太谿，腎脉氣也。

少陽之復，大熱將至，枯燥燔爇，介蟲迺耗，驚瘛欬衄，心熱煩躁，便數憎風，厥氣上行，面如浮埃，目乃瞤瘛，火氣内發，上爲口糜嘔逆，血溢血泄，發而爲瘧，惡寒鼓慄，寒極反熱，嗌絡焦槁，渴引水漿，色變黄赤，少氣脉萎，化而爲水，傳爲胕腫，甚則入肺，欬而血泄。火氣專暴，枯燥草木，燔焰自生，故燔爇也。爇，音焫。火内熾，

① 便寫也：原作「便也寫也」，上「也」字衍，據讀書堂本、古林堂本、趙府本删。

故驚瘛欬衄，心熱煩躁，便數憎風也。火炎於上，則庶物失色，故如塵埃浮於面，而目瞤動也。火爍於內，則口舌糜爛嘔逆，及爲血溢血泄。風火相薄，則爲温瘧。氣蒸熱化，則爲水病，傳爲胕腫。胕，謂皮肉俱腫，按之陷下，泥而不起也。如是之證，皆火氣所生也。尺澤絶，死不治。尺澤，肺脉氣也。

陽明之復，清氣大舉，森木蒼乾，毛蟲廼厲，病生胠脇，氣歸於左，善太息，甚則心痛否滿，腹脹而泄，嘔苦欬噦煩心，病在鬲中頭痛，甚則入肝，驚駭筋攣。殺氣大舉，木不勝之，故蒼清之葉，不及黃而乾燥也。厲謂疵厲，疾疫死也。清甚於內，熱鬱於外故也。太衝絶，死不治。太衝，肝脉氣也。

太陽之復，厥氣上行，水凝雨冰，羽蟲廼死，心胃生寒，胸膈不利，心痛否滿，頭痛善悲，時眩仆，食減，腰脽反痛，屈伸不便，地裂冰堅，陽光不治，少腹控睾，引腰脊，上衝心，唾出清水，及爲噦噫，甚則入心，善忘善悲。雨冰，謂雹也。寒而遇雹，死亦其宜。寒化於地，其上復土，故地體分裂，水積冰堅。久而不釋，是陽光之氣不治寒凝之物也。太陽之復，與不相持，上濕下寒，火無所往，心氣內鬱，熱由是生，火熱內燔，故生斯病。○新校正云：詳注云『與不相持』，『不』字疑作『土』。神門絶，死不治。神門，真心脉氣。

帝曰：善。治之奈何？復氣倍勝，故先問以治之。

岐伯曰：厥陰之復，治以酸寒，佐以甘辛，以酸寫之，以甘緩之。不大①緩之，夏猶不已，復重於勝，故治以辛寒也。○新校正云：按別本『治以酸寒』作『治以辛寒』也。

少陰之復，治以鹹寒，佐以苦辛，以甘寫之，以酸收之，辛苦發之，以鹹耎之。不大發汗，以寒攻之，持至仲秋，熱內伏結，

① 大：原作『太』，爲通假字，今改爲本字。

而爲心熱，少氣少力而不能起矣。熱伏不散，歸於骨矣。

太陰之復，治以苦熱，佐以酸辛，以苦寫之，燥之，泄之。不燥泄之，久而爲身腫腹滿，關節不利，腨及伏兔怫滿内作，膝腰脛内側胕腫病。

少陽之復，治以鹹冷，佐以苦辛，以鹹耎之，以酸收之，辛苦發之。發不遠熱，無犯温涼。少陰同法。不發汗以奪盛陽，則熱内淫於四支，而爲解㑊，不可名也。謂熱不甚，謂寒不甚，謂強不甚，謂弱不甚，不可以名言，故謂之解㑊。粗醫呼爲鬼氣惡病也。久久不已，則骨熱髓涸齒乾，乃爲骨熱病也。發汗奪陽，故無留熱。故發汗者，雖熱生病夏月，及差亦用熱藥以發之。當春秋時，縱火熱勝，亦不得以熱藥發汗，汗不發而藥熱内甚，助病爲瘧，逆伐神靈，故曰『無犯温涼』。少陰氣熱，爲療則同，故云『與少陰同法』也。數奪其汗，則津竭涸，故以酸收，以鹹潤也。○新校正云：按《六①元正紀大論》云：『發表不遠熱。』

陽明之復，治以辛温，佐以苦甘，以苦泄之，以苦下之，以酸補之。泄，謂滲泄，汗及小便、湯浴皆是也。秋分前後則亦發之，春有勝則依勝法，或不已，亦湯漬和其中外也。怒復之後，其氣皆虛，故補之以安全其氣。餘復治同。

太陽之復，治以鹹熱，佐以甘辛，以苦堅之。不堅則寒氣内變，止而復發，發而復止，綿歷年歲，生大寒疾。

治諸勝復，寒者熱之，熱者寒之，温者清之，清者温之，散者收之，抑者散之，燥者潤之，急者緩之，堅者耎之，脆者堅之，衰者補之，強者寫之，各安其氣，必清必靜，則病氣衰去，歸其所宗，此治之大體也。太陽氣寒，少陰、少陽氣熱，厥陰氣温，陽明氣清，太陰氣濕，有勝復則各倍其氣以調之，故可使平也。宗，屬也。調不失理，則餘之氣自歸其所屬，少之氣自安其所居。勝復衰已，則各補養而平定之，必清必靜，無妄撓之，則六氣循環，五神安泰。若運氣之寒熱，治之平之，亦各歸司天地氣也。

帝曰：善。氣之上下何謂也？

---

① 六：原作『天』，形誤。據讀書堂本、趙府本改。

岐伯曰：身半以上，其氣三矣，天之分也，天氣主之。身半以下，其氣三矣，地之分也，地氣主之。以名命氣，以氣命處，而言其病。半，所謂天樞也。身之半，正謂齊中也。或以腰爲身半，是以居中爲義，過天中也，中原之人悉如此矣。當伸臂指天，舒足指地，以繩量之，中正當齊也，故又曰①半，所謂天樞也。天樞，正當齊兩傍，同身寸之二寸也。其氣三者，假如少陰司天，則上有熱，中有太陽，兼之三也。六氣皆然。司天者其氣三，司地者其氣三，故身半以上三氣，身半以下三氣也。以名言其氣，以氣言其處，以氣處寒熱，而言其病之形證也。則如足厥陰氣，居足及股脛之內側，上行於少腹循脇。足陽明氣，在足之上，䯒之外，股之前，上行腹齊之傍，循胸乳上面。足太陽氣，起於目，上額絡頭，下項背過腰，橫過髀樞股後，下行入膕貫腨，出外踝之後，足小指外側。足太陰氣，循足及股脛之內側，上行腹脇之前。足少陰同之。足少陽氣，循脛外側，上行腹脇之側，循頰耳至目銳眥，在首之側。此足六氣之部主也。手厥陰、少陰、太陰氣，從心胸橫出，循臂內側，至中指、小指、大指之端。手陽明、少陽、太陽氣，並起手表，循臂外側，上肩及甲上頭。此手六氣之部主也。欲知病診，當隨氣所在以言之。當陰之分，冷②病歸之；當陽之分，熱病歸之。故勝復之作，先言病生寒熱者，必依此物理也。○新校正云：按《六微旨大論》云：『天樞之上，天氣主之。天樞之下，地氣主之。氣交之分，人氣從之也。』故上勝而下俱病者，以地名之。下勝而上俱病者，以天名之。彼氣既勝，此未能復，抑鬱不暢，而無所行，進則困於讎嫌，退則窮於怫塞，故上勝至則下與俱病，下勝至則上與俱病。上勝下病，地氣鬱也，故從地鬱以名地病。下勝上痛，天氣塞也，故從天塞以名天病。夫以天名者，方順天氣爲制，逆地氣而攻之。以地名者，方從天氣爲制則可。假如陽明司天，少陰在泉，上勝而下俱病者，是③怫於下而生也。天氣正勝，天④可逆之，故順天之氣，方同清也。少陰等司天上下勝同法。○新校正云：按《六元正紀大論》云：『上勝則天氣降而下，下勝則地氣遷而上。』此之謂也。所謂勝至，報氣屈伏而未發也。復至則不以天地異名，皆如復氣爲法也。勝至未復而病生，以天地異名爲式。復氣以發，則所生無問上勝下勝，悉皆依復氣爲病，寒熱之主也。

帝曰：勝復之動，時有常乎，氣有必乎？

---

① 曰：原作『日』，形誤。據讀書堂本、趙府本改。
② 冷：原作『令』，形誤。據讀書堂本、趙府本改。
③ 是：人衛本注：『疑脫「熱」』。
④ 天：人衛本注：『疑「安」』。

岐伯曰：時有常位，而氣無必也。雖位有常，而發動有無，不必定之也。

帝曰：願聞其道也。

岐伯曰：初氣終三氣，天氣主之，勝之常也。四氣盡終氣，地氣主之，復之常也。有勝則復，無勝則否。

帝曰：善。復已而勝何如？

岐伯曰：勝至則復，無常數也，衰迺止耳。勝微則復微，故復已而又勝。勝甚則復甚，故復已則少有再勝者也。假有勝者，亦隨微甚而復之爾。然勝復之道雖無常數，至其衰謝，則勝復皆自止也。復已而勝，不復則害，此傷生也。有勝無復，是復氣已衰，衰不能復，是天真之氣已傷敗甚，而生意盡。

帝曰：復而反病何也？

岐伯曰：居非其位，不相得也。大復其勝則主勝之，故反病也。捨己宮觀，適於他邦，己力已衰，主不相得，怨隨其後，唯便是求，故力極而復，主反襲之，反自病者也。所謂火燥熱也。少陽，火也。陽明，燥也。少陰，熱也。少陰、少陽在泉，爲火居水位。陽明司天，爲金居火位。金復其勝，則火主勝之。火復其勝，則水主勝之。餘氣勝復，則無主勝之病氣也，故又曰『所謂火燥熱也』。

帝曰：治之何如？

岐伯曰：夫氣之勝也，微者隨之，甚者制之。氣之復也，和者平之，暴者奪之。皆隨勝氣，安其屈伏，無問其數，以平爲期，此其道也。隨，謂隨之。安，謂順勝氣以和之也。制，謂制止。平，謂平調。奪，謂奪其盛氣也。治此者，不以數之多少，但以氣平和爲準度爾。

帝曰：善。客主之勝復奈何？客，謂天之六氣。主，謂五行之位也。氣有宜否，故各有勝復之者。

岐伯曰：客主之氣，勝而無復也。客主自有多少，以其爲勝與常勝殊。

帝曰：其逆從何如？

岐伯曰：主勝逆，客勝從，天之道也。客承天命，部統其方，主爲之下，固宜祗奉天命。不順而勝，則天命不行，故爲逆也。客勝於主，承天而行理之道，故爲順也。

帝曰：其生病何如？

岐伯曰：厥陰司天，客勝則耳鳴掉眩，甚則欬；主勝則胸脇痛，舌難以言。五巳、五亥歲也。

少陰司天，客勝則鼽嚏頸項強，肩背瞀熱，頭痛少氣，發熱耳聾目瞑，甚則胕腫血溢，瘡瘍欬喘；主勝則心熱煩躁，甚則脇痛支滿。五子、五午歲也。

太陰司天，客勝則首面胕腫，呼吸氣喘；主勝則胸腹滿，食已而瞀。五丑、五未歲也。

少陽司天，客勝則丹胗外發，及爲丹熛瘡瘍，嘔逆喉痺，頭痛嗌腫，耳聾血溢，内爲瘛瘲；主勝則胸滿欬仰息，甚而有血，手熱。五寅、五甲歲也。

陽明司天，清復内餘，則欬衄嗌塞，心鬲中熱，欬不止而白血出者死。復，謂復舊居也。白血，謂欬出淺紅色血，似肉似肺者。五卯、五酉歲也。○新校正云：詳此不言客勝主勝者，以金居火位，無客勝之理，故不言也。

太陽司天，客勝則胸中不利，出清涕，感寒則欬；主勝則喉嗌中鳴。五辰、五戌歲也。

厥陰在泉，客勝則大關節不利，内爲痙強拘瘛，外爲不便；主勝則筋骨繇併，腰腹時痛。五寅、五申歲也。大關節，腰膝也。

少陰在泉，客勝則腰痛，尻①股膝髀腨䯒足病，瞀熱以酸，胕腫不能久立，溲便變；主勝則厥氣上行，心痛發熱，鬲中，衆痺皆作，發於胠脇，魄汗不藏，四逆而起。五卯、五酉歲也。

太陰在泉，客勝則足痿下重，便溲不時，濕客下焦，發而濡寫，及爲腫隱曲之疾；主勝則寒氣逆滿，食飲不下，甚則爲疝。五辰、五戌歲也。隱曲之疾，謂隱蔽委曲之處病也。

少陽在泉，客勝則腰腹痛而反惡寒，甚則下白溺白；主勝則熱反上行而客於心，心痛發熱，格中而嘔。少陰同候。五巳、五亥歲也。

陽明在泉，客勝則清氣動下，少腹堅滿而數便寫；主勝則腰重腹痛，少腹生寒，下爲鶩溏，則寒厥於腸，上衝胸中，甚則喘不能久立。五子、五午歲也。鶩，鴨也。言如鴨之後也。

太陽在泉，寒復内餘，則腰尻痛，屈伸不利，股脛足膝中痛。五丑、五未歲也。〇新校正云：詳此不言客主勝者，蓋太陽以水居水位，故不言也。

帝曰：善。治之奈何？

岐伯曰：高者抑之，下者舉之，有餘折之，不足補之，佐以所利，和以所宜，必安其主客，適其寒温，同者逆之，異者從之。高者抑之，制其勝也。下者舉之，濟其弱也。有餘折之，屈其鋭也。不足補之，全其氣也。雖制勝扶弱，而客主須安。一氣失所，則矛楯②更作，榛棘互興，各伺其便，不相得志，内淫外併，而危敗之由作矣。同，謂寒熱温清，氣相比和者。異，謂水火金木土，不比和者。氣相得者，則逆所勝之氣以治之。不相得者，則順所不勝氣亦治之。治火勝負，欲益者以其味，欲寫者亦以其味，勝與不勝，皆折其氣也。何者？以其性躁動也。治熱亦然。

---

① 尻：原作「尻」。按，此當指臀部，今據讀書堂本、古林堂本、趙府本改。

② 楯：原作「循」，形誤。據讀書堂本、古林堂本、趙府本改。按，「楯」，同「盾」。

帝曰：治寒以熱，治熱以寒，氣相得者逆之，不相得者從之，余以知之矣。其於正味何如？

岐伯曰：木位之主，其寫以酸，其補以辛。木位春分前六十一日，初之氣也。火位之主，其寫以甘，其補以鹹。君火之位，春分之後六十一日，二之氣也。相火之位，夏至前後各三十日，三之氣也。二火之氣則殊，然其氣用則一矣。土位之主，其寫以苦，其補以甘。土之位，秋分前六十一日，四之氣也。金位之主，其寫以辛，其補以酸。金之位，秋分後六十一日，五之氣也。水位之主，其寫以鹹，其補以苦。水之位，冬至前後各三十日，終之氣也。

厥陰之客，以辛補之，以酸寫之，以甘緩之。少陰之客，以鹹補之，以甘寫之，以鹹收之。○新校正云：按《藏氣法時論》云：「心苦緩，急食酸以收之。心欲耎①，急食鹹以耎之。」此云「以鹹收之」者誤也。太陰之客，以甘補之，以苦寫之，以甘緩之。少陽之客，以鹹補之，以甘寫之，以鹹耎之。陽明之客，以酸補之，以辛寫之，以苦泄之。太陽之客，以苦補之，以鹹寫之，以苦堅之，以辛潤之。開發腠理，致津液通氣也。客之部主，各六十一日，居無常所，隨歲遷移。客勝則寫客而補主，主勝則寫主而補客，應隨當緩當急以治之。

帝曰：善。願聞陰陽之三也何謂？

岐伯曰：氣有多少，異用也。太陰爲正陰，太陽爲正陽，次少者爲少陰，次少者爲少陽，又次爲陽明，又次爲厥陰。厥陰爲盡，義具《靈樞·繫日月論》中。○新校正云：按《天元紀大論》云：「何謂氣有多少？鬼臾區曰：陰陽之氣，各有多少，故曰三陰三陽也。」

帝曰：陽明何謂也？

岐伯曰：兩陽合明也。《靈樞·繫日月論》曰：「辰者三月，主左足之陽明；巳者四月，主右足之陽明。兩陽合於前，故曰陽明也。」

① 耎：原作「夾」，形誤。據讀書堂本、古林堂本、趙府本改。此下注文、經文二「耎」字同。

帝曰：厥陰何也？

岐伯曰：兩陰交盡也。《靈樞·繫日月論》曰：『戌者九月，主右足之厥陰；亥者十月，主左足之厥陰。兩陰交盡，故曰厥陰也。』

帝曰：氣有多少，病有盛衰，○新校正云：按《天元紀大論》曰：『形有盛衰。』治有緩急，方有大小，願聞其約奈何？

岐伯曰：氣有高下，病有遠近，證有中外，治有輕重，適其至所爲故也。藏位有高下，府氣有遠近，病證有表裏，藥用有輕重，調其多少，和其緊慢，令藥氣至病所爲故，勿太過與不及也。《大要》曰：君一臣二，奇之制也；君二臣四，偶之制也；君二臣三，奇之制也；君二臣六，偶之制也。奇，謂古之單方。偶，謂古之復方也。單復一制皆有小大，故奇方云君一臣二、君二臣三；偶方云君二臣四、君二臣六也。病有小大，氣有遠近，治有輕重所宜，故云之制也。故曰：近者奇之，遠者偶之，汗者不以奇，下者不以偶，補上治上制以緩，補下治下制以急，急則氣味厚，緩則氣味薄，適其至所，此之謂也。汗藥不以偶方，氣不足以外發泄；下藥不以奇制，藥毒攻而致過。治上補上，方迅急則止不住而迫下；治下補下，方緩慢則滋道路而力又微。制急方而氣味薄，則力與緩等。制緩方而氣味厚，則勢與急同。如是爲緩不能緩，急不能急，厚而不厚，薄而不薄。則大小非制，輕重無度。則虛實寒熱，藏府紛撓，無由致理。豈神靈而可望安哉！病所遠而中道氣味之①者，食而過之，無越其制度也。假如病在腎而心之氣味，飼而冷②足，仍急過之。不飼以氣味，腎藥凌心，心復益衰。餘上下遠近例同。是故平氣之道，近而奇偶，制小其服也。遠而奇偶，制大其服也。大則數少，小則數多。多則九之，少則二之。湯丸多少，凡如此也。近遠，謂府藏之位也。心肺爲近，腎肝爲遠，脾胃居中。三陽胞脏膽亦有遠近，身三分之，上爲近，下爲遠也。或識見高遠，權以合宜，方奇而分兩偶，方偶而分兩奇，如是者近而偶制，多數服之，遠而奇制，少數服之，則肺服九，心服七，脾服五，肝服三，腎服二③，爲常制矣。故曰小則數多，大則數少。○新校正云：詳注云『三陽胞脏膽』，一本作『三腸胞脏膽』。

---

① 之：人衛本注：『之，疑「乏」。』王冰注文『之』字同。

② 冷：《素問校勘記》曰：『「冷」當作「令」』。

③ 二：人衛本改作『一』。

再詳『三陽』無義，『三陽』亦未爲得。腸有大小，并膽腸爲三，今已云胞膻，則不得云『三陽』，『三』當作『二』。奇之不去則偶之，是謂重方。偶之不去，則反佐以取之，所謂寒熱温涼，反從其病也。方與其重也寧輕，與其毒也寧善，與其大也寧小。是以奇方不去，偶方主之，偶方病在，則反一佐①，以同病之氣而取之也。夫熱與寒背，寒與熱違。微小之熱，爲寒所折；微小之冷，爲熱所消。甚大寒熱，則必能與違性者爭雄，能與異氣者相格，聲不同不相應，氣不同不相合，如是則且憚而不敢攻之，攻之則病氣與藥氣②抗行，而自爲寒熱以開閉③固守矣。是以聖人反其佐以同其氣，令聲氣應合，復令寒熱參合，使其終異始同，燥潤而敗，堅剛必折，柔脆自消爾。

帝曰：善。病生於本，余知之矣。生於標者，治之奈何？

岐伯曰：病反其本，得標之病；治反其本，得標之方。言少陰、太陽之二氣。餘四氣標本同。

帝曰：善。六氣之勝，何以候之？

岐伯曰：乘其至也，清氣大來，燥之勝也，風木受邪，肝病生焉。流於膽④也。熱氣大來，火之勝也，金燥受邪，肺病生焉。流於迴腸、大腸。○新校正云：詳注云『迴腸、大腸』，按《甲乙經》，迴腸即大腸。寒氣大來，水之勝也，火熱受邪，心病生焉。流於三焦、小腸。濕氣大來，土之勝也，寒水受邪，腎病生焉。流於膀胱。風氣大來，木之勝也，土濕受邪，脾病生焉。流於胃。所謂感邪而生病也。外有其氣，而内惡之，中外不喜，因而遂病，是謂感也。乘年之虚，則邪甚也。年木不足，外有清邪。年火不足，外有寒邪。年土不足，外有風邪。年金不足，外有熱邪。年水不足，外有濕邪。是年之虚也。歲氣不足，外邪湊甚。失時之和，亦邪甚也。六氣臨統，與位氣相剋，感之而病，亦隨所不勝而與内藏相應，邪復甚也。遇月之空，亦

---

① 一佐：讀書堂本、古林堂本、趙府本此上有『其』字。
② 藥氣：原作『聲氣』，據讀書堂本、趙府本改。
③ 開閉：疑當作『關閉』。
④ 膽：原誤作『瞻』，據讀書堂本、古林堂本、趙府本改。

邪甚也。謂上弦前，下弦後，月輪中空也。重感於邪，則病危矣。年已不足，邪氣大至，是一感也。年已不足，天氣剋之，此時感邪，是重感也。內氣召邪，天氣不祐，病不危，可乎？有勝之氣，其必來復也。天地之氣，不能相無，故有勝之氣，其必來復也。

帝曰：其脉至何如？

岐伯曰：厥陰之至其脉弦，耎虛而滑，端直以長，是謂弦。實而強則病，不實而微亦病，不端直長亦病，不當其位亦病，位不能弦亦病。少陰之至其脉鉤，來盛去衰，如偃帶鉤，是謂鉤。來不盛去反盛則病，來盛去盛亦病，來不盛去不盛亦病，不偃帶鉤亦病，不當其位亦病，位不能鉤亦病。太陰之至其脉沈，沈，下也。按之乃得，下諸位脉也。沈甚則病，不沈亦病，不當其位亦病，位不能沈亦病。少陽之至大而浮，浮，高也。大，謂稍大諸位脉也。大浮甚則病，浮而不大亦病，大而不浮亦病，不大不浮亦病，不當其位亦病，位不能大浮亦病。陽明之至短而濇，往來不利，是謂濇也。往來不遠，是謂短也。短甚則病，濇甚則病，不短不濇亦病，不當其位亦病，位不能短濇亦病。太陽之至大而長。往來遠，是謂長。大甚則病，長甚則病，長而不大亦病，大而不長亦病，不當其位亦病，位不能長大亦病。至而和則平，去太甚，則爲平調。不弱不強，是爲和也。至而甚則病，弦似張弓弦，滑如連珠，沈而附骨，浮高於皮，濇而止住，短如麻黍，大如帽簪，長如引繩，皆謂至而太甚也。至而反者病，應弦反濇，應大反細，應沈反浮，應浮反沈，應短濇反長滑，應耎虛反強實，應細反大，是皆爲氣反常平之候，有病乃如此見也。至而不至者病，氣位已至，而脉氣不應也。未至而至者病，按曆占之，凡得節氣，當年六位之分，當如南北之歲，脉象改易而應之。氣序未移而脉先變易，是先天而至，故病。陰陽易者危。不應天常，氣見交錯，失其恒位，更易見之，陰位見陽脉，陽位見陰脉，是易位而見也，二氣之亂，故氣危。○新校正云：按《六微旨大論》云：『帝曰：其有至而至，有至而不至，有至而太過何也？岐伯曰：至而至者和；至而不至，來氣不及也；未至而至，來氣有餘也。帝曰：至而不至，未至而至何如？岐伯曰：應則順，否則逆，逆則變生，變生則病。帝曰：請言其應。岐伯曰：物生其應也，氣脉其應也。』所謂脉應，即此脉應也。

帝曰：六氣標本，所從不同奈何？

岐伯曰：氣有從本者，有從標本者，有不從標本者也。

帝曰：願卒聞之。

岐伯曰：少陽太陰從本，少陰太陽從本從標，陽明厥陰不從標本從乎中也。少陽之本火，太陰之本濕，本末同，故從本也。少陰之本熱，其標陰；太陽之本寒，其標陽，本末異，故從本從標。陽明之中太陰，厥陰之中少陽，本末與中不同，故不從標本從乎中也。從本、從標、從中，皆以其爲化主之用也。故從本者，化生於本；從標本者，有標本之化；從中者，以中氣爲化也。化，謂氣化之元主也。有病以元主氣用寒熱治之。○新校正云：按《六微旨大論》云：『少陽之上，火氣治之，中見陽明；厥陰之上，燥氣治之，中見太陰；太陽之上，寒氣治之，中見少陰；厥陰之上，風氣治之，中見少陽；少陰之上，熱氣治之，中見太陽；太陰之上，濕氣治之，中見陽明。所謂本也，本之下，中之見也，見之下，氣之標也。本標不同，氣應異象。』此之謂也。

帝曰：脉從而病反者，其診何如？

岐伯曰：脉至而從，按之不鼓，諸陽皆然。言病熱而脉數，按之不動，乃寒盛格陽而致之，非熱也。

帝曰：諸陰之反，其脉何如？

岐伯曰：脉至而從，按之鼓甚而盛也。形證是寒，按之而脉氣鼓擊於手下盛者，此爲熱盛拒陰而生病，非寒也。是故百病之起，有生於本者，有生於標①者，有生於中氣者，有取本而得者，有取標而得者，有取中氣而得者，有取標本而得者，有逆取而得者，有從取而得者。反佐取之，是爲逆取。奇偶取之，是爲從取。寒病治以寒，熱病治以熱，是爲逆取。從，順也。逆，正順也。若順，逆也。寒盛格陽，治熱以熱；熱盛拒陰，治寒以寒之類，皆時謂之逆，外雖用逆，中乃順也，此逆乃正順也。若寒格陽而治以寒，熱拒寒而治以熱，外則雖順，中氣乃逆，故方若順，是逆也。故曰：知標與本，用之不殆，明知逆順，正行無問，此之謂也。不知是者，不足以言診，足以亂經。故《大要》曰：粗工嘻嘻，以爲可知，言熱未已，寒病復始，同氣異形，迷診亂經。此之謂也。嘻嘻，悅也。言心意怡悅，以爲知道終盡也。六氣之用，粗之與工，得其半也。厥陰之化，粗以爲寒，其乃是温。太陽之化，粗以爲熱，

① 標：原誤作『摽』，據讀書堂本、古林堂本、趙府本改。下文此誤甚多，皆徑改。

其乃是寒。由此差互，用失其道，故其學問識用，不達工之道半矣。夫太陽、少陰，各有寒化熱，量其標本應用則正反矣。何以言之？太陽本爲寒，標爲熱；少陰本爲熱，標爲寒。方之用亦如是也。厥陰、陽明，中氣亦爾。厥陰之中氣爲熱，陽明之中氣爲濕，此二氣亦反，其類太陽、少陰也。然太陽與少陰有標本，用與諸氣不同，故曰同氣異形也。夫一經之標本，寒熱既殊，言本當究其標，論標合尋其本。言氣不窮其標本，論病未辨其陰陽，雖同一氣而生，且阻寒溫之候，故心迷正理，治益亂經，呼曰粗工，允膺其稱爾。夫標本之道，要而博，小而大，可以言一而知百病之害，言標與本，易而勿損，察本與標，氣可令調，明知勝復，爲萬民式，天之道畢矣。天地變化，尚可盡知，況一人之診，而云冥昧，得經之要，持法之宗，爲天下師，尚卑其道，萬民之式，豈曰大哉。○新校正云：按《標本病傳論》云：『有其在標而求之於標，有其在本而求之於本，有其在本而求之於標，有其在標而求之於本。故治有取標而得者，有取本而得者，有逆取而得者，有從取而得者。故知逆與從，正行無問；知標本者，萬舉萬當；不知標本，是爲妄行。夫陰陽逆從標本之爲道也，小而大，言一而知百病之害；少而多，淺而博，可以言一而知百也。以淺而知深，察近而知遠，言標與本，易而勿及。治反爲逆，治得爲從。先病而後逆者，治其本；先逆而後病者，治其本；先寒而後生病者，治其本；先病而後生寒者，治其本；先熱而後生病者，治其本；先熱而後生中滿者，治其標；先病而後泄者，治其本；先泄而後生他病者，治其本。必且調之，乃治其他病。先病而後生中滿者，治其標；先中滿而後煩心者，治其本。人有客氣，有同氣。小大不利治其標，小大利治其本。病發而有餘，本而標之，先治其本後治其標；病發而不足，標而本之，先治其標，後治其本。謹察間甚，以意調之，間者并行，甚者獨行。先小大不利而後生病者，治其本。』此經論標本尤詳。

帝曰：勝復之變，早晏何如？

岐伯曰：夫所勝者，勝至已病，病已慍慍，而復已萌也。復心之慍，不遠而有。夫所復者，勝盡而起，得位而甚，勝有微甚，復有少多，勝和而和，勝虛而虛，天之常也。

帝曰：勝復之作，動不當位，或後時而至，其故何也？言陽盛於夏，陰盛於冬，清盛於秋，溫盛於春，天之常候。然其勝復氣用，四序不同，其何由哉？

岐伯曰：夫氣之生，與其化①衰盛異也。寒暑溫涼盛衰之用，其在四維。故陽之動，始於溫，盛於

① 與其化：《六元正紀大論》王冰注引此文作『化與其』，『化』字屬上讀，疑本文誤。

暑；陰之動，始於清，盛於寒。春夏秋冬，各差其分。言春夏秋冬四正之氣，在於四維之分也。即事驗之，春之温正在辰巳之月，夏之暑正在未申①之月，秋之涼正在戌亥之月，冬之寒正在寅丑之月。春始於仲春，夏始於仲夏，秋始於仲秋，冬始於仲冬。故丑之月，陰結層冰於厚地；未之月，陽焰電掣於天垂；戌之月，霜清肅殺而庶物堅；辰之月，風扇和舒而陳柯榮秀。此則氣差其分，昭然而不可蔽也。然陰陽之氣，生發收藏，與常法相會。徵其氣化及在人之應，則四時每差其日數，與常法相違。從差法，乃正當之也。故《大要》曰：彼春之暖，爲夏之暑；彼秋之忿，爲冬之怒。謹按四維，斥候皆歸，其終可見，其始可知。此之謂也。言氣之少壯也。陽之少爲暖，其壯也爲暑；陰之少爲忿，其壯也爲怒。此悉謂少壯之異氣，證用之盛衰，但立盛衰於四維之位，則陰陽終始應用皆可知矣。

帝曰：差有數乎？

岐伯曰：又凡三十度也。度者，日也。〇新校正云：按《六元正紀大論》曰：「差有數乎？曰：後皆三十度而有奇也。」此云三十度也者，此文爲略。

帝曰：其脉應皆何如？

岐伯曰：差同正法，待時而去也。脉亦差，以隨氣應也。待差日②足，應王氣至而乃去也。《脉要》曰：春不沉，夏不弦，冬不濇，秋不數，是謂四塞。天地四時之氣，閉塞而無所運行也。沉甚曰病，弦甚曰病，濇甚曰病，數甚曰病。但應天和氣，是則爲平。形見太甚，則爲力致，以力而致，安能久乎！故甚皆病。參見曰病，復見曰病，未去而去曰病，去而不去曰病，參③，謂參和諸氣來見。復見，謂再見已衰已死之氣也。去，謂王已而去者也。日行之度未出於差，是爲天氣未出④。日度過差，是謂天氣已去，而脉尚在，既非得應，故曰病也。反者死。夏見沉，秋見數，冬見緩，春見濇，是謂反也。犯違天命，生其能久乎！〇新校正云：詳上文『秋不數，是謂四塞』，此注云『秋見數，是謂反』，蓋以脉差只在仲月，

---

① 未申：原作『午未』，據讀書堂本、古林堂本、趙府本改。
② 日：原作『曰』，據讀書堂本、古林堂本、趙府本改。
③ 參：人衛本此下補『見』字，與經文合。
④ 出：據經文及王注下文，『出』當作『去』。

差之度盡而數不去，謂秋之季月而脉尚數，則爲反也。故曰：氣之相守司也，如權衡之不得相失也。權衡，秤也。天地之氣，寒暑相對，温清相望，如持秤也。高者否，下者否，兩者齊等，無相奪倫，則清靜而生化各得其分也。夫陰陽之氣，清靜則生化治，動則苛疾起，此之謂也。動，謂變動常平之候而爲災眚也。苛，重也。○新校正云：按《六微旨大論》云：『成敗倚伏生乎動，動而不已，則變作矣。』

帝曰：幽明何如？

岐伯曰：兩陰交盡故曰幽，兩陽合明故曰明，幽明之配，寒暑之異也。兩陰交盡於戌亥，兩陽合明於辰巳。《靈樞·繫日月論》云：『亥十月，左足之厥陰；戌九月，右足之厥陰。此兩陰交盡，故曰厥陰。辰三月，左足之陽明；巳四月，右足之陽明。此兩陽合於前，故曰陽明。』然陰交則幽，陽合則明，幽明之象，當由是也。寒暑位西南、東北，幽明位西北、東南。幽明之配，寒暑之位，誠斯異也。○新校正云：按《太始天元册文》云：『幽明既位，寒暑弛張。』

帝曰：分至何如？

岐伯曰：氣至之謂至，氣分之謂分，至則氣同，分則氣異，所謂天地之正紀也。因幽明之問，而形斯義也。言冬夏二至是天地氣主歲至其所在也。春秋二分，是間氣初二四五，四氣各分其政於主歲左右也。故曰『至則氣同，分則氣異』也。所言二至、二分之氣配者，此所謂是天地氣之正紀也。

帝曰：夫子言春秋氣始于前，冬夏氣始于後，余已知之矣。然六氣往復，主歲不常也，其補寫奈何？以分至明六氣分位，則初氣四氣，始於立春、立秋前各一十五日爲紀法。三氣六氣，始於立夏、立冬後各一十五日爲紀法。由是四氣前後之紀，則三氣六氣之中，正當二至日也。故曰『春秋氣始于前，冬夏氣始于後』也。然以三百六十五日易一氣，一歲已往，氣則改新，新氣既來，舊氣復去，所宜之味，天地不同，補寫之方，應知先後，故復以問之也。

岐伯曰：上下所主，隨其攸利，正其味，則其要也。左右同法。《大要》曰：少陽之主，先甘後鹹；陽明之主，先辛後酸；太陽之主，先鹹後苦；厥陰之主，先酸後辛；少陰之主，先甘後鹹；太陰之主，先苦後甘。佐以所利，資以所生，是謂得氣。主，謂主歲。得，謂得其性用也。得其性用則舒卷由人，不得性用則動生乖忤，豈祛邪之可望乎！適足以伐天真之妙氣爾。如是先後之味，皆謂有病先寫之而後補之也。

帝曰：善。夫百病之生也，皆生於風寒暑濕燥火，以之化之變也。風寒暑濕燥火，天之六氣也。靜而順者爲化，動而變者爲變，故曰之化之變也。經言盛者寫之，虚者補之，余錫以方士，而方士用之，尚未能十全。余欲令要道必行，桴鼓相應，猶拔刺雪污①，工巧神聖，可得聞乎？鍼曰工巧，藥曰神聖。○新校正云：按《難經》云：『望而知之謂之神，聞而知之謂之聖，問而知之謂之工，切脉而知之謂之巧，以外知之曰聖，以内知之曰神。』

岐伯曰：審察病機，無失氣宜，此之謂也。得其機要，則動小而功大，用淺而功深也。

帝曰：願聞病機何如？

岐伯曰：諸風掉眩②，皆屬於肝。風性動，木氣同之。諸寒收引，皆屬於腎。收，謂斂也。引，謂急也。寒物收縮，水氣同也。諸氣膹鬱，皆屬於肺。高秋氣涼，霧氣煙集，涼至則氣熱，復甚則氣殫，徵其物象，屬可知也。膹，謂膹滿。鬱，謂奔迫也。氣之爲用，金氣同之。諸濕腫滿，皆屬於脾。土薄則水淺，土厚則水深，土平則乾，土高則濕，濕氣之有，土氣同之。諸熱瞀瘛，皆屬於火。火象徵。諸痛癢瘡，皆屬於心。心寂則痛微，心躁則痛甚，百端之起，皆自心生，痛癢瘡瘍，生於心也。諸厥固泄，皆屬於下。下，謂下焦肝腎氣也。夫守司於下，腎之氣也；門戶束要，肝之氣也。故厥固泄，皆屬下也。厥，謂氣逆也。固，謂禁固也。諸有氣逆上行，及固不禁，出入無度，燥濕不恒，皆由下焦之主守也。諸痿喘嘔，皆屬於

---

① 污：原作『汗』，乃『汙（污）』形誤。據讀書堂本、古林堂本、趙府本改。

② 眩：原誤作『肱』，據讀書堂本、古林堂本、趙府本改。

上。上，謂上焦心肺氣也。炎熱薄爍，心之氣也；承熱分化，肺之氣也。熱鬱化上，故病屬上焦。○新校正云：詳痿之爲病，似非上病，王注不解所以屬上之由，使後人疑議。今按《痿論》云：『五藏使人痿者，因肺熱葉焦，發爲痿躄。』故云屬於上也。痿，又謂肺痿也。諸禁鼓慄，如喪神守，皆屬於火。熱之內作。諸痙項強，皆屬於濕。太陽傷濕。諸逆衝上，皆屬於火。炎上之性用也。諸脹腹大，皆屬於熱。熱鬱於內，肺脹所生。諸躁狂越，皆屬於火。熱盛於胃及四末也。諸暴強直，皆屬於風。陽內鬱而陰行於外。諸病有聲，鼓之如鼓，皆屬於熱。謂有聲也。諸病胕腫疼酸驚駭，皆屬於火。熱氣多也。諸轉反戾，水液渾濁，皆屬於熱。反戾，筋轉也。水液，小便也。諸病水液，澄澈清冷，皆屬於寒。上下所出，及吐出溺出也。諸嘔吐酸，暴注下迫，皆屬於熱。酸，酸水及沫①也。故《大要》曰：謹守病機，各司其屬，有者求之，無者求之，盛者責之，虛者責之，必先五勝，疏其血氣，令其調達，而致和平。此之謂也。深乎，聖人之言，理宜然也。有無求之，虛盛責之，言悉由也。夫如大寒而甚，熱之不熱，是無火也；熱來復去，晝見夜伏，夜發晝止，時節而動，是無火也，當助其心。又如大熱而甚，寒之不寒，是無水也；熱動復止，倏忽往來，時動時止，是無水也，當助其腎。內格嘔逆，食不得入，是有火也。病嘔而吐，食久反出，是無火也。暴速注下，食不及化，是無②水也。溏泄而久，止發無恒，是無水③也。故心盛則生熱，腎盛則生寒。腎虛則寒動於中，心虛則熱收於內。又熱不得寒，是無火④也。寒不得熱，是無水⑤也。夫寒之不寒，責其無水。熱之不熱，責其無火。熱之不久，責心之虛。寒之不久，責腎之少。有者寫之，無者補之，虛者補之，盛者寫之，居其中間⑥，疏者⑦壅塞，令上下無礙，氣血通調，則寒熱自和，陰陽調達矣。是以方有治熱以寒，寒之而水食不入；攻寒以熱，熱之而昏躁以生。此則氣不疏通，壅而爲是也。紀於水火，餘氣可知。故曰有者求之，無者求之，盛者責之，虛者責之，令氣通調，妙之道也。五勝，謂五行更勝也。先以五行寒暑溫涼濕，酸鹹甘辛苦相勝爲法也。

---

① 沫：原作『味』，據讀書堂本、古林堂本、趙府本改。
② 無：人衛本注：『疑「有」。』
③ 水：人衛本改作『火』。
④ 火：人衛本改作『水』。
⑤ 水：人衛本改作『火』。
⑥ 居其中間：人衛本改作『適其中外』。
⑦ 者：人衛本改作『其』。

帝曰：善。五味陰陽之用何如？

岐伯曰：辛甘發散爲陽，酸苦涌泄爲陰，鹹味涌泄爲陰，淡味滲泄爲陽。六者或收或散，或緩或急，或燥或潤，或耎或堅，以所利而行之，調其氣使其平也。涌，吐也。泄，利也。滲泄，小便也。言水液自迴腸泌別汁，滲入膀胱之中，自胞氣化之，而爲溺以泄出也。

○新校正云：按《藏氣法時論》云：『辛散，酸收，甘緩，苦堅，鹹耎。』又云：『辛酸甘苦鹹，各有所利，或散或收，或緩或急，或堅或耎，四時五藏，病隨五味所宜也。』

帝曰：非調氣而得者，治之奈何？有毒無毒，何先何後？願聞其道。夫病生之類，其有四焉，一者，始因氣動而內有所成；二者，不因氣動而外有所成；三者，始因氣動而病生於內；四者，不因氣動而病生於外。夫因氣動而內成者，謂積聚癥瘕，瘤氣癭起①，結核癲癇之類也。外成者，謂癰腫瘡瘍，痂疥疽痔，掉瘛②浮腫，目赤瘭胗，胕腫痛癢之類也。不因氣動而病生於內者，謂留飲澼食，飢飽勞損，宿食霍亂，悲恐喜怒，想慕憂結之類也。生於外者，謂瘴氣賊魅，蟲蛇蠱毒，蜚尸鬼擊，衝薄墜墮，風寒暑濕，斫射刺割捶仆③之類也。如是四類，有獨治內而愈者，有兼治內而愈者，有獨治外而愈者，有兼治外而愈者，有先治內後治外而愈者，有先治外後治內而愈者，有須齊毒而攻擊者，有須無毒而調引者。凡④此之類，方法所施，或重或輕，或緩或急，或收或散，或潤或燥，或耎或堅，方士之用，見解不同，各擅己心，好丹非素，故復問之者也。

岐伯曰：有毒無毒，所治爲主，適大小爲制也。言但能破積愈疾，解急脫死，則爲良方。非必要言以先毒爲是，後毒爲非；無毒爲非，有毒爲是。必量病輕重大小制之者也。

帝曰：請言其制。

岐伯曰：君一臣二，制之小也；君一臣三佐五，制之中也；君一臣三佐九，制之大也。寒者熱之，

---

① 起：人衛本改作『氣』。
② 瘛：原作『瘛』，據讀書堂本、古林堂本、趙府本改。
③ 捶仆：原作『棰朴』，形誤。據讀書堂本、古林堂本改。
④ 凡：原作『几』，形誤。據讀書堂本、古林堂本、趙府本改。

熱者寒之，微者逆之，甚者從之，夫病之微小者，猶人火①也，遇草而焫，得木②而燔，可以濕伏，可以水滅，故逆其性氣以折之攻之。病之大甚者，猶龍火也，得濕而焰，遇水而燔，不知其性，以水濕折之，適足以光焰詣天，物窮方止矣；識其性者，反常之理，以火逐之，則燔灼自消，焰光撲滅。然逆之，謂以寒攻熱，以熱攻寒；從之，謂攻以寒熱，雖從其性，用不必皆同。是以下文曰：逆者正治，從者反治，從少從多，觀其事也。此之謂乎。○新校正云：按《神農》云：『藥有君臣佐使，以相宣攝。合和宜用一君二臣三佐五使，又可一君二臣九佐使也。』堅者削之，客者除之，勞者溫之，結者散之，留者攻之，燥者濡之，急者緩之，散者收之，損者溫之，逸者行之，驚者平之，上之下之，摩之浴之，薄之劫之，開之發之，適事爲故。量病證候，適事用之。

帝曰：何謂逆從？

岐伯曰：逆者正治，從者反治。從少從多，觀其事也。言逆者，正治也。從者，反治也。逆病氣而正治，則以寒攻熱，以熱攻寒。雖從順病氣，乃反治法也。從少，謂一同而二異。從多，謂二同而三異也。言盡同者，是奇制也。

帝曰：反治何謂？

岐伯曰：熱因寒用，寒因熱用，塞因塞用，通因通用，必伏其所主，而先其所因，其始則同，其終則異，可使破積，可使潰堅，可使氣和，可使必已。夫大寒内結，稸聚疝瘕，以熱攻除，除寒格熱，反縱，反③縱之則痛發尤甚，攻之則熱不得前，方以蜜煎烏頭，佐之以熱，蜜多其藥，服已便消，是則張公從此，而以熱因寒用也。有火氣動，服冷已過，熱爲寒格，而身冷嘔噦，嗌乾口苦，惡熱好寒，衆議攸同，咸呼爲熱，冷治則甚，其如之何？逆其好則拒治，順其心則加病，若調寒熱逆，冷熱必行，則熱物冷服，下嗌之後，冷體既消，熱性便發，由是病氣

① 人火：原作『水火』，據讀書堂本、古林堂本、趙府本改，與下文『龍火』互文。
② 木：原作『水』，形誤。據讀書堂本、古林堂本、趙府本改。
③ 除寒格熱，反縱，反：人衛本改作『寒格熱反』四字。

隨愈，嘔噦皆除，情且不違，而致大益。醇酒冷飲，則其類矣。是則以熱因寒用也。所謂惡熱者，凡諸食餘氣主於生①者，○新校正云：詳『主②』字疑誤。○上③見之已嘔也。又病熱者，寒攻不入，惡其寒勝，熱乃消除。從其氣則熱增，寒攻之則不入。以豉豆諸冷藥酒漬或煴而服之，酒熱氣同，固無違忤，酒熱既盡，寒藥已行，從其服食，熱便隨散，此則寒因熱用也。或以諸冷物，熱齊和之，服之食之，熱復圍解，是亦寒因熱用也。又熱食猪肉及粉葵乳，以椒薑橘熱齊和之，亦其類也。又熱在下焦，治亦然。假如下氣虛乏，中焦氣擁，胠脇滿甚，食已轉增，粗工之見，無能斷也，欲散滿則恐虛其下，補下則滿甚於中，散氣則下焦轉虛，補虛則中滿滋甚。醫病參議，言意皆同，不救其虛，且攻其滿，藥入則減，藥過依然，故中滿下虛，其病常在。乃不知疏啓其中，峻補於下，少服則資壅，多服則宣通，由是而療，中滿自除，下虛斯實，此則塞因塞用也。又大熱內結，注泄不止，熱宜寒療，結復須除，以寒下之，結散利止，此則通因通用也。又大熱凝內，久利溏泄，愈而復發，綿歷歲年，以熱下之，寒去利止，亦其類也。投寒以熱，涼而行之；投熱以寒，溫而行之。始同終異，斯之謂也。諸如此等，其徒實繁，略舉宗兆，猶是反治之道，斯其類也。○新校正云：按《五常政大論》云：『治熱以寒，溫而行之；治寒以熱，涼而行之。』亦熱因寒用，寒因熱用之義也。

帝曰：善。氣調而得者何如？

岐伯曰：逆之從之，逆而從之，從而逆之，疏氣令調，則其道也。逆，謂逆病氣以正治。從，謂從病氣而反療。逆其氣以正治，使其從順；從其病以反取，令彼和調。故曰逆從也。不疏其氣，令道路開通，則氣感寒熱而爲變，始生化多端也。

帝曰：善。病之中外何如？

岐伯曰：從內之外者，調其內；從外之內者，治其外；各絕其源。從內之外而盛於外者，先調其內而後治其外；從外之內而盛於內者，先治其外而後調其內；皆謂先除其根屬，後削其枝條也。中外不相及，則治主病。中外不相及，自各一病也。

① 生：人衛本作『王』。
② 主：原作『王』，形誤。據讀書堂本、古林堂本改。
③ 上：人衛本與上文『誤』字連讀。

帝曰：善。火熱復，惡寒發熱，有如瘧狀，或一日發，或間數日發，其故何也？

岐伯曰：勝復之氣，會遇之時，有多少也。陰氣多而陽氣少，則其發日遠；陽氣多而陰氣少，則其發日近。此勝復相薄，盛衰之節，瘧亦同法。陰陽齊等，則一日之中，寒熱相半。陽多陰少，則一日一發而但熱不寒。陽少陰多，則隔日發而先寒後熱。雖復勝之氣，若氣微則一發後六七日乃發，時謂之愈而復發，或頻三日發而六七日止，或隔十日發而四五日止者，皆由氣之多少，會遇與不會遇也。俗見不遠，乃謂鬼神暴疾，而又祈禱避匿，病勢已過，旋至其斃，病者殞殁，自謂其分，致令冤魂塞於冥路，夭死盈於曠野，仁愛鑒兹，能不傷楚？習俗既久，難卒釐革，非復可改，末如之何，悲哉悲哉！

帝曰：論言治寒以熱，治熱以寒，而方士不能廢繩墨而更其道也。有病熱者寒之而熱，有病寒者熱之而寒，二者皆在，新病復起，奈何治？謂治之而病不衰退，反因藥寒熱而隨生寒熱，病之新者也。亦有止而復發者，亦有藥在而除藥去而發者，亦有全不息者。方士若廢此繩墨，則無更新之法，欲依標格，則病勢不除，捨之則阻彼凡情，治之則藥無能驗，心迷意惑，無由通悟，不知其道，何恃而爲？因藥病生，新舊相對，欲求其愈，安可奈何？

岐伯曰：諸寒之而熱者取之陰，熱之而寒者取之陽，所謂求其屬也。言益火之源，以消陰翳；壯水之主①，以制陽光。故曰求其屬也。夫粗工褊淺，學未精深，以熱攻寒，以寒療熱，治熱未已而冷疾已生，攻寒日深而熱病更起；熱起而中寒尚在，寒生而外熱不除；欲攻寒則懼熱不前，欲療熱則思寒又止。進退交戰，危亟已臻。豈知藏府之源，有寒熱温涼之主哉。取心者不必齊以熱，取腎者不必齊以寒。但益心之陽，寒亦通行；強腎之陰，熱之猶可。觀斯之故，或治熱以熱，治寒以寒，萬舉萬全。孰知其意，思方智極，理盡辭窮。嗚呼！人之死者豈謂命，不謂方士愚昧而殺之耶！

帝曰：善。服寒而反熱，服熱而反寒，其故何也？

岐伯曰：治其王氣，是以反也。物體有寒熱，氣性有陰陽，觸王之氣，則強其用也。夫肝氣温和，心氣暑熱，肺氣清涼，腎氣寒冽，脾氣兼并之。故也春以清治肝而反温，夏以冷治心而反熱，秋以温治肺而反

---

① 主：原作『生』，形誤。據讀書堂本、古林堂本、趙府本改。

清，冬以熱治腎而反寒，蓋由補益王氣太甚也。補王太甚，則藏之寒熱氣自多矣。

帝曰：不治王而然者何也？

岐伯曰：悉乎哉問也！不治五味屬也。夫五味入胃，各歸所喜，故①酸先入肝，苦先入心，甘先入脾，辛先入肺，鹹先入腎，〇新校正云：按《宣明五氣篇》云：『五味所入：酸入肝，辛入肺，苦入心，鹹入腎，甘入脾，是謂五入也。』久而增氣，物化之常也。氣增而久，夭之由也。夫入肝爲温，入心爲熱，入肺爲清，入腎爲寒，入脾爲至陰而四氣兼之，皆爲增其味而益其氣，故各從本藏之氣用爾。故久服黄連、苦參而反熱者，此其類也。餘味皆然。但人疏忽，不能精候矣。故曰久而增氣，物化之常也。氣增不已，益歲年②則藏氣偏勝，氣有偏勝則有偏絶，藏有偏絶則有暴夭者。故曰氣增而久，夭之由也。是以《正理觀化藥集·商較服餌》曰：『藥不具五味，不備四氣，而久服之，雖且獲勝益，久必致暴夭。』此之謂也。絶粒服餌，則不暴亡，斯何由哉？無五穀味資助故也。復令食穀，其亦夭焉。

帝曰：善。方制君臣，何謂也？

岐伯曰：主病之謂君，佐君之謂臣，應臣之謂使，非上下三品之謂也。上藥爲君，中藥爲臣，下藥爲佐使，所以異善惡之名位。服餌之道，當從此爲法。治病之道，不必皆然，以主病者爲君，佐君者爲臣，應臣之用者爲使，皆所以贊成方用也。

帝曰：三品何謂？

岐伯曰：所以明善惡之殊貫也。三品，上中下品，此明藥善惡不同性用也。〇新校正云：按《神農》云：『上藥爲君，主養命以應天；中藥爲臣，養性以應人；下藥爲佐使，主治病以應地也。』

帝曰：善。病之中外何如？前問病之中外，謂調氣之法，今此未盡，故復問之。此下對，當次前『求其屬也』之下，應古之錯簡也。

---

① 故：原作『攻』，形誤。據『宣明五氣篇』新校正引本文改。

② 益歲年：人衛本『益』下有『以』字，於義爲順。

岐伯曰：調氣之方，必別陰陽，定其中外，各守其鄉，內者內治，外者外治，微者調之，其次平之，盛者奪之，汗者下之，寒熱温涼，衰之以屬，隨其攸利，病有中外①，治有表裏。在內者，以內治法和之；在外者，以外治法和之；氣微不和，以調氣法調之；其次大者，以平氣法平之；盛甚不已，則奪其氣，令甚衰也。假如小寒之氣，温以和之；大寒之氣，熱以取之；甚寒之氣，則下奪之；奪之不已，則逆折之；折之不盡，則求其屬以衰之。小熱之氣，涼以和之；大熱之氣，寒以取之；甚熱之氣，則汗發之；發不盡，則逆制之；制之不盡，則求其屬以衰之。故曰汗之下之，寒熱温涼，衰之以屬，隨其攸利。攸，所也。謹道如法，萬舉萬全，氣血正平，長有天命。守道以行，舉無不中，故能驅役草石，召遣神靈，調御陰陽，蠲除衆疾，血氣保平和之候，天真無耗竭之由。夫如是者，蓋以舒卷在心，去留從意，故精神內守，壽命靈長。

帝曰：善。

重廣補注黃帝內經素問卷第二十二

【釋音】

至真要大論

熠羊入切　焞七渾切　膨普盲切　痤殂禾切　爇如悅切　熛匹搖切　膱之力切　脆須醉切

① 病有中外：「有」，原作「者」，形誤。據讀書堂本、古林堂本、趙府本改，與下文「治有表裏」合。

重廣補注黃帝内經素問卷第二十三

啓玄子　次注　林億　孫奇　高保衡等奉敕　校正　孫兆　重改誤

著至教論篇第七十五

新校正云：按全元起本在《四時病類論》篇末。

黃帝坐明堂，召雷公而問之曰：子知醫之道乎？明堂，布政之宫也，八窗四闥，上圓下方，在國之南，故稱明堂。夫求民之瘼，恤民之隱，大聖之用心，故召引雷公，問拯濟生靈之道也。雷公對曰：誦而頗①能解，解而未能別，別而未能明，明而未能彰，言所知解，但得法守數而已，猶未能深盡精微之妙用也。○新校正云：按楊上善云：「習道有五：一誦，二解，三別，四明，五彰。」足以治群僚，不足至②侯王。公不敢自高其道，然則布衣與血食，主療亦殊矣。願得受樹天之度，四時陰陽合

① 頗：《素問校勘記》曰：「『頗』字誤，當據《太平御覽·七百二十一》作『未』。」
② 至：《素問校勘記》曰：「『至』字誤，當依《御覽》作『治』。」

之，別星辰與日月光，以彰經術，後世益明，樹天之度，言高遠不極。四時陰陽合之，言順氣序也。別星辰與日月光，言別學者二明大小異也。○新校正云：按《太素》『別』作『列』字。上通神農，著至教疑於二皇。公欲其經法明著，通於神農，使後世見之，疑是二皇並行之教。○新校正云：按全元起本及《太素》『疑』作『擬』。

帝曰：善。無失之，此皆陰陽表裏上下雌雄相輸應也，而道上知天文，下知地理，中知人事，可以長久，以教衆庶，亦不疑殆，醫道論篇，可傳後世，可以爲寶。以明著故。

雷公曰：請受道，諷誦用解。誦，亦論也。諷誦者，所以比切近而令解也。

帝曰：子不聞《陰陽傳》乎？

曰：不知。

曰：夫三陽天爲業，天爲業，言三陽之氣，在人身形，所行居上也。《陰陽傳》，上古書名也。○新校正云：按《太素》『天』作『太』。上下無常，合而病至，偏害陰陽。上下無常，言氣乖通①，不定在上下也。合而病至，謂手足三陽氣相合而爲病至也。陽并至則精氣微，故偏損害陰陽之用也。

雷公曰：三陽莫當，請聞其解。莫當，言氣并至而不可當。

帝曰：三陽獨至者，是三陽并至，并至如風雨，上爲巔疾，下爲漏病。并至，謂手三陽、足三陽氣并合而至也。足太陽脉起於目内眥，上額交巔上；其支別者，從巔至耳上角；其直行者，從巔入絡腦，還出別下項，從肩髆内夾脊抵腰中，入循膂，絡腎屬膀胱。手太陽脉起於手，循臂上行交肩上，入缺盆絡心，循咽下鬲抵胃屬小腸。故上爲巔疾，下爲漏病也。漏，血膿出。所謂并至如風雨者，言無常準也。故下文曰：○新校正云：按楊上善云：『漏病，謂膀胱漏洩，大小便數，不禁守也。』外無期，内無正，不中經紀，診無上下，以書別。言三陽并至，上下無常，外無色氣可期，内無正經常爾。所

---

① 通：人衛本注：『疑「違」。』

至之時，皆不中經脉綱紀，所病之證，又復上下無常，以書記銓量，乃應分別爾。

雷公曰：臣治疏愈①，說意而已。雷公言，臣之所治，稀得痊愈，請言深意，而已疑心。已，止也，謂得說則疑心乃止。

帝曰：三陽者，至陽也。六陽并合，故曰至盛之陽也。積并則爲驚，病起疾風，至如礔礰，九竅皆塞，陽氣滂溢，乾嗌喉塞。積，謂重也。言六陽重并，洪盛莫當，陽憤鬱惟盛，是爲滂溢無涯，故乾竅塞②也。并於陰，則上下無常，薄爲腸澼。陰，謂藏也。然陽薄於藏爲病，亦上下無常定之診。若在下爲病，便數赤白。此謂三陽直心，坐不得起，臥者便身全，三陽之病。足太陽脉，循肩③下至腰，故坐不得起，臥便身全也。所以然者，起則陽盛鼓，故常欲得臥，臥則經氣均，故身安全。〇新校正云：按《甲乙經》「便身全」作「身重也」。且以知天下，何以別陰陽，應四時，合之五行。言知未備也。

雷公曰：〇新校正云：按自此至篇末，全元起本別爲一篇，名《方盛衰》也。陽言不別，陰言不理，請起受解，以爲至道。帝未許爲深知，故重請也。

帝曰：子若受傳，不知合至道以惑師教，語子至道之要。不知其要，流散無窮，後世相習，去聖久遠，而學者各自是其法，則惑亂於師氏之教旨矣。病傷五藏，筋骨以消，子言不明不別，是世主學盡矣。言病之深重，尚不明別，然輕微者亦何開愈，令得徧知耶？然由是不知，明世主學教之道從斯盡矣。腎且絶，惋惋日暮，從容不出，人事不殷。舉藏之易知者也。然腎脉且絶，則心神内爍，筋骨脉肉日晚酸空也。暮，晚也。若以此之類，諸藏氣俱少不出者，當人事萎弱，不復殷多。所以爾者，是則腎不足，非傷損故也。〇新校正云：按《太素》作「腎且絶，死，死日暮也。」

① 臣治疏愈：孫詒讓《札迻·素問王冰注校》認爲：「愈」與「偷」通，苟且之義。故「當以「臣治疏」三字爲句」，「愈」字屬下讀。

② 乾竅塞：讀書堂本、趙府本作「九竅塞」；人衛本作「嗌乾竅塞」。

③ 肩：人衛本改作「脊」。

示從容論篇第七十六

新校正云：按全元起本在第八卷，名《從容別白黑》。

黃帝燕坐，召雷公而問之曰：汝受術誦書者，若能覽觀雜學，及於比類，通合道理，爲余言子所長，五藏六府，膽胃大小腸脾胞膀胱，腦髓涕唾，哭泣悲哀，水所從行，此皆人之所生，治之過失，《五藏別論》：『黃帝問曰：余聞方士或以髓腦爲藏，或以腸胃爲藏，或以爲府，敢問更相反，皆自謂是，不知其道，願聞其說。岐伯曰：腦、髓、骨、脉、膽、女子胞，此六者地氣所生也，皆藏於陰而象於地，故藏而不寫，名曰奇恒之府。夫胃、大腸、小腸、三焦、膀胱，此五者天氣之所生也，其氣象天，寫而不藏，此受五藏濁氣，故名曰傳化之府。』是以古之治病者，以爲過失也。子務明之，可以十全，即不能知，爲世所怨。不能知之，動傷生者，故人聞議論，多有怨咎之心焉。

雷公曰：臣請誦《脉經·上下篇》甚衆多矣，別異比類，猶未能以十全，又安足以明之。言臣所請誦《脉經》兩篇，衆多別異比類例，猶未能以義而會見十全，又何足以心明至理乎？安，猶何也。

帝曰：子別試通五藏之過，六府之所不和，鍼石之敗，毒藥所宜，湯液滋味，具言其狀，悉言以對，請問不知。過，謂過失，所謂不率常候而生病者也。毒藥攻①邪，滋味充養，試公之問，知與不知爾。○新校正云：按《太素》『別試』作『誠別而已』。

雷公曰：肝虚腎虚脾虚，皆令人體重煩寃，當投毒藥刺灸砭石湯液，或已或不已，願聞其解。公以帝問，使言五藏之過，毒藥湯液滋味，故問此病也。

---

① 攻：原作『政』，形誤。據讀書堂本、古林堂本、趙府本改。

帝曰：公何年之長而問之少，余真問以自謬也。言問之不相應也。以問不相應，故言余真發問以自招謬誤之對也。吾問子窈冥，子言《上下篇》以對，何也？窈冥，謂不可見者，則形氣榮衛也。《八正神明論》『歧伯對黃帝曰：觀其冥冥者，言形氣榮衛之不形於外，而工獨知之，以日之寒温，月之虚盛，四時氣之浮沈，參伍相合而調之，工常先見之，然而不形於外，故曰觀於冥冥焉。』由此，帝故曰『吾問子窈冥』也。然肝虚腎虚脾虚，則《上下篇》之旨，帝故曰『子言《上下篇》以對何也』耳。夫脾虚浮似肺，腎小浮似脾，肝急沈散似腎，此皆工之所時亂也，然從容得之。脾虚脉浮候則似肺，腎小浮上候則似脾，肝急沈散候則似腎者，何以然？以三藏相近，故脉象參差而相類也，是以工惑亂之，爲治之過失矣。雖爾乎，猶宜從容安緩，審比類之，而得三藏之形候矣。何以取之？然浮而緩曰脾，浮而短曰肺，小浮而滑曰心，急緊而散曰肝，搏沈而滑曰腎。不能比類，則疑亂彌甚。若夫三藏，土木水參居，此童子之所知，問之何也？脾合土，肝合木，腎合水，三藏皆在鬲下，居止相近也。

雷公曰：於此有人，頭痛筋攣骨重，怯然少氣，噦噫腹滿，時驚不嗜臥，此何藏之發也？脉浮而弦，切之石堅，不知其解，復問所以三藏者，以知其比類也。脉有浮、弦、石、堅，故云『問所以三藏者，以知其比類也。』

帝曰：夫從容之謂也。言比類也。夫年長則求之於府，年少則求之於經，年壯則求之於藏。年之長者甚於味，年之少者勞於使，年之壯者過於内。過於内則耗傷精氣，勞於使則經中風邪，恣於求①則傷於府，故求之異也。今子所言皆失，八風菀熟②，五藏消爍，傳邪相受。夫浮而弦者，是腎不足也。脉浮爲虚，弦爲肝氣，以腎氣不足，故脉浮弦也。沈而石者，是腎氣内著也。石之言堅也。著，謂腎氣内薄，著而不行也。怯然少氣者，是水道不行，形氣消索也。腎氣不足，故水道不行。肺藏被衝，故形氣消散。索，盡也。欬嗽煩冤者，是腎氣之逆也。腎氣内著，上歸於母也。一人之氣，病

① 恣於求：人衛本改作『甚於味』。
② 熟：人衛本注：『疑「熱」。』

在一藏也。若言三藏俱行，不在法也。經不然也。

雷公曰：於此有人，四支解墮，喘欬血泄。而愚診之，以爲傷肺，切脉浮大而緊，愚不敢治。粗工下砭石，病愈多出血，血止身輕，此何物也？

帝曰：子所能治，知亦衆多，與此病失矣。以爲傷肺而不敢治，是乃狂見，法所失也。譬以鴻飛，亦沖於天。鴻飛沖天，偶然而得，豈其羽翮之所能哉！粗工下砭石，亦猶是矣。夫聖人之治病，循法守度，援物比類，化之冥冥，循上及下，何必守經。經，謂經脉，非經法也。今夫脉浮大虚者，是脾氣之外絶，去胃外歸陽明也，足太陰絡支別者，入絡腸胃，是以脾氣外絶，不至胃外，歸陽明也。夫二火不勝三水，是以脉亂而無常也。二火，謂二陽藏。三水，謂三陰藏。二陽藏者，心肺也，以在鬲上故。三陰藏者，肝脾腎也，以在鬲下故。然三陰之氣，上勝二陽，陽不勝陰，故脉亂而無常也。四支解墮，此脾精之不行也。土主四支，故四支解墮。脾精不化，故使之然。喘欬者，是水氣并陽明也。腎氣逆入於胃，故水氣并於陽明。血泄者，脉急血無所行也。泄，謂泄出也。然脉氣數急，血溢於中，血不入經，故爲血泄。以脉奔急而血溢，故曰血無所行也。若夫以爲傷肺者，由失以狂也。不引比類，是知不明也。言所識不明，不能比類，以爲傷肺，猶失狂言耳。夫傷肺者，脾氣不守，胃氣不清，經氣不爲使，真藏壞決，經脉傍絶，五藏漏泄，不衄則嘔，此二者不相類也。肺氣傷則脾外救，故云『脾氣不守』。肺藏損則氣不行，不行則胃滿，故云『胃氣不清』。肺者主行榮衛陰陽，故肺傷則經脉不能爲之行使也。真藏，謂肺藏也。若肺藏損壞，皮膜決破，經脉傍絶而不流行，五藏之氣上溢而漏泄者，不衄血則嘔血也。何者？肺主鼻，胃應口也。然口鼻者，氣之門戶也。今肺藏已損，胃氣不清，不上衄則血下流於胃中，故不衄出則嘔出也。然傷肺傷脾，衄血泄血，標出且異，本歸亦殊，故此二者不相類也。譬如天之無形，地之無理，白與黑相去遠矣。言傷肺傷脾，形證懸別，譬天地之相遠，如黑白之異象也。是失吾過矣，以子知之，故不告子。是，猶此也。言雷公子之此見病疏者，是吾不告子比類之道，故自謂過也。明引比類《從容》，是以名曰診輕，○新校正云：按《太素》『輕』作『經』。是謂至道也。明引形證，比量類例，今從容之旨，則輕微之者亦不失矣。所以然者何哉？以道之至妙而能尔也。『從容』，上古經篇名也。何以明之？《陰陽類論》：『雷公曰：臣悉盡意，受傳經脉，頌得從容之道，以合《從容》。』明古文有《從容》矣。

疏五過論篇第七十七

新校正云：按全元起本在第八卷，名《論過失》。

黄帝曰：嗚呼遠哉！閔閔乎若視深淵，若迎浮雲，視深淵尚可測，迎浮雲莫知其際。嗚呼遠哉，歎至道之不極也。閔閔乎，言妙用之不窮也。深淵清澄，見之必定，故可測。浮雲漂寓，際不守常，故莫知。○新校正云：詳此文與《六微旨論》文重。聖人之術，爲萬民式。論裁志意，必有法則，循經守數，按循醫事，爲萬民副，故事有五過四德，汝知之乎？慎五過，則敬順四時之德氣矣。然德者，道之用，生之主，故不可不敬順之也。《上古天真論》曰：『所以能年皆度百歲而動作不衰者，以其德全不危故也。』《靈樞經》曰：『天之在我者德也。』由此則天降德氣，人賴而生，主氣抱神，上通於天。《生氣通天論》曰：『夫自古通天者，生之本。』此之謂也。○新校正云：按『爲萬民副』，楊上善云：『副，助也。』

雷公避席再拜曰：臣年幼小，蒙愚以惑，不聞五過與四德，比類形名，虚引其經，心無所對。經未師受，心匪生知，功業微薄，故卑辭也。

帝曰：凡未診病者，必問嘗貴後賤，雖不中邪，病從内生，名曰脱營；神屈故也，貴之尊榮，賤之屈辱，心懷眷慕，志結憂惶①，故雖不中邪，而病從内生，血脉虚減，故曰脱營。嘗富後貧，名曰失精，五氣留連，病有所并。富而從欲，貧奪豐財，内結憂煎，外悲過物。然則心從想慕，神隨往計，榮衛之道，閉以遲留，氣血不行，積并爲病。

① 惶：原作『惺』，形誤。據讀書堂本、古林堂本、趙府本改。

醫工診之，不在藏府，不變軀形，診之而疑，不知病名。言病之初也。病由想戀所爲，故未居藏府。事因情念所起，故不變軀形。醫不悉之，故診而疑也。身體日減，氣虚無精，言病之次也。氣血相逼，形肉消爍，故身體日減。《陰陽應象大論》曰：『氣歸精，精食氣。』今氣虚不化，精無所滋故也。病深無氣，洒洒然時驚，言病之深也。病氣深，穀氣盡，陽氣内薄，故惡寒而驚。洒洒，寒貌。病深者，以其外耗於衛，内奪於榮。血爲憂煎，氣隨悲減，故外耗於衛，内奪於榮。病深者何？以此耗奪故爾也。○新校正云：按《太素》『病深者以其』作『病深以甚也』。良工所失，不知病情，此亦治之一過也。失，謂失問其所始也。

凡欲診病者，必問飲食居處，飲食居處，其有①不同，故問之也。《異法方宜論》曰：『東方之域，天地之所始生②，魚鹽之地，海濱傍水，其民食魚而嗜鹹，皆安其處，美其食。西方者，金玉之域，沙石之處，天地之所收引，其民陵居而多風，水土剛強，其民不衣而褐薦，其民華食而脂肥。北方者，天地所閉藏之域，其地高陵居，風寒冰列，其民樂野處而乳食。南方者，天地所長養，陽之所盛處，其地下，水土弱，霧露之所聚，其民嗜酸而食胕。中央者，其地平以濕，天地所以生萬物也衆，其民食雜而不勞。』由此則診病之道，當先問焉。故聖人雜合以法，各得其所宜，此之謂矣。暴樂暴苦，始樂後苦，○新校正云：按《太素》作『始苦』。皆傷精氣，精氣竭絶，形體毁沮。喜則氣緩，悲則氣消。然悲哀動中者，竭絶而失生，故精氣竭絶，形體殘毁，心神沮喪矣。暴怒傷陰，暴喜傷陽，怒則氣逆，故傷陰。喜則氣緩，故傷陽。厥氣上行，滿脉去形。厥，氣逆也。逆氣上行，滿於經絡，則神氣憚散，去離形骸矣。愚醫治之，不知補寫，不知病情，精華日脱，邪氣乃并，此治之二過也。不知喜怒哀樂之殊情，概爲補寫而同貫，則五藏精華之氣日脱，邪氣薄蝕而乃并於正真之氣矣。

善爲脉者，必以比類奇恒從容知之，爲工而不知道，此診之不足貴，此治之三過也。奇恒，謂氣候奇異於恒常之候也。從容，謂分別藏氣虚實，脉見高下，幾相似也。《示從容論》曰：『脾虚浮似肺，腎小浮似脾，肝急沈散似腎，此皆工之所時亂，然從容分別而得之矣。』

---

① 其有：讀書堂本、古林堂本、趙府本作『五方』。

② 始生：原作『先生』，據讀書堂本、古林堂本、趙府本改，與《異法方宜論》合。

診有三常，必問貴賤，封君敗傷，及欲侯王。貴則形樂志樂，賤則形苦志苦，苦樂殊貫，故先問也。封君敗傷，降君之位，封公卿也。及欲侯王，謂情慕尊貴，而妄爲不已也。○新校正云：按《太素》『欲』作『公』。故貴脱勢，雖不中邪，精神内傷，身心敗亡。憂惶煎迫，怫結所爲。始富後貧，雖不傷邪，皮焦筋屈，痿躄爲攣。以五藏氣留連，病有所并而爲是也。醫不能嚴，不能動神，外爲柔弱，亂至失常，病不能移，則醫事不行，此治之四過也。嚴，謂戒，所以禁非也。動①，所以令從命也。外爲柔弱，言委隨而順從也。然戒不足以禁非，動不足以從令，委隨任物，乱失天常，病且不移，何醫之有！

凡診者，必知終始，有知餘緒，切脉問名，當合男女。終始，謂氣色也。《脉要精微論》曰：『知外者終而始之。』明知五氣色象，終而復始也。餘緒，謂病發端之餘緒也。切，謂以指按脉也。問名，謂問病證之名也。男子陽氣多而左脉大爲順，女子陰氣多而右脉大爲順，故宜以候，常先合之也。離絶菀結，憂恐喜怒，五藏空虚，血氣離守，工不能知，何術之語。離，謂離間親愛。絶，謂絶念所懷。菀，謂菀積思慮。結，謂結固餘怨。夫間親愛者魂遊，絶所懷者意喪，積所慮者神勞，結餘怨者志苦，憂愁者閉塞而不行，恐懼者蕩憚而失守，盛忿者迷惑而不治，喜樂者憚散而不藏。由是八者，故五藏空虚，血氣離守，工不思曉，又何言哉！○新校正云：按『蕩憚而失守』，《甲乙經》作『不收』。嘗富大傷，斬筋絶脉，身體復行，令澤不息。斬筋絶脉，言非分之過損也。身體雖以復舊而行，且令津液不爲滋息也。何者？精氣耗減也。澤者，液也。故傷敗結，留薄歸陽，膿積寒炅，陽，謂諸陽脉及六府也。炅，謂熱也。言非分傷敗筋脉之氣，血氣内結，留而不去，薄於陽脉，則化爲膿，久積腹中，則外爲寒熱也。粗工治之，亟刺陰陽，身體解散，四支轉筋，死日有期，不知寒熱爲膿積所生，以爲常熱之疾，概施其法，數刺陰陽經脉，氣奪病甚，故身體解散而不用，四支廢運而轉筋，如是故知死日有期，豈謂命，不謂醫耶！醫不能明，不問所發，唯言死日，亦爲粗工。此治之五過也。言粗工不必謂解不備學者，縱備盡三世經法，診不備三常，療不愼五過，不求餘緒，不問持②身，亦足爲粗略之醫爾。

---

① 動：原脱。人衛本補入『動』字，與下文『動不足以從令』合，今從之。

② 持：原作『特』，形誤。據讀書堂本、古林堂本、趙府本改。

凡此五者，皆受術不通，人事不明也。言是五者，但名受術之徒，未足以通悟精微之理，人間之事尚猶憒然。故曰：聖人之治病也，必知天地陰陽，四時經紀，五藏六府，雌雄表裏，刺灸砭石，毒藥所主，從容人事，以明經道，貴賤貧富，各異品理，問年少長，勇怯之理，審於分部，知病本始，八正九候，診必副矣。聖人之備識也如此，工宜勉之。

治病之道，氣内爲寶，循求其理，求之不得，過在表裏。工之治病，必在於形氣之内求有過者，是爲聖人之寶也。求之不得，則以藏府之氣，陰陽表裏而察之。○新校正云：按全元起本及《太素》作『氣内爲實』。楊上善云：『天地間氣爲外氣，人身中氣爲内氣，外氣裁成萬物，是爲外實；内氣榮衛裁生，故爲内實。治病能求内氣之理，是治病之要也。』守數據治，無失俞理，能行此術，終身不殆。守數，謂血氣多少及刺深淺之數也。據治，謂據穴俞所治之旨而用之也。但守數據治而用之，則不失穴俞之理矣。殆者，危也。不知俞理，五藏菀熟，癰發六府。菀，積也。熟，熱也。五藏積熱，六府受之，陽熱相薄，熱之所過則爲癰矣。診病不審，是謂失常，謂失常經術正用之道也。謹守此治，與經相明，謂前氣内循求俞會之理也。《上經》、《下經》，揆度陰陽，奇恒五中，決以明堂，審於終始，可以横行。所謂《上經》者，言氣之通天也。《下經》者，言病之變化也。言此二經，揆度陰陽之氣，奇恒五中，皆決於明堂之部分也。揆度者，度病之深淺也。奇恒者，言奇病也。五中者，謂五藏之氣色也。夫明堂者，所以視萬物，別白黑，審長短，故曰決以明堂也。審於終始者，謂審察五色囚王，終而復始也。夫道循如是，應用不窮，目牛無全，萬舉萬當，由斯高遠，故可以横行於世間矣。

徵四失論篇第七十八

新校正云：按全元起本在第八卷，名《方論得失明著》。

黃帝在明堂，雷公侍坐。

黃帝曰：夫子所通書受事衆多矣，試言得失之意，所以得之，所以失之。

雷公對曰：循經受業，皆言十全，其時有過失者，請聞其事解也。言循學經師，受傳事業，皆謂十全於人庶，及乎施用正術，宣行至道，或得失之於世中，故請聞其解說也。

帝曰：子年少智未及邪？將言以雜合耶？言謂年少智未及而不得十全耶？爲復且以言而雜合衆人之用耶？帝疑先知而反問也。夫經脉十二，絡脉三百六十五，此皆人之所明知，工之所循用也。謂循學而用也。所以不十全者，精神不專，志意不理，外内相失，故時疑殆。外，謂色。内，謂脉也。然精神不專於循用，志意不從於條理，所謂粗略，揆度失常，故色脉相失，而時自疑殆也。診不知陰陽逆從之理，此治之一失矣。《脉要精微論》曰：『冬至四十五日，陽氣微上，陰氣微下。夏至四十五日，陰氣微上，陽氣微下。陰陽有時，與脉爲期。』又曰：『微妙在脉，不可不察，察之有紀，從陰陽始。』由此故『診不知陰陽逆從之理』爲一失矣。受師不卒，妄作雜術，謬言爲道，更名自功，○新校正云：按《太素》『功』作『巧』。妄用砭石，後遺身咎，此治之二失也。不終師術，惟妄是爲，易古變常，自功循己，遺身之咎，不亦宜乎！故爲失二也。《老子》曰：『無遺身殃，是謂襲常。』蓋嫌其妄也。不適貧富貴賤之居，坐之薄厚，形之寒温，不適飲食之宜，不别人之勇怯，不知比類，足以自亂，不足以自明，此治之三失也。貧賤者勞，富貴者佚。佚則邪不能傷，易傷以勞，勞則易傷以邪。其於勞也，則富者處貴者之半。其於邪也，則貧者居賤者之半。例率如此。然世禄之家，或此殊矣。夫勇者難感，怯者易傷，二者不同，蓋以其神氣有壯弱也。觀其貧賤富貴之義，則坐之薄厚，形之寒温，飲食之宜，理可知矣。不知比類，用必乖衷①，則適足以汨亂心緒，豈通明之可妄乎！故爲失三也。診病不問其始，憂患飲食之失節，起居之過度，或傷於毒，不先言此，卒持寸口，何病能中？妄言作名，爲粗所窮，此治之四失也。憂，謂憂懼也。患，謂患難也。飲食失節，言甚飽也。起居過度，言潰耗也。或傷於毒，謂病不可拘於藏府相乘之法而爲療也。卒持寸口，謂不先持寸口之脉和平與不和平也。然工巧備識，四術猶疑，故診不能中病之形名，言不能合經而

① 衷：原作『哀』，形誤。據讀書堂本、古林堂本、趙府本改。

安作，粗略醫者，尚能窮妄謬之違背，況深明者見而不謂非乎！故爲失四也。是以世人之語者，馳千里之外，不明尺寸之論，診無人事。言工之得失毁譽在世人之言語，皆可至千里之外，然其不明尺寸之診論，當以何事知見於人耶！治數之道，從容之葆。治，王也。葆，平也。言診數當王之氣，皆以氣高下而爲比類之原本也。故下文曰：坐持寸口，診不中五脉，百病所起，始以自怨，遺師其咎。自不能深學道術，而致診差違，始上申怨謗之詞，遺過咎於師氏者，未之有也。是故治不能循理，棄術於市；妄治時愈，愚心自得。不能修學至理，乃衒賣於市廛，人不信之，謂乎虚謬，故云棄術於市也。然愚者百慮而一得，何自功之有耶？○新校正云：按全元起本作『自巧』①。《太素》作『自功』。嗚呼！窈窈冥冥，熟知其道？今詳『熟』當作『孰』。道之大者，擬於天地，配於四海，汝不知道之諭，受以明爲晦。嗚呼，歎也。窈窈冥冥，言玄遠也。至道玄遠，誰得知之？孰，誰也。擬於天地，言高下之不可量也。配於四海，言深廣之不可測也。然不能曉諭於道，則授明道而成暗昧也。晦，暗也。

重廣補注黃帝内經素問卷第二十三

【釋音】

著至教論

恤 音戌

示從容論

砭 方驗切

---

① 作自巧：原作『自作巧』，據讀書堂本、古林堂本、趙府本乙正。

疏五過論

沮七余反　憚音但

徵四失論

佚音逸　葆音保①　徇②

①保：原作「葆」，據文義改。又，「佚」、「葆」二字原誤置「疏五過論」條下，今參照正文移回。

②徇：此下原脱釋音之文。

重廣補注黃帝内經素問卷第二十四

啓玄子　次注　林億　孫奇　高保衡等奉敕　校正　孫兆　重改誤

陰陽類論篇第七十九

新校正云：按全元起本在第八卷。

孟春始至，黄帝燕坐，臨觀八極，正八風之氣，而問雷公曰：陰陽之類，經脉之道，五中所主，何藏最貴？孟春始至，謂立春之日也。燕，安也。觀八極，謂視八方遠際之色。正八風，謂候八方所至之風，朝會於太一者也。五中，謂五藏。○新校正云：詳『八風朝太一』，具《天元玉册》中。又按楊上善云：『夫天爲陽，地爲陰，人爲和。陰無其陽，衰殺無已；陽無其陰，生長不止。生長不止則傷於陰，陰傷則陰災起；衰殺不已則傷於陽，陽傷則陽禍生矣。故須聖人在天地間，和陰陽氣，令萬物生也。和氣之道，謂先脩身爲德，則陰陽氣和；陰陽氣和，則八節風調；八節風調，則八虚風止。於是疵癘不起，嘉祥竟集，此亦不知所以然而然也。故黄帝問身之經脉貴賤，依之調攝，修德於身，以正八風之氣。』

雷公對曰：春甲乙青，中主肝，治七十二日，是脉之主時，臣以其藏最貴。東方甲乙，春氣主之，自然青色内通肝也。《金匱真言論》

曰：『東方青色，入通於肝。』故曰『青中主肝』也。然五行之氣，各王七十二日，五積而乘之，則終一歲之數三百六十日，故云『治七十二日』也。夫四時之氣，以春爲始，五藏之應，肝藏合之，公故以其藏爲最貴。『藏』或爲『道』，非也。

帝曰：却念《上下經》，陰陽從容，子所言貴，最其下也。從容，謂安緩比類也。帝念《脉經·上下篇》陰陽比類形氣，不以肝藏爲貴。故謂公之所貴，最其下也。

雷公致齋七日，旦復侍坐。悟非，故齋以洗心。願益，故坐而復請。

帝曰：三陽爲經，二陽爲維，一陽爲游部。經，謂經綸，所以濟成務。維，謂維持，所以繫天真。游，謂游行。部，謂身形部分也。故主氣者濟成務，化穀者繫天真，主色者散布精微，游行諸部也。○新校正云：按楊上善云：『三陽，足太陽脉也，從目内眥上頭，分爲四道下項，并正别脉上下六道，以行於背，與身爲經。二陽，足陽明脉也，從鼻而起，下咽，分爲四道，并正别脉六道，上下行腹，綱維於身。一陽，足少陽脉也，起目外眥絡頭，分爲四道，下缺盆，并正别脉六道上下，主①經營百節，流氣三部，故曰游部。』此知五藏終始。觀其經綸維繫游部之義，則五藏之終始可謂知矣。三陽爲表，二陰爲裏，三陽，太陽。二陰，少陰也。少陰與太陽爲表裏，故曰三陽爲表，二陰爲裏。一陰至絶，作朔晦，却具合以正其理。一陰，厥陰也。厥，猶盡也。《靈樞經》曰：『亥爲左足之厥陰，戌爲右足之厥陰，兩陰俱盡，故曰厥陰。』夫陰盡爲晦，陰生爲朔。厥陰者，以陰盡爲義也，徵其氣王則朔，適言其氣盡則晦，既見其朔，又當其晦，故曰『一陰至絶作朔晦』也。然徵彼俱盡之陰，合此發生之木，以正應五行之理，而無替循環，故云却具合以正其理也。○新校正云：按注言『陰盡爲晦，陰生爲朔』，疑是『陽生爲朔』。

雷公曰：受業未能明。言未明氣候之應見。

帝曰：所謂三陽者，太陽爲經，陽氣盛大，故曰太陽。三陽脉至手太陰，弦浮而不沈，決以度，察以心，合之陰陽之論。太陰，爲寸口也。寸口者，手太陰也，脉氣之所行，故脉皆至於寸口也。太陽之脉，洪大以長，今弦浮不沈，則當約以四時高下之度而斷決之，察以五藏異同之候而參合之，以應陰陽之論，知其臧否耳。所謂二陽者，陽明也，《靈樞經》曰：『辰爲左足之陽明，巳爲右足之陽明。』兩陽合明，故曰二陽者陽明也。至手太陰，弦而沈急不鼓，炅至以病皆死。鼓，謂鼓動。炅，熱也。陽明之脉，浮大

① 主：原作『生』，據讀書堂本、古林堂本、趙府本改。

而短，今弦而沈急不鼓者，是陰氣勝陽，木來乘土也。然陰氣勝陽，木來乘土，而反熱病至者，是陽氣之衰敗也，猶燈之焰欲滅反明，故皆死也。一陽者，少陽也，陽氣未大，故曰少陽。至手太陰，上連人迎，弦急懸不絶，此少陽之病也，人迎，謂結喉兩傍同身寸之一寸五分，脉動應手者也。弦爲少陽之脉，今急懸不絶，是經氣不足，故曰少陽之病也。懸者，謂如懸物之動揺也。專陰則死。專，獨也。言其獨有陰氣而無陽氣則死。三陰者，六經之所主也，三陰者，太陰也。言所以諸脉皆至手太陰者何耶？以是六經之主故也。六經，謂三陰三陽之經脉也。所以至手太陰者何？以肺朝百脉之氣，皆交會於氣口也。故下文曰：交於太陰，此正發明肺朝百脉之義也。《經脉别論》曰：『肺朝百脉。』伏鼓不浮，上空志心。脉伏鼓擊而不上浮者，是心氣不足，故上控引於心而爲病也。志心，謂小心也。《刺禁論》曰：『七節之傍，中有小心。』此之謂也。〇新校正云：按楊上善云：『肺脉浮濇，此爲平也。今見伏鼓，是腎脉也。足少陰脉，貫脊屬腎，上入肺中，從肺出絡心。肺氣下入腎志，上入心神也。』王氏謂『志心』爲『小心』，義未通。二陰至肺，其氣歸膀胱，外連脾胃。二陰，謂足少陰腎之脉。少陰之脉，别行者，入跟中，以上至股内後廉，貫脊屬腎絡膀胱；其直行者，從腎上貫肝鬲，入肺中。故上至於肺，其氣歸於膀胱，外連於脾胃。一陰獨至，經絶，氣浮不鼓，鈎而滑。若一陰獨至肺，經氣内絶則氣浮不鼓於手，若經不内絶則鈎而滑。〇新校正云：按楊上善云：『一陰，厥陰也。』此六脉者，乍陰乍陽，交屬相并，繆通五藏，合於陰陽，或陰見陽脉，陽見陰脉，故云乍陰乍陽也。所以然者，以氣交會故爾，當審比類，以知陰陽也。先至爲主，後至爲客。脉氣乍陰見陽，乍陽見陰，何以别之？當以先至爲主，後至爲客也。至，謂至寸口也。

雷公曰：臣悉盡意，受傳經脉，頌得從容之道，以合《從容》，不知陰陽，不知雌雄。頌，今爲『誦』也。公言臣所頌誦今從容之妙道，以合上古《從容》，而比類形名，猶不知陰陽尊卑之次，不知雌雄殊目之義，請言其旨，以明著至教，陰陽雌雄相輸應也。

帝曰：三陽爲父，父，所以督濟群小，言高尊也。二陽爲衛，衛，所以却禦諸邪，言扶生也。一陽爲紀，紀，所以綱紀形氣，言其平也。三陰爲母，母，所以育養諸子，言滋生也。二陰爲雌，雌者，陰之目也。一陰爲獨使。一陰之藏，外合三焦，三焦主謁導諸氣，名爲使者，故云獨使也。二陽一陰，陽明主病，不勝一陰，脈①耎而動，九竅皆沈。一陰，厥陰肝木氣也。二陽，陽明胃土氣也。木土相薄，故陽明主病也。木伐其土，土不勝木，故云不勝一陰。脈耎而動者，耎爲胃氣，動謂木形，土木相持，則胃氣不轉，故九竅沈滯而不通利也。三陽一陰，太陽脈勝，一陰不能止，內亂五藏，外爲驚駭。三陽，足太陽之氣，故曰太陽勝也。木生火，今盛陽燔木，木復受之，陽氣洪盛，內爲狂熱，故內亂五藏也。肝主驚駭，故外形驚駭之狀也。二陰二陽，病在肺，少陰脈沈，勝肺傷脾，外傷四支。二陰，謂手少陰心之脈也。二陽，亦胃脈也。心胃合病，邪上下并，故內傷脾，外勝肺也。所以然者，胃爲脾府，心火勝金故爾。脾主四支，故脾傷則外傷於四支矣。少陰脈，謂手掌後同身寸之五分，當小指神門之脈也。〇新校正云：詳此二陽，乃手陽明大腸，肺之府也。少陰心火，勝金之府，故云病在肺。王氏以二陽爲胃，義未甚通。況又以見②胃病腎之說，此乃是心病肺也。又全元起本及《甲乙經》、《太素》等並云『二陰一陽』。二陰二陽皆交至，病在腎，罵詈妄行，巔疾爲狂。二陰爲腎，水之藏也。二陽爲胃，土之府也。土氣刑水，故交至而病在腎也。以水腎不勝，故胃盛而顛，爲狂。二陰一陽，病出於腎，陰氣客遊於心，脘下空竅，堤閉塞不通，四支別離。一陽，謂手少陽三焦，心主火之府也。水上干火，故火病出於腎，陰氣客游於心也。何者？腎之脈，從腎上貫肝鬲，入肺中；其支別者，從肺中出，絡心注胸中，故如是也。然空竅陰客上游，胃不能制，胃不能制是土氣衰，故脘下空竅皆不通也。言堤者，謂如堤堰不容泄漏。胃脈循足，心脈絡手，故四支如別離而不用也。〇新校正云：按王氏云『胃脈循足』，按此二陰一陽，病出於腎，『胃』當作『腎』。一陰一陽代絕，此陰氣至心，上下無常，出入不知，喉咽乾燥，病在土脾。一陰，厥陰脈。一陽，少陽脈。並木之氣也。代絕者，動而中止也。以其代絕，故爲病也。木氣生火，故病生而陰氣至心也。夫肝膽之氣，上至頭首，下至腰足，中主腹脇，故病發上下無常處也。若受納不知其味，竅寫不知其度，而喉咽乾燥者，喉嚨之後屬咽，爲膽之使，故病則咽喉乾燥。雖病在脾土之中，蓋由肝膽之所爲爾。二陽三陰，至陰皆在，陰不過陽，陽氣不能止陰，陰陽並絕，浮爲血瘕，沈爲膿胕。二陽，陽明。三陰，手太陰。至陰，脾也。故曰至陰皆在也。然陰氣不能過越於陽，陽氣不能制心，今陰陽相薄，故脈並絕斷，而不相連續也。脈浮爲陽氣薄陰，故爲血瘕。脈沈爲陰氣薄陽，故爲膿聚而胕爛也。陰陽皆壯，下至陰陽，若陰陽皆壯而相薄不已者，漸下至於陰陽之內，爲大病矣。陰陽者，男子爲陽道，女子爲陰器者，以其能盛受故而也。上合昭昭，下合冥冥，昭昭，謂陽明之上。冥冥，謂至

① 脈：原脫，據讀書堂本、古林堂本、趙府本補，與王注合。
② 又以見：《素問校勘記》曰：『「又」上脫「下」字，「以」字衍。』

陰之内，幽暗之所也。診決死生之期，遂合歲首。謂下短期之旨。

雷公曰：請問短期。

黄帝不應。欲其復問而實之也。

雷公復問。

黄帝曰：在經論中。上古經之中也。○新校正云：按全元起本自『雷公』已下别爲一篇，名『四時病類』。

雷公曰：請聞短期。

黄帝曰：冬三月之病，病合於陽者，至春正月，脉有死徵，皆歸出春。病合於陽，謂前陰合陽而爲病者也。雖正月脉有死徵，陽已發生，至王不死，故出春三月而至夏初也。冬三月之病，在理已盡，草與柳葉皆殺，裹，謂二陰，腎之氣也。然腎病而正月脉有死徵者，以枯草盡青，柳葉生出而皆死也。理，裹也。已，以也。古用同。春陰陽皆絶，期在孟春。立春之後而脉陰陽皆懸絶者，期死不出正月。○新校正云：《太素》無『春』字。春三月之病，曰陽殺，陽病，不謂傷寒温熱之病，謂非時病熱，脉洪盛數也。然春三月中，陽氣尚少，未當全盛，而反病熱脉應夏氣者，經云脉不再見，夏脉當洪數，無陽外應，故必死於夏至也。以死於夏至陽氣殺物之時，故云陽殺也。陰陽皆絶，期在草乾。若不陽病，但陰陽之脉皆懸絶者，死在於霜降草乾之時也。

夏三月之病，至陰不過十日，謂熱病也。脾熱病則五藏危。土成數十，故不過十日也。陰陽交，期在溓水。《評熱病論》曰：『温病而汗出，輒復熱而脉躁疾，不爲汗衰，狂言不能食者，病名曰陰陽交。』六月病暑，陰陽復交，二氣相持，故乃死於立秋之候也。○新校正云：按全元起本云：『溓水者，七月也。建申，水生於申，陰陽逆也。』楊上善云：『溓，廉檢反，水静也。七月水生時也。』秋三月之病，三陽俱起，不治自已。秋陽氣衰，陰氣漸出，陽不勝陰，故自已也。陰陽交合者，立不能坐，坐不能起。以氣不由其正用故爾。三陽獨至，期在石水。有陽無陰，故云獨至也。《著至教論》曰：『三陽獨至者，是三陽并至。』由此則但有陽而無陰也。石水者，謂冬月水冰如石之時，故云石水也。火墓於戌，冬陽氣微，故石水而死也。○新校正云：詳石水之解，本全元起之説，王氏取之。二陰獨至，期在盛水。

亦所謂并至而無陽也。盛水，謂雨雪皆解爲水之時，則正①謂正月中氣也。〇新校正云：按全元起本『二陰』作『三陰』。

方盛衰論篇第八十

新校正云：按全元起本在第八卷。

雷公請問：氣之多少，何者爲逆？何者爲從？

黄帝答曰：陽從左，陰從右，陽氣之多少皆從左，陰氣之多少皆從右。從者爲順，反者爲逆。《陰陽應象大論》曰，『左右者，陰陽之道路也。』老從上，少從下，老者穀衰，故從上爲順。少者欲甚，故從下爲順。是以春夏歸陽爲生，歸秋冬爲死，歸秋冬，謂反歸陰也。歸陰則順殺伐之氣故也。反之則歸秋冬爲生，反之，謂秋冬。秋冬則歸陰爲生也。

是以氣多少逆皆爲厥。陽氣之多少反從右，陰氣之多少反從左，是爲不順，故曰氣少多逆也。如是從左從右之不順者，皆爲厥。厥，謂氣逆。故曰皆爲厥也。

問曰：有餘者厥耶？言少之不順者爲逆，有餘者則成厥逆之病乎？

答曰：一上不下，寒厥到膝，少者秋冬死，老者秋冬生。一經之氣厥逆上而陽氣不下者，何以别之？寒厥到膝是也。四支者，諸陽之本，當温而反寒上，故曰寒厥也。秋冬，謂歸陰，歸陰則從右發生其病也。少者以陽氣用事，故秋冬死。老者以陰氣用事，故秋冬生。〇新校正云：按楊上善云：『虚者，厥也。陽氣一上於頭，不下於足，足脛虚，故寒厥至膝。』氣上不下，頭痛巔疾，巔，謂身之上。巔疾則頭首之疾也。求陽不得，求陰不審，五部隔無徵，若居曠野，若伏空室，緜緜乎屬不滿日。謂之陽乃脉似陰盛，謂之陰又脉似陽盛，故曰

① 正：原作『止』，據讀書堂本、古林堂本、趙府本改。

求陽不得，求陰不審也。五部，謂五藏之部。隔，謂隔遠無徵。無徵，猶無可信驗也。然求陽不得其熱，求陰不審是寒，五藏部分又隔遠而無可信驗，故曰求陽不得，求陰不審，五部隔無徵也。夫如是者，乃從氣久逆所作，非由陰陽寒熱之氣所爲也。若居曠野，言心神散越。若伏空室，謂志意沈潛。散越以氣逆而痛甚未止，沈潛以痛定而復恐再來也。緜緜乎，謂動息微也。身雖緜緜乎且存，然其心所屬望，將不得終其盡日也，故曰緜緜乎屬不滿日也。○新校正云：按《太素》云：『若伏空室，爲陰陽之一①。』有此五字，疑此脱漏。是以少氣②之厥，令人妄夢，其極至迷。氣之少有厥逆，則令人妄爲夢寐。其厥之盛極，則令人夢至迷亂。三陽絶，三陰微，是爲少氣。三陽之脉懸絶，三陰之診細微，是爲少氣之候也。○新校正云：按《太素》云：『至陽絶陰，是爲少氣。』是以肺氣虚，則使人夢見白物，見人斬血藉藉，白物，是象金之色也。斬者，金之用也。藉藉，夢死狀也。得其時則夢見兵戰。得時，謂秋三月也。金爲兵革，故夢見兵戰也。腎氣虚，則使人夢見舟船溺人，舟船溺人，皆水之用。腎象水，故夢形之。得其時則夢伏水中，若有畏恐。冬三月也。肝氣虚，則夢見菌香生草，菌香草生，草木之類也。肝合草木，故夢見之。○新校正云：按全元起本云：『菌香是桂』。得其時則夢伏樹下不敢起。春三月也。心氣虚，則夢救火陽物，心合火，故夢之。陽物，亦火之類。得其時則夢燔灼。夏三月也。脾氣虚，則夢飲食不足，脾納水穀，故夢飲食不足。得其時則夢築垣蓋屋。得其時，謂辰戌丑未之月各王十八日。築垣蓋屋，皆土之用也。此皆五藏氣虚，陽氣有餘，陰氣不足，府者陽氣，藏者陰氣。合之五診，調之陰陽，以在《經脉》。《靈樞經》備有調陰陽合五診，故引之曰以在《經脉》也。《經脉》則《靈樞》之篇目也。

診有十度，度人脉度、藏度、肉度、筋度、俞度。度各有其二，故二五爲十度也。陰陽氣盡，人病自具。診備蓋陰陽虚盛之理，則人病自具知之。脉動無常，散陰頗陽，脉脱不具，診無常行，診必上下，度民君卿，脉動無常數者，是陰散而陽頗調理也。若脉診脱略而不具備者，無以常行之診也。察候之，則當度量民及君、卿三者，調養之殊異爾。何者？憂樂苦分，不同其秩故也。受師不卒，使術不明，不察逆從，是爲妄行，持雌失雄，棄陰附

① 爲陰陽之一：原脱『一』字，據讀書堂本、古林堂本、趙府本補。
② 少氣：讀書堂本、古林堂本、古鈔本、趙府本作『少陰』。據王注『氣之少有厥逆』，當以底本爲正。

陽，不知并合，診故不明，皆謂學不該備。傳之後世，反論自章。章，露也。以不明而授與人，反古之迹，自然章露也。至陰虛，天氣絶；至陽盛，地氣不足。至陰虛，天氣絶而不降；至陽盛，地氣微而不升。是所謂不交通也。至，謂至盛也。陰陽並交，至人之所行。交，謂交通也。唯至人乃能調理使行也。陰陽並交者，陽氣先至，陰氣後至。陰陽之氣，並行而交通於一處者，則當陽氣先至，陰氣後至。何者？陽速而陰遲也。《靈樞經》曰：『所謂交通者，並行一數也。』由此則二氣亦交會於一處也。是以聖人持診之道，先後陰陽而持之，奇恒之勢乃六十首，診合微之事，追陰陽之變，章五中之情，其中之論，取虛實之要，定五度之事，知此乃足以診。《奇恒勢》六十首，今世不傳。是以切陰不得陽，診消亡；得陽不得陰，守學不湛；知左不知右，知右不知左，知上不知下，知先不知後，故治不久。知醜知善，知病知不病，知高知下，知坐知起，知行知止，用之有紀，診道乃具，萬世不殆。聖人持診之明誡也。起所有餘，知所不足。《寶命全形論》曰：『內外相得，無以形先。』言起己身之有餘，則當知病人之不足也。

度事上下，脉事因格。度事上下之宜，脉事因而至於微妙矣。格，至也。是以形弱氣虛死；中外俱不足也。形氣有餘，脉氣不足死；藏衰，故脉不足也。脉氣有餘，形氣不足生。藏盛，故脉氣有餘。是以診有大方，坐起有常，坐起有常，則息力調適，故診之方法，必先用之。出入有行，以轉神明。言所以貴坐起有常者何？以出入行運，皆神明隨轉也。必清必淨，上觀下觀，司八正邪，別五中部，按脉動靜，上觀，謂氣色。下觀，謂形氣也。八正，謂八節之正候。五中，謂五藏之部分。然後按寸尺之動靜，而定死生矣。循尺滑濇，寒溫之意，視其大小，合之病能。逆從以得，復知病名，診可十全，不失人情。故診之或視息視意，故不失條理，數息之長短，候脉之至數，故胗之法，或視喘息也。知息合脉，病處必知，聖人察候條理，斯皆合也。道甚明察，故能長久。不知此道，失經絶理，亡言妄期，此謂失道。謂失精微至妙之道也。

解精微論篇第八十一

新校正云：按全元起本在第八卷，名《方論解》。

黄帝在明堂，雷公請曰：臣授業傳之，行教以經論，從容形法，陰陽刺灸，湯藥所滋。行治有賢不肖，未必能十全。言所自授，用可十全，然傳所教習，未能必爾也。賢，謂心明智遠。不肖，謂擁造不法。若先言悲哀喜怒，燥濕寒暑，陰陽婦女，請問其所以然者。卑賤富貴，人之形體所從，群下通使，臨事以適道術，謹聞命矣。皆以先聞聖旨，猶未究其意端。請問有毚愚仆漏之問，不在經者，欲聞其狀。言不智狡見，頓問多也。漏，脱漏也，謂經有所未解者也。毚，狡也。愚，不智見也。仆，猶頓也，猶不漸也。○新校正云：按全元起本『仆』作『朴』。

帝曰：大矣。人之所大要也。

公請問：哭泣而淚不出者，若出而少涕，其故何也？言何藏之所爲而致是乎？

帝曰：在經有也。《靈樞經》有悲哀涕泣之義。

復問：不知水所從生，涕所從出也。復問，謂重問也，欲知水涕所生之由也。

帝曰：若問此者，無益於治也。工之所知，道之所生也。言涕水者，皆道氣之所生，問之何也？夫心者，五藏之專精也，專，任也。言五藏精氣，任心之所使，以爲神明之府，是故能焉。目者其竅也，神内守，明外鑒，故目其竅也。華色者其榮也。華色，其神明之外飾。是以人有德也，則氣和於目；有亡，憂知於色。德者，道之用，人之生也。《老子》曰：『道生之，德畜之。』氣者，生之主，神之舍也。天布德，地化氣，故人因之以生也。氣和則神安，神安則外鑒明矣。氣不和則神不守，神不守則外榮減矣。故曰：人有德也，氣和於目；有亡也，憂知於色也。○新校正云：按《太素》『德』作『得』。是以悲哀則泣下，泣下水所由生。水宗者積水也，○新校正云：按《甲乙經》『水宗』作『衆精』。積水者至陰也，至陰者腎之精也。宗精之水所以不出者，是精持之也，輔之裹之，故水不行也。夫①水之精爲志，火之精爲神，水火相感，神志俱悲，是以目之水生也。目爲上液之道，故水火相感，神志俱悲，水液上行，方生於目。故諺言曰：心悲名曰志悲。志與心精，共湊於目也。水火相感，故曰心悲名曰志悲。神志俱升，故志與心神共奔湊於目。是以俱悲則神氣傳於心精，上不傳於志而志獨悲，故泣出也。泣涕者腦也，腦者陰也。《五藏别論》以腦爲地氣所生，皆藏於陰而象於地。故言腦者陰，陽上鑠也，髓鑠則消也。○新校正云：按全元起本及《甲乙經》、《太素》『陰』作『陽』。髓者骨之充也，充，滿也。言髓填於骨，充而滿也。故腦滲爲涕。鼻竅通腦，故腦滲爲涕，流於鼻中矣。志者骨之主也，是以水流而涕從之者，其行類也。類，謂同類。夫涕之與泣者，譬如人之兄弟，急用俱死，生則俱生，同源，故生死俱。○新校正云：按《太素》『生則俱生』作『出則俱亡』。其志以早悲，是以涕泣俱出而横行也。『行』恐當爲『流』。夫人涕泣俱出而相從者，所屬之類也。所屬，謂於腦也。何者？上文云『涕泣者腦也』。

雷公曰：大矣。請問人哭泣而淚不出者，若出而少，涕不從之，何也？怪其所屬同，而行出異也。帝曰：夫泣不出者，哭不悲也。不泣者，神不慈也。神不慈則志不悲，陰陽相持，泣安能獨來。泣不出者，謂淚也。不泣者，泣謂哭也。水之精爲志，火之精爲神，水爲陰，火爲陽，故曰陰陽相持，安能獨來也。夫志悲者惋，惋則沖陰，沖陰則志去目，志去則神不守精，精神去目，涕泣出也。惋，謂内爍也。沖，猶升也。神志相感，泣由是生，故内爍則陽氣升於陰也。陰，腦也。去目，謂陰陽不守目也。志去於目，故神亦浮游。夫志去目則光無内照，神失守則精不外明，故曰精神去目，涕泣出也。且子獨不誦不念夫經言乎，厥則目無所見。夫人厥則陽氣并於上，陰氣并於下。并，謂各并於本位也。陽并於上，

① 夫：原誤作『天』，據讀書堂本、古林堂本、趙府本改，與《太素·卷二十九·水論》合。

則火獨光也；陰并於下，則足寒，足寒則脹也。夫一水不勝五火，故目眥盲。眥，視也。一水，目也。五火，謂五藏之厥陽也。〇新校正云：按《甲乙經》無『盲』字。是以□衝風①，泣下而不止。夫風之中目也，陽氣內守於精，是火氣燔目，故見風則泣下也。風迫陽伏不發，故內燔也。有以比之，夫火疾風生乃能雨，此之類也。故陽并則火獨光盛於上，不明於下。是故目者，陽之所生，系於藏，故陰陽和則精明也。陽厥則光不上，陰厥則足冷而脹也。言一水不可勝五火者，是手足之陽爲五火，下一陰者肝之氣也。衝風泣下而不止者，言風之中於目也，是陽氣內守於精，故陽氣盛而火氣燔於目，風與熱交故泣下。是故火疾而風生乃能雨，以陽火之熱而風生於泣，以此譬之類也。〇新校正云：按《甲乙經》無『火』字。《太素》云：『天之疾風乃能雨』。無『生』字。

重廣補注黃帝内經素問卷第二十四

【釋音】

陰陽類論

溓 音廉

方盛衰論

菌 袪倫切

① 是以□衝風：底本『以』下闕一字，讀書堂本、古林堂本、趙府本作『是以氣衝風』，無闕文。《太素·卷二十九·水論》作『是以衛氣之風』。

解精微論

毚士銜切　凑粗勾切

顧從德跋①

家大人未供奉内藥院時，見從德少喜醫方術，爲語曰：世無長桑君指授，不得飲上池水，盡見人五藏。必從黄帝之脉書，五色診候，始知逆順陰陽，按奇絡活人。不然者，雖聖儒無所從精也。今世所傳《内經素問》，即黄帝之脉書，廣衍于秦越人、陽慶、淳于意諸長老，其文遂似漢人語，而旨意所從來遠矣。客歲以試事北上，問視之暇，遂以宋刻善本見授曰：『廣其傳，非細事也，汝圖之。』從德竊惟吳儒者王光庵賓，嘗學《内經素問》于戴原禮，可一年所，即治病輒驗。晚歲以其學授盛啓東、韓叔陽，後被薦文皇帝，召對稱旨，俱留御藥院供御。一日入見便殿，上語次偶及白溝之勝，爲識長蛇陣耳。啓東以天命對。是不但慷慨敢言，抑學術之正見于天人之際亦微矣。秦太醫令所謂『上醫醫國』，殆如此耶。故吳中多上醫，實出原禮，爲上古自来之正派，以從授是書也。家大人仰副今上仁壽天下之意甚切，亟欲廣其佳本，公暇校讐，至忘寢食。予小子敢遂飜刻，以見承訓之私云。

嘉靖庚戌秋八月既望武陵顧從德謹識

① 顧從德跋：此標題底本無，點校者據下文内容加。

黃帝内經素問遺篇①

刺法論篇第七十二

黃帝問曰：升降不前，氣交有變，即成暴鬱，余已知之。如何預救生靈，可得却乎？却之言去也，何以去之。

岐伯稽首再拜對曰：昭乎哉問！臣聞夫子言，既明天元，須窮法刺，可以折鬱扶運，補弱全真，瀉盛蠲餘，令除斯苦。夫子者，祖師僦貸季。折，謂折伏也。扶，謂扶持也。蠲，除也。斯，此也。令除此苦也。

帝曰：願卒聞之。

岐伯曰：升之不前，即有甚凶也。木欲升而天柱窒抑之，木欲發鬱，亦須待時，木發待間氣也，至天作間氣之時作也。欲發，可刺之也。當刺足厥陰之井。足厥陰之井，即大敦穴。在足大指端，去爪甲上如韭葉，三毛之中，乃足厥陰之所出也。於平旦水下一刻時，以手按穴得動脉，下鍼可及三分，留六呼，如得氣，急出之。先刺左，後刺右。又可春分日吐之。無此管也。火欲升而天蓬窒抑之，火欲發鬱，亦須待時，火鬱待時，至天作左間氣之時也。其發也，君火春分，相火小滿，即欲發之時也。故君火、相火同法，即是二時而可預刺之也。君火相火，同刺包絡之滎。心包絡之滎，在手掌中勞宮②穴也。水下二刻，以手按穴，動脉應手。刺可同身寸之三分，留六呼。得氣而急出之，先左後右。又法，當春三泄汗也。

---

① 本篇内容底本無，爲點校者補充。

② 勞宮：原作『營宮』，據四庫本改，與『當刺心包絡脉之所流』句下注文合。

土欲升而天衝窒抑之，土欲發鬱，亦須待時，土鬱待時，至天作左間氣之時也。土發鬱日維辰維也，多於二間維發之也，可預刺之也。當刺足太陰之俞。足太陰之俞，太白穴。在足内側核骨下陷者中，足太陰之所注也。水下三刻，刺可同身寸之二分，留七呼，氣至急出之，先左後右。

金欲升而天英窒抑之，金欲發鬱，亦須待時，金鬱待時，至天作左間氣之日也。夏至之後，金欲發鬱之時，在火王後作，可預刺也。當刺手太陰之經。手太陰之經者，經渠穴也。在兩手寸口脉陷者中，手太陰之所行也，動脉應手。於水下四刻，刺可同身寸之三分，留三呼，氣至急出鍼，先左後右。

水欲升而天芮①窒抑之，水欲發鬱，亦須待時，水鬱待時，至天作左間氣之時也。發於辰維之後，火得王之時，水可作也，可以預用鍼刺之也。當刺足少陰之合。足少陰之合，陰谷穴也。在膝内輔骨之後，大筋之下，小筋之上，按之應手，屈膝而得，足少陰之所入也。刺可同身寸之四分，留三呼。動氣應手，可刺，急出之。先刺左，後刺右。

帝曰：升之不前，可以預備。願聞其降，可以先防。防護者也。

歧伯曰：既明其升，必達其降也。升降之道，皆可先治也。亦可以升而先刺也。

木欲降而地皛②窒抑之，降而不入，抑之鬱發，散而可得位，三日不降，八日降。欲降而鬱先散，而然後作地間氣者也。降而鬱發，暴如天間之待時也，降而不下，鬱可速矣，降之不下，急速如天鬱也，便可刺之。降可折其所勝也。折勝③其標，而虛其本也，故折其勝也。當刺手太陰之所出，刺手陽明之所入。手太陰之所出，少商穴也。在手大指之端内側，去爪甲如韭葉，手太陰之井也。刺可同身寸之一分，留三呼④而急出之。手陽明之所入，曲池穴也。在肘外輔，屈肘兩骨之間陷中，手陽明之合。刺可同

---

① 天芮：『芮』原作『内』，據四庫本、人衛本改。下同。
② 皛：《廣雅·釋器》：『皛，白也。』
③ 折勝：金刻本此下有『而瀉』二字。
④ 留三呼：原闕『三』字，空一格。據金刻本、趙府本補。

身寸之一寸五分，留七呼，動氣應手，至而急出之。

火欲降而地玄窒抑之，降而不入，抑之鬱發，散而可矣①，二日不降，七日降。欲下而鬱散之速，可刺之也。當折其所勝，可散其鬱。火鬱折水，可以除之。當刺足少陰之所出，刺足太陽之所入。足少陰之所出②，湧泉穴也。在足心陷者中，屈足捲指宛宛中，足少陰之井。刺可同身寸之三分③，留三呼，動氣至，急出之，先左後右。足太陽之所入，委中穴。在膕中央約文中，動脉應手，足太陽之合也。刺可同身寸之五分，留七呼，氣至而急出之，先左後右。二次同其法刺也。

土欲降而地蒼窒抑之，降而不下，抑之鬱發，散而可入，五日不降，十日降。欲降而鬱散，而可速刺之。當折其勝，可散其鬱。土鬱折水，可除其苦。當刺足厥陰之所出，刺足少陽之所入。足厥陰之所出，太敦穴也。在足大指端去爪甲上如韭葉及三毛之中，足厥陰井也。刺可同身寸之三分，留十呼，動氣至④急出之。足少陽之所入，陽陵泉穴。在膝下同身寸之一寸，骱骨外廉陷者中是，足少陽之合。刺可同身寸之六分，留十呼，動氣至急出之。

金欲降而地彤窒抑之，降而不下，散抑之鬱發，散而可入，四日不降，九日降。欲下而鬱散，可速刺也。當折其勝，可散其鬱。金鬱折火，可以除之。當刺心包絡所出，刺手少陽所入也。心包絡所出，中衝穴也。在中指之端，去爪甲如韭葉，是手心主之井。刺可同身寸之一分，留二呼，動氣至急出之。手少陽之所入，天井穴也。在肘外大骨之後，肘後同身寸之一寸，兩筋間陷者中，屈肘得之，手少陽合。刺可同身寸之一寸，留十呼，動氣應手，至而急出之。

水欲降而地阜窒抑之，降而不下，抑之鬱發，散而可入，一日不降，六日降。欲下而鬱散，先可刺之也。當折其土，可散其鬱。

① 可矣：金刻本作『可入』。
② 之所出：原脱『所』字，據金刻本補，與前後文例合。
③ 三分：原作『三寸』，據金刻本改。
④ 至：原脱，據金刻本補，與下文『動氣至急出之』合。

折其所勝，可以散之也。當刺足太陰之所出，刺足陽明之所入。足太陰之所出，隱白穴也。在足大趾之端側，去爪甲如韭葉，足太陰之井。刺可同身寸之一分，留三呼，得氣至乃出之。足陽明之所入，三里穴。在膝下三寸，骱骨外廉兩筋間，足陽明之所合。刺可同身寸之五分，留十呼，得氣至而急出之。

帝曰：五運之至，有前後與升降往來，有所承抑之，可得聞乎刺法？

岐伯曰：當取其化源也。是故大過取之，不及資之。大過取之，次①抑其鬱，取其運之化源，令折鬱氣。不及扶資，以扶運氣，以避虚邪也。不及者，當資其化源，以補其所虧，令不勝。資取之法，令出《密語》。資取化源，法方明於《玄珠密語》第一卷中。

黃帝問曰：升降之刺，以知其要②。願聞司天未得遷正，使司化之失其常政，即萬化之或其皆妄③。然與民爲病，可得先除，欲濟群生，願聞其說。明其遷正，故可預防。

岐伯稽首再拜曰：悉乎哉問！言其至理，聖念慈憫，欲濟群生，臣乃盡陳斯道，可申洞微。申，顯也。洞，深也。微，妙也。言可盡顯深妙。太陽復布，即厥陰不遷正。即天運不和順，四序失合而作疫也。不遷正，氣塞於上，當寫足厥陰之所流。氣舒而復塞之，故寫之。當寫足厥陰之所流，行間穴也。在足大趾之間，動脈應手陷者中，足厥陰之滎④。刺可同身寸之六分，留七呼，動氣至而急出之。厥陰復布，少陰不遷正，天失時令，即氣令不正也。不遷正即氣塞於上，熱欲化而風乃布外也。當刺心包絡脉之所流。心包絡脉之所流，勞宮穴也，在掌中央。刺可同身寸之三分，留六呼，動氣至而急出也。少陰復布，太陰不遷正，子午天數有餘，丑

---

① 次：金刻本作『必』。
② 以知其要：原脱『其』字，據人衛本補。按，『以』與『已』通。
③ 或其皆妄：原脱『或』字，據趙府本補。又『妄』，金刻本、讀書堂本作『安』。
④ 滎：原作『榮』，據金刻本、讀書堂本、趙府本改。底本此誤甚多，餘皆徑改。

未不得中正也。不遷正即氣留於上，雨欲化而熱布於天。當刺足大陰之所流。足太陰之所流，大都穴也。在足大趾本節後陷者中，足太陰脈之滎也。刺可同身寸之三分，留七呼，動氣至而出之。大陰復布，少陽不遷正，丑未天數有餘，寅申未得中正。不遷正則氣塞未通，熱欲化而雨復布天。當刺手少陽之所流。手少陽之所流，液門穴也。在手小指次指間陷者中，手少陽之滎也。刺可同身寸之二分，留三呼，動氣至而急出也。少陽復布，則陽明不遷正，寅申天數有餘，卯酉未得司天。不遷正則氣未通上，燥欲治天，熱化復治。當刺手大陰之所流。手大陰之所流，魚際穴也。在手大指本節後內側，散脉文中，手太陰之滎也。刺可同身寸之二分，留三呼，動氣至而急出之。陽明復布，太陽不遷正，卯酉天數未終，辰戌未得司正。不遷正則復塞其氣，寒欲行天，而燥復化。當刺足少陰之所流。足少陰之所流，然谷穴也。在足內踝前起大骨下陷中，足少陰之滎也。刺可同身寸之三分，留三呼，動氣至而出之。

帝曰：遷正不前，以通其要。願聞不退，欲折其餘，無令過失，可得明乎？

岐伯曰：氣過有餘，復作布正，是名不退位①也。即名布正，再治天而不能退位。使地氣不得後化，新司天未可遷正，故復布化令如故也。新歲司天，未得中司；去歲司天，仍舊治天。是故氣過，天令失常，故與民作災之病也。

巳亥之歲，天數有餘，故厥陰不退位也，至子午之年，猶尚治天。風行於上，木化布天，雨濕之化不令，風化至酷作災。當刺足厥陰之所入。足厥陰之所入，曲泉穴也。在膝內輔骨下，大筋上，小筋下，後陷者中，屈膝而得之，足厥陰之合也。刺可同身寸之六分，留七呼，動氣至急出其鍼也。

子午之歲，天數有餘，故少陰不退位也，至丑未之年，猶尚治天。熱行於上，火餘化布天，燥清之虧，雨化不令，熱化復行天令也。當刺手厥陰之所入。心包之所入，曲澤穴也。在肘內廉下陷者中，屈肘而取之，手厥陰之合也。刺可同身寸之三分，留七呼，動氣至而急出之。

---

① 退位：原作『過位』，據人衛本改，與黃帝問語及此下注文合。

丑未之歲，天數有餘，故大陰不退位也，至寅申之年，猶尚治天也。濕行於上，雨化布天，寒化虧，熱化不令，濕化復布行天令。當刺足大陰之所入。足大陰之所入，陰陵泉①穴也。在內側輔骨下陷者中，足大陰之合。刺可同身寸之五分，留七呼，動氣至而急出之也。

寅申之歲，天數有餘，故少陽不退位也，至卯酉之年，猶尚治天。熱行於上，火化布天，燥清令虧，熱化復治，布行天令。當刺手少陽之所入。手少陽之所入，天井穴也。在肘外大骨後，肘後上一寸，兩筋間陷中，屈肘得之，手少陽之合也。刺可同身寸之三分，動氣至而急出之也。

卯酉之歲，天數有餘，故陽明不退位也，至辰戌之年，猶尚治天也。清行於上，燥化布天②，風化虧而寒化不令，清化復治，布行天令。當刺手大陰之所入。手太陰之所入，尺澤穴也。在肘約文中，動脉應手，手太陰之所合也。刺可同身寸之三分③，留三呼，動氣至而急出之。

辰戌之歲，天數有餘，故太陽不退位也，至巳亥之年，猶尚治天也。寒行於上，凜水化布天，熱化令虧，風化不令，寒化復治，布行天令。當刺足少陰之所入。足少陰之所入，陰谷穴也。在膝下內輔骨之後，大筋之下，外筋之上，按之應手，屈膝而得之，足少陰之合。刺可同身寸之四分，動氣至而急出之。

故天地氣逆，化成民病，以法刺之，預可平痾。人氣通乎天地也，氣交有變，前後餘退，可依④天元，刺其餘源，始終可平也。

黃帝問曰：剛柔二干，失守其位，使天運之氣皆虛乎？與民爲病，可得平乎？天運如虛，可以法刺，可除之也。

---

① 陰陵泉：此上原衍『太』字，據金刻本刪。

② 清行於上，燥化布天：原闕『清』字，據金刻本补，與注文『清化復治』合。又，原書此八字作注，據金刻本、讀書堂本、趙府本改作經文。

③ 三分：原作『三寸』，據金刻本改，與《素問·氣穴論》王冰注合。

④ 依：原闕，空一格。據讀書堂本、趙府本補。金刻本作『則』。

岐伯曰：深乎哉問！明其奧旨，天地迭移，三年化疫，是謂根之可見，必有逃門。是謂根究天地之災，必有避危逃生之門戶。假令甲子，剛柔失守，柔得其位，上失其剛，雖得交司，數可未至，甲子上未終司，己卯下雖遷正，是謂柔干孤虛其下也。剛未正之，己不得其甲，即土運反虛，而木迺勝。剛未正，柔孤而有虧，甲不正於己也。土運不令正失，少陰不化，是故天與運①皆虛，而使邪化疫者也。時序不令，即音律非從，司天猶布，而中運有勝至矣。甲未臨而己已至，律無音而呂有聲，即黃鍾大宮不應，夾鍾少宮即應，以表己卯下位，孤主土運者也。如此三年，變大疫也。甚則速，首尾三年至。詳其微甚，察其淺深，大虛而布政日久即深也，深即甚矣。運未正，即勝至，久即深甚也。甚即深，首尾三年至者也。欲至而可刺②，刺之，前③以明其刺法者，即是布正而未遷正者，可刺其即今之病也。又④言知者，是以三年中有大疫至，刺補其天之吉也。即可⑤細詳微甚，知其所至之期，可先齊⑥之者也。當先補腎俞，土疫至而腎虛者，先補之腎俞，在背⑦第十四椎下兩傍各同身寸之一寸五分。未刺時先口銜鍼，暖而用之，用圓利鍼。臨刺時咒曰：『五帝上真，六甲玄靈，氣符至陰，百邪閉理。』念三遍，自口中取鍼，先刺二分，留六呼；次入鍼至三分，動氣至而徐徐出鍼，以手捫之，令受鍼人嚥⑧氣三次，又可定神魂者也。次三日，可刺足大陰之所注。足大陰之所注，大白穴也。在內踝核骨下陷者中，足大陰脉之所注也。先以口銜鍼令溫，欲下鍼時咒曰：『帝扶天形，護命成靈。』誦之三遍，迺刺三分，留七呼，動氣至而急出其鍼也。又有下位己卯不至，而甲子孤立者，次三年作土癘，其法補瀉，一如甲子同法也。即甲子、甲戌、甲

① 天與運：原脫『運』字，據金刻本補。
② 可刺：金刻本作『可以』，連下讀。
③ 前：原作『則』，據金刻本改。
④ 又：原作『只』，據金刻本改。
⑤ 可：原作『其』，據金刻本改。
⑥ 齊：金刻本作『濟』。按，『齊』與『濟』通。
⑦ 背：原作『骨』，據金刻本改。
⑧ 嚥：原作『咽』，據金刻本、讀書堂本、趙府本改。下同，不再列舉。

申、甲午、甲辰、甲寅，并及己丑、己亥、己酉、己未、己巳、己卯。凡甲己上下失守，皆此一法而已。其刺以畢，又不須夜行及遠行，令七日潔，清淨齋戒①。所有自來腎有久病者，可以寅時面向南，淨神不亂思，閉氣不息七遍，以引頸嚥氣順之，如嚥甚硬物，如此七遍後，餌舌下津，令無數。仙家嚥氣，可以深根固蔕，以子受母氣也。嚥下氣，令腹中鳴至臍下，子氣見母元氣，故曰『反本還元』也。久餌之，令深根以養固蔕也。故嚥氣津者，此名天池之水，可久餌之，資精氣血，蕩滌五藏，先溉元海。一名離宮之水，一名玉池，一名神水。不可唾之，但可餌之，以補精血，可益元海也。

假令丙寅，剛柔失守，柔得其位，上失其剛也。雖得其交歲，而丙未遷正治天下，辛巳獨治其泉，上位丙失其剛干，故中水運不得運大過也，反受上②勝之。上剛干失守，下柔不可獨主之，柔干在上，猶言不及，何況柔失剛者也。中水運非太過，不可執法而定之，不以諸丙年作，其水大過也。當推之天數，而知有虧也。布天有餘，而失守上正，天雖主治之，此即布正之化，正司主歲，未得正位也。天地不合，即律呂音異，柔干至而呂有音應，剛干未遷，而律管無聲，即少羽鳴響，而大羽無聲③也。如此即天運失序，雖有化而非常化也。後三年變疫。變有微甚，故有遲速，當推其天數之淺深也。詳其微甚，差有大小，大差七分，小差五分，每一分一十五日。大差速至，小差徐而至之也。徐至即後三年至，甚即首尾三年④，推數差速，即知運遲。當先補心俞，心俞在背第五椎下兩傍各一寸半。用圓利鍼，於口中⑤令溫暖，次以手按穴，得其氣動，迺咒曰：『太始上清，丹元守靈。』誦之三遍，先想火光於穴下，然後刺，可同身寸之一寸半，留七呼，得氣至，次進鍼三分，以手彈之，令氣至而下鍼，得動氣至而徐徐出鍼，次以手捫其穴，令受鍼人閉氣，三息而嚥氣也。次五日，可刺腎之所入。腎之所入，陰谷穴也。在膝內輔骨之

---

① 齋戒：『齋』原作『齊』，形誤。據金刻本、趙府本改。
② 上：原作『土』，據金刻本改。
③ 無聲：此二字原闕，空二格。據讀書堂本、趙府本補。又按，四庫本作『不調』。
④ 首尾三年：原脱『尾』字，據金刻本、讀書堂本、人衛本補。
⑤ 口中：原作『日中』，據金刻本、讀書堂本、趙府本改。

後，大筋之下，小筋之上，按之應手，屈膝而得之。用圓利鍼，令口中温暖，先以手按穴，廼咒曰：『大微帝君，五氣及真，六辛都司，符扶黑雲。』誦之一遍，刺可入同身寸之四分，得動氣至而急出之。又有下位地甲子，辛巳柔不附剛，亦名失守，即地運皆虛，後三年變水癘，即刺法皆如此矣。即丙寅、丙子、丙戌、丙申、丙午、丙辰、辛丑、辛亥、辛酉、辛未、辛巳、辛卯。如此上下失守，皆推大小差而刺之。其刺如畢，慎其大喜欲情於中。如不忌，即其氣復散也。令靜七日，七日後神氣實，而水疫不傷。心欲實，令少思。思即傷神，居當澄心，而神守中，即道自降，而其氣①復上。人亂想勞神，即陰中鬼王，勞神即神役，苦志心亂，故夭人命。實即神和志安，心靜即中也。

假令庚辰，剛柔失守，乙得其位，上失其庚，即謂柔失其剛也。雖得其歲，即庚未得中位也。乙得下位，獨治②其地，上位庚失其剛干，故中金運不得大過，反受火勝之也。上位失守，下位無合，乙未在下，主地孤立也。上無剛干正之，天運虛。乙庚金運，故非相招，上下相招，陰陽相合也，司天與運各得其化。布天未退，中運勝來，不以陽年元勝復③，支干不合，有：上下相錯，謂之失守，庚不與乙相對合也。姑洗林鍾，商音不應也。失守，即同聲不相應也。姑洗上管，庚辰太商不相應。林鍾下管，乙未少商獨應矣。如此即天運化易，故四序非常也。三年變大疫。金疫，又名殺疫。詳其天數，差有微甚，大差七分，即氣過一百五日，即甚矣。小差五分，即氣過七十五日，即微也。微即微④，三年至；微即徐也。甚即甚⑤，三年至。甚即速也。當先補肝俞，肝俞在背第九椎下兩傍各一寸半。用圓利鍼，以口温暖，先以手按穴，得動氣，欲下鍼而咒曰：『氣從始清，帝符六丁，左施蒼城，右入黃庭。』誦之三遍⑥，先想青氣於穴下，然後刺之三分，得氣而進鍼，鍼入五分，動氣至而徐徐出鍼，以手捫其穴，令受鍼人噤氣。次三日，可刺肺之所行。肺之所行，經渠穴也。在手寸口陷中，手太陰經也。用圓利鍼，

---

①其氣：金刻本、讀書堂本作『真氣』。

②獨治：原闕『獨』字，空一格，據金刻本補。讀書堂本、趙府本作『以治』。

③不以陽年元勝復：『元』，金刻本作『無』，似是。按，諸本此句文義皆不明，當有脱誤。

④微即微：金刻本作『微即後』。

⑤甚即甚：金刻本作『甚即共』。

⑥遍：原作『過』，據讀書堂本改，與前後文例合。

於口内温令暖，先以左手按穴而咒曰：『太始上真，五符帝君，元和氣合，司入其神。』誦之三遍，刺可同身寸之三分，留二呼①，動氣至而出其鍼也。刺畢，可靜神七日，慎勿大怒，怒必真氣却散之。又或在下地甲子，乙未失守者，即乙柔干，即上庚獨治之，亦名失守者，即地運②孤主之，三年變癘，名曰金癘，亦名殺癘。其至待時也，詳其地數之過差③，亦推其微甚，可知遲速爾。速至共三年，遲即後三年。其至如金疫，刺法同前也。諸位乙庚失守，刺法同。即天運各異，金殺丁之災，化民病也。同刺而却之也。肝欲平，即勿怒。怒即陰生，肝爲陽神也，陰生即陽夭。夜臥念安其志，勿誦惡語，即陽神魂守中。

假令壬午，剛柔失守，下得其位，上失其壬④，即司天布正，木運反虛也。雖交歲而天未遷正，中運勝，即地見丁酉，獨主其運，故行燥勝，天未勢化，是名二虛者已。上壬未遷正，下丁獨然，即雖陽年，虧及不同，災亦然。三日肝自病，風化不令，運失其壬，未得其位。天如布退，可得遷正，不假復而正角。上下失守，相招其有期，推之天別，又及幾分，天如復位，故得相招者也。差之微甚，各有其數也，差七分，計一百五日，即大差之期也。差五分，即七十五日，其下者又微也。律呂二角，失而不和，同音有日，上律蕤賓，下呂南呂，上大角不應，下少角應，故二角失而不和也。後壬午遷正之日，即上下角同聲相應。微甚如見，三年大疫，微即至乙酉，甚即至甲申，甚速微徐也。當刺脾之俞，脾之俞在背第十一椎下兩傍各一寸半，動脉應手。用圓利鍼，令口中温暖而刺之，即咒曰：『五神⑤智精，六甲玄靈，帝符元首，大始受真。』誦之三遍，先想黃氣於穴下，然後刺之二分，得氣至而次進之，又得動氣次進之，二進各一分，留五呼，即徐徐出鍼，以手捫之，令其人不息三遍，而嚥津也。

---

① 留二呼：金刻本、讀書堂本作『留三呼』。

② 地運：底本與讀書堂本均闕，據金刻本補。人衛本作『天運』。

③ 過差：原闕『過』字，空一格，據金刻本補，與『假令戊申』段注文『天數過差，亦有多少』合。讀書堂本、趙府本作『等差』；四庫本作『所差』。

④ 壬：原作『主』，據金刻本改，與此下經文『上壬未遷正』合。

⑤ 五神：原作『五精』，據金刻本、讀書堂本改。

次三日，可刺肝之所出也。肝之所出，大敦穴也。在足大趾端去爪甲如韭葉，及三毛之中，足厥陰之井也。用圓利鍼，令口中温暖而刺之，即咒曰：『真靈至玄，大道冥然，五神合位①，氣灌②三田。』誦之然後可刺，入同身寸之三分，留十呼，動氣至而出其鍼。刺畢，靜神七日，勿大醉歌樂，其氣復散。又勿飽食，勿食生物。歌樂者，即脾神動而氣散也。醉即性亂，飽即食脹③，故慎忌之。食生物即傷脾氣也。欲令脾實，氣無滯飽，無久坐，食無大酸，無食一切生物，宜甘宜淡。淡入胃也，宜益府。淡者土之薄味也，而又次於甘者。無閑坐，無久臥，故養脾也。又或地下甲子，丁酉失守其位，未得中司，即氣不當位，下④不與壬奉合者，亦名失守，非名合德，故柔不附剛，天地二甲子，上下不相招，故陰陽有錯，即中運失其歲合之常政也。即地運不合，三年變癘，故名木癘，又名風癘。其至有即，亦推其微甚。其刺法一如木疫之法。即諸丁壬上下失守，皆同一法刺之。

假令戊申，剛柔失守，戊與癸合也。天地二甲子，即戊申合癸亥也。下位癸亥至地，其主地正司也。上下位戊申過丁未，天數未退，而復布天，故失守，戊癸不合也。戊癸雖火運，陽年不太過也，戊未正司，癸下獨治，故非太過，反受水勝之也。上失其剛，柔地獨主⑤，其氣不正，故有邪干，水運失守於上，中下運有虧也。故天虛而地猶主之，中見火運，水來犯之，故曰邪干。迭移其位，差有淺深，天數過差，亦有多少，却得奉合，合要在日數也。欲至將合，音律先同，中火運徵也，上下二律呂上窮，太少二徵合，音同。如此天運失時，三年之中，火疫至矣，速至庚戌也，徐徐至辛亥所作也。當刺肺之俞。肺俞在背第三椎下兩傍各一寸半，動脈應手。用圓利鍼，令口中温暖，先以手按穴乃刺之，咒曰：『真邪用搏，氣

---

① 合位：原作『各位』，據金刻本改。
② 灌：原闕，空一格，據金刻本補。按，趙府本作『守』。
③ 食脹：金刻本作『氣脹』。
④ 下：金刻本作『上』。
⑤ 柔地獨主：原闕『地』字，據趙府本補，與注文『地猶主之』合。

灌元神，帝符反本，位合其親。』誦之三遍，刺之二分，候氣欲至，想白氣於穴下，次進一分，得氣至而徐徐出其鍼，以手捫之於其穴也，然可立愈也。刺畢，靜神七日，勿大悲傷也，悲傷即肺動，而真氣復散也。凡喜怒悲樂恐，皆不可過矣。此五者，皆可動天，亂真神也。故聖人忘緣滅動念，可存神也。故神能主形，神在形全，可以身安，道常長存也。人欲實肺者，要在息氣也。無大喘息，慎勿多言語，及呼吸多氣喘，及言語多，及飲冷形寒食減多，大忌悲傷喜怒，令①傷其肺神也。又或地下甲子，癸亥失守者，即柔失守位也，即上失其剛也，即亦名戊癸不相合德者也，即運與地虛，後三年變癘，即名火癘。與火疫同也，即法刺一體，即諸戊諸癸上下同一體②。

是故立地五年，以明失守，以濕法刺，於是疫之與癘，即是上下剛柔之名也，窮歸一體也，即刺疫法，只有五法，即總其諸位失守，故只歸五行而統之也。此皆五疫癘，歸天地不相和之氣化爲疫癘，大傷人之命也。故達天元，可通法刺，復濟生民也。

黃帝曰：余聞五疫之至，皆相染易，無問大小，病狀相似，欲③施救療，如何可得不相移易者？其病相染著，如何得不相染也。

岐伯曰：不相染者，正氣存内，邪不可干，避其毒氣，天牝從來，復得其往，邪毒之氣，在於泄汗，反下取之，其氣入於鼻中④，毒氣至腦中，流入諸經之中，令人染病矣。如人嚏，得此氣入鼻，至腦中欲散，速⑤令勿投鼻中，令嚏之即出尔，如此即不相染也。氣出於腦，即不邪干。從鼻而入腦，欲干復出，即無相染也。氣出於腦，即

① 令：原誤作『冷』，據金刻本、讀書堂本改。
② 體：金刻本作『法』。
③ 欲：原闕，空一格，據金刻本、讀書堂本補。四庫本作『難』。
④ 入於鼻中：原脫『鼻』字，據金刻本補。
⑤ 散，速：此二字原脫，空二格，據金刻本補。趙府本作『嚏出』；四庫本作『避之』，皆屬上讀。

室先想心如日。即正氣存中，而神守其本，即邪疫之氣不犯之。欲將入於疫室，先想青氣自肝而出，左行於東，化作林木；如春柏之蒼翠。次想白氣自肺而出，右行於西，化作戈甲；如劍戟之明白利刃。次想赤氣自心而出，南行於上，化作焰明；如赫赫之炎爍①。次想黑氣自腎而出，北行於下，化作水；如波浪之黑色。次想黃氣自脾而出，存於中央，化作土。如大地之黃色。五氣護身之畢，次想頭上如北斗之煌煌，然後可入於疫室。即正氣存中，而邪疫不干。

又一法，於春分之日，日未出而吐之。用遠志去心，以水煎之，飲二盞吐之，不疫者也。

又一法，於雨水日後，三浴，以藥泄汗。注汗出臭者，無疫也。

又一法，小金丹方：辰砂二兩，水磨雄黃一兩，葉子雌黃一兩，紫金半兩，粉作末，令細之。同入合中，外固了，地一尺築地實，不用爐，不須藥制，用火二十斤煅之也，七日終，常令火及二十斤。候冷七日取，次日出合子，埋藥地中七日，亦須吉地者佳也。取出順日研之三日，煉白沙蜜爲丸，如梧桐子大，每日望東吸日華氣一口，冰水下一丸，和氣嚥之，服十粒，無疫干也。

黃帝問曰：人虛即神遊失守位，使鬼神外干，是致夭亡。何以全真？願聞刺法。

岐伯稽首再拜曰：昭乎哉問！謂神移失守，雖在其體，然不致死。或有邪干，故令夭壽。邪未干而不病，邪欲干而有卒亡也。只如厥陰失守，天以虛，人氣肝虛，感天重虛，即魂游於上，肝虛天虛，又遇出汗於肝而三虛。散神游上位，左無英君，下即神光不聚，而

---

① 爍：原作「燥」，據金刻本、讀書堂本改。

白尸鬼至，令人卒亡者也。邪干厥大氣①，身温②猶可刺之，目中神彩有，四肢雖冷，心腹尚温，如口中無涎，舌卵不縮③者，非感厥也，即名尸厥，故可救之復蘇。刺其足少陽之所過，足少陽之所過，丘墟穴也。在足外踝下如前陷者中，去臨泣同身寸之五寸，足少陽之原也。用毫鍼，於人近體暖鍼至温，以左手按穴，咒曰：『太上元君，常居其左，制之三魂。』誦之三遍，次呼三魂，名爽靈、胎光、幽精，誦之三遍；次想青龍於穴下，刺之，可以同身寸之三分，留三呼，可徐徐出鍼，親令人按氣④於口中，腹中鳴者可治之。次刺肝之俞。在背第九椎下兩傍各一寸半。用毫鍼，著身温之，左手按穴，咒曰：『太微帝君，元英制魂，真元及本，令入青雲。』又呼三魂名，如前三遍，刺入同身寸之三分，留三呼；次進二分，留三呼；復收鍼⑤至三分，留一呼，徐徐出，即氣及而復活。

人病心虚，又遇君相二火司天失守，感而三虚，又或汗出於心，即致神魂遊⑥於上，入泥丸。遇火不及，黑尸鬼犯之，令人暴亡，不出一時，可救之。四肢冷，氣雖閉絶，不變色，舌卵如不縮⑦者可救。目中神彩不變者可刺之也。可刺手少陽之所過，手少陽之所過，陽池穴也。在手表腕上⑧陷者中，手少陽之原也。用毫鍼，人身温暖，以手按穴，咒曰：『太一帝君，泥丸總神，丹元赫氣⑨，來復其真。』誦之三遍，想赤鳳於穴下，刺入二分，留七呼；次進一分，留三呼；復退，留一呼，徐徐手捫其穴，即令復活也。復刺心俞。在背第五椎下兩傍各一寸半。用毫鍼，著身温暖，以手按穴，咒曰：『丹房⑩守靈，五帝上青，陽和布體，來復黄庭。』誦之三遍，刺可同身寸之七分，留一呼⑪；次進一分，留一呼；退至二分，留一呼，徐徐而出鍼，以手捫其穴也。

---

① 厥大氣：原闕『厥』字，空一格，據讀書堂本、趙府本補。金刻本此句作『暴天氣』。按，底本與諸本此句皆未通，當有脱誤，待考。
② 温：原闕，據金刻本、讀書堂本、趙府本補。
③ 舌卵不縮：原作『舌不卵縮』，據趙府本乙正。
④ 親令人按氣：疑當作『令親人接氣』，待考。
⑤ 收鍼：原作『取鍼』，據金刻本改。
⑥ 遊：原作『逆』，據金刻本改，與此下文例合。
⑦ 舌卵如不縮：原作『舌　如不卵』，據趙府本改。
⑧ 上：原闕，據金刻本、讀書堂本、趙府本補。
⑨ 丹元赫氣：原作『丹無黑氣』，據金刻本改。
⑩ 丹房：金刻本作『丹元』。
⑪ 呼：原誤作『分』，據文義改。

人脾病，又遇太陰司天失守，感而三虛，重虛而汗出於脾，因而三虛，智意二神游於上位，故曰失守。又遇土不及，青尸鬼邪犯之於人，令人暴亡，不出一時，可救之也。四肢冷而身溫唇溫者，可活之矣。口中無涎，即名尸厥。可刺足陽明之所過，足陽明之所過，衝陽穴也。在足跗上，骨間動脉，去陷谷三寸，足陽明之原也。用毫鍼，著人身溫暖，以手按穴，咒曰：『常在魂庭，始清太寧，元和布氣，六甲及真。』誦之三遍，先想黃庭於穴下，刺入三分，留三呼，次進二分，留一呼，徐徐退而以手捫之者也。復刺脾之俞。在背第十一椎下兩傍各一寸半。用毫鍼，以手按穴①，咒曰：『太始布位②，總統坤元，黃庭真氣，來復游全。』誦之三遍，刺之三分，留二呼，進至二分，動氣至徐徐出鍼。

人肺病，遇陽明司天失守，感而三虛，人虛天虛，又汗出於肺，因而三虛，即魂游於上，故曰失守之也。又遇金不及，有赤尸鬼干人，令人暴亡，不出一時，可救之。雖無氣，手足冷者，心腹溫，鼻微溫，目中神彩不轉，口中無涎，舌卵不縮者，皆可刺活也。可刺手陽明之所過，手陽明之所過，合谷穴也。在手大指次指間，手陽明之原也。用毫鍼，著人體溫暖，先以手按穴，咒曰：『青氣真全，帝符日元，七魄歸右，今復本田。』誦之三遍，想白氣於穴下，刺入三分，留三呼；次進鍼至五分，留三呼；復退一分，留一呼，徐徐出鍼，以手捫其穴，復活也。復刺肺俞。肺俞在背第三椎下兩傍各一寸半。用毫鍼，著體溫暖，先以手按穴，咒曰：『左元真人，六合氣賓，天符帝力，來入其司。』誦之三遍，鍼入一分半③，留三呼；次進二分，留一呼，徐徐出鍼，以手捫其穴也。

人腎病，又遇太陽司天失守，感而三虛，人虛天虛，又或④出汗於腎，感而三虛，即腎神退游於黃庭，雖不離體，神光不聚，故失守也。又遇水運不及之年，有黃尸鬼干犯人正氣，吸人神魂，致暴亡，氣絕，四肢厥冷，心腹微溫，眼色不易，唇口及舌不變，口中無涎，即可救也。可刺足太陽之所過，足太陽之所過，京骨穴也。在足外側大骨下，赤白肉際陷者中是，足太陽之原也。用毫鍼，著人身溫暖，以手按穴，咒曰：『元陽育嬰，五老及真，泥丸玄華，補精長存。』想黑氣於穴下，刺入一分半，留三呼，廼進至三分，留一呼，徐徐出鍼，以手捫其穴也。刺足少陽之

① 穴：原作『之』，據金刻本、讀書堂本改，與前後文例合。
② 布位：原闕『布』字，空一格，據金刻本補。按，讀書堂本、趙府本作『乾位』。
③ 一分半：原誤作『一寸半』，據金刻本改。
④ 又或：原作『又感』，據金刻本改。

俞。在背第十椎下兩傍各一寸半。用毫鍼，先以手按穴，咒曰：『天玄日晶，太和昆靈，真元内守，持入始清。』誦之三遍，刺入①三分，留三呼，次又進五分，留三呼，徐徐出鍼，以手捫之。

黃帝問曰：十二藏之相使，神失位，使神彩之不圓，恐邪干犯，治之可刺，願聞其要。五神失守，以明刺法，又言十二神之妙用也。

岐伯稽首再拜曰：悉乎哉，問至理，道真宗，此非②聖帝，焉究斯源？是謂氣神合道，契符上天。人氣動合司天，神氣相合，由乎盛衰也。

心者，君主之官，神明出焉，任治於物，故爲君主之官，故心從形，有神託，心斯存。是故心者神之舍也，即真心失守，虚而神不守位，即妄游諸室，五神不安，而乃令虛也。可刺手少陰之源。手少陰之源者，即是兑骨穴也。此是真心之源，在掌後兑骨之端，陷者中，一名中都。用長鍼，口中温暖，刺入三分，留三呼；進一分，留一呼，徐徐出鍼，以手捫其穴，復蘇也。

肺者，相傅③之官，治節出焉，位高非君④，故官爲相傅。主行榮衛，故治節由之。喘息而自然，有多語失節，飲冷形寒悲愴，是以肺神不守位，即虚也。可刺手太陰之源。肺之源出於大淵，在掌後大筋一寸五分間，陷者中，手太陰之所過。用長鍼，以口中温鍼，以手按穴，刺入同身寸之三分，留三呼，動氣至而徐徐出鍼，以手捫穴。

肝者，將軍之官，謀慮出焉，勇而能斷，故曰將軍。潛發未萌，故曰謀慮出焉。怒而氣上，遇氣交不前，因而神失守，神光不聚，可用前法刺之，全神守者也。可刺足厥陰之源。足厥陰之源，太衝穴也。在足大趾本節後二寸，陷者中，乃肝脉所過，爲源。用長鍼，便於口中先温鍼，以手按穴，刺可入三分，留三呼；進二分，留二呼，徐徐出鍼，以手捫之也。

---

① 入：原作『之』，據金刻本、讀書堂本改，與文例合。

② 此非：金刻本作『孰非』。

③ 傅：原誤作『傳』，據金刻本、讀書堂本改。注文『傅』字同。

④ 位高非君：『非』，原誤作『爲』，據金刻本改。

膽者，中正之官，決斷出焉，剛正果決，故官爲中正。直而不疑，故決斷出焉。交動而卒怒，怒而不息，氣上而不守位，使人中正不利，欲成膈噎。神光不聚。未有邪干，先可以刺治之者也。可刺足少陽之源。足少陽之源，丘墟穴也。在足外踝下如前陷者中，去臨泣穴五寸，足少陽之所過也。用長鍼，於口內溫鍼，先以左手按穴，刺可同身寸之三分，留三呼；進至五分，留二呼，徐徐出鍼，以手捫之也。

膻中者，臣使之官，喜樂出焉，膻中者，在胸兩乳間，爲氣海，手厥陰包絡之所居。此作相火位，故言臣使。主其喜樂，中及驚喜怒思恐，即神失守位，使人如失志，恍恍然神光不聚，邪來干之。可用刺法治之，正神和也。可刺心包絡所流。勞宮穴也，在手掌中央動脉，手心主之所流也。用長鍼，於口中溫，先以左手按穴，刺可同身寸之三分，留二呼，徐徐出鍼，以手捫其穴也。

脾爲諫議之官，知周出焉，心有所憶謂之意，意中出焉謂之智，智周萬事皆從意智也，故知周出焉。意有所著，欲念生他想，勞意不已，智有所存，神遊失守，則神元①不聚，可預治之者也。可刺脾之源。脾之源在足內側核骨下，陷者中，是足太陰之所過，爲源。用長鍼，於口內溫鍼，先以左手按穴，刺可入三分，留五呼；進至三分，留五呼，即可徐徐而退鍼，以手捫之。

胃爲倉廩之官，五味出焉，包容五穀，是謂倉廩之官。榮養②四傍，故云『五味出焉』。飲食飽甚，汗出食飽房室，即氣留滯注，神遊失守。邪干未至，可以預治全真。可刺胃之源。胃之源③，衝陽穴也。在足跗上，如同身寸之五寸④，骨間動脉，上去陷谷穴五寸，是足陽明之所過。用長鍼，於口中溫鍼，先以左手按穴，刺可入三分，留三呼；進至二分，徐徐出鍼，以手捫其穴。

大腸者，傳道之官，變化出焉，傳道，爲傳不潔之道。變化，謂變化物之形。故云『傳道之官，變化出焉』。男子有反陰之過⑤，故失守位。邪非干之，以刺法治之，即令反却蘇也。可刺大

---

① 則神元：金刻本作『中神光』。
② 榮養：原作『勞養』，據金刻本改。
③ 源：原誤作『陽』，據金刻本、讀書堂本、趙府本改。按，『源』與『原』通。
④ 五寸：原作『五分』，據金刻本改，與《氣穴論》、《骨空論》王冰注合。
⑤ 反陰之過：原脫『陰』字，據金刻本補。

腸之源。大腸之源，合谷穴也。在手大指次指歧骨①間，手陽明之所過也。用長鍼，口中温鍼，刺入三分②，留三呼，進至二分，留一呼，徐徐出之也。小腸者，受盛之官，化物出焉，承奉胃司，受盛糟粕，受元復化，傳入大腸，故云『受盛之官，化物出焉』。受而有異非合，不合神失守，可刺全真者。可刺小腸之源。小腸之源，腕骨穴也。在手外側腕前起骨下，陷者中，手太陽之所過也。用長鍼，於口中温鍼，先以左手按穴，刺可入三分，留三呼；進二分，留一呼，徐徐出鍼，次以手捫其穴也。腎者，作強之官，伎巧出焉，強於作用，故曰作強。造化形容，故曰伎巧。在女則當伎巧，在男正曰作強。人強作過，失動合於三元八正之日，故神失守位也。故預刺而可全真者也。刺其腎之源。腎之源，出於大谿。在足内踝下，跟骨之前陷者中，足少陰之所過，爲源。用長鍼，於口中温鍼，先以左手按穴，刺入三分，留一呼；進一分，留一呼，徐徐出鍼，以手捫其穴也。三焦者，决瀆之官，水道出焉，引道陰陽，開通閉塞，故官司决瀆，水道出焉。决瀆者，如四瀆入大海，不離其水。百川入海，只江、河、淮、濟入海不變其道，故曰四瀆也。三焦决瀆，即精與水道不相合也，故曰三焦者上中下，上焦者主内而不出，或非内而即内，故不守；中焦者，主腐熟水穀，或情動於中，人或非動而動，是謂孤動者，神失守位；下焦者，主出而不内，或當出而不出者，故曰神失守位也。刺三焦之源。三焦之源，陽池穴也。在手表腕上陷者中，手少陽脉之所過也。用長鍼，於口中温鍼，先以左手按穴，刺可入三分，留三呼；進一分，留一呼，徐徐出鍼，以手捫穴也。膀胱者，州都之官，津液③藏焉，氣化則能出矣，位當孤府，故曰都官。居下内空，故藏津液。若得氣海之氣施化，則溲便注泄。氣海之不足，則閟隱不通，故曰『氣化則能出矣』。人若滯便而合，氣注膀胱，故精泄氣動，水道不宣通，故神失守位。即可以刺法全真者，方知此法大妙也。刺膀胱之源。膀胱之源，京骨穴也。在足外側大骨下，赤白肉際陷者中，足太陽之所過。用長鍼，於口中温鍼，先以左手按穴，刺可入三分，留三呼；進二分，留三呼，徐徐而出鍼，以手捫其穴也。

---

① 歧骨：原作『曲骨』，據金刻本改，與《氣穴論》王冰注合。
② 三分：原闕『三』字，空一格。據金刻本、趙府本補。
③ 津液：原誤作『精液』，據金刻本改，與《靈蘭秘典論》合。注文『津液』同。

凡此十二官者，不得相失也。失則災害至，故不得相失。失之則神光不聚，故有邪干犯之，即害天命。宜先刺以全真也。是故，刺法有全神養真之旨，亦法有修真之道，非治疾也，故要修養和神也。神爲主養之宗，故作先也。道貴常存，補神固根，精氣不散，神守不分，內三寶，即神、氣、精。一失其位，三者皆傷。三者同守，故曰元和也。然即神守而雖不去，亦非全真①，神如去，即死矣。然雖在其體身中而未去者，亦非守位而全真也。人神不守，非達至真，神不守，即光明不足，故要守真而聚神光，而可以修真，真勿令泄，人爲知道②。至真之要，在乎天玄，人在母腹，先通天玄之息，是謂玄牝，名曰谷神之門，一名神顗，一名上部之地戶，一名人中之岳，一名胎息之門，一名通天之要。人能忘嗜欲，定喜怒，又所動隨天玄牝之息，絕其想念，如在母腹中之時，命曰返天息而歸命，廻入寂滅，反太初，還元胎息之道者也。神守天息，復入本元，命曰歸宗。人有諸疾，守位之神，可入玄中之息，而歸命之真，全神之道可久覸也。

本病論篇第七十三

黃帝問曰：天元九室，余已知之。願聞氣交，何名失守？六氣升降，上下交位，以五藏配天地之常。

岐伯曰：謂其上下升降，遷正退位，各有經論，上下各有不前，故名失守也。《天元玉冊》云：『六氣常有，三氣在天，三氣在地也。』即一氣升天，作左間氣；一氣入地，作右間氣；一氣遷正，作司天；一氣遷正，作在泉；一氣退位，作天左間氣；一氣退位，作地右間氣。氣交有合常得位，所在至當，時即天地交，廼變而方泰也。天地不交，廼作病也。是故氣交失易位，

① 亦非全真：原脫『非』字。據注文『亦非守位而全真也』，當有『非』字，今補入。

② 真勿令泄，人爲知道：金刻本作『真而令人無爲之道』（『人』當作『入』），與此不同。

氣交迺變，變易非常，即四時失序，萬化不安，變民病也。於是六氣有升不得其升者，欲降而不得其降者，有當遷正而不得遷正者，自當其位而不得位①，故有如此之分，則天地失其常政，故萬民不安也。

帝曰：升降不前，願聞其故。氣交有變，何以明知？再問，窮源用也。

岐伯曰：昭乎哉問②，明乎道矣！氣交有變，是謂天地機，木欲升，上見天柱窒；二火欲升，上見天蓬窒；土欲升，上見天衝窒；金欲升，上見天英窒；水欲升，上見天芮窒。是故天窒所勝而不前者。但欲降而不得降者，地窒刑之。木欲降而地晶窒刑之，火欲降而地玄窒刑之，土欲降而地蒼窒刑之，金欲降而地形窒刑之，水欲降而地阜窒刑之。地九窒，法天之象，本勝之氣，故不降也。又有五運太過，而先天而至者，即交不前，運逢陽年於交司③之至也。至後交勝而不過。但欲升而不得其升，中運抑之；木欲升而中見金運勝之，二火欲升而中見水運勝之，土欲升而中見木運勝之，金欲升而中見火運勝之，水欲升而中見土運勝之，皆遇運太過，早至其中而先於氣交，而抑之不前者也。但欲降而不得其降，中運抑之。然五運逢太過而先至其中，故降而不下。中運刑之，抑之不前也。於是有升之不前，降之不下者；有降之不下，升而至天者；有升降俱不前。作如此之分別，即氣交之變，變之有異，常各各不同，災有微甚者也。是故上下天地之升降交氣，有天窒、地窒之勝剋，中運抑伏淺深，是故民病微甚異尔也。

帝曰：願聞氣交遇會勝抑之由，變成民病，輕重何如？欲明其變病本源之證也。

岐伯曰：勝相會，抑伏使然。六氣升降，乃經論之道也，氣交之常也。遇會之不常而相投之勝，伏抑之成鬱者也。是故辰戌之歲，木氣升之，主逢天

---

① 不得位：金刻本作『不得退位』。

② 哉問：原作『問哉』，據金刻本乙正。

③ 交司：原作『有司』，據金刻本改。

柱，勝而不前。辰戌之歲，太陽遷正作司天也，即厥陰在地①而作右間，至此歲而升天作左間也。又遇司天，深計算位，至天柱窒也。木欲升，天柱金司天，土勝之不前也。又遇庚戌，金運先天，中運勝之，忽然不前。庚年金運先天至，次後十三日始交司，天欲升而金運抑之也。木運升天，金廼抑之，或上見天柱窒，或中見金運也。升而不前，即清生風少，肅殺於春，露霜復降，草木乃萎。民病温疫早發，咽嗌廼乾，兩脇滿②，肢節皆痛。久而化鬱，六日不升，爲日久也③。木發正鬱，至天得左間日，廼發作也。即大風摧拉，折隕鳴紊。民病卒中偏痺，手足不仁。青埃見時，風疫乃作，民反張肢體直強，治之達三俞也。

是故巳亥之歲，君火升天，主窒天蓬，勝之不前。君火以在地三年，至巳亥之歲，少陰升天作左間也。此可定之也。天蓬水司水，《天元册》用除算，至坎宮除其數者，即天蓬窒作主司，故水窒勝也。又厥陰木遷正，則少陰未得升天，水運以至其中者。即天蓬水司勝，即或水運抑之。君火欲升，而中水運抑之，升之不前，即清寒復作，冷生旦暮。民病伏陽，而内生煩熱，心神驚悸，寒熱間作。日久成鬱，二七日不降，以爲日久也。即暴熱乃至，赤風腫翳，化疫，温癘暖作，至天作左間日廼作也。民病伏熱内煩，痺而生厥，甚則血溢也。赤氣瘴而化火疫，皆煩而躁渴，渴甚治之，以泄之可止。

是故子午之歲，太陰升天，主窒天衝④，勝之不前。太陰在地二年畢，一年廼升天，作少陰之左間也。此即定矣。其天衝窒，至有法即不可前定之也。如會天衝窒，即土不可便

---

① 在地：原作『作地』，據金刻本改。
② 兩脇滿：原作『四肢滿』，據金刻本改。
③ 六日不升，爲日久也：原脱此二句及此下經文『木發正鬱』四字，據金刻本、讀書堂本補。
④ 天衝：『衝』，原作『冲』，據金刻本改。

升之也，故曰升之不前也。又或遇壬子，木運先天而至者，中木運①抑之也。木升於大寒之日也。木早至十三日上，故升。或遇□□□□②此二木抑之者，土遷抑甚，而病深之也。升天不前，即風埃四起，時舉埃昏，雨濕不化。民病風厥涎潮，偏痺不隨，脹滿。久而伏鬱，即十日不升者，至以爲日久也。即黄埃化疫也，間氣上鬱③之大疫也。民病夭亡，臉肢府④黄疸滿悶⑤，濕令弗布，雨化洒微。黄埃起而黄風化疫，皆肢體痛而口苦者。

是故丑未之年，少陽升天，主窒天蓬，勝之不前。少陰在地三年畢，至此歲升天，作太陰左間也。此可前定之也。天蓬失算位，取之法不定也。或遇之者，即水運之可勝⑥之於火，故不可便升也。又或遇太陰未遷正者，即少陽⑦未升天也，水運以至者。即升天不前者，有此二抑之者也。升天不前，即寒雰反布，凜冽如冬，水復涸，冰再結，暄暖乍作，冷復布之，寒暄不時。民病伏陽在内，煩熱生中，心神驚駭，寒熱間爭。以久成鬱，二七不降，以爲日久也。即暴熱廼生，赤風氣瞳翳，至天得位之日廼作。化成鬱癘，廼化作伏熱内煩，痺而生厥，甚則血溢。赤氣生而化大疫，皆煩而大熱，涼藥不可制，於火之鬱，甚於君火，故厥乃血溢也。

是故寅申之年，陽明升天，主窒天英，勝之不前。陽明在地三年畢，至此年升天，作少陽左間也，即經論中乃定矣。九窒隨天數不足，金遇火窒之，可勝之，不可升天。又或遇戊申、戊寅，火運先天而至，太過歲未交司，運先至一十三日。金欲升天，火運抑之，此者遇一，即不可升也。或二者同會，其抑大也。升之不前，

---

① 運：原誤作『遇』，據金刻本改。
② 遇□□□□：底本闕四字。金刻本、讀書堂本『遇』字與下文銜接，無闕文。
③ 間氣上鬱：金刻本作『間之土鬱』。
④ 臉肢府：此句費解，疑有脱誤。
⑤ 滿悶：原作『滿閉』，據金刻本改。
⑥ 勝：原作『升』，據金刻本改。
⑦ 少陽：原作『少陰』，據金刻本、讀書堂本改。

即時雨不降，西風數舉，鹹鹵燥生。地鹹鹵生白見硝，而燥生也。民病上熱，喘嗽血溢。久而化鬱，四九不升火，爲日久也。即白埃翳霧，清生殺氣，民病脇滿悲傷，寒鼽嚏嗌乾，手拆皮膚燥。白埃起時，殺疫火生，民病皆燥而咽乾，治可刺之也。

是故卯酉之年，太陽升天，主窒天芮，勝之不前。太陽在地三年畢，此年升天，作陽明之左間也，即經論定矣。升天即天芮從之①，數法推之也。水遇土窒之司，勝之不可升之，抑而復蘇②。又遇陽明未遷正者，即太陽未升天也，土運以至。己酉、己卯。水欲升天，土運抑之，或見天芮窒，土刑勝之，或見土運抑之，有一不勝也。升之不前，即濕而熱蒸，寒生雨間③。民病注下④，食不及化。久而成鬱，十二日不降，爲日久也。冷來客熱，冰雹卒至。民病厥逆而噦，熱生於内，氣痺於外，足脛痠疼，反生心悸懊熱，暴煩而復厥。黑埃起至⑤，寒疫至，皆煩而悸厥，治之可溢也。

黄帝曰：升之不前，余已盡知其旨。願聞降之不下，可得明乎？再欲細明其道也。

岐伯曰：悉乎哉問！是之謂天地微旨，可以盡陳斯道，所謂升已必降也。一升至天，作左間一年，二年遷正作司天，三年退位作右間，四年後降也。至天三年，次歲必降，降而入地，始爲左間也。入地作左間一年，次歲作遷正司地，又次歲乃退作右間也。如此升降往來，命之六紀者矣。三而在天，三而在地，一歲弗從，命乎災害。先明其升，次窮其降也。

---

①從之：金刻本作『從天』。

②復蘇：原作『復鮮』，據金刻本改。

③雨間：趙府本作『兩間』。

④下：原作『不』，據金刻本改。

⑤至：金刻本作『時』，似是。

是故丑未之歲，厥陰降地，主窒地皛，勝而不前。又厥陰在天三年，次年必降，又遇地九窒中，地皛西方兑窒①，金司勝之，不可使入其地也。抑之不入，乃化成民病也。又或遇少陰未退位，少陰天數有餘作布政，故未退一位也。即厥陰未降下，金運以至中。或遇乙丑、乙未，中見金抑之也。金運承之，降之未下，抑之變鬱，鬱伏之氣降而不下，成其民病。木欲降下，金承之，降而不下，蒼埃遠見，白氣承之，風舉埃昏，清躁行殺，霜露復下，肅殺布令。久而不降，抑之化鬱，三日不降，八日降。不降化風疫也。即作風躁相伏，暄而反清，草木萌動，殺霜乃蟄未見②，懼清傷藏。暄和令節大清，殺之復布，殺霜蒼埃見時，風疫至。治之吐而得復，不可下。

是故寅申之歲，少陰降地，主窒地玄，勝之不入。少陰在天三年，四年即降，又遇地窒，主司地玄窒，水司降而不入，抑伏化爲民病也。又或遇丙申、丙寅，水運太過，先天而至。水運太過，至其中即少陰降而不下，迺成其鬱，與民爲其災也。君火欲降，水運承之，降而不下，即彤雲纔見，黑氣反生，暄暖如舒，寒常布雪，凜冽復作，天雲慘悽。久而不降，伏之化鬱，二日不降，七日降。不降即鬱發。寒勝復熱，赤風化疫。民病面赤心煩，頭痛目眩也，赤氣彰而温病欲作也。民皆夜臥不安，黄風化疫，解可泄也。

是故卯酉之歲，太陰降地，主窒地蒼，勝之不入。太陰在天三年，至此年降入地，作少陰左間也。又遇主窒，地蒼窒，木司勝之不入也。又或少陽未退位者，即太陰未得降也，或木運以至，丁酉、丁卯。木運承之，降而不下，即黄雲見而青霞彰，鬱蒸作而大風，霧翳埃勝，折損迺作。久而不降也，伏之化鬱，十日不降，爲日久也。天埃黄氣，地布濕蒸。民病四肢不舉，昏眩肢

---

① 窒：原作『塞』，據金刻本、讀書堂本改。

② 殺霜乃蟄未見：人衛本作『殺霜乃下，蟄蟲未見』，是。

節痛，腹滿填臆。黄風三舉，民病温濕，皆痞滿，治可大下愈。

是故辰戌之歲，少陽降地，主窒地玄，勝之不入。少陽在天三年畢，次年下降入地，作太陰左間，主地玄窒，水司勝不入，而化民病也。又或遇水運大過，先天而至也。丙辰、丙戌，水運者也。水運承之，水降不下①，即形雲纔見，黑氣反生，暄暖②欲生，冷氣卒至，甚即冰雹也。久而不降，伏之化鬱，二日不降，七日降。不降即鬱發也。冷氣復熱，赤風化疫，民病面赤心煩，頭痛目眩也，赤氣彰而熱病欲作也。民病夜臥不安，黄風化疫。解可泄之而愈也。

是故巳亥之歲，陽明降地，主窒地彤，勝而不入。陽明在天三年，次年下降入地，作少陽左間也。遇主窒，地彤窒，火司勝之不入，即化成病也。又又或遇太陰未退位，即少陽未得降，即火運以至之。癸巳、癸亥。火運承之不下，即天清而肅，赤氣廼彰，暄熱反作。民皆昏倦，夜臥不安，咽乾引飲，懊熱内煩，大清③朝暮，暄還復作。久而不降，伏之化鬱，四日不降，九日降。不降即鬱發也。天清薄寒，遠生白氣。民病掉眩，手足直而不仁，兩脇作痛④，滿目忙忙。白氣豐而殺疫至，民皆燥而咽干衄衄，治可制之。

是故子午之年，太陽降地，主窒地阜勝之，降而不入。太陽在天三年，次年復降入地，作陽明左間。又遇地阜土司，勝之不入者也。又或遇土運太

---

① 水降不下：金刻本作『降而不下』。
② 暖：金刻本作『熱』。
③ 大清：據前後文，疑當作『天清』。
④ 作痛：此二字原闕，空二格，據讀書堂本、趙府本補。

過，先天而至。甲子、甲午。土運承之，降而不入①，即天彰黑氣，暝暗悽慘，纔施黃埃而布濕，寒化令氣，蒸濕復令。久而不降，伏之化鬱。十二日不降者，即鬱其發也。民病大厥，四肢重怠，陰痿少力，天布沈陰，蒸濕間作。黑氣彰而寒疫至，民病皆厥而體重。治可益之也。

帝曰：升降不前，晰知其宗。願聞遷正，可得明乎？晰，明也。

岐伯曰：正司中位，是謂遷正位。司天不得其遷正者，即前司天以過交司之日②。以過大寒日，別歲正之初氣未至也。即遇司天太過有餘日也，即仍舊治天數，新司天未得遷正也。年即以交，即司天之氣未交司故也。

厥陰不遷正，即風暄不時，花卉萎瘁，民病淋溲，目系轉，轉筋，喜怒，小便赤。太陽司天，天數有餘，如退位之日，厥陰得治遷正也。風欲令而寒由不去，溫暄不正，春正失時。雖得初氣，天令不傳，木氣不伸，民迺病肝。

少陰不遷正，即冷氣不退，春冷後寒，暄暖不時。民病寒熱，四肢煩痛，腰脊強直。厥陰司天，天數有餘，厥陰雖有餘日，別位司天，皆天數終，日始遷正，如少陰至二月春分，得位正之時，乃造化變，便可遷正，乃合司天也。木氣雖有餘，位不過於君火也。木氣有餘數不盡，有餘日復治天，治數未終，遇君火得時化，春分日便可遷正，木猶未退，即可同治於天也。其餘氣皆無此也。

太陰不遷正，即雲雨失令，萬物枯焦，當生不發。民病手足肢節腫滿，大腹水腫，填臆不食，飧泄

① 不入：金刻本作『不下』。
② 日：底本及諸本皆誤作注文，今據文義改爲大字。

脇滿，四肢不舉。少陰司天，天數未終，故曰太陰不得遷正。少陰數終，可得遷正也。雨化欲令，熱猶治之，温煦於氣，亢而不澤。少陰有餘，未盡天數，故不退位。即太陰未得遷正，即土氣不申，而民病於脾也。

少陽不遷正，即炎灼弗令，苗莠不榮，酷暑於秋，肅殺晚至，霜露不時。民病痎瘧骨熱，心悸驚駭，甚時血溢。雖有寅申之年，土尚治之，退位之日，火行酷暑於後，故涉暑於秋也。

陽明不遷正，則暑化於前，肅①於後，草木反榮。民病寒熱鼽嚏，皮毛折，爪甲枯焦，甚則喘嗽息高，悲傷不樂。少陽司天，天數有餘，如退位日，陽明不②遷正也。熱化乃布，燥化未令，即清勁未行，肺金復病。雖得卯酉之年，猶火化熱之令也，故肺重復受病。

太陽不遷正，即冬清反寒，易令於春，殺霜在前，寒冰於後，陽光復治，凛冽不作，雰雲待時。民病温癘至，喉閉嗌乾③，煩燥④而渴，喘息而有音也。陽明司天，天數有餘，退位日太陽遷正，故多煩燥渴喘者也。寒化待燥，猶治天氣，過失序，與民作災。雖得辰戌之年，猶尚清化治天，故失序也。

帝曰：遷正早晚，以命其旨。願聞退位，可得明哉？

歧伯曰：所謂不退者，即天數未終，天數未終，其氣仍治，雖遇交司，猶未退位也。即天數有餘，名曰復布政，故名曰再治天也，即天令如故而不退位也。此治天下，過而不退，位猶在天。

---

① 肅：人衛本作「肅殺」，是。
② 不：金刻本作「始」。
③ 嗌乾：原作「溢乾」，據金刻本改。
④ 燥：當作「躁」。

厥陰不退位，即大風早舉，時雨不降，濕令不化。民病温疫，疵廢風生，民病皆肢節痛，頭目痛，伏熱内煩，咽喉乾引飲。厥陰天數有餘，在本數之上，司天氣高而災化善也，令作布政而復下災，故反甚之者也。

少陰不退位，即温生春冬，蟄蟲早至，草木發生。民病膈熱咽乾，血溢驚駭，小便赤澀，丹瘤𤺋瘡瘍留毒。少陰天下有餘，過歲而復作布政，天令酷災矣。

太陰不退位，而取寒暑不時，埃昏布作，温令不去。民病四肢少力，食飲不下，泄注淋滿，足脛寒，陰痿閉塞，失溺小便數。太陰天下有餘，過歲而猶尚治天，其氣復下矣，病至腎也。

少陽不退位，即熱生於春，暑迺後化，冬温不凍，流水不冰，蟄蟲出見。民病少氣，寒熱更作，便血上熱，小腹堅滿，小便赤沃，甚則血溢。少陽天數有餘，至過歲由①治天，甚則氣復下，其災至脾肺藏也。

陽明不退位，即春生清冷，草木晚榮，寒熱間作。民病嘔吐暴注，食飲不下，大便乾燥，四肢不舉，目瞑掉眩。陽明天數太過，至交歲而猶尚治，天氣復降，其災至甚於肝藏也。

太陽不退位②，即春寒復作，冰雹迺降，沈陰昏翳。二之氣寒猶不去。民病痺厥，陰痿失溺，腰膝皆痛，温癘晚發。太陽天數有餘，至巳亥歲猶尚治天，四時失政，其災至甚於心藏也。

帝曰：天歲早晚，余以知之。願聞地數，可得聞乎？

---

① 由：與「猶」通。

② 太陽不退位：自此句至注文「其災至甚於心藏也」六十七字原脫，據讀書堂本補。

岐伯曰：地下遷正、升天①及退位不前之法，即地土産化，萬物失時之化也。即應之生萬物之不時，數無次序，天令與民作災，今乃②於上下二干失移之中者也。

帝曰：余聞天地二甲子，十干③十二支，上下經緯天地，數有迭移。失守其位，可得昭乎？同天地二甲子，有上下不合其德者，爲失守也。

岐伯曰：失之迭位者，謂雖得歲正，未得正位之司，即四時不節，即生大疫。天地不合德，即名天地失節，即上下二管音不相應，即大不主，與天主失節④，上下失音，萬物不安也。注《玄珠密語》云：陽年三十年，除六年天刑，計有太過二十四年，除庚子、庚午君火刑金運，庚寅、庚申相火刑金運，戊戌、戊辰太陽刑火運也。此爲與其天地氣上臨，中運不得太過者也。除此六年，皆作太過之用，令不然之旨。此即太過作陽年，中運餘也，忽有上下失支迭位，故不爲者也。今言迭支迭位，皆可作其不及也。陽年者，運太過也。五音皆定者⑤，太音也。運自勝，有餘而無邪傷，故名正化疫也。其剛干不相對，柔干即上下不相招，即陰陽相錯，天地不合德，中運雖陽多而作太過，故有勝復乃至者也。

假令甲子陽年，土運太窒，土太過即運傷，鱗蟲勝及腎藏氣不及，土勝於水也。即黄鍾之管音高，故曰太窒也。候甲子之氣應者，上應鎮星，大而明也。如癸亥天數有餘者，年雖交得甲子，甲雖臨子，未得遷正。厥陰猶尚治天，年雖甲子，司天尚化風冷，厥陰猶復布正於天也。地已遷正，陽明在泉，或名司地，即數高者。去歲少陽以

---

① 升天：原脱「天」字，據人衛本補。

② 今乃：底本闕「乃」字，空一格。據讀書堂本、趙府本補。按，金刻本作「今言」。

③ 十干：原誤作「十二」，據金刻本、讀書堂本、趙府本改。

④ 即大不主，與天主失節：金刻本無上「主」字。按，疑此處有脱誤，待考。

⑤ 者：原作「矣」，據金刻本改。

作右間，癸亥司地，少陽退位，以作地下之右間氣者也。即厥陰之地陽明，故不相和奉者也。故曰上下不相招，陰陽有相錯，即癸與巳相對，故天地不合德，即以不合甲也。癸巳相會，土運太過，虛反受木勝，故非太過也。何以言土運太過？況黃鍾不應太窒，木既勝而金還復，金既復而少陰如至，即木勝如火而金復微，謂少陰見，厥陰退位而少陰立至，故金欲復而火至，故復有少也。如此則甲己失守，後三年化成土疫，晚至於卯，甲子至丁卯四年至。早至丙寅，甲子至丙寅三年至。土疫至也。至於四維時也。大小善惡，推其天地，詳乎太一。又只如甲子年，如甲至子而合，應交司而治天，少陰至甲子年司天，遷正應時也。既下己卯未遷正，而戊寅少陽未退位者，亦甲己下有合也，即甲與戊相對，子與寅配位也。即土運非太過，而木乃乘虛而勝土也，金次又行復勝之，即反邪化也。即勝之小，而或不復，後三年化癘，名曰土癘。其狀如土疫者，本是自天來癘，從地至，故反化邪生也。陰陽天地殊異尔，故其大小善惡，一如天地之法旨也。

假令丙寅陽年太過，如乙丑天數有餘者，雖交得丙寅，雖丙得寅，猶未遷正而作司天。太陰尚治天也，地已遷正，厥陰司地，或作在泉。去歲太陽以作右間，乙丑司地，庚辰以退位而作右間。即天太陰而地厥陰①，故地不奉天化也。即上下不相招，陰陽有相錯，即辛與乙不相合，故不合其德也。乙辛相會，水運太虛，反受土勝，故非太過，即太簇之管，太羽不應，土勝而雨化，水復即風，即天地非其時而有其氣，有化②大疫，即與陰陽復不同也。此者丙辛失守其會，後三年化成水疫，晚至己巳，丙寅至己巳四年。早至戊辰，丙寅至戊辰三年。

① 厥陰：原脫「陰」字，據金刻本、讀書堂本補。
② 化：金刻本作「作」。

甚即速，微即徐，徐至己巳。水疫至也。大小善惡，推其天地數，乃太乙①游宫。又只如丙寅年，丙至寅且合，應交司而治天，少陽至而作司天，應時遷正。即辛巳未得遷正，而庚辰太陽未退位者，亦丙辛不合德也，即丙與庚相對，辰與寅相配位也，即水運非太過也。即水運亦小虛而小勝，或有復，丙寅至也，即無復也。後三年化癘，名曰水癘，其狀如水疫，一名寒疫。治法如前。

假令庚辰陽年太過，如己卯天數有餘者，雖交得庚辰年也，雖庚臨辰，猶未遷正。陽明猶尚治天，地以遷正，太陰司地，即是在泉。去歲②少陰以作右間，己卯年地甲子以退，少陰作右間也。即天陽明而地太陰也，故地不奉天③也。乙巳相會，金運太虛，反受火勝，故非太過也，即姑洗之管，太商不應，火勝熱化，水復寒刑，此天地非時行不節之令，即三年始成大疫行天下也。此乙庚失守，其後三年化成金疫也，速至壬午，庚辰至壬午三年，是其速至。徐至癸未，金疫至也，大小善惡，推本年天數及太一也。疫至之年，又遇失守，其災大也。不見五福及其太一，且惡死人太半也。如却會合德者，災小尔。如見五福與其太一者，其災且小善減其半也。又只如庚辰，如庚至辰，且應交司而治天，太陽主庚辰年司天，應時遷正而治天也。即下乙未未得遷正者，即地甲午少陰未退位者，且乙庚不合德也，即甲庚相對，辰午相配，此名失守，非配太過。即下乙未，干失剛，亦金運小虛也，有小勝或無復，太陰至未，即不復也。後三年化癘，名曰金癘，其狀如

① 太乙：與上文「太一」同。按，底本「太一」與「太乙」互用，今不作改動。
② 去歲：原作「云歲」，據金刻本、讀書堂本、趙府本改。
③ 地不奉天：「不」，原作「下」，據金刻本改。

金疫也。金疫又名殺疫。金癘又名殺癘。治法如前。

假令壬午陽年太過，如辛巳天數有餘者，雖交得①壬午年也，雖壬臨午，猶未遷正。厥陰猶尚治天，地已遷正，陽明在泉，丁酉治地。去歲丙申少陽以作右間，壬午年丁酉遷正，辛巳年丙申退位也。即天厥陰而地陽明，故地不奉天者也。即陽明當上奉少陰，不與厥陰奉合也。故丁酉與辛巳不相合德也。丁辛相合會，木運太虛，反受金勝，故非太過也，即蕤賓之管，太角不應，金行燥勝，火化熱復，此天地非時行不節之氣，即三年始成大疫。甚即速，微即徐，速即首尾三年，徐即後三年作。疫至大小善惡，推疫至之年天數及太一。又只如壬午，如②壬至午，且應交司而治之，少陰壬至午年司天，應時而遷正得位者。即下丁酉未得遷正者，即地下丙申少陽未得退位者，見丁壬不合德也，即壬丙相對，午申相配，此失守，非合德，見非太過也。即丁柔干失剛，亦木運小虛也，有小勝小復。陽明如至，即不復也。後三年化癘，名曰木癘，其狀如風疫，法治如前。可大吐而治之。

假令戊申陽年太過，如丁未天數太過者，雖交得戊申年也，雖戊臨申，猶未遷正也。太陰猶尚治天，地已遷正，厥陰在泉，癸亥治地。去歲壬戌太陽以退位作右間，即天丁未，地癸亥，故地不奉天化也。即厥陰當上奉少陽，故不與太陰奉合，故丁未與癸亥不相合。丁癸相會，火運太虛，反受水③勝，故非太過也。即夷則之管，上大徵不應，非戊癸相合也，故火運不應，其夷則未應其徵也。

---

① 得：原作『後』，據金刻本、讀書堂本改。
② 壬午，如：此三字原脫，據金刻本補，與前後諸節文例合。
③ 水：原作『火』，據金刻本改。

下管癸亥，少徵應之，即下見癸亥主司地，故同聲之不相應，即上下天地不相合德，故不相應也。此戊癸失守其會，後三年化疫也，速至庚戌，首尾三年。大小善惡，推疫至之年天數及太一。又只如戊申，如戊至申，且應交司而治天，少陽主戊申年司天，應時遷正而治天也。即下癸亥未得遷正者，即地下壬戌太陽未退位者，見戊癸未合德也，即壬戌①相對，申戌相配，此失守，非合德，又非太過。即下癸柔干失剛，見火運小虛也，有小勝或無復也，厥陰至即無復。後三年化癘，名曰火癘也。治法如前。治之法可寒之泄之。已上五失守變五疫，下五失守變五癘也。即上剛柔二干共主運，有失支不守之者，以此五法即諸陽年也。

黃帝曰：人氣不足，天氣如虛，人神失守，神光不聚，邪鬼干人，致有夭亡，可得聞乎？人氣與天氣同失守，即鬼邪干人致死也。

岐伯曰：人之五藏，一藏不足，又會天虛，感邪之至也。其不足之藏，與天氣同聲虛也。人憂愁思慮即傷心，又或遇少陰司天，天數不及，太陰作接間至，即謂天虛也，此即人氣、天氣同虛也。又遇驚而奪精，汗出於心，大驚汗出於心，即心中精脉減少，故神失守心也。因而三虛，神明失守。先有勞神之病，又遇少陰天數不及也，又更驚而奪精，此三會而神明失守也。心爲君主之官，神明出焉，心先有病，又遇天虛，而感天重虛也。心者任治於物，故爲君主之官。清靜棲靈，故曰神明出焉。神失守位，即神遊上丹田，在帝太一帝君泥丸君下，太一帝君在頭，曰泥丸君，總衆神。地君主之官，神明失守其位，游於此處，不守心位。神既失守，神光不聚，神光，即飛圓光也。圓光不潔，即圓光缺矣，即鬼邪陰尸干人。却遇火不及之歲，有黑尸鬼見之，

① 壬戌：原誤作『壬戌』，據金刻本、讀書堂本改。

令人暴亡。（其火運不及，非只癸年，戊年失守亦然，火司天數不及亦然也。黑尸鬼，形如黑犬，頭似婦人，髮蓬不髻，目大，人見之吸人神魂，皆作犬①聲，卒然而亡。）

人飲食勞倦即傷脾，（即飲食飽舉房事，即氣滯於脾，以勞疫氣滿悶，脾藏有病也。）又或遇太陰司天，天數不及，即少陽作接間至，即謂之虛也，（人氣與天氣不及，即感天人氣虛及又虛也。）此即人氣虛而天氣虛也。又遇飲食飽甚，汗出於胃；醉飽行房，汗出於脾，（脾胃汗出，即精血減少，感天虛而作三虛，脾神失守其位。）因而三虛，脾神失守。（先有病於脾，次遇天虛，脾感天重虛，又遇汗出而減其精血，乃故名三虛也。）脾爲諫議之官，智周出焉，（脾者心之子，心有所憶謂之意，意中所出謂之智，智周萬物謂之神。即脾胃神意智，乃故失守其位者也。）神既失守，神光失位而不聚也，（神光不聚，鬼乃干之。）却遇土不及之年，或己年，或甲年失守，或太陰天虛，青尸鬼見之，令人卒亡。

人久坐濕地，強力入水，即傷腎。（汗出於腎，即精血減少，故作三虛，即精亡，心神失守其位也。）腎爲作強之官②，伎巧出焉，因而三虛，腎神失守，神志失位，神光不聚，（神、精、志三神虛失位，游於黄庭司命君之下，乃即圓光缺矣。）却遇水不及之年，或辛不會符，或丙年失守，或太陽司天虛，有黄尸鬼至，見之令人暴亡。（有此三虛，又遇水不及，即黄尸鬼干人，牛頭身黄，見之時吸人神魂，皆暴亡也。）

人或恚怒，氣逆上而不下，即傷肝也。又遇厥陰司天，天數不及，即少陰作接間至，是謂天虛也，（肝先病，又遇天虛而感，重虛也。）此謂天虛人虛也。又遇疾走恐懼，汗出於肝，肝爲將軍之官，謀慮出焉，神位失守，神光不聚，（神光不聚，即圓光缺而不周，尸鬼乃干人也。）又遇木不及年，或丁年不符，或壬年失守，或厥陰司天虛也③，有白尸鬼見

---

① 犬：原誤作「大」，據讀書堂本、趙府本改，與上文「形如黑犬」合。

② 腎爲作強之官：底本此六字殘不可辨，據金刻本補。

③ 也：自此字至篇末，底本闕，據讀書堂本補。

之，令人暴亡也。有此三虛者，即神游失守，白尸鬼干人，頭如雞，身白有白毛，見之吸人神魂，皆卒然而亡也。

已上五失守者①，天虛而人虛也，神遊失守其位，即有五尸鬼干人，令人暴亡也，謂之曰尸厥。但卒然而亡，口中無涎者，舌卵卵縮②者，尸厥③。若出涎而舌卵縮④者，盛厥⑤也。人犯五神易位，即神光不圓也，非但尸鬼，即一切邪犯者，皆是神失守位故也。神失守位，雖具體中，而二氣失位也，即神光不聚而邪犯之，有妖魅交通往來，皆是五神失守，乃邪所至也。此謂得守者生，失守者死；得守者本位，而五神各得其居，即神光乃圓明而聚矣，故一切邪不犯之，乃生也。得神者昌，失神者亡。《老子》云：『氣來入身謂之生，神去於身謂之死。』故曰命由神生⑥，命生神在。即命生神去，即命夭矣。所謂神遊失守，即不離身，故不可便死也。其主管在頭上三尊高位，靈主言也，即太一帝君在頭，曰泥丸總神也；無英君左制三魂也；白元君右俱七魄也。即魂爲陽神也，魄⑦爲陰鬼也。若無上三虛主之，神離位者死。今五神失守，亦有主歸，即神光不聚，圓光亦缺，故邪干犯之。若神守其位⑧，即知人生神昌。

黃帝内經素問遺篇

① 已上五失守者：檢上文僅及心、脾、腎、肝四藏失守，疑脫『肺藏失守』之文。
② 舌卵卵縮：四庫本作『舌卵不縮』，義勝。
③ 尸厥：金刻本此下有『也』字。
④ 舌卵縮：原缺『縮』字，穴一格，據四庫本補。
⑤ 盛厥：四庫本作『厥盛』。
⑥ 生：金刻本作『主』。
⑦ 魄：讀書堂本此字殘不可辨，據趙府本、四庫本補。
⑧ 神守其位：『神』下諸本皆衍『失』字，據下文『即知人生神昌』之義刪。

《醫道傳承叢書》跋*（鄧老談中醫）

現在要發揚中醫經典，就要加入到弘揚國學的大洪流中去，就是要順應時代的需要。中華民族的精神，廣泛存在于十三億人民心中，抓住這個去發揚它，必然會得到大家的響應。中醫經典要宣揚，必須有中醫臨床作爲後盾。中醫經典都是古代的語言，兩千多年前的，現在很多人沒有好好地學習《醫古文》，《醫古文》學習不好，就沒法理解中醫的經典。但更重要的是中醫臨床！沒有臨床療效，我們講得再好現在人也聽不進去，更不能讓人接受。

過去的一百年裏，民族虛無主義的影響很大，過去螺絲釘都叫洋釘，國內做不了。可現在我們中國可以載人航天，而且中醫已經應用到了航天事業上，例如北京中醫藥大學王綿之老就立了大功，爲宇航員調理身體，使他們大大減少太空反應，這就是對中醫最好的宣揚。

中醫是個寶，她兩千多年前的理論比二十一世紀還超前很多，可以說是『後現代』。比如我們的治未病理論，西醫就沒有啊，那所謂的預防醫學就只是預防針（疫苗）而已，只去考慮那些微生物，去殺病毒，不是以人爲本，是拆補零件的機械的生物醫學。我們是仁心仁術啊！是開發人的『生生之機』的辯證的人的醫學！這個理論就高得多。那醫院裏的ICU病房，全封閉的，空調還開得很猛，病人就遭殃了！只知道防病毒、細菌，燒傷的病人就讓你盡量地密封，結果越密封越糟糕，而中醫主

* 邱浩、王心遠、張勇根據鄧鐵濤老中醫二〇〇八年八月十日講話整理，經鄧老本人審閱。

張運用的外敷藥幾千年來療效非常好！但自近現代西醫占主導地位後就不被認可。相比而言，中醫很先進，治病因時、因地、因人制宜，這是中醫的優勢，這些是機械唯物論所不能理解的。

治未病是戰略，（對一般人而言）養生重于治病。（對醫生而言）有養生沒有治病也不行。我們治療就是把防線前移，而且前移很多。比西醫而言，免疫學最早是中醫發明的，人痘接種是免疫學的開端。醫學上很多領域都是我們中醫學領先世界而開端的呢！但是，西醫認死了，免疫學就是打預防針！血清治療也有過敏的，並非萬無一失。現在這個流感他們西醫就沒辦法免疫，病毒變異太多太快，沒法免疫！無論病毒怎麼變異，兩千多年來我們中醫都是辨證論治，效果很好。西醫沒辦法就只好抗病毒，所以是對抗醫學，人體當做戰場，病毒消滅了，人本身的正氣也被打得稀巴爛了。所以，中醫學還有很多思想需要發揚光大。這兩年『治未病』的思想被大家知道了，多次在世界大會上宣講。中醫落後嗎？要我說中醫很先進，是走得太快了，遠遠超出了現代人的理解範圍，大家只是看到模糊的背影，因爲是從後面看，現代人追不上中醫的境界，只能是遠遠地看，甚至根本就看不見，所以也沒法理解。現在，有人要把中醫理論西醫化，臨床簡單化，認爲是『中醫現代化』。背離中醫固有的理論，放棄幾千年來老祖宗代代相傳的有效經驗，就取得不了中醫應有的臨床療效，怎麼能說是發展中醫？

中醫的優勢就存在于《神農本草》、《黄帝内經》、《八十一難》、《傷寒卒病論》等中醫經典裏。讀經典就是把古代醫家理論的精華先拿到，學中醫首先要繼承好。例如：《黄帝内經》給我們講陰陽五行、臟腑經絡、人與天地相參等理論，《傷寒論》教我們怎麼辨證、分析病機和處方用藥，溫病學是中醫臨床適應需要、沿着《内經》《傷寒》進一步的發展。中醫臨床的發展促進了理論的不斷豐富，後世中醫要在這個基礎上發展。所以，我有幾句話：四大經典是根，各家學説是本，臨床實踐是生命線，仁心仁術是醫之靈魂。

中醫文獻很重要，幾千年來的中醫經典也不限于四大經典，只是有些今天看不到了。從臨床的角度，後世的各家學説都是中醫經典的自然延續。傷寒派、溫病派……傷寒派一直在發展，不是停留在張仲景時代。歷史上，傷寒派中有『錯簡』的説法，其實是要把自己對醫學的理解塞進去，這也是一種發展。因爲臨床上出現的新問題越來越多，前代注家的理論不能指導臨床，所以要尋找新的理論突破。

中醫發展的關鍵要在臨床實踐中去發展。因爲臨床是醫學的生命線！我們當年曾經遇到急性胰腺炎的患者用大承氣湯就治好了，胃穿孔的病人只用一味白芨粉就拿下。嬰兒破傷風，面如豬肝，孩子母親放下就走了，認爲死定了；我們用燈心草點火，一燋人中，孩子『哇』地哭出來了；孩子一哭，媽媽就回來了，孩子臉色也變過來了；再開中藥，以蟬蜕爲主，加上僵蠶等，就治好了。十三燋火，《幼科鐵鏡》就有，二版教材編在書裏，三版的删掉了。十三燋火，是用燈心草點火燋穴位，百會、印堂、人中、承漿……，民國初年廣東名醫著作簡化爲七個穴位。

還有，解放後五十年代，石家莊爆發的乙腦就是用白虎湯清陽明内熱拿下的。北京發病時，當時考慮濕重，不能簡單重複，蒲輔周加用了化濕藥，治愈率百分之九十以上。過了一年廣東流行，又不一樣了。我參加了兒童醫院會診工作，我的老師劉赤選帶西學中班學員去傳染病醫院會診。當時，廣東地區發的乙腦主要問題是伏濕，廣東那年先多雨潮濕、後來酷熱，患者病機濕遏熱伏。中醫治療關鍵在利濕透表，分消濕熱，濕去熱清，正氣自復。所以只要舌苔轉厚患者就死不了！這是伏濕由裏達表、胃氣來復之兆。廣東治療利濕透熱，治愈率又在百分之九十以上。我們中醫有很多好東西，現在重視還不夠。

我提倡要大溫課、拜名師。爲什麼要跟名師？名師臨床多年了，幾十年積累的豐富學術與經驗，半年就教給你了，爲什麼不跟？現在要多拜名師，老師們臨床多年了，經驗積累豐富，跟師學習起來就很快。讓中醫大夫們得到傳承，開始讀《内經》，可以先學針灸，學了針灸就可以立即去跟師臨床，老師點撥一下，自己親手取得療效之後就可以樹立強烈的信心，立志學習中醫。中醫思想建立起來、中醫理論鞏固了、中醫基本功紮實了，臨床才會有不斷提高的療效！之後有興趣可以學習些人體解剖等西醫的内容，中西彙通，必要時中西互補。但千萬别搞所謂的『中西結合』，中醫沒水平，西醫半吊子，那就錯了。在人類文明幾千年發展過程中，中醫、西醫是互爲獨立的兩個體系，都在爲人類健康長壽服務。我不反對西醫，但中醫更人性化，『以人爲本』。現在也有好多西醫來學習中醫，把中醫運用到臨床，取得了很好的療效。我們年輕中醫值得深思啊！

大溫課就是要讀經典、背經典、反復體會經典，聯繫實踐，活學活用。我們這一代是通過學校教育、拜師、家傳、自學學成的中醫。新一代院校培養出來的年輕人要學好中醫，我很早就提出過：拜名師，讀經典，多臨證。臨證是核心，經典是不會說話的老師，拜師是捷徑。在沒有遇到合適的老師可拜時，經典是最好的老師！即使遇到合適的老師，經典也不可不讀，《論語》上說『溫故而知新』嘛！

在廣東我們已經很好地開展大溫課、拜名師活動。當年能夠戰勝非典，就是因爲通過我提倡的這種方式的學習，教育、培養出來了一批過硬的中醫大夫。現在，應該讓全中國、全世界了解中醫學的仁心仁術，使中醫學更好地爲人類健康長壽服務。希望年輕的中醫們沿著這個行之有效的方法加倍努力啊！

鄧鐵濤